D1690401

KIEFERORTHOPÄDIE

Das Werk ist urheberrechtlich geschützt. Nachdruck, Übersetzung, Entnahme von Abbildungen, Wiedergabe auf fotomechanischem oder ähnlichem Wege, Speicherung in DV-Systemen oder auf elektronischen Datenträgern sowie die Bereitstellung der Inhalte im Internet oder anderen Kommunikationssystemen ist ohne vorherige schriftliche Genehmigung der ALL-DENTE GmbH auch nur bei auszugsweiser Verwertung strafbar.

Die Ratschläge und Empfehlungen dieses Buches wurden nach bestem Wissen und Gewissen erarbeitet und sorgfältig geprüft. Dennoch kann eine Garantie nicht übernommen werden. Eine Haftung für Personen-, Sach- oder Vermögensschäden ist ausgeschlossen.

In diesem Buch sind Anregungen, Ideen und Beiträge von Zahnärzten und Kieferorthopäden mit langjähriger Erfahrung auf dem Fachgebiet der Kieferorthopädie enthalten.

Sofern in diesem Buch eingetragene Warenzeichen, Handelsnamen und Gebrauchsnamen verwendet werden, auch wenn diese nicht als solche gekennzeichnet sind, gelten die entsprechenden Schutzbestimmungen. Ein Quellenhinweis zu den in diesem Buch verwendeten Abbildungen findet sich im Anhang.

Kieferorthopädie
1. Auflage 2006 • © 2006 • all rights reserved by:
ALL DENTE GmbH • Lünener Str. 73a • D-59174 Kamen

Layout u. Satz: ALL DENTE GmbH
Druck u. Verarbeitung: Druckhaus Köthen

KIEFERORTHOPÄDIE

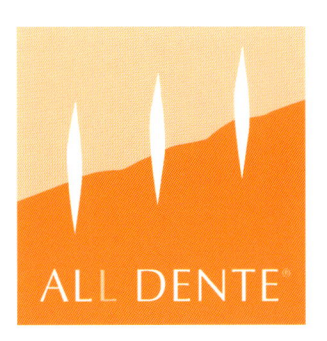

ALL DENTE

Zahnärztliche Fachliteratur
für die Patientenberatung

Kieferorthopädie und Prophylaxe

	Vorwort	
	Geleitwort	
1	**Kieferorthopädie**	**12-21**
	1.1 Aufgabe der Kieferorthopädie	14
	1.2 Die 12 häufigsten Fragen zur Kieferorthopädie	15
2	**Diagnostik/Behandlungsplanung**	**22-33**
	2.1 Zusammentragen der Informationen	24
	2.2 Vorgeschichte des Patienten	25
	2.3 Fotos, Modelle und Röntgen	28
	2.4 Funktionsanalyse/Das Kiefergelenk	32
3	**Wie funktioniert Kieferorthopädie?**	**34-39**
	3.1 Das Prinzip von Zahnverschiebungen	36
	3.2 Das Prinzip von Kieferverschiebungen	38
	3.3 Das Idealziel	39
4	**Die Behandlung kleiner Kinder**	**40-55**
	4.1 Frühbehandlung (4-9 Jahre)	42
	4.1 Vorbeugende kieferorthopädische Maßnahmen	43
	4.1 Frühbehandlung mit individuellen und konfektionierten Geräten	46
5	**Die Behandlung im Regelfall**	**56-71**
	5.1 Die Regelbehandlung	58
	5.2 Kieferorthopädie mit mit herausnehmbaren Geräten	59
	5.3 Kieferorthopädie mit festsitzenden Geräten	64
	5.4 Dauer einer kieferorthopädischen Behandlung	70
	5.5 Kieferorthopädische Behandlung und Ernährung	71
6	**Kieferorthopädische Behandlung für Erwachsene**	**72-79**
	6.1 Kieferorthopädie - eine Frage des Alters?	74
	6.2 Grundsätzliche Schwierigkeiten der Erwachsenenbehandlung	76
	6.3 Patientenfallbeispiele	77
7	**Chirurgische Korrekturen**	**80-87**
	7.1 Chirurgische Korrekturen	82
	7.2. Behandlungsphasen der kieferorthopädisch - kieferchirurgischen Therapie	83
	7.3. Patientenfallbeispiele	84
8	**Fehlstellungen und ihre Behandlungsmöglichkeiten**	**86-119**
	8.1 Vielfalt der Fehlstellungen	88

Kieferorthopädie und Prophylaxe

8.2	Rückbiss/Vorbiss	89
8.3	Offener Biss	98
8.4	Tiefbiss/Deckbiss	101
8.5	Platzmangel im Zahnbogen	103
8.6	Kreuzbiss/Schmalkiefer	104
8.7	Was tun, wenn ein Zahn fehlt?	111
8.8	Kleine Fehlstellungen	118
9	**Verbesserte Behandlungsmöglichkeiten**	**120-145**
9.1	Verbesserte Behandlungsmethoden	122
9.2	Optimierte Diagnostik	123
9.3	Optimierte Behandlung bei festsitzender Zahnspange	126
9.4	Gibt es Alternativen zur Außenspange oder zum Zahnentfernen?	133
9.5	Positioner – ein elastisches Gerät	144
9.6	Set up	145
10	**Implantate in der Kieferorthopädie**	**146-155**
10.1	Implantate	148
10.2	Orthodontisch-prothetische Implantate	149
10.3	Orthodontische Implantate	150
11	**Ästhetik in der Kieferorthopädie**	**156-175**
11.1	Ästhetik in der Kieferorthopädie	158
11.2	Zahnfarbene Brackets	162
11.3	Die unsichtbare Korrektur	163
11.4	Lingualtechnik	169
12	**Lebenslang gerade Zähne?**	**176-185**
12.1	Langfristig gerade Zähne	178
12.2	Weisheitszähne	182
12.3	Sport-Mundschutz	184
13	**Kieferorthopädische Therapie bei Kopfschmerzen**	**186-189**
13.1	Kopfschmerzen und das Kiefergelenk	188
14	**Schnarchen macht einsam**	**190-195**
14.1	Schnarchen macht einsam	192
15	**Ganzheitlich orientierte Kieferorthopädie**	**196-205**
15.1	Gesund beginnt im Mund	198
15.2	Begleittherapie	204

Kieferorthopädie und Prophylaxe

16	**Risiken einer kieferorthopädischen Behandlung**	**206-213**
	16.1 Schmerzen/Missempfindungen	208
	16.2 Risiken einer kieferorthopädischen Therapie	209
	16.3 Ästhetische Risiken	212
17	**Kosten einer kieferorthopädischen Behandlung**	**214-219**
	17.1 Kosten einer kieferorthopädischen Behandlung	216
	17.2 Kosten, die in der Regel von gesetzlichen Kassen nicht übernommen werden	219
18	**Termine und Notfälle**	**220-225**
	18.1 Der Notfalltermin (SOS-Termin)	222
	18.2 Erste Hilfe bei einer festsitzenden Apparatur	223
	18.3 Erste Hilfe bei einer herausnehmbaren Apparatur	224
	18.4 Notfälle vermeiden	225
19	**Prophylaxe**	**226-233**
	19.1 Gesunde Zähne - ein Zufall?	228
	19.2 Zahnpflege während der kieferorthopädischen Therapie	231
	Bildnachweis	**234-235**
	Danksagung	**235**

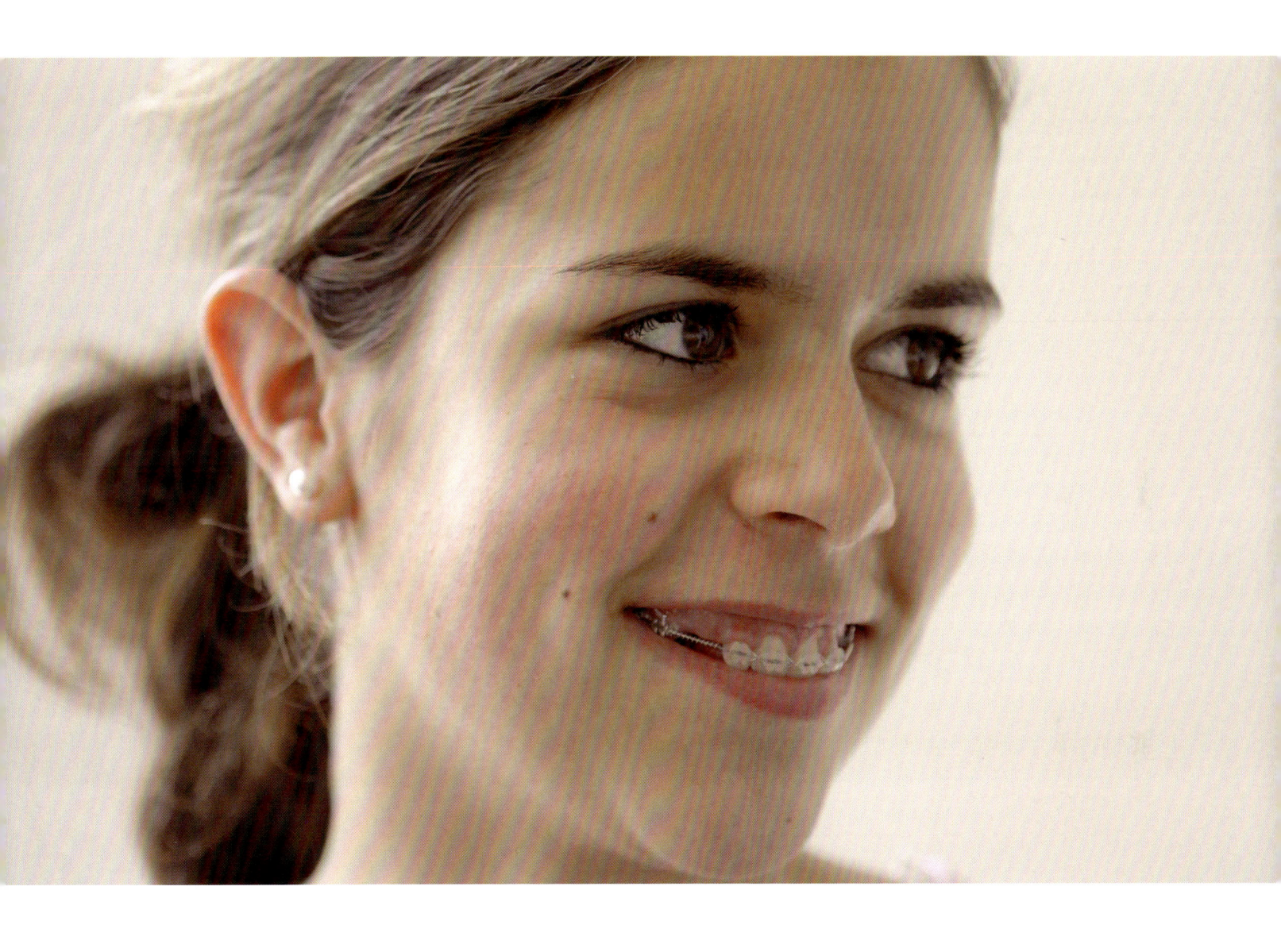

Vorwort

Beim täglichen Umgang mit Eltern und Kindern aller Altersklassen hat sich gezeigt, dass besonders im Bereich der Kieferorthopädie ein großes Informationsbedürfnis seitens der Patienten und Eltern besteht.

Der Wunsch nach geraden, schönen Zähnen ist bei Eltern und heranwachsenden Kindern gleichermaßen vorhanden. Ebenso groß ist die Nachfrage nach umfassender, zahnärztlicher Prophylaxe und nach Betreuungskonzepten zum Erhalt der eigenen Zähne, was besonders während der kieferorthopädischen Behandlung von Bedeutung ist. So entstand die Idee für einen Ratgeber zu diesem Thema, der den Bedürfnissen der betroffenen Patienten nach fachärztlichem Rat in allgemeinverständlicher Weise nachkommt.

Da es sich bei einer modernen, auf Ursachenbeseitigung bezogenen schonenden, Kieferorthopädie um eine Diagnostik- und Therapieform handelt, die oft über das nur ausreichende und wirtschaftliche Maß hinausgeht, ist häufig keine Kostenübernahme durch eine gesetzliche Krankenkasse für alle Therapieschritte möglich. Private Krankenversicherer haben dagegen die Chance erkannt, mit den innovativen Methoden der zahnmedizinischen Prophylaxe und Kieferorthopädie langfristig Kosten in erheblichem Umfang einzusparen und honorieren die Inanspruchnahme sinnvoller, auch in diesem Buch beschriebener Prophylaxebehandlungen sowie kieferorthopädischer Regulierungen mit vertraglich zugesicherten Beiträgen. Für den gesetzlich versicherten Patienten wird für manche Fehlentwicklung mitunter ein erheblicher Eigenkostenanteil fällig.

Bevor sich der Patient für eine umfangreiche kieferorthopädische Behandlung entscheidet, möchte er gründlich über den Sinn und Zweck der Methoden unterrichtet werden. Es ist für den Patienten wichtig zu erfahren, dass er durch die Behebung von Zahn- und Kieferfehlstellungen weitreichende, negative Folgen für seinen allgemeinen Gesundheitszustand sowie für seine Zahngesundheit vermeiden kann. Der kleine oder große Patient mit deutlichen Zahnfehlstellungen kann früher oder später an Parodontose erkranken, von Zahnverlust betroffen sein oder sogar allgemeinmedizinische Erkrankungen, z. B. der Atemwege, erleiden. Zur Behebung dieser Folgeerkrankungen entstehen weitere und höhere Unannehmlichkeiten und Kosten.

Das vorliegende Buch ist als eine Entscheidungshilfe für die ratsuchenden Eltern und Patienten geschrieben worden. Es ist für die Patienten teilweise schwierig, gründliche Vorabinformationen in der zahnärztlichen Praxis zu erhalten, da dies aus Zeitgründen oft nicht geschehen kann.

Dieses Buch vermittelt dem Patienten Wissen, das ihm ermöglicht, in einem individuellen Beratungsgespräch mit seinem Kieferorthopäden oder seinem Zahnarzt ein gleichwertiger Partner zu sein. Der Patient und die Eltern erfahren, was in der Kieferorthopädie zum Erhalt der Zahngesundheit und für ein strahlendes Lächeln möglich ist und was er selbst für eine dauerhafte Mundgesundheit beitragen muss. Sein vielleicht aus nicht immer gründlich unterrichteten Quellen stammendes Wissen soll korrigiert oder auch erweitert werden. Damit werden Patienten oder Eltern unter Umständen auch vor Enttäuschungen oder überzogenen Erwartungen bewahrt, die aus falschen Vorstellungen herrühren. Der Patient bekommt Ansätze für die Lösung seiner Probleme aufgezeigt, die er bislang nicht kannte. Eine Zusammenarbeit von Kieferorthopäden und Patient ist dadurch leichter.

Den Ausführungen liegen die neuesten, auf internationaler Ebene anerkannten Kenntnisse zugrunde. Die Fakten sind allgemeinverständlich behandelt und durch zahlreiche Fotos und Bilder veranschaulicht.

Es werden in vielen Ländern der Welt Milliarden von Euro für die Folgen von vorzeitigem Zahnverlust aufgewendet. Versicherungen und Kostenerstatter ziehen sich zunehmend aus der Finanzierung zurück. Die Eigenanteile für die Patienten und für Eltern werden immer größer. Der größere Teil der zahnärztlichen Tätigkeit entfällt auf Reparaturmedizin ohne der wirklichen Ursache für Zahnerkrankungen auf den Grund zugehen. Kieferorthopädie und zahnärztliche Prophylaxe sind in ihrem Wesen ursachenbezogen und vorbeugend. Es wird nichts ersetzt, sondern der Körper in seiner Unversehrtheit erhalten.

So versteht sich der Patientenratgeber auch als eine Entscheidungshilfe für den Patienten, ob er DIE kompetente Praxis seines Vertrauens gefunden hat; denn er kann nach Lektüre dieses Buches gezielt Fragen stellen und anhand der beschriebenen Verfahrensweisen leichter zu einer Entscheidung für ein professionelles, von Prophylaxemaßnahmen beim Hauszahnarzt begleitendes, kieferorthopädisches Behandlungskonzept kommen, das für ihn von großem Nutzen ist; nämlich:
Bissfest ein Leben lang!

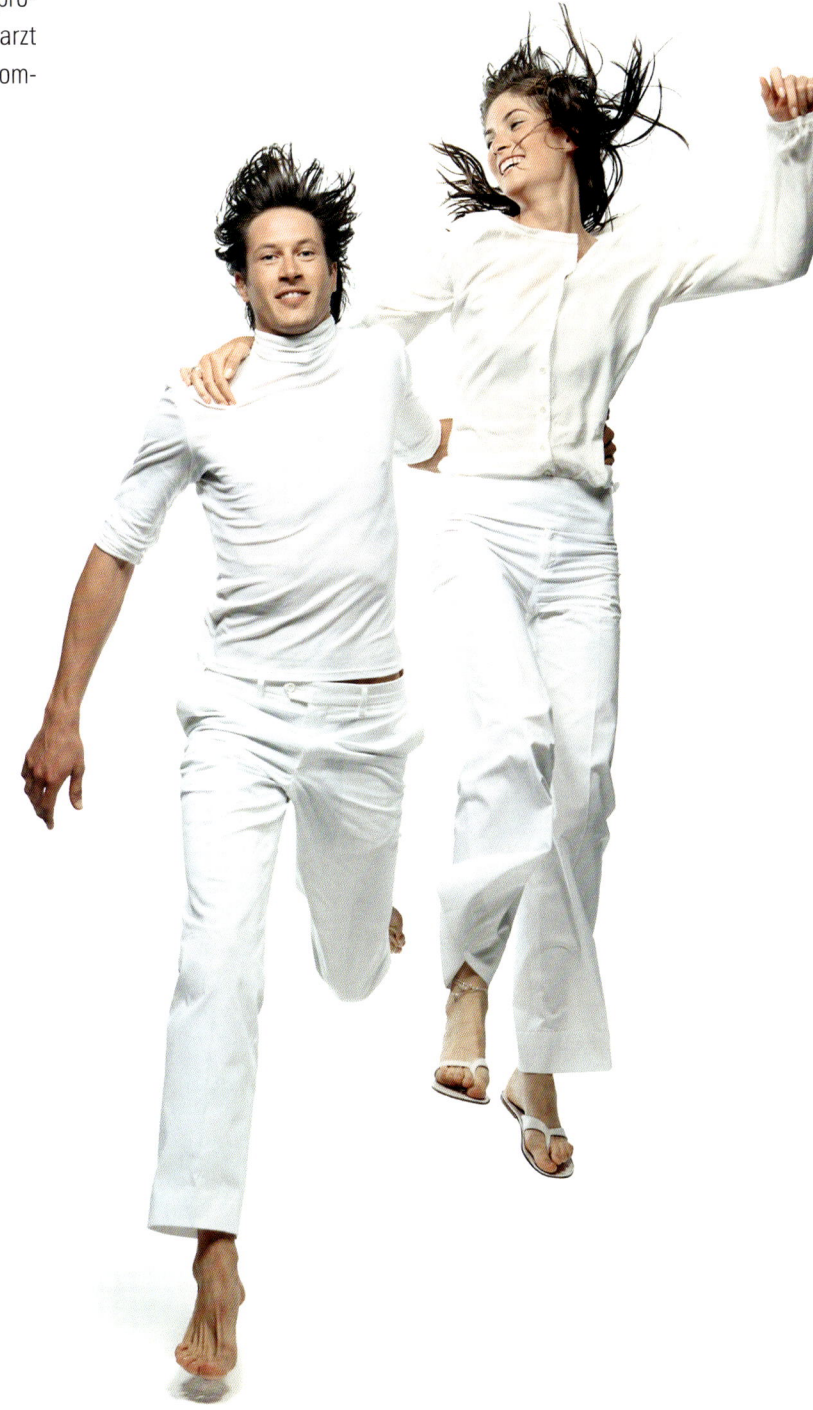

Geleitwort

Fragt man Patienten, welchem Arzt sie das größte Vertrauen entgegenbringen und von wem sie sich am besten betreut fühlen, so steht der Zahnarzt bei Männern an erster Stelle, bei Frauen – nach dem Gynäkologen - an zweiter Stelle!

Dieses zweifellos schmeichelhafte Ergebnis wird auch durch andere Patientenbefragungen unterstützt, wie zum Beispiel die einer belgischen Verbraucherorganisation, die herausfinden wollte, wie es um die Zufriedenheit mit der kieferorthopädischen Behandlung bestellt ist. Hier äußerten sich 96% aller Patienten als zufrieden oder sehr zufrieden mit der Betreuung und ihrem Behandlungsergebnis.

Solche Umfrageergebnisse mögen uns positiv stimmen, doch gibt es auch Kritikpunkte, die immer wieder erwähnt werden: zu lange Wartezeiten und unzureichende oder unverständliche Informationen durch den Zahnarzt oder Kieferorthopäden. Sicher ist es nicht immer leicht, komplizierte Befunde und verschiedene Behandlungsmöglichkeiten in einer Form zu erklären, die dem Patienten eine vernünftige Grundlage für seine individuelle Entscheidung bieten. Vieles, was der Zahnarzt oder der Kieferorthopäde erläutert, bleibt vielleicht zu abstrakt und schwer nachvollziehbar. Sehr viel instruktiver ist es, wenn solche medizinischen Informationen mit aussagekräftigen Bildern und passenden Patientenbeispielen untermauert werden können.

Es ist daher sehr zu begrüßen, dass das Autorenteam dieses Werkes ein so verständliches, instruktives und grafisch ansprechendes Buch verfasst hat, das bei der Information und Aufklärung unserer Patienten sicher von großem Wert sein wird. Ich wünsche dem Buch daher eine große Verbreitung und hoffe, dass es für unsere Patienten von Vorteil sein wird.

Düsseldorf im März 2006   Prof. Dr. Dieter Drescher

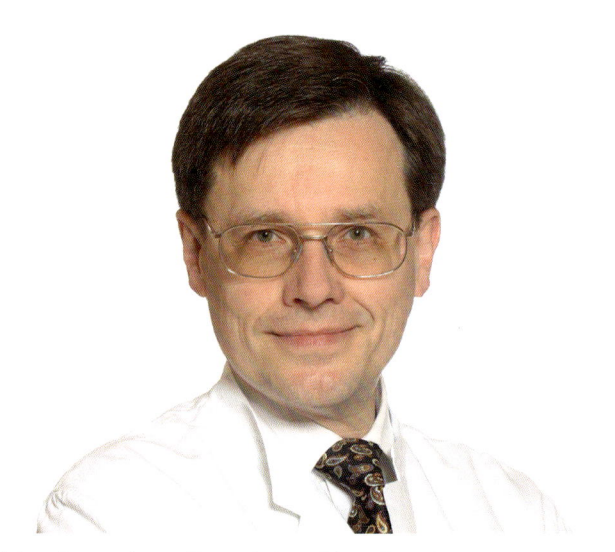

*Universitätsprofessor Dr. med. dent. Dieter Drescher,
Heinrich-Heine-Universität Düsseldorf*

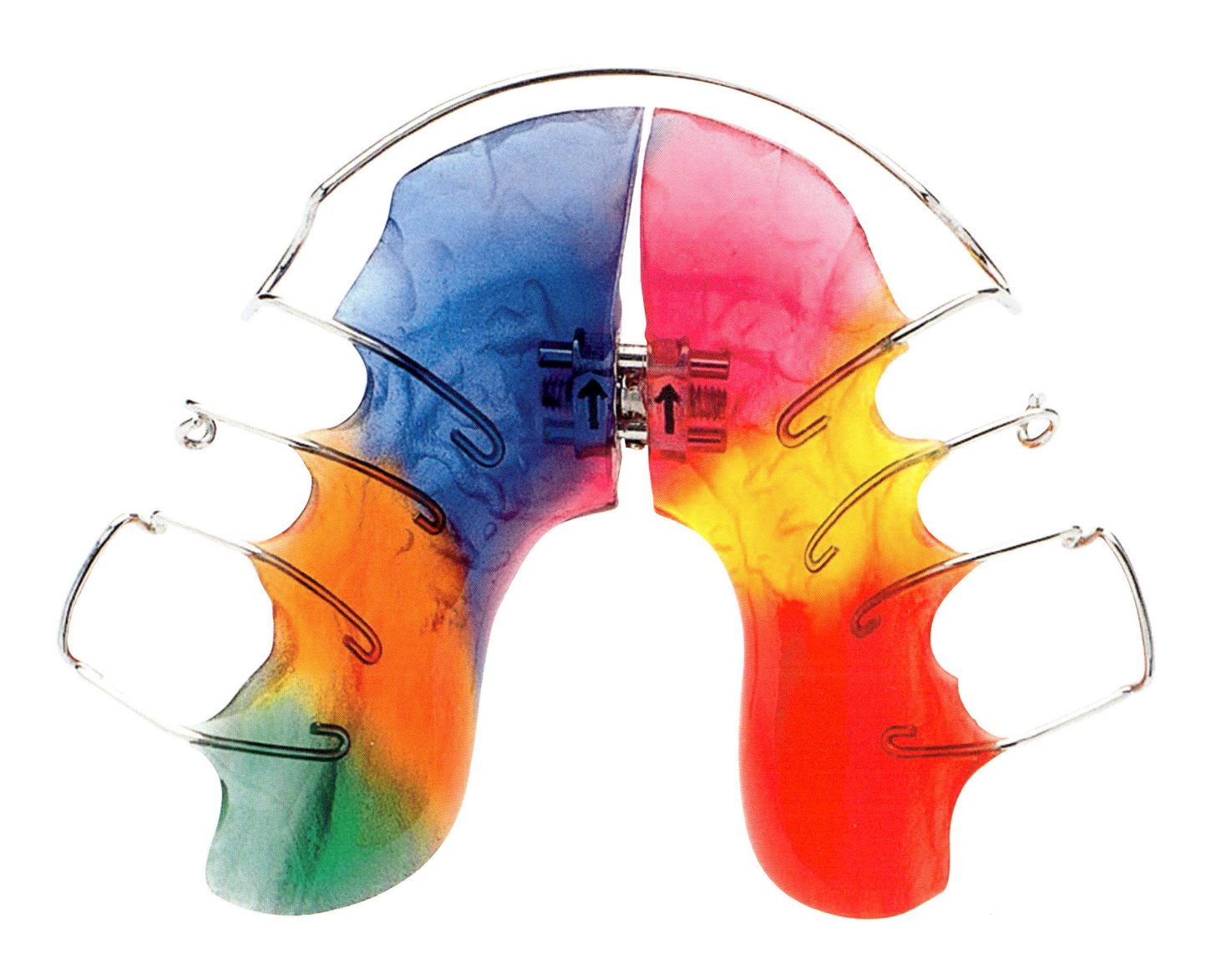

Kieferorthopädie für gesunde Zähne, gutes Aussehen und sympathisches Lächeln.

1 Kieferorthopädie

- Kieferorthopädie ist die Lehre von Gebissfehlentwicklungen, deren Erkennung, Vorbeugung und Therapie.

- Eine kieferorthopädische Therapie kann das ästhetische Erscheinungsbild deutlich verbessern.

- Kieferorthopädie ist Prophylaxe: Karies, Parodontose und Kieferfehlstellungen sowie Beeinträchtigungen der Sprache können vermieden werden.

- Regulärer Behandlungsbeginn bei Kindern ist zwischen dem 9. und 11. Lebensjahr.

- Kieferorthopädie ist bis ins hohe Alter möglich.

- Durch neue kleine, im Mund einsetzbare Geräte werden viele Behandlungen erst möglich und ersparen den ungeliebten Außenbogen (Headgear).

- Nach der Behandlung müssen die Zähne langfristig in ihrer Position gehalten werden.

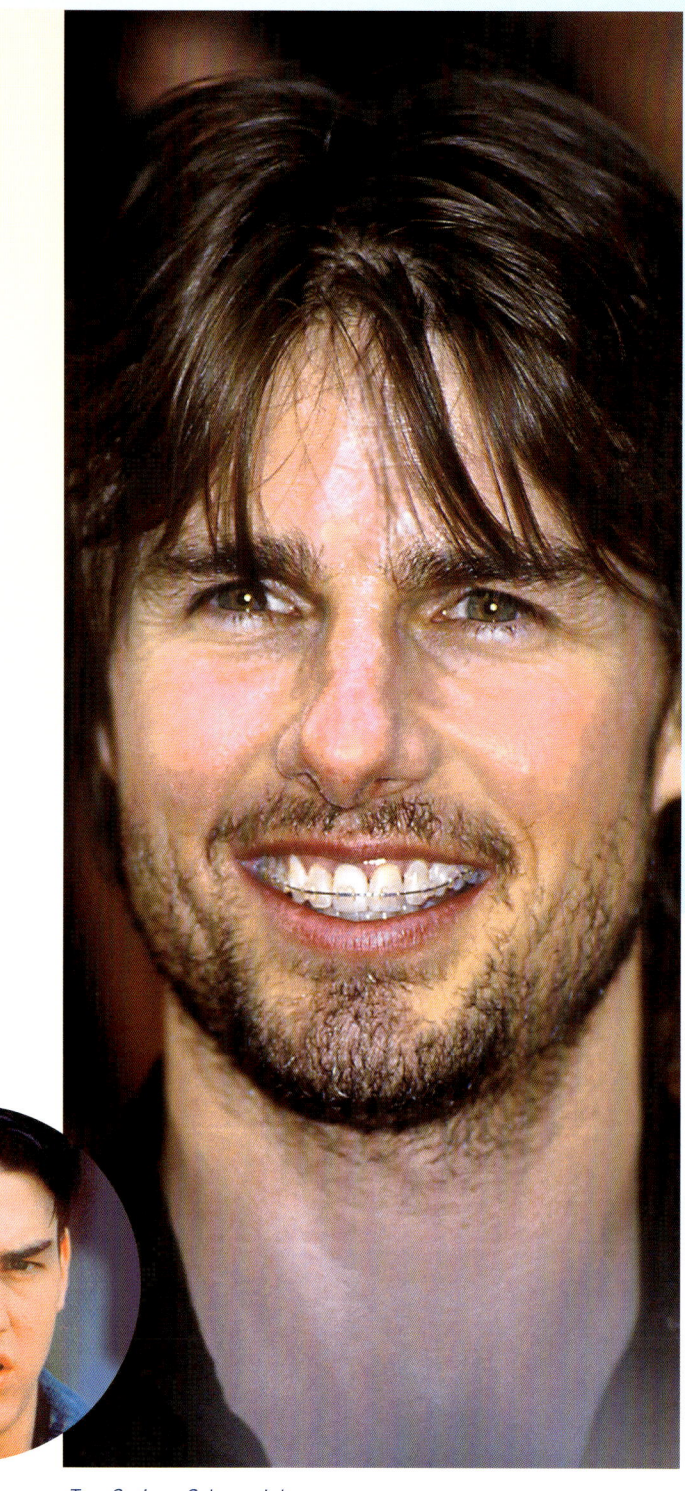

Tom Cruise - Schauspieler

Kieferorthopädie

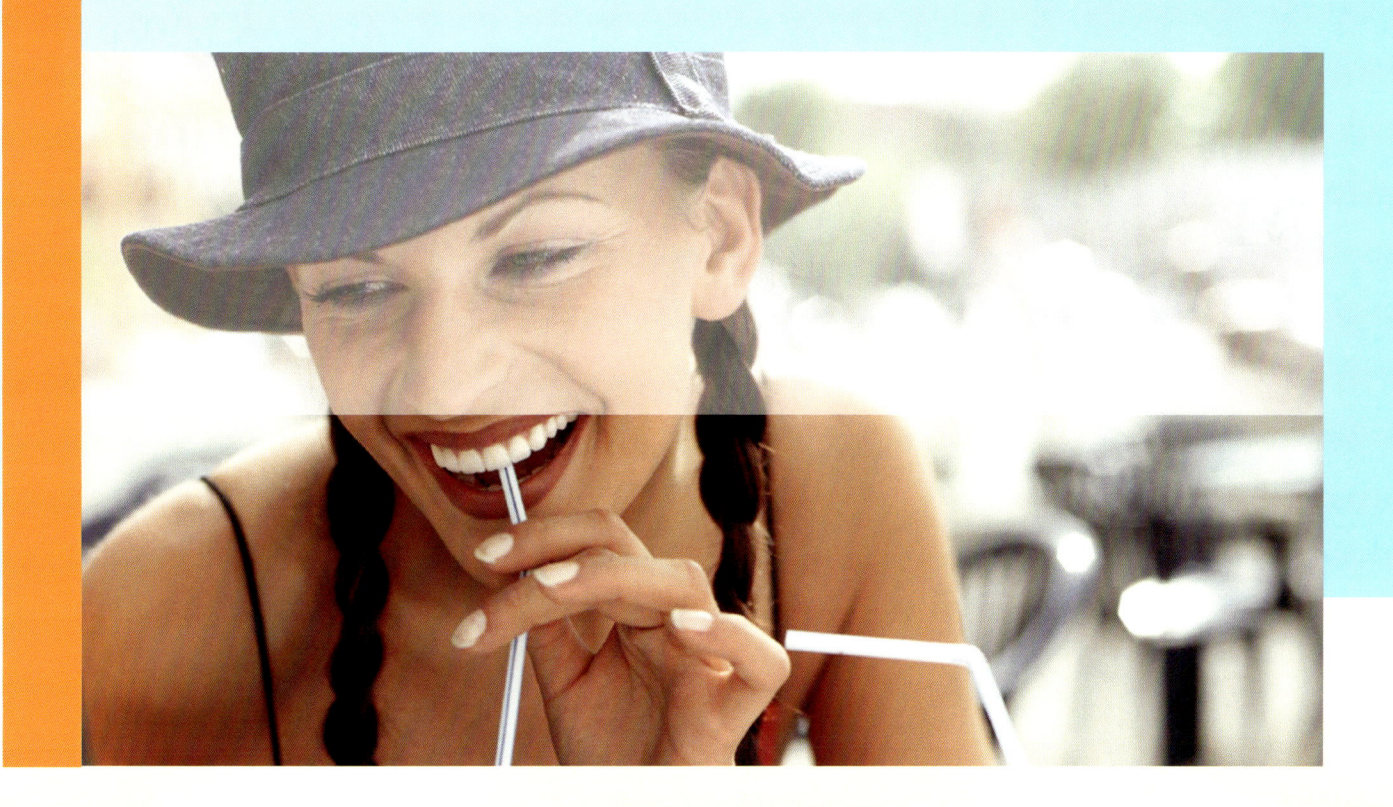

1.1	Aufgabe der Kieferorthopädie	14
1.2	Die 12 häufigsten Fragen zur Kieferorthopädie	15

Aufgabe der Kieferorthopädie

Die Kieferorthopädie ist die Lehre von den Gebissfehlentwicklungen, deren Entstehung und Vorbeugung (= Prophylaxe), Erkennung und Therapie.

Wie keine andere Disziplin in der Zahnheilkunde vermag die Kieferorthopädie auf die Ästhetik des Lächelns und des Gesichts Einfluss zu nehmen. Der wesentliche Vorteil kieferorthopädischer Behandlungsmethoden ist, dass keine Zähne beschliffen oder in ihrer Form wesentlich verändert werden müssen. Auch ist das dauerhafte Zufügen von Fremdmaterialien zum Verbleib im Körper (wie z. B. in der Prothetik und Implantologie) nicht erforderlich. Die Kieferorthopädie arbeitet mit dem, was die Natur bereithält: Zähne, Zahnfleisch und Kiefer. Sie stellt eine harmonische Komposition dieser Elemente mit dem Ziel her, die Funktionalität des Kauorgans und die Ästhetik des Lächelns zu optimieren. Ein ästhetisches Zusammenfügen von Zähnen, Zahnfleisch und Kiefer verbessert in vielen Fällen auch die Funktionen Atmung, Sprache, Kauen und Abbeißen.

In der Kieferorthopädie wird nicht nur die Stellung der Zähne im Kiefer beachtet, sondern auch die Position der Kiefer zueinander und die Stellung der Kiefer im Gesicht. Das **frühzeitige** Erkennen und die Behandlung von Zahn- und Kieferfehlstellungen nimmt in kieferorthopädischen Praxen einen besonderen Platz ein.

Durch Fehlentwicklungen der Zähne und des Kiefers können so wichtige Lebensfunktionen wie

- Kauen, Abbeißen und Essen
- Atmen und Schlucken
- Sprechen, Lautbildung, kommunikative Fähigkeiten und
- sogar die geistige Entwicklung

beeinträchtigt werden.

Der falsche Zusammenbiss der Zähne kann die Ursache für Wirbelsäulenerkrankungen, Beckenschiefstand und hartnäckige Kopfschmerzen sein.

Parodontose und Karies werden durch zu eng stehende Zähne, Tief- oder Überbisse begünstigt.

Viele Eltern streben sicherlich auf Grund ästhetischer Gesichtspunkte eine kieferorthopädische Behandlung ihrer Kinder an. Ihnen ist aufgefallen, dass die Frontzähne sehr lückig oder sehr eng stehen oder beim Zusammenbeißen eine große Stufe in der Front sichtbar wird. In solchen Fällen ist eine kieferorthopädische Behandlung erforderlich.

Im Kindesalter sind jedoch selbst ausgeprägte Gebissfehlstellungen oftmals nicht besonders auffällig, während die gleichen Anomalien beim Erwachsenen das ästhetische Empfinden sehr stark beeinträchtigen. Schwierigkeiten in der Persönlichkeitsentwicklung, in der beruflichen Karriere und selbst bei der Partnerwahl können die unmittelbare Folge sein. Ein gesundes, strahlendes Lächeln begeistert Sie und Ihre Mitmenschen!

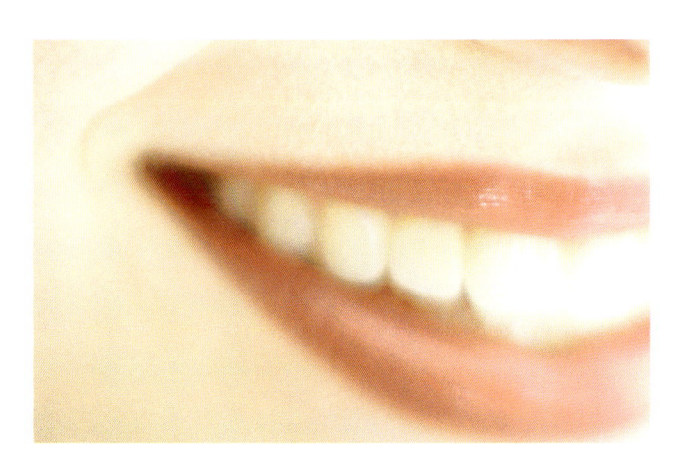

1.1 Endlich wieder frei lächeln können...

1.2 ... mit schönen, gesunden Zähnen.

Die 12 häufigsten Fragen zur Kieferorthopädie

1. Muss eine Zahnspange wirklich sein?

Wenn Ober- und Unterkiefer nicht richtig zusammenpassen und die Zähne schief im Kiefer stehen, sieht das nicht nur unschön aus, sondern es kann auch schwerwiegende Folgen haben. Engstände und Verschachtelungen der Zähne können die Entstehung von Karies und Parodontoseerkrankungen erheblich begünstigen. Ist die Funktion des Kauens oder Abbeißens gestört, können durch die verminderte Kautätigkeit Magen- und Darmbeschwerden entstehen.

Auch Nacken- und Kiefermuskulatur können durch einen falschen Biss verspannen. Kopfschmerzen sind häufig die Folge. Wenn der Mund beim Schlafen offen steht und die Atemluft nicht durch eine korrekte Nasenatmung befeuchtet und angewärmt wird, treten häufig Erkältungskrankheiten und Hals-Nasen-Ohren-Probleme auf. Bei Kindern, die wegen einer großen Zahnstufe die Lippen nicht schließen können, führt die Mundatmung oft dazu, dass die Rachenmandeln („Polypen") und die Gaumenmandeln entfernt werden müssen.

Auffällig sind natürlich auch die durch eine Fehllage der Kiefer oder durch die Fehlstellung der Zähne hervorgerufenen Sprechfehler wie z.B. das Lispeln.

Bei Patienten mit vorstehenden oder nach vorne gekippten Zähnen ist die Gefahr der Zahnschädigung statistisch gesehen deutlich höher als bei gerade stehenden Zähnen. Oft ist aus diesem Grunde eine Frühbehandlung sinnvoll, um die Zahnreihen „sturzsicherer" zu machen.

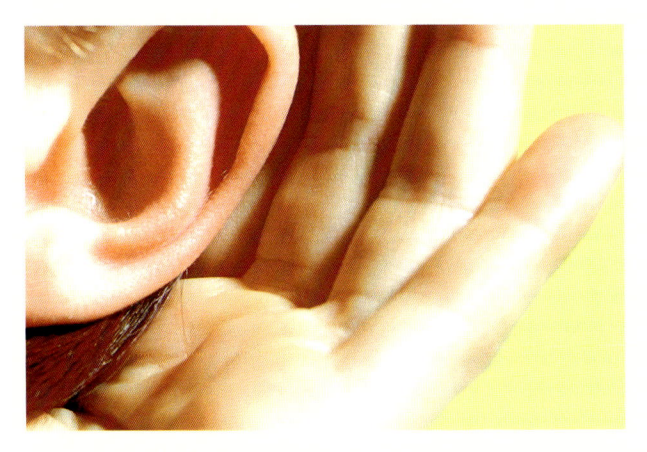

2. Was sind die häufigsten Gründe für eine Zahnregulierung?

• **vorstehende Kiefer**

Bei einem „Rückbiss" des Unterkiefers stehen in der Regel die Oberkieferfrontzähne weit vor den Unterkieferfrontzähnen. Bei einem „Vorbiss" dagegen beißen die unteren Schneidezähne vor die oberen.

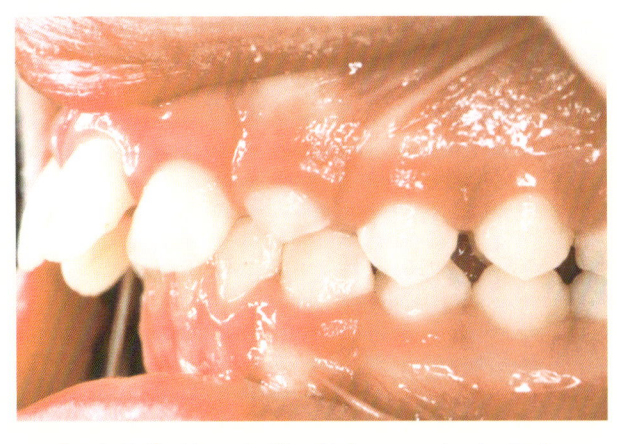

1.4 Durch die Rücklage des Unterkiefers entsteht eine Stufe zwischen den Frontzähnen - die Abstützung der Zähne fehlt.

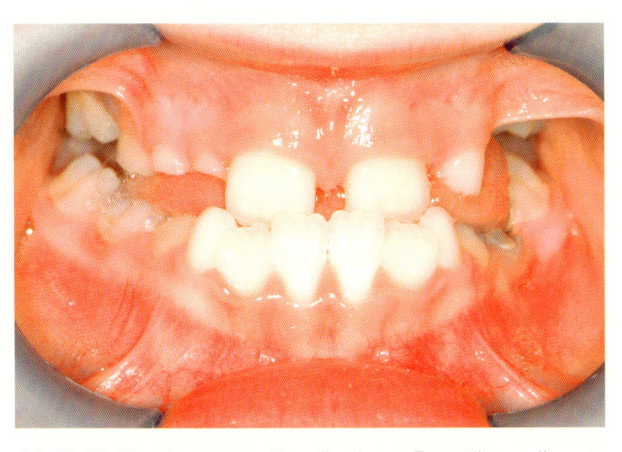

1.3 Intensive Information steht am Anfang der Entscheidung.

1.5 Ein Vorbiss der unteren über die oberen Frontzähne sollte möglichst frühzeitig erkannt und behandelt werden.

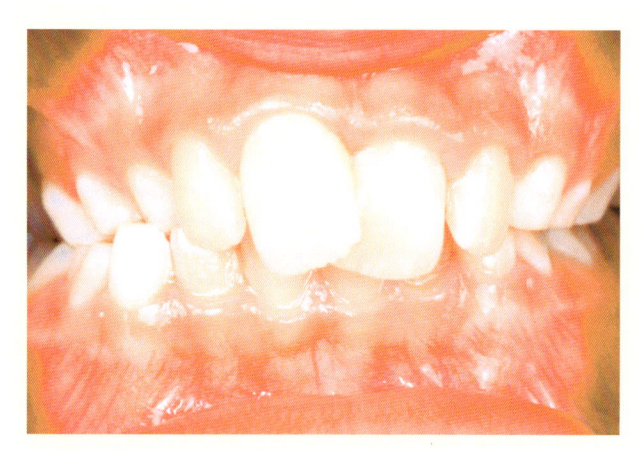

1.6 Durch Platzmangel entstehen Zahnengstände, die die Zahnreinigung deutlich erschweren.

- **Engstände**

Wenn die Zähne nicht in einem ordentlichen Bogen stehen, sondern dicht verschachtelt sind, spricht man von einem Engstand.

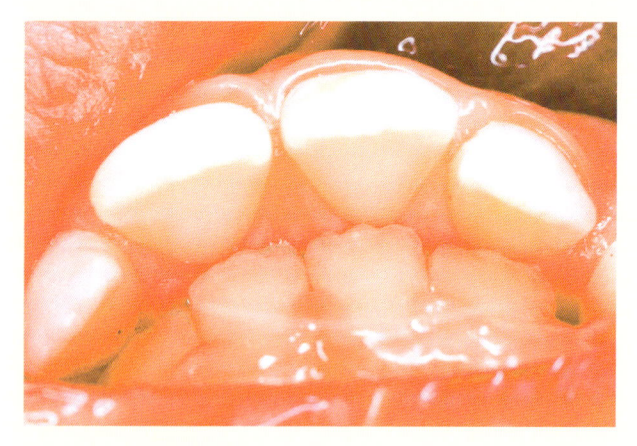

1.7 Entzündungen der Gaumenschleimhaut können durch einen tiefen Biss entstehen.

- **Tiefer Biss**

Wenn die Frontzähne beim Zusammenbeißen zu weit (> 3mm) übereinanderlappen, spricht man von einem tiefen Biss. Es kann sein, dass die unteren Frontzähne die Schleimhaut des Gaumens berühren oder sogar verletzen.

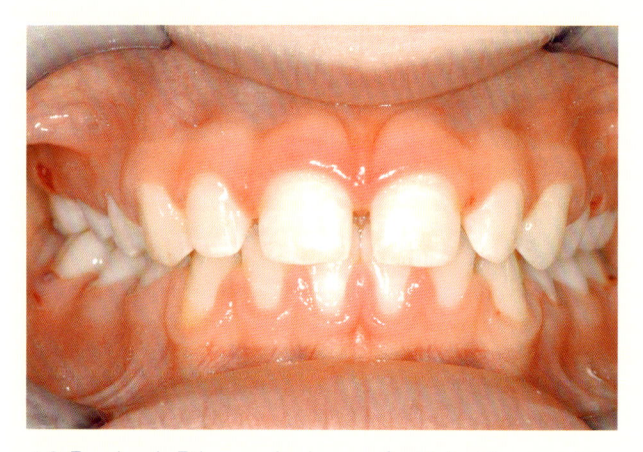

1.8 Zu schmale Zähne sowie ein zu großer Kiefer können ursächlich für lückig stehende Zähne sein.

- **Lücken**

Wenn die Zähne im Vergleich zum Kiefer zu schmal sind, können Lücken zwischen den Zähnen auftreten. Auch Daumenlutschen oder andere Angewohnheiten können zu Zahnlücken führen. Der Daumen wirkt dabei wie ein kieferorthopädisches Gerät, das die Zähne nach vorne drückt und den Unterkiefer hinten hält.
Lücken entstehen ebenso durch den Verlust von Zähnen. Gehen bleibende Zähne verloren, so ist nicht selten im Zuge einer kieferorthopädischen Behandlung ein Lückenschluss möglich, um Zahnersatz zu vermeiden.

• **offener Biss**

Die Seitenzähne beißen aufeinander, die Frontzähne aber nicht. Vorne wird ein „Loch" sichtbar, das Abbeißen ist nicht möglich. In einigen Fällen liegt eine erbliche Veranlagung vor. In den meisten Fällen jedoch ist der offene Biss durch Fingerlutschen, Nuckelflaschen oder Schnuller als Dauertröster verursacht. Problematisch ist ein offener Biss, wenn sich die Zunge bei jedem Schluckvorgang zwischen die Zähne presst. Dies erschwert die kieferorthopädische Behandlung.
Der offene Biss kann auch im Seitenzahnbereich auftreten.

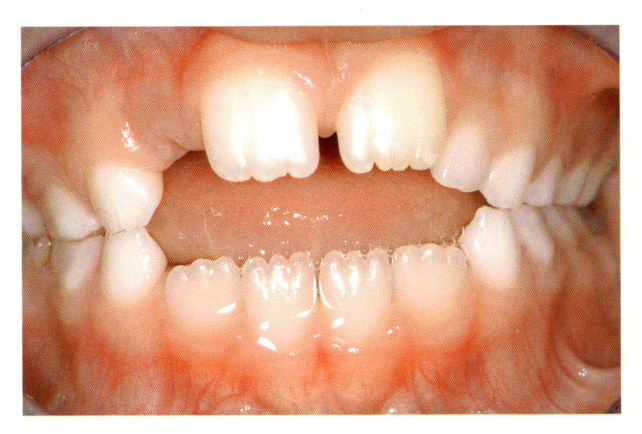

1.9 Offener Biss - Funktion und Ästhetik sind beeinträchtigt.

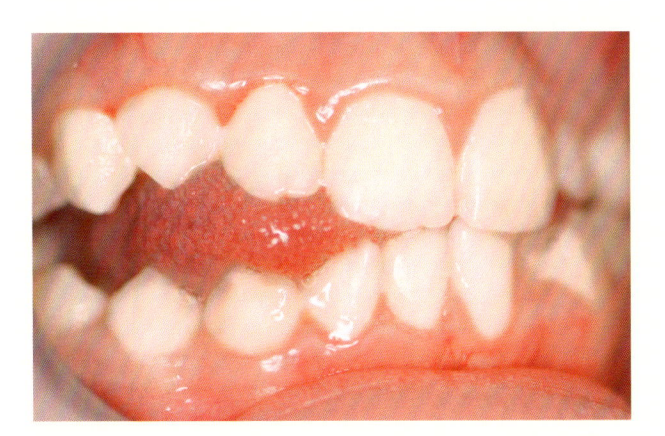

1.10 Die Zunge presst sich beim Schlucken zwischen die Zähne - Verstärkung des offenen Bisses.

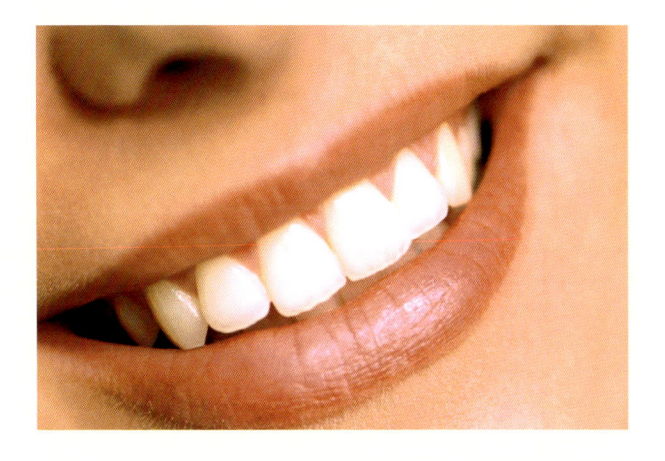

3. Eine Zahnspange nur für die Schönheit?

Der Kieferorthopäde entscheidet grundsätzlich nach medizinischen Gesichtspunkten, ob eine ungünstige Kieferfehlentwicklung die Gesundheit beeinträchtigen kann. Dass gut funktionierende, gesunde Zähne auch schön aussehen, ist ein toller Nebeneffekt. Ein strahlend weißes, gesundes Gebiss ist meistens das Ergebnis einer kieferorthopädischen Behandlung oder glücklicherweise von der Natur geschenkt.

4. Wann sollte die Behandlung beginnen?

Die meisten kieferorthopädischen Behandlungen beginnen in der Phase des Zahnwechsels zwischen dem 9. und 11. Lebensjahr. Zu diesem Zeitpunkt ist das Kieferwachstum noch nicht abgeschlossen und der Kieferorthopäde kann gezielte Maßnahmen unter Ausnutzung des Wachstumsschubes erzielen. Vielen Kindern könnte eine langwierige Zahn- und Kieferregulierung erspart werden, wenn Eltern mit ihrem Kind schon zwischen dem 5. und 6. Lebensjahr einen Fachzahnarzt für Kieferorthopädie aufsuchten. Wenn Gebissfehlentwicklungen frühzeitig erkannt werden, sind oft einfache Behandlungsmaßnahmen mit einer Mundvorhofplatte, mit speziellen Funktionsreglern oder durch funktionelle Muskelübungen erfolgreich.

Auch in der Pubertät sind Zahn und Kieferkorrekturen noch möglich, jedoch aus psychologischen Gründen oft schwieriger. Die Zahnspange wird von dem jungen Teenager nicht mehr so gern getragen und häufig nachlässig damit umgegangen. Der Einfluss der Eltern wird in dieser Zeit geringer, Behandlungsabbrüche sind dann manchmal die Folge.

Wird zu lange mit dem Behandlungsbeginn gewartet und erst im jungen Erwachsenenalter mit 17 oder 18 Jahren eine Zahnregulierung begonnen, ist kein Wachstum mehr vorhanden. Große Kieferfehlstellungen lassen sich nur noch operativ beheben. Es ist jedoch durchaus möglich, Zahnfehlstellungen zu korrigieren. In vielen Fällen ist die kieferorthopädische Behandlung sinnvoll, um die eigenen Zähne so lange wie möglich zu erhalten.

5. Wie lange dauert die Behandlung?

Die meisten kieferorthopädischen Kinderbehandlungen dauern 3-4 Jahre. Kleinere Gebissfehlentwicklungen lassen sich natürlich in kürzeren Zeiträumen regulieren. Entscheidend ist auch die anschließende Haltephase mit einem kieferorthopädischen Gerät. Die Gefahr besteht, dass die Zähne zwar relativ rasch in die gewünschte Position gebracht, aber ebenso schnell wieder zurück rutschen können, wenn sie nicht lange genug in der richtigen Position gehalten werden.

6. Feste oder lose Zahnspange?

Ob der Patient eine feste oder lose Zahnspange erhält, hängt von der Größe der Zahn- und Kieferfehlstellung und dem Alter des Patienten ab und ist nur individuell zu entscheiden. Bei geringen Zahnfehlstellungen und bei notwendigen Kieferverschiebungen kommen oft (zunächst) herausnehmbare Zahnspangen zum Einsatz.

Schwierigere Fehlstellungen der Zähne lassen sich meist nur mit einer festsitzenden Zahnspange beheben, denn mit dieser sind präzise Korrekturen möglich; ein Zahn kann körperlich durch den Knochen bewegt werden, also parallel versetzt oder auch um seine eigene Achse gedreht werden. Solche Bewegungen sind mit einer losen Zahnspange nicht oder nur sehr begrenzt möglich.

Sowohl bei der festen als auch bei der losen Zahnspange ist die Mitarbeit des Patienten unabdingbar. Um das gesetzte Ziel zu erreichen, ist bei der losen Zahnspange die Tragezeit wichtig (meist 16 Stunden pro Tag), und bei der festen Apparatur ist eine sehr gewissenhafte Mundhygiene notwendig. Bei der Wahl der Apparatur ist es ratsam, dem Kieferorthopäden mitzuteilen, wie auffällig die Spange sein darf.

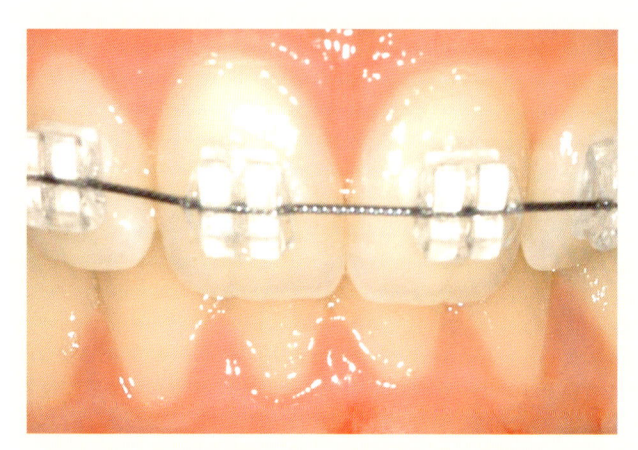

1.11 Mit Hilfe einer festen Zahnspange können Zähne exakt in die gewünschte Position gebracht werden.

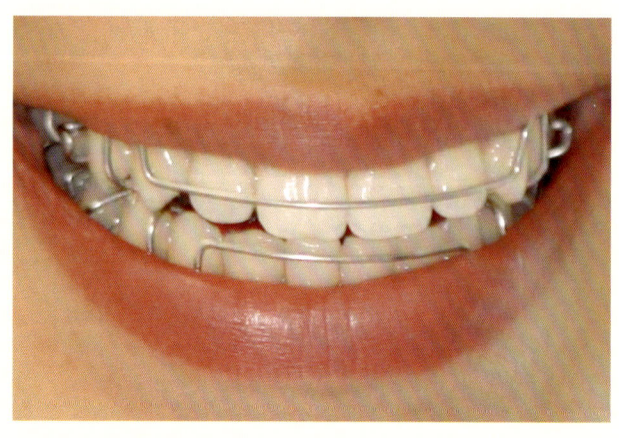

1.12 Die herausnehmbare Zahnspange empfiehlt sich bei Kieferverschiebungen, geringen Zahnfehlstellungen und zum Halten des Behandlungsergebnisses.

7. Muss eine Außenspange wirklich sein?

Die Außenspange, die in der Fachsprache als Headgear bezeichnet wird, ist für Kinder ein unangenehmes Behandlungsgerät, da es von weitem schon sichtbar ist. Dieses Gerät braucht meistens nur nachts und wenige Stunden am Tag zu Hause getragen werden. Der Vorteil dieses Gerätes ist, dass häufig die Entfernung von bleibenden Zähnen vermieden werden kann, weil es mit dieser Apparatur gelingt, die oberen Seitenzähne nach hinten zu bewegen und somit Platz zu schaffen. Inzwischen gibt es zahlreiche festsitzende Geräte (Distaljet, Pendulumapparatur, u.a.), die die gleichen Funktionen übernehmen und dem Kind die Außenspange ersparen. Häufig werden die Kosten für diese modernen Geräte von der Krankenkasse nicht übernommen.

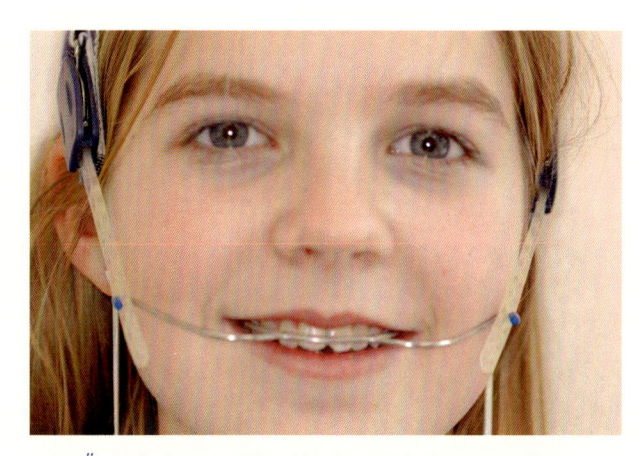

1.13 Ästhetisch ungünstiger Headgear („Außenspange")

8. Wozu die Spange nach der Behandlung?

Die Zeit nach der aktiven kieferorthopädischen Behandlung wird als Haltephase oder „Retentionsphase" bezeichnet. Es ist wichtig, die in die richtige Position gerückten Zähne in dieser gewünschten Stellung langfristig zu halten. Wie lange das dauert, ist von Patient zu Patient unterschiedlich. In vielen Fällen müssen im Anschluss daran noch längere Zeit herausnehmbare Zahnspangen getragen werden oder es wird an der Innenseite der Oberkiefer- oder Unterkieferfrontzähne ein fester Edelstahlbogen aufgeklebt, der die Zähne in der richtigen Position hält. Solche festsitzenden Haltedrähte (Retainer) können bis ins Erwachsenenalter belassen werden. Eine Kariesgefährdung ist durch diese zierlichen Apparaturen bei fachgerechter Befestigung nicht gegeben, wie verschiedene Universitätsstudien nachgewiesen haben.

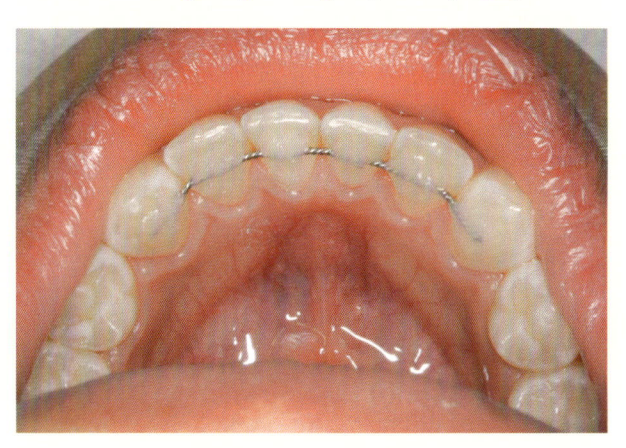

1.14 Ein spezieller unsichtbarer Edelstahlbogen (Retainer) hält die Zähne langfristig in ihrer Position.

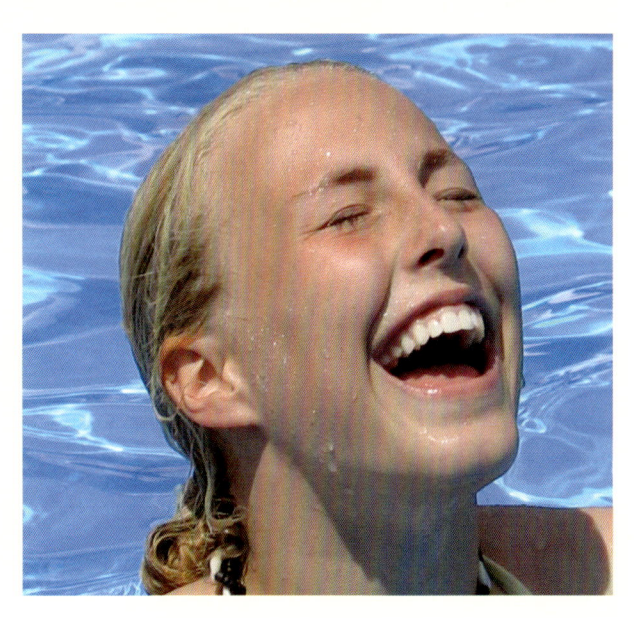

1.15 Glückliche 14-jährige Patientin nach erfolgreicher Zahnspangenbehandlung.

9. Ist die Behandlung mit einer festen Klammer schmerzhaft?

Beißt man auf etwas Hartes, so melden die den Zahn umgebenden Nervenfasern dies dem Gehirn. Ebenso wird eine Zahnbewegung nicht einfach so hingenommen, sondern vom Körper registriert. Bei einigen Patienten macht sich dies in leichtem Druckgefühl bemerkbar, bei anderen wird ein leichter Schmerz empfunden. Glücklicherweise dauert es nur einige Tage, bis der Körper sich an diese neue Situation gewöhnt hat.

Ebenso hilft eine vorübergehende Umstellung der Ernährung auf weiche Kost, wie beispielsweise Joghurt, Suppen, zartes Fleisch und Gemüse.

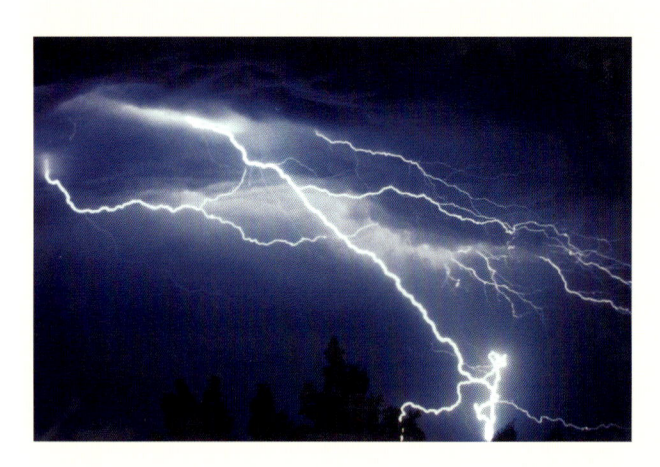

Es kann irritieren, dass sich die Zähne während der kieferorthopädischen Behandlung lockern. Dies ist nur ein vorübergehender Zustand. Wird ein Zahn durch den Knochen bewegt, so erfolgt auf der Druckseite schneller der Knochenabbau als auf der Zugseite der Knochenaufbau. Der Zahn festigt sich allerdings nach einiger Zeit in gleichem Maße wie vorher.

10. Wie werden Spangenzähne sauber gehalten?

Patienten mit Zahnspangen brauchen eine gründliche Mund- und Zahnspangenpflege:

Herausnehmbare Apparatur:
- Zahnspangen unter laufendem Wasser mit einer Zahnbürste und Zahnpasta reinigen
- Reinigungstabletten aus der Apotheke sind nicht dringend erforderlich
- Essigwasser hilft gegen Zahnsteinbildung auf den Zahnspangen
- Bei festen Ablagerungen ist eine Reinigung im Ultraschallgerät in der kieferorthopädischen Praxis möglich

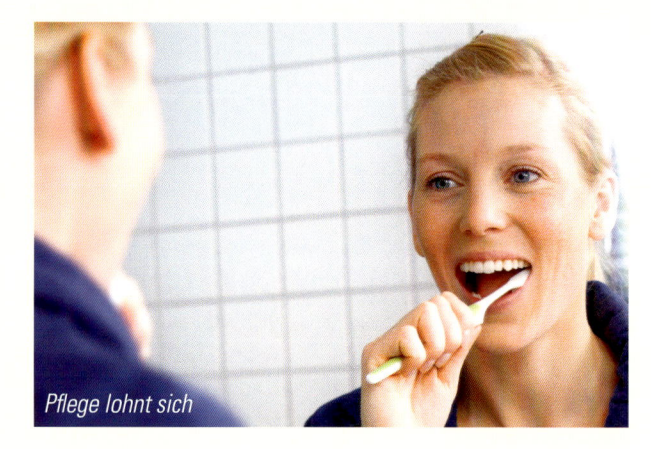

Pflege lohnt sich

Festsitzende Apparatur:
- die Zahnreinigung sollte nach jeder Mahlzeit erfolgen
- vor dem Zähneputzen kräftig mit Wasser oder einer speziellen Lösung spülen; gröbere Speisereste werden dadurch entfernt
- danach die Zähne mit einer geeigneten Zahnbürste sorgfältig und systematisch mit kleinen kreisenden Bewegungen putzen; dabei ist es wichtig, sowohl oberhalb als auch unterhalb der Brackets und des Bogens zu reinigen
- mit speziellen kleinen Interdentalraumbürsten die Zahnzwischenräume zwischen den Brackets sauber halten
- besonders wichtig: die Zahnzwischenräume vor dem Schlafengehen mit Zahnseide reinigen

11. Welche Kosten werden von meiner Krankenkasse übernommen?

Die **privaten** Krankenkassen erstatten entsprechend dem gewählten Versicherungstarif.

Bei den **gesetzlichen** Krankenkassen werden derzeit für das erste Kind 80%, bei weiteren Kindern 90% der Behandlungskosten sofort übernommen. Die fehlenden 10% oder 20% gibt es erst bei erfolgreichem Abschluss der Behandlung zurück. Außervertragliche Leistungen für eine optimierte kieferorthopädische Behandlung müssen von den Eltern selbst finanziert werden. Dies betrifft auch gewählte Zusatzleistungen, die die Behandlungsdauer verkürzen oder die Behandlung angenehmer machen.

Seit Januar 2002 gibt es neue Richtlinien, die kieferorthopädischen Indikationsgruppen (KIG): Der Kieferorthopäde muss vor Behandlungsbeginn die Kiefer- oder Zahnfehlstellungen mit einer Art Notensystem von „1" bis „5" beurteilen. Die Krankenkassen zahlen erst ab der Einstufung „3". Abweichungen mit der Note „1" und „2" müssen die Eltern vollständig selbst bezahlen, auch wenn Sie medizinisch notwendig sind! Die Einteilung der Gebissfehlentwicklung mit dem Grad „1" oder „2" bedeutet nicht, dass eine Behandlung nicht nötig oder nicht sinnvoll wäre! Eine Behandlung ist dann lediglich nach den neuen Kassenrichtlinien nicht bezuschussungsfähig, da die Mittel begrenzt sind. Dabei kann es häufig zu unverständlichen Entscheidungen kommen. Ein Beispiel: Stehen die oberen Schneidezähne eines Kindes um 6,5 mm über die untere Schneidezahnfront hinaus, muss die Kasse die gesamte Behandlung zahlen. Bei einer immer noch sehr großen Stufe von 6 mm hingegen müssen die Eltern selbst für die gesamten Kosten der Zahnregulierung aufkommen. Die Einstufung der Gebissfehlentwicklung erfolgt nach exakt messbaren Kriterien und wird von den Krankenkassen registriert und vom Gutachter überprüft. Ein Doktorhopping ist daher zwecklos.

Hinweis: zukünftige Gesundheitsreformen können zu Veränderungen dieser Einstufung führen.

12. Bis zu welchem Alter ist eine kieferorthopädische Behandlung möglich?

Kieferorthopädie ist keine Frage des Alters, sondern der Einstellung! In der Kieferorthopädie gibt es keine Altersbegrenzung. Natürlich ist es nicht von der Hand zu weisen, dass eine Behandlung in jungen Jahren einfacher ist: Der Stoffwechsel ist aktiver, das Wachstum kann genutzt werden, um die Kiefer dauerhaft in ihrer Lage zu verändern, und der Zahnhalteapparat ist in der Regel gesünder.

Die Behandlung von Erwachsenen erweist sich in vielen Fällen als hilfreich für die Behebung einer Vielzahl von Problemen: Unansehnliche Frontzähne können zu einer ästhetisch schönen Zahnreihe umgestellt werden, Zahnlücken können geschlossen werden, gekippte Zähne werden vor Zahnersatz aufgerichtet usw.

Um die Zähne bis ins hohe Alter zu erhalten, ist eine kieferorthopädische Therapie oft notwendig. Kieferorthopädie kann in vielen Fällen eine sinnvolle Möglichkeit sein, teuren Zahnersatz überflüssig zu machen, einer Parodontose vorzubeugen oder Kiefergelenkerkrankungen zu beheben.

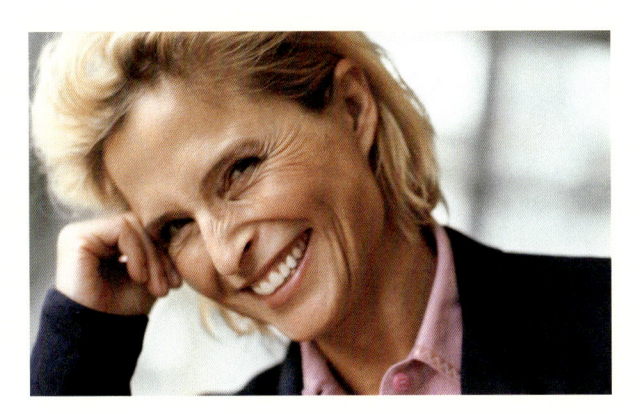

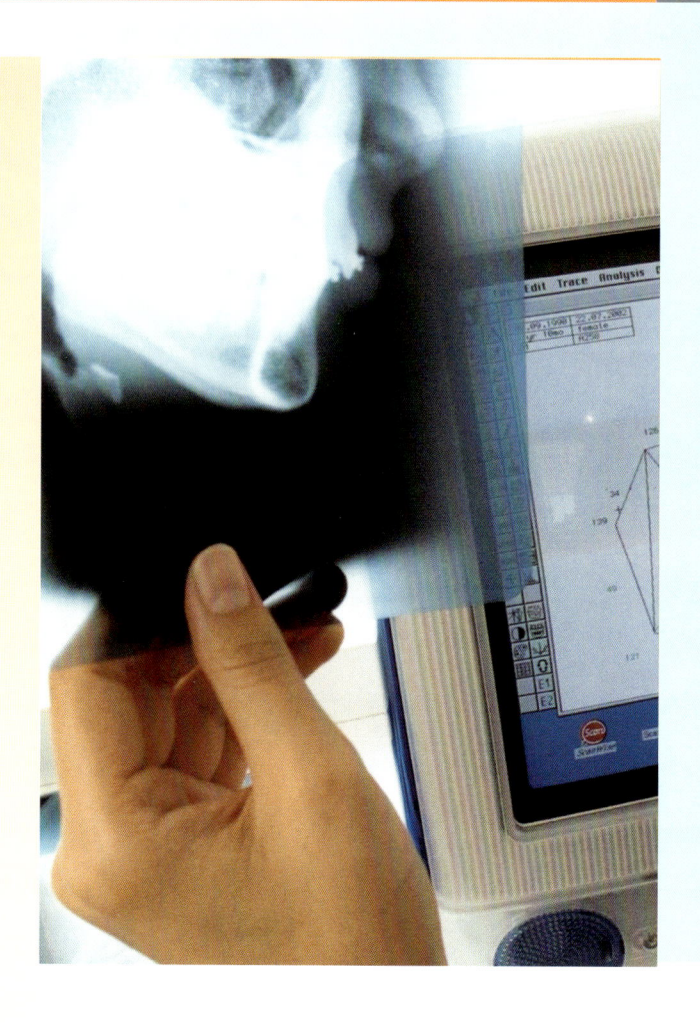

2 Diagnostik/Behandlungsplanung

- Vor der Erstellung eines jeden kieferorthopädischen Behandlungsplanes steht die Befunderhebung und die Beratung des Patienten bzw. der Patienteneltern.

- Die Vorgeschichte des Patienten (Anamnese) kann wichtiger Entscheidungsparameter bei der Wahl der Behandlungsmethode sein.

- Zu den wichtigsten und damit unverzichtbaren Mitteln der Befunderhebung und Behandlungsplanung gehören das dreidimensionale Modell des Gebisses aus Gips und das Übersichts-Röntgenbild.

- Die Handröntgenaufnahme gibt Auskunft über noch vorliegendes Wachstum.

- In schwierigen oder speziellen Fällen sind dreidimensionale, diagnostische Verfahren wie die 3D Volumentomografie von Vorteil.

- Eine klinische und instrumentelle Funktionsanalye ermöglicht es, Kiefergelenkerkrankungen festzustellen und deren Ursache zu ermitteln.

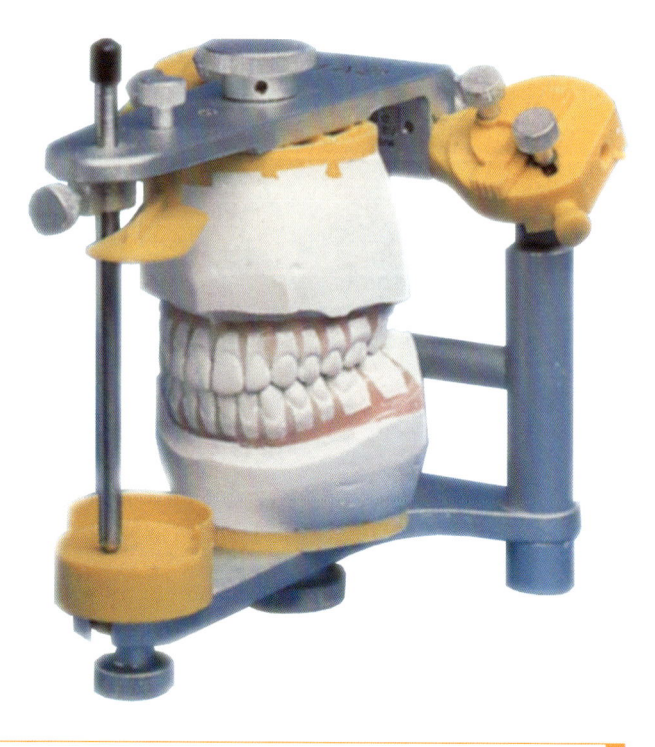

Diagnostik/Behandlungsplanung

2.1	Zusammentragen der Informationen	24
2.2	Vorgeschichte des Patienten	25
2.3	Fotos, Modelle, Röntgen	28
2.4	Funktionsanalyse/Das Kiefergelenk	32

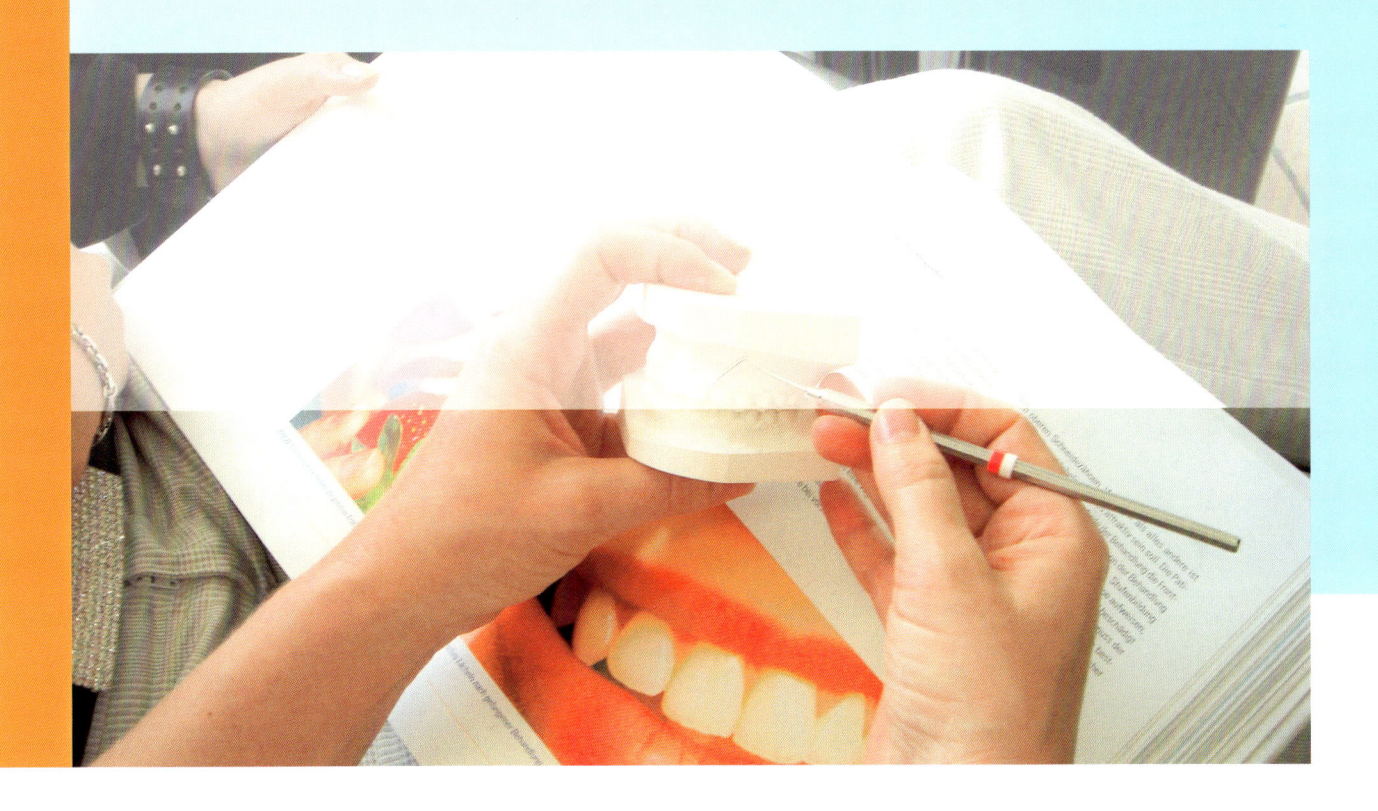

Zusammentragen der Informationen

Die kieferorthopädische Behandlung beginnt zunächst mit dem Zusammentragen der Informationen, gefolgt von dem Erstellen einer Diagnose, dem Abwägen der Behandlungsmöglichkeiten und der Entwicklung eines Behandlungsplanes. Wenn sich ein Patient mit dem Wunsch nach einer kieferorthopädischen Behandlung vorstellt, werden zunächst wichtige persönliche Daten sowie eine allgemeinmedizinische und zahnärztliche Anamnese erhoben. Der klinischen Untersuchung folgt eine Unterredung mit den Eltern und dem Patienten. Ist der Fall nicht allzu kompliziert, kann anschließend ein allgemeiner Behandlungsplan besprochen werden. In der Regel muss diese Diskussion jedoch bis zum Vorliegen der erforderlichen Unterlagen und deren Auswertung verschoben werden. Erst in einer zweiten Besprechung können die erhobenen Befunde ausführlich besprochen und die erforderlichen Behandlungsmaßnahmen erläutert werden.

Zur Befundaufnahme gehören in der Regel Studienmodelle, fotografische Gesichtsaufnahmen, Mundinnenraum-Bilder, eine Panorama-Röntgenaufnahme und ein seitliches Fernröntgenbild.

Bei ausgeprägten Gesichtsasymmetrien kann die Erstellung eines frontalen Röntgenbildes sinnvoll sein. Bei Verdacht auf Zahnbetterkrankungen (Parodontose) und kariöse Läsionen sind aufgrund der genaueren Detailwiedergabe meist kleine Röntgenaufnahmen der Zähne erforderlich.

Bei verlagerten Zähnen sollte eine dreidimensionale Röntgenaufnahme (Computertomogramm (CT)-Aufnahme, DVT-Aufnahme) erwogen werden.

In einigen Fällen ist anzuraten, die Gipsmodelle des Patienten vor der Behandlungsplanung schädelbezüglich in einen Kiefersimulator einzusetzen. Mit Hilfe dieses so genannten Artikulators ist es möglich, die Unterkieferbewegungen nachzuvollziehen. Dabei wird das Gebiss des Patienten in zentraler Bissposition (= Relation) beurteilt. Dieses Vorgehen kann Informationen liefern, die bei nicht einartikulierten Modellen leicht übersehen werden können.

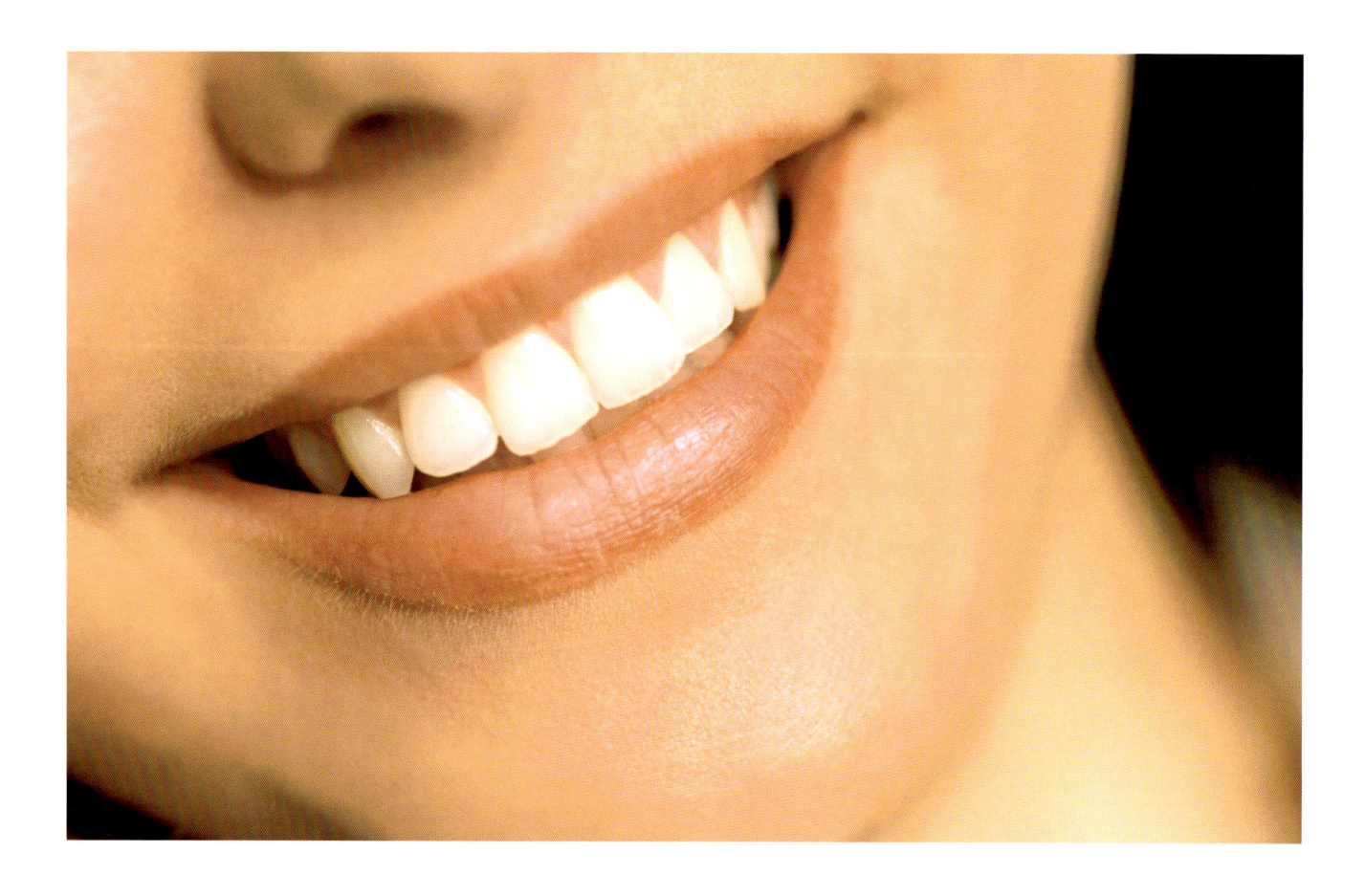

Vorgeschichte des Patienten

Eine kieferorthopädische Beratung setzt in jedem Fall die Erfragung der Vorgeschichte des Patienten, die Anamnese, voraus. Ziel der Anamnese ist es, die Ursachen der Fehlstellungen zu erfahren. In einigen Fällen ist es mit diesem Wissen möglich, durch Wahl der Behandlungsmittel und durch die zeitliche Abfolge der Behandlung die Aussicht auf eine günstige Entwicklung zu verbessern und ein langfristig stabiles Behandlungsergebnis zu erhalten. Zudem werden durch die Anamnese medizinische Risiken des Patienten erfasst bzw. ausgeschlossen.

Familienanamnese

Bei der Familienanamnese soll geklärt werden, ob bei der näheren Verwandtschaft, also bei den Großeltern, Eltern und Geschwistern, ähnliche Fehlstellungen vorliegen oder vorgelegen haben. So ist besonders auf Abweichungen von der Norm zu achten, bei denen Erbfaktoren eine Rolle spielen können. Ein bekanntes Beispiel einer geerbten Fehlentwicklung ist hierbei das Habsburger Geschlecht mit ihrem ausgeprägten Wachstum des Unterkiefers. Diese Vorverlagerung des Unterkiefers („Progenie") ist über eine Reihe von Generationen zu verfolgen.

Neben Lageverschiebungen der Kiefer verdienen auch vererbbare Erkrankungen in der Familie besonderes Augenmerk. Ebenso können eine falsche Zahnzahl, d.h. Unter- oder Überzahl der Zähne, Durchbruchsstörungen der Zähne, Abweichungen der Zahnkeimlage sowie Formveränderungen der Zähne erblich bedingt sein. Dabei kann die Ausprägung der Fehlentwicklung bei den Familienmitgliedern sehr unterschiedlich ausfallen.

Auch das familiäre Umfeld mit seinen Verhaltensformen kann Einfluss auf die Entwicklung des Kauorgans haben. So kann eine mangelhafte Zahnpflege zu Zahnverlusten und daraus entstehenden Engständen im Kiefer führen. Eine familiäre Häufung besonderer Gewohnheiten durch den Nachahmungstrieb der Kinder kann Auslöser für die Entstehung von Fehlstellungen sein, die selbst nicht erblich bedingt sind.

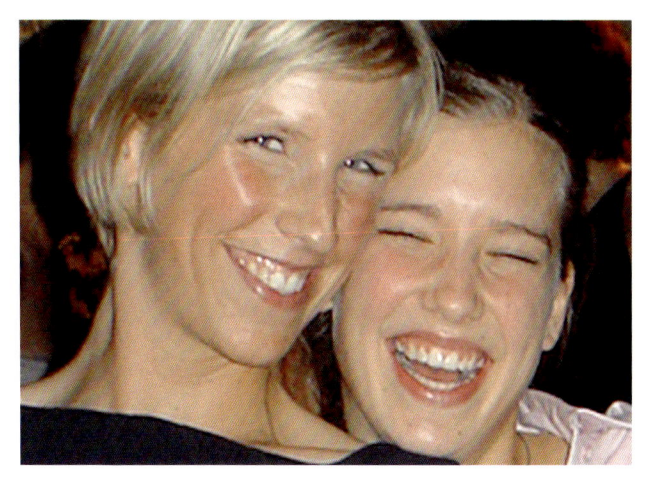

2.1 Geschwisterlachen

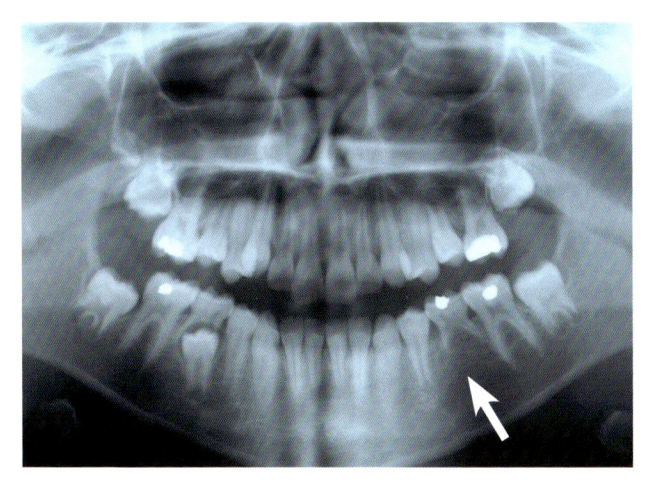

2.2 Nichtanlage von Zähnen kann vererbbar sein; Milchzahn ohne Nachfolger

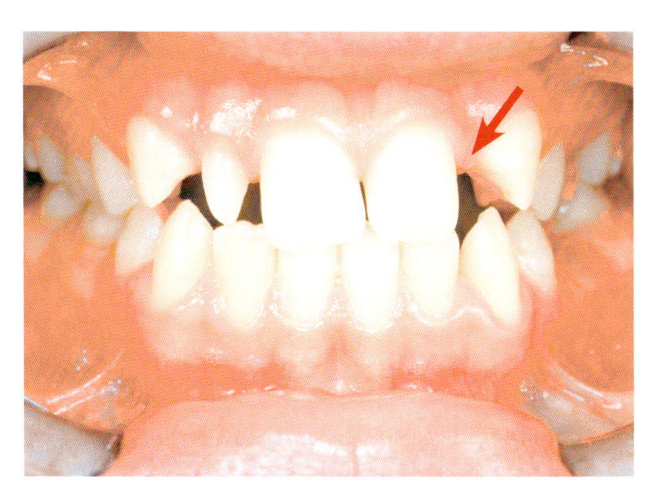

2.3 Der rechte seitliche Schneidezahn des Patienten ist zu klein (Zapfenzahn) der linke ist gar nicht erst angelegt (siehe Pfeil).

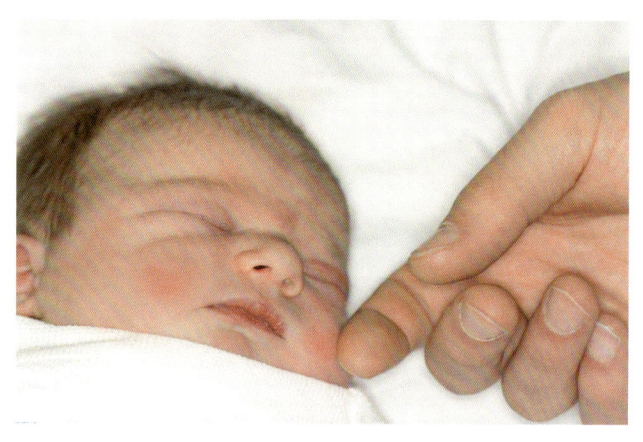

2.4 Im Säuglingsalter legen Eltern den Grundstein für die Zahnhartsubstanzentwicklung ihres Kindes.

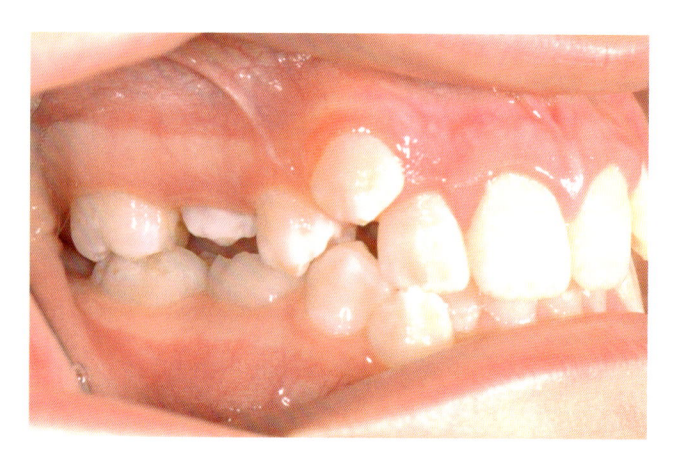

2.5 Leichte Fluorose (kreidig weiße Flecken); kariesanfällige Zonen

Eigenanamnese

Fragen zur Vorgeschichte des Patienten beziehen sich sogar auf den Zeitraum vor seiner Geburt. Es können bereits Störungen im Mutterleib wie z. B. Virusinfektionen, Sauerstoffmangel, Ernährungsstörungen, Giftstoffeinlagerungen, Strahleneinwirkung sowie die Einnahme von Medikamenten Einfluss auf die Gebissentwicklung nehmen. In der Säuglingszeit können länger andauernde Ernährungsstörungen und Durchfälle zu Störungen der Zahnhartsubstanzentwicklung führen. Als Folge einer Mangelernährung trat in den Nachkriegsjahren sehr häufig die Rachitis (eine Vitamin-D-Mangelerkrankung, die durch typische Skelettveränderungen gekennzeichnet ist) auf.

Heute sind eher Schmelzveränderungen als Folge einer Fluorid-Überdosierung zu beobachten. Bei dieser sog. Dentalfluorose sind oft weiße bis gelbliche Flecken auf den Zähnen zu beobachten. Bei der Fluoridprophylaxe beim Hauszahnarzt ist daher darauf zu achten, dass die Fluoridaufnahme in Form von Tabletten, Fluoridgelee, Zahnpasten, Kochsalz, Milch, Trinkwasser etc. nicht im Übermaß erfolgt.

Neben Ernährungsgewohnheiten können die Informationen über Erkrankungen und Medikamente während der Kindheit, Allergien, Unfallverletzungen, Sprechfehler, verfrühten bzw. verspäteten Zahnwechsel und Hals-Nasen-Ohren-Behandlungen wichtig für die Planung und Durchführung einer kieferorthopädischen Behandlung sein.

Es sind gezielte Fragen nach Angewohnheiten (Lutschen, Zähneknirschen, Zungenpressen, Lippenbeißen etc.) notwendig, da zweifellos ein unmittelbarer Zusammenhang mit Kieferverformungen und fehlerhaften Entwicklungen besteht.

Häufig stutzen Patienteneltern bei der Frage nach sportlichen und musikalischen Aktivitäten. Jedoch hat auch diese Frage ihre Berechtigung in der Kieferorthopädie. Bei einer Vielzahl von Sportarten ist das Risiko einer Schädigung, insbesondere der Frontzähne, erhöht. Dies sollte durch die Anfertigung eines Sportschutzgerätes aus Spezialkunststoff während der Betreuung berücksichtigt werden. Beim Musizieren mit Blasinstrumenten kann eine festsitzende Apparatur durch den Andruck des Mundstückes die Schleimhaut verletzen und bei der Klangbildung stören. Hier gibt es individuelle Konzepte, um die kieferorthopädische Therapie so sicher und angenehm wie möglich zu gestalten und eine musikalische Karriere nicht im Zuge der Zahnkorrekturen zu behindern (siehe Kapitel Sportschutz).

Es sollte in der Anamnese zudem sichergestellt werden, dass vorhandene aktuelle Röntgenbilder und andere diagnostische bzw. schriftliche Unterlagen sowie der Röntgenpass vom Patienten vorgelegt werden. Dadurch werden Doppelanfertigungen diagnostischer Unterlagen vermieden und der Ablauf der Anfangsuntersuchung erleichtert.

Eventuell vorhandene Befunde von Hals-Nasen-Ohren-Ärzten, Orthopäden, Ergotherapeuten, Physiotherapeuten, Logopäden, Osteopathen und anderen können für die Wahl der Therapiemethode von großer Bedeutung sein.

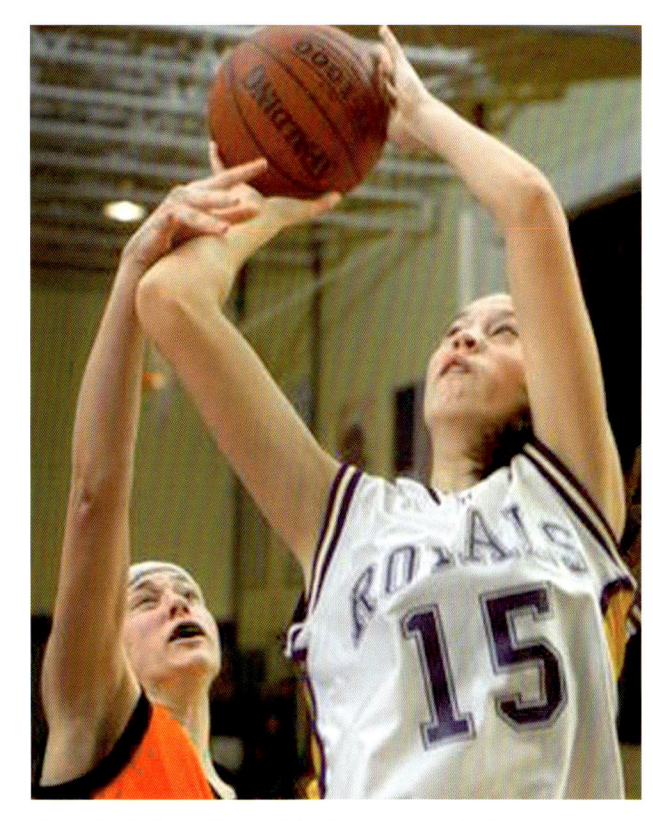

2.6 Beim Basketball ist ein Mundschutz zu empfehlen.

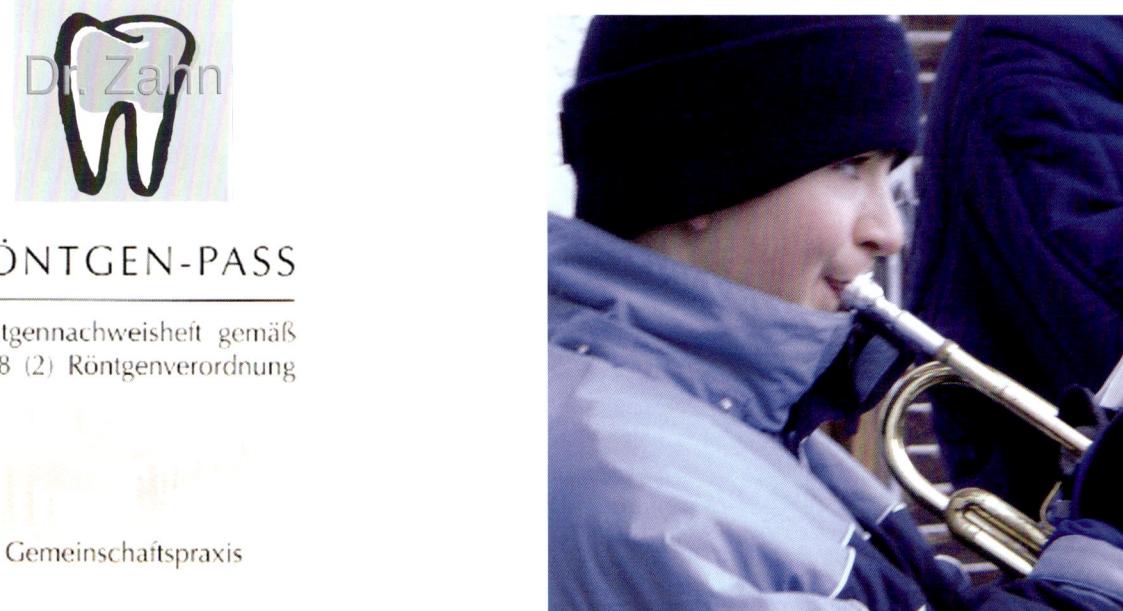

2.7 Eine kieferorthopädische Therapie sollte das Kind nicht in seinen Aktivitäten hindern - das ist inzwischen möglich.

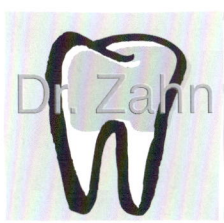

Fotos, Modelle und Röntgen

Fotografie

Mundinnenfotografien

Aufnahmen der Zahnreihen und des Mundinnenraumes sind insbesondere zur Dokumentation der Gebisssituation, des Zusammenbisses von Ober- und Unterkiefer und von Besonderheiten erforderlich, die nicht an Gipsabdrücken des Kiefers („Modell") wiedergegeben werden können. So zeigen Mundfotos beispielsweise besser als die Gipsmodelle Entzündungen des Zahnfleisches und Entkalkungen der Zähne. Bei Vorsorgeuntersuchungen kann mit Hilfe der Fotos sehr anschaulich und Kosten sparend eine Veränderung von Zahnfehlstellungen und mögliche Selbstregulierungen, z.B. nach dem Abgewöhnen des schädlichen Daumenlutschens, dokumentiert werden.

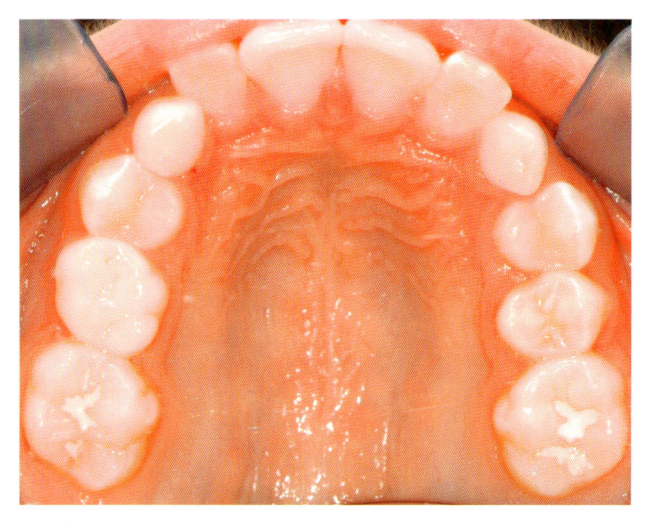

2.8 Oberkiefer

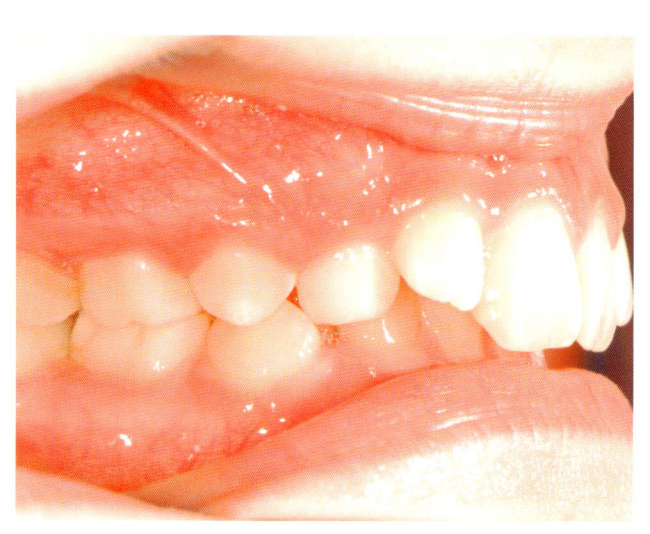

2.9 Seitliche Aufnahme im „Schlussbiss"

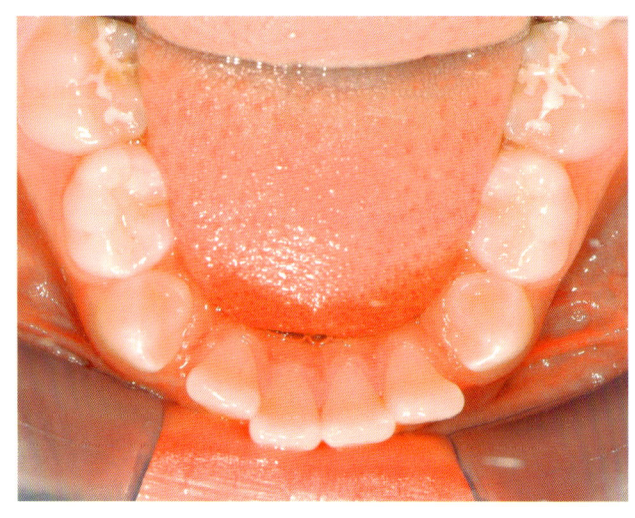

2.10 Unterkiefer

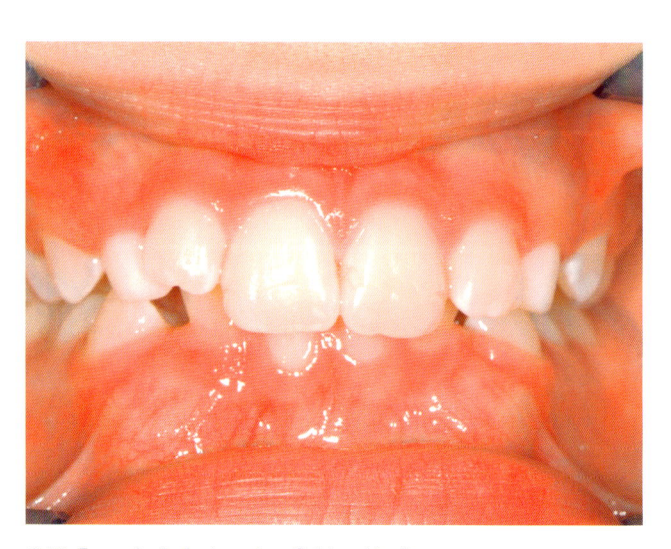

2.11 Frontale Aufnahme im „Schlussbiss"

Bild 2.8 - 2.11 Mundinnenfotografien - sinnvolles Hilfsmittel der Darstellung und Dokumentation des gesamten Mundinnenraumes

Gesichtsfotografien

Durch eine kieferorthopädische Behandlung kann das Gesicht des Patienten positiv verändert werden. Ziel der Behandlung ist ein harmonischer Gesichtsaufbau. Die Fotos werden in Frontal- und Seitenansicht gefertigt. Natürlich sind ebenso Fotos von einem lächelnden Patienten erforderlich.
Es ist es das Ziel eines jeden Kieferorthopäden, den Patienten mit einem strahlenden Lachen aus der kieferorthopädischen Therapie zu entlassen.

Die Kiefer als Gipsmodell

Die Abdrucknahme der Kiefer und die darauf folgende Anfertigung von Gipsmodellen sind im Rahmen der kieferorthopädischen Therapie unverzichtbar. Sie werden für die Befunderhebung, Behandlungsplanung und Dokumentation (Studienmodell) und für die Herstellung der Zahnspange (Arbeitsmodell) benötigt.
Anhand des dreidimensionalen Modells lassen sich Aussagen über aktuellen Zahnbestand, Zahngrößen, Platzverhältnisse, Weite des Zahnbogens, eventuelle Asymmetrien, Dreh- und Kippstände und vieles mehr treffen. Besonders wichtig ist dabei die dreidimensionale Beziehung der Ober- und Unterkieferzähne, beziehungsweise der Zahnbögen zueinander. Während der Behandlung sind Gipsmodelle notwendig, um den Verlauf der Therapie kontrollieren und gegebenenfalls ändern zu können.

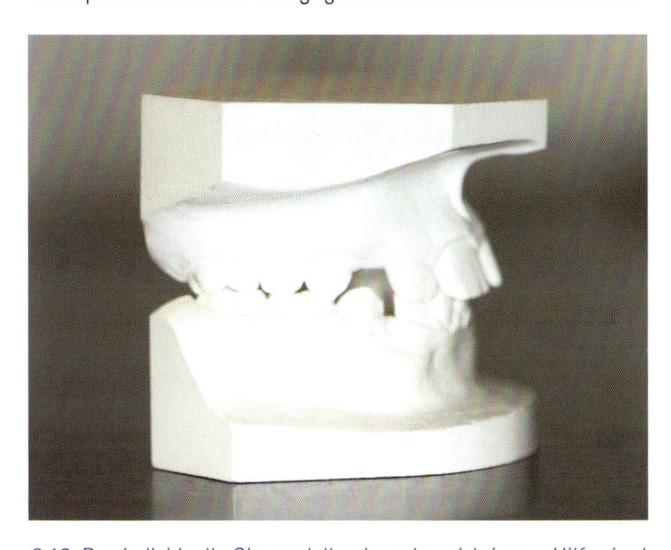

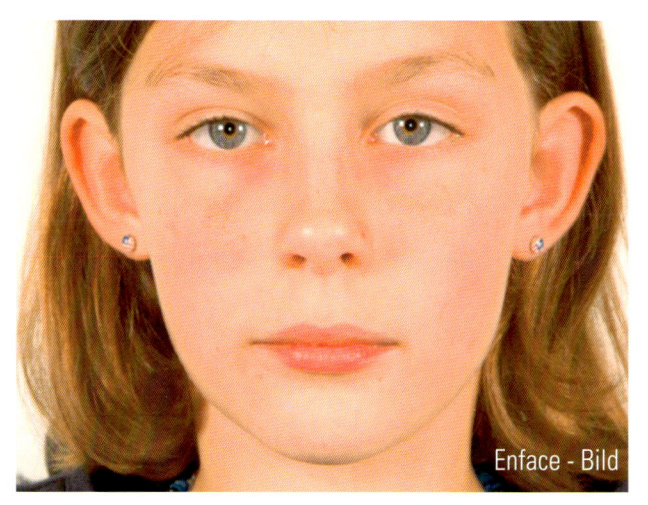

2.13 Ziel ist es, ...

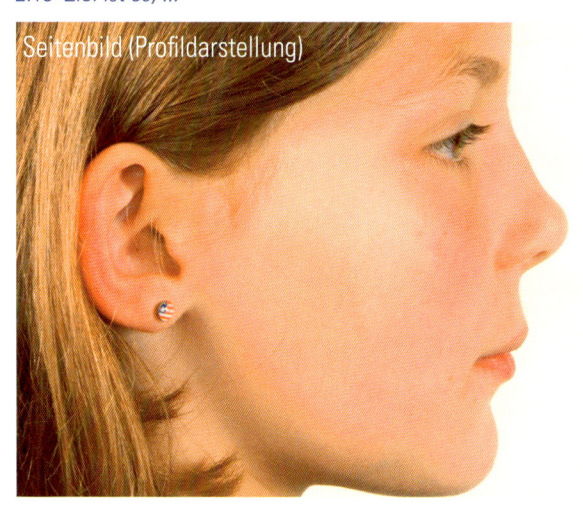

2.14 ... dem Patienten

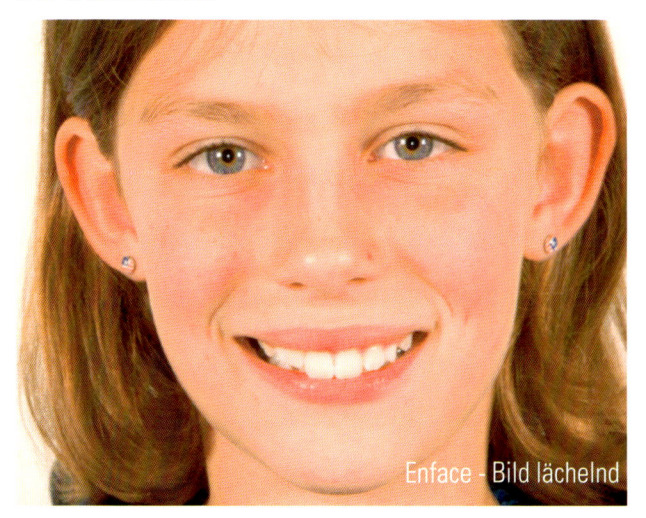

2.12 Das individuelle Gipsmodell - eines der wichtigsten Hilfsmittel des Kieferorthopäden bei der Behandlungsplanung.

2.15 ... auch während der kieferorthopädischen Therapie das Lächeln zu erhalten oder zu verbessern.

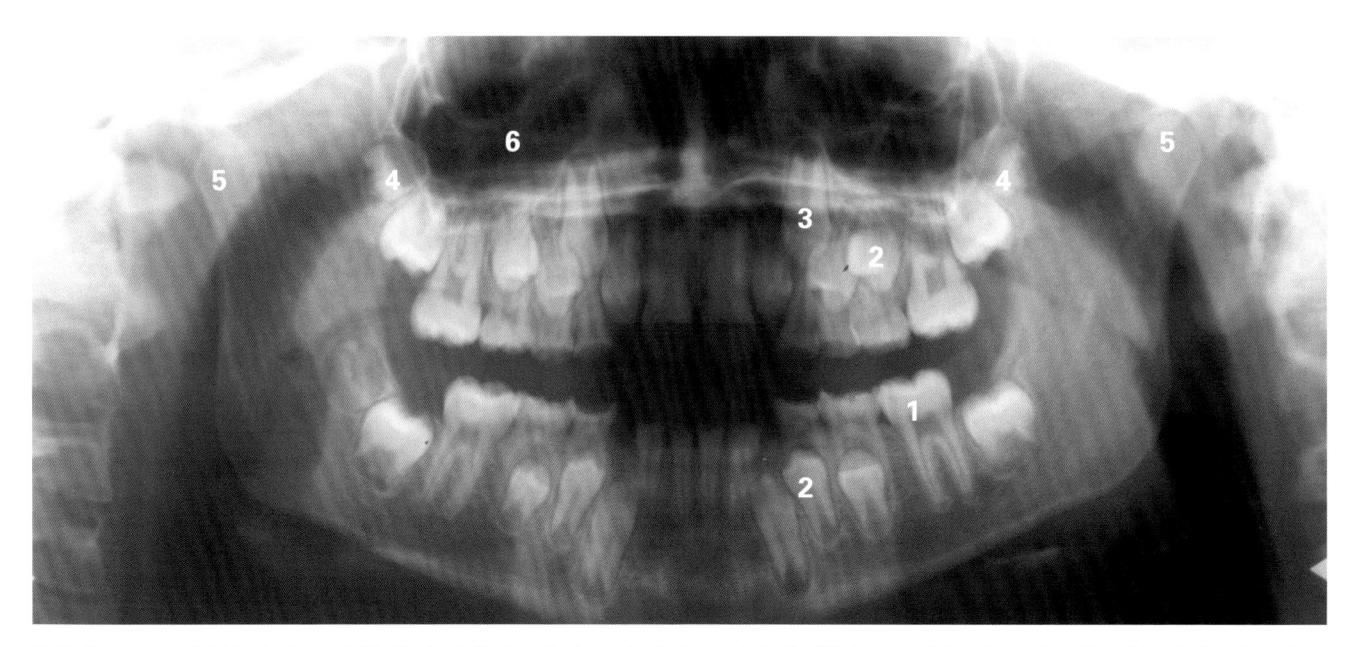

2.16 Panoramaschichtaufnahme: 1. Mahlzahn 2. kleiner Backenzahn 3. oberer Eckzahn (Platzmangel) 4. schon erkennbare Weisheitszahnanlage 5. Kiefergelenk 6. Kieferhöhle

Übersichts-Röntgenbild (Panoramaschichtaufnahme)

Diese Gesamtübersichtsröntgenaufnahme beider Kiefer liefert dem Kieferorthopäden zahlreiche Informationen. So gibt sie Auskunft über die Zahnzahl, Lage und Entwicklungsstadium der Zahnkeime, Mineralisationsstörungen, Seitenverschiedenheiten, Veränderungen an den Zahnwurzeln, Achsenstellung der Zähne, Beschaffenheit des Kieferknochens, Form der Kiefergelenke und vieles mehr. Häufig können auf diese Weise äußerlich nicht erkennbare Befunde entdeckt werden wie beispielsweise Nichtanlagen von Zähnen, noch im Knochen liegende Eckzähne, Wurzelverkürzungen (Resorptionen) und Knochenabbau. Auch (sehr seltene) Zufallsbefunde wie Zysten und Tumoren machen diese Röntgenaufnahme zu einem sinnvollen Diagnostikum. Für die Karieserkennung ist die Panoramaschichtaufnahme nicht Mittel der Wahl. Für die röntgenologische Kariesdiagnostik eignet sich wegen der besseren Detailgenauigkeit die sog. Bissflügelaufnahme oder die Einzelzahnaufnahme.

Seitliches Röntgenbild des Schädels (Fernröntgenseitenbild)

Die durch eine Fernröntgenanalyse ermittelten Daten ergänzen die übrigen Ergebnisse der Befunderhebung. Das dafür notwendige Röntgenbild stellt das Kieferskelett in der seitlichen Ansicht, die Ober- und Unterkieferzähne und das Weichteilprofil des Patienten dar. Durch den Vergleich der ermittelten Messwerte mit „Normal-Werten" lassen sich Informationen über die Lage der Kiefer im Verhältnis zum Schädel und über die Gesichtschädelstrukturen gewinnen. So kann z.B. nach Auswertung der Daten festgestellt werden, ob die Abnormität des Gebisses durch Fehlstellungen der Zähne oder durch Fehllage des Kiefers bedingt ist.

Durch einen Vergleich zweier Fernröntgenbilder lässt sich das Wachstum in dem zwischen den Aufnahmen liegenden Zeitraum kontrollieren. Die Wachstumsrichtung des Gesichtsschädels und der Gesichtsschädelaufbau bestimmen den Schwierigkeitsgrad der Behandlung, die Behandlungsmethoden und das zu erwartende Behandlungsergebnis nach einer kieferorthopädischen Therapie.

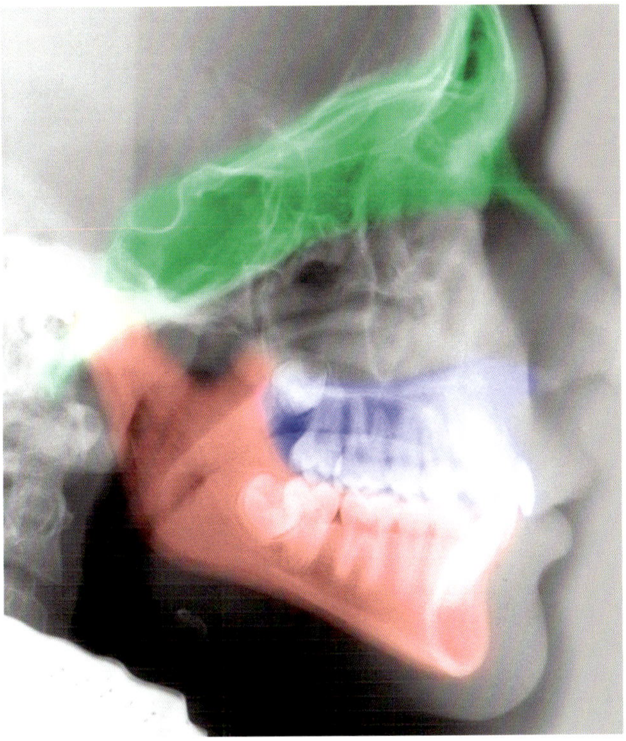

Röntgenbild der Hand

Durch eine Analyse des Entwicklungsstandes der Finger- und der Handwurzelknochen lässt sich die so genannte skelettale Reife abschätzen. Im Vergleich zum aktuellen Lebensalter und zur Körpergröße kann auf diesem Wege die voraussichtliche Endgröße des Patienten (mit geringer Toleranz) prognostiziert werden.

Eine Handröntgenaufnahme ist in einigen Fällen erforderlich, um festzustellen, ob noch ein ausreichendes Wachstumspotential vorhanden ist und wann der Zeitpunkt zur Behandlung einer fehlerhaften Bisslage am günstigsten ist. Eine erfolgreiche Therapie eines falsch stehenden Kiefers ist nur während der pubertären Wachstumsphase möglich. Danach ist sie als Spätbehandlung nur noch durch eine mit der Kieferchirurgie gekoppelten Therapie erreichbar oder mit sehr aufwändigen Spezialapparaturen.

Eine Korrektur von falsch stehenden Zähnen ohne Kieferlageveränderung ist zu jedem anderen Zeitpunkt möglich.

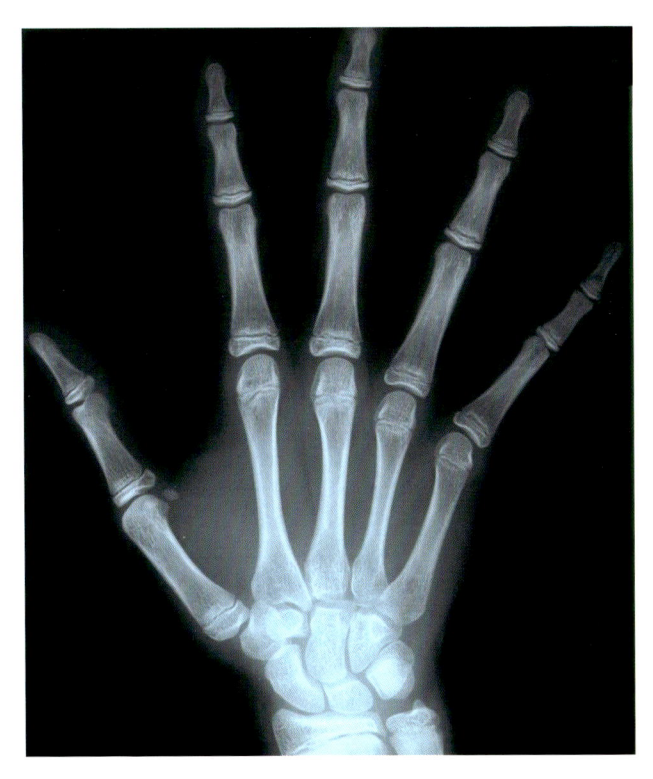

2.17 Seitliches Röntgenbild des Schädels: Schädelbasis (grün), Oberkiefer (blau), Unterkiefer (rot)

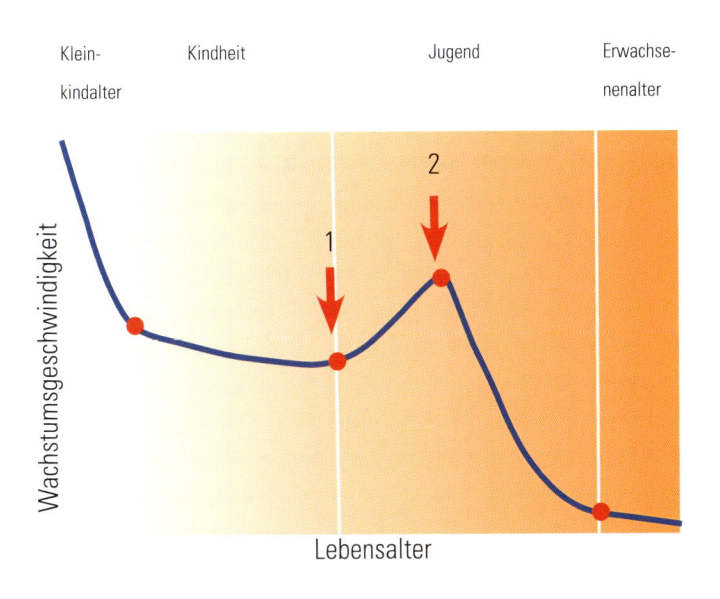

2.18 Idealisierte Wachstumskurve - bei ausgeprägten Kieferfehlstellungen sollte die kieferorthopädische Behandlung vor dem puberalen Wachstumsschub (1) beginnen; puberales Wachstumsmaximum (2).

2.19 Mit Hilfe einer Handröntgenaufnahme ist zuzuordnen, in welchem Wachstumsstadium sich der Patient befindet und welche voraussichtliche Endgröße zu erwarten ist.

Funktionsanalyse/Das Kiefergelenk

Klinische Funktionsanalyse

Viele Menschen leiden unter Verspannungen, Kopfschmerzen, Kiefergelenkschmerzen, Knacken der Kiefergelenke und anderem. Oft sind diese Beschwerden Folge einer fehlerhaften Verzahnung oder eines fehlerhaften Funktionierens des Gebisssystems. Eine Basisuntersuchung dauert nicht lange. Es kann dabei festgestellt werden, ob das Problem in den zahnärztlichen Bereich fällt oder ob andere ärztliche Fachrichtungen (z. B. Orthopädie, Hals-Nasen-Ohren-Heilkunde) dafür zuständig sind.

Die klinische Funktionsdiagnostik umfasst die klinische Untersuchung der Zähne, Zahnhalteapparate, der Kiefergelenke und der gesamten Muskulatur des Kausystems sowie deren Regulation durch das Nervensystem. Die Funktion des Kauens, Sprechens und des Schluckens ergibt sich aus all diesen Komponenten, die optimal aufeinander abgestimmt sein sollten. Bei Störungen in der Funktion gibt es drei Möglichkeiten mit all ihren Kombinationen:

1. Der Körper passt sich mit seinen Strukturen an die neue Situation an. Die Gewebe bauen sich um (Adaptation).

2. Es zeigen sich Symptome wie beispielsweise ein Knacken der Kiefergelenke, Schmerzen oder das Anschwellen eines überbelasteten Muskels.

3. Wie bei vielen Erkrankungen (ähnlich wie bei einer schleichenden Verengung der Herzkranzgefäße vor einem Herzinfarkt) kann sich eine Kiefergelenkerkrankung im Stillen, also zunächst für den Patienten völlig symptomlos bilden. Grund dafür ist die Möglichkeit des Patienten, den Schmerzen oder einem leichten Knacken muskulär aus dem Weg zu gehen (Kompensation). Bei stärkeren Belastungen des Kausystems kann es dann innerhalb einer kurzen Zeitspanne zu ausgeprägten Symptomen wie Schmerzen oder Knacken der Kiefergelenke kommen. So kann z. B. bei einer Entfernung von Weisheitszähnen durch die längere Mundöffnung oder durch vermehrtes nächtliches Knirschen in psychischen Stressphasen möglich sein, dass die unbemerkte Erkrankung „ausbricht", es also zu einer Dekompensation kommt.

Vor einer kieferorthopädischen Behandlung ist es medizinisch erforderlich, die Funktion des Kausystems in einer Basisuntersuchung zu überprüfen, um eine mögliche Erkrankung zu erkennen und gegebenenfalls deren weitere Ausweitung zu verhindern.

Die Diagnostik umfasst die anamnestische Befragung, die so genannte manuelle Funktionsanalyse und die klinische Prüfung des Zusammenbisses bzw. der Funktion der Zähne. Hierbei lassen sich auch die vom Patienten unbemerkten Erkrankungen durch spezifische Untersuchungstechniken feststellen. Auch bei Kindern und Jugendlichen sind beginnende Schädigungen der Kiefergelenke und der Kaumuskulatur nicht selten. Wird ein Problem im Anfangsstadium erkannt, ist es leichter zu beheben oder ein Fortschreiten der Erkrankung zu verhindern.

Werden beim Patienten pathologische (= krankhafte) Befunde erhoben, kann eine weitere Diagnostik erforderlich sein. Möglichkeiten sind hier die erweiterte klinische Untersuchung, die instrumentelle Funktionsanalyse oder auch bildgebende Darstellungen der Kiefergelenke wie z. B. die Kernspintomographie (Magnetresonanztomographie MRT).

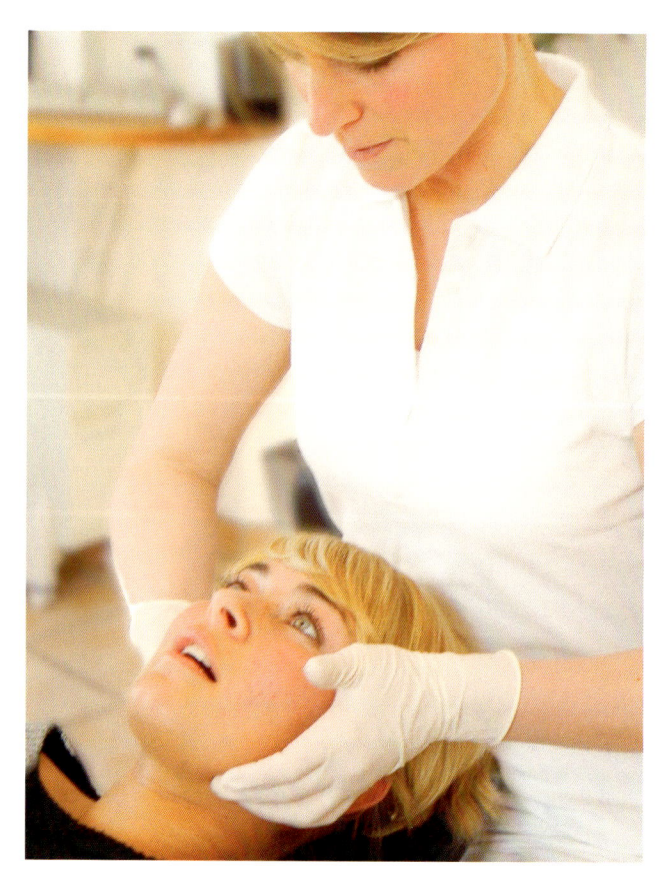

2.20 Kiefergelenkuntersuchung

Instrumentelle Funktionsanalyse

Die instrumentelle Funktionsanalyse ermöglicht die Überprüfung der Zahnstellungen in Bezug auf die Lage des Kiefergelenkes. Die individuellen Kieferbewegungen des Patienten werden dabei genau auf einen so genannten Artikulator, ein Spezialgerät, das die Bewegungen des Unterkiefers simuliert, übertragen. Auf diese Weise lassen sich die Ursachen der Störungen im Gebisssystem außerhalb des Mundes feststellen.
Dazu müssen die Kiefermodelle schädel- und gelenkbezogen in dem Artikulator montiert werden:
Mit einem Bissregistrat (Spezialwachsplatte) wird die Zuordnung des beweglichen Unterkiefers zum Oberkiefer festgestellt und mit Hilfe eines Gesichtsbogens werden die Lage der Kiefergelenke und deren Drehpunkte mit einer gedachten Scharnierachse ermittelt. Ebenso wird die individuelle räumliche Beziehung des Oberkiefers zum Schädel und zu den Gelenken festgestellt. In dem Artikulator können nun die Bewegungsabläufe des Patienten nachgeahmt werden.

Diese Analyse ist nicht nur ein hilfreiches diagnostisches Hilfsmittel sondern ebenso eine notwendige Voraussetzung zur Herstellung vieler Behandlungsgeräte (Positioner, Schienentherapie).

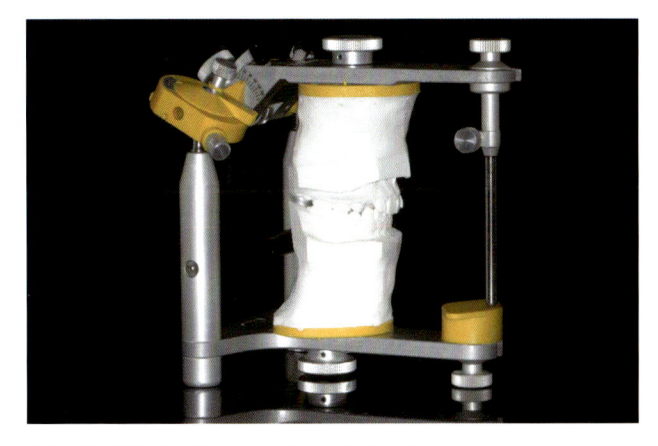

2.22 Modelle des Ober- und Unterkiefers im Artikulator

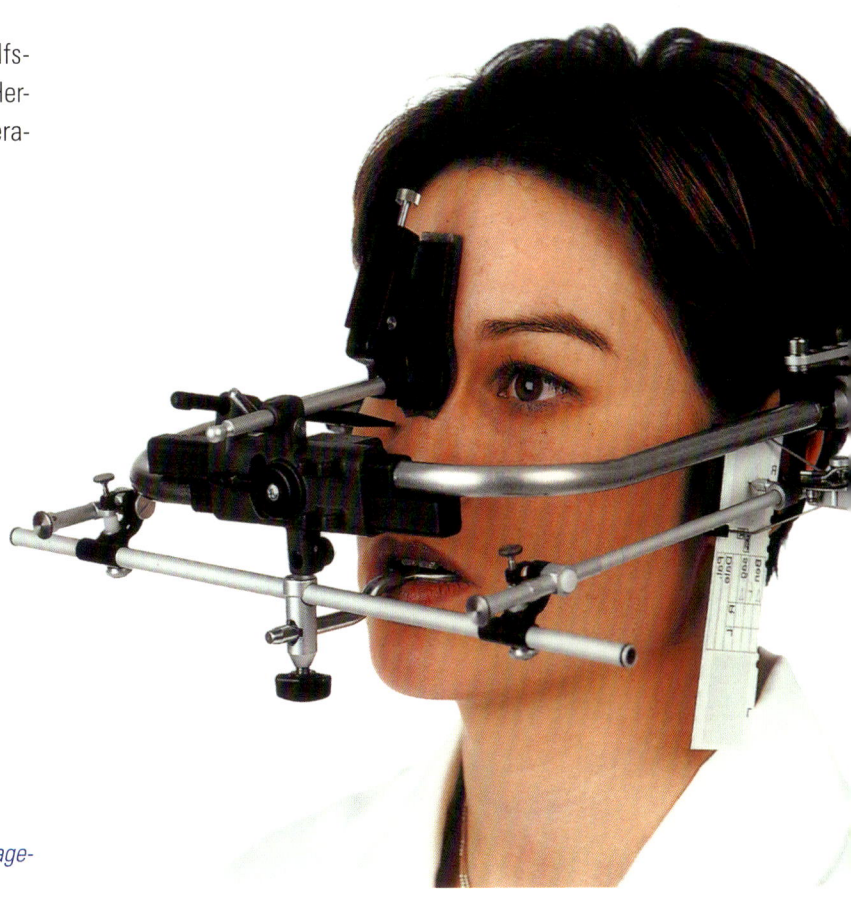

2.21 Gesichtsbogen als „Wasserwaage" zur Übertragung der Lagebeziehung der Kiefer zueinander und zum Gesichtsschädel.

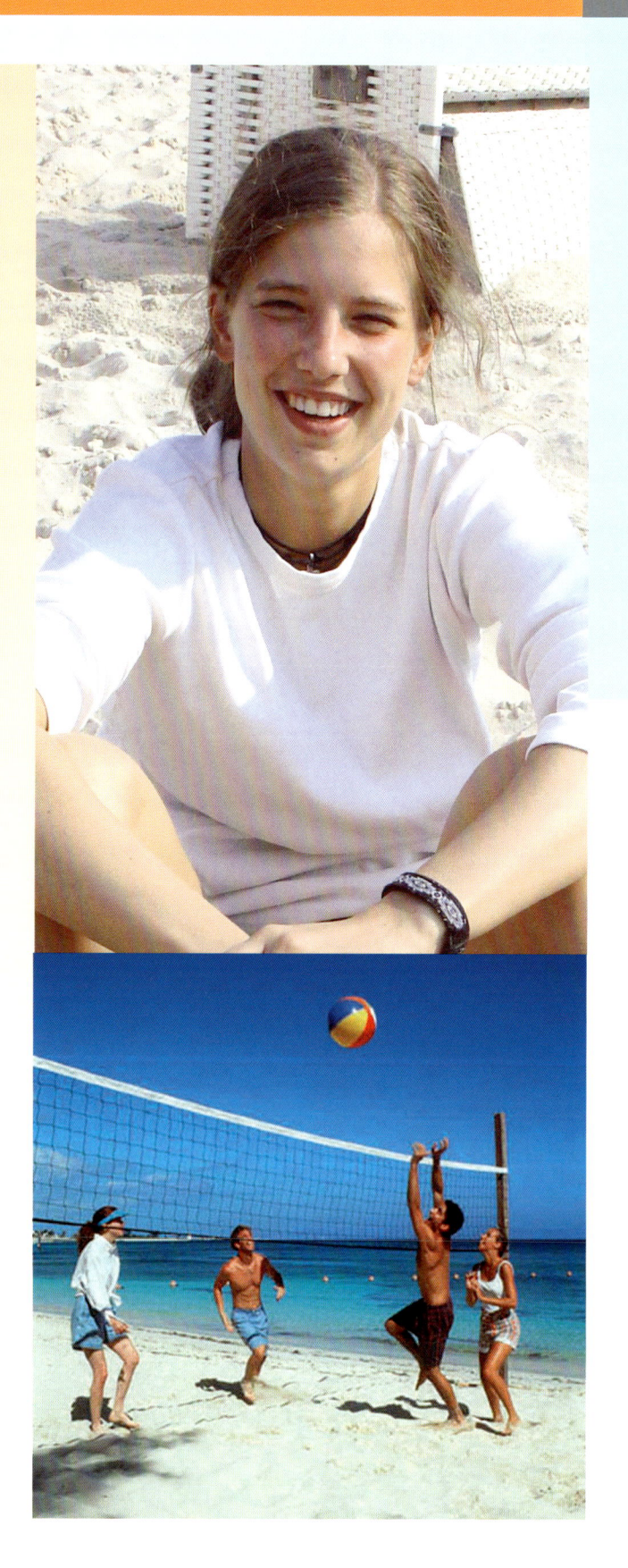

3 Wie funktioniert Kieferorthopädie?

- Zahnbewegungen erfolgen durch kleine, kontrollierte Kräfte, die gezielten Knochenabbau und Knochenanbau bewirken.

- Bei einer Zahnbewegung wird auf der Druckseite Knochen abgebaut, auf der Zugseite wird Knochen angebaut.

- Weniger ist häufig mehr! Mit geringen Kräften können Zähne gleichmäßig und schonend bewegt werden.

- Verschiebungen der Kiefer (z. B. Vorverlagerung des Unterkiefers) sind an das noch vorhandene Wachstum gebunden und im Erwachsenenalter nur noch unter sehr aufwändigen Behandlungsbedingungen möglich.

- Kieferorthopädische Behandlungsmaßnahmen sind fast in jedem Alter möglich, je nach Art der Kiefer- oder Zahnfehlstellung.

- Kieferorthopädie ermöglicht ein strahlendes Lächeln, manchmal unter Einbeziehung weiterer Spezialisten.

Wie funktioniert Kieferorthopädie?

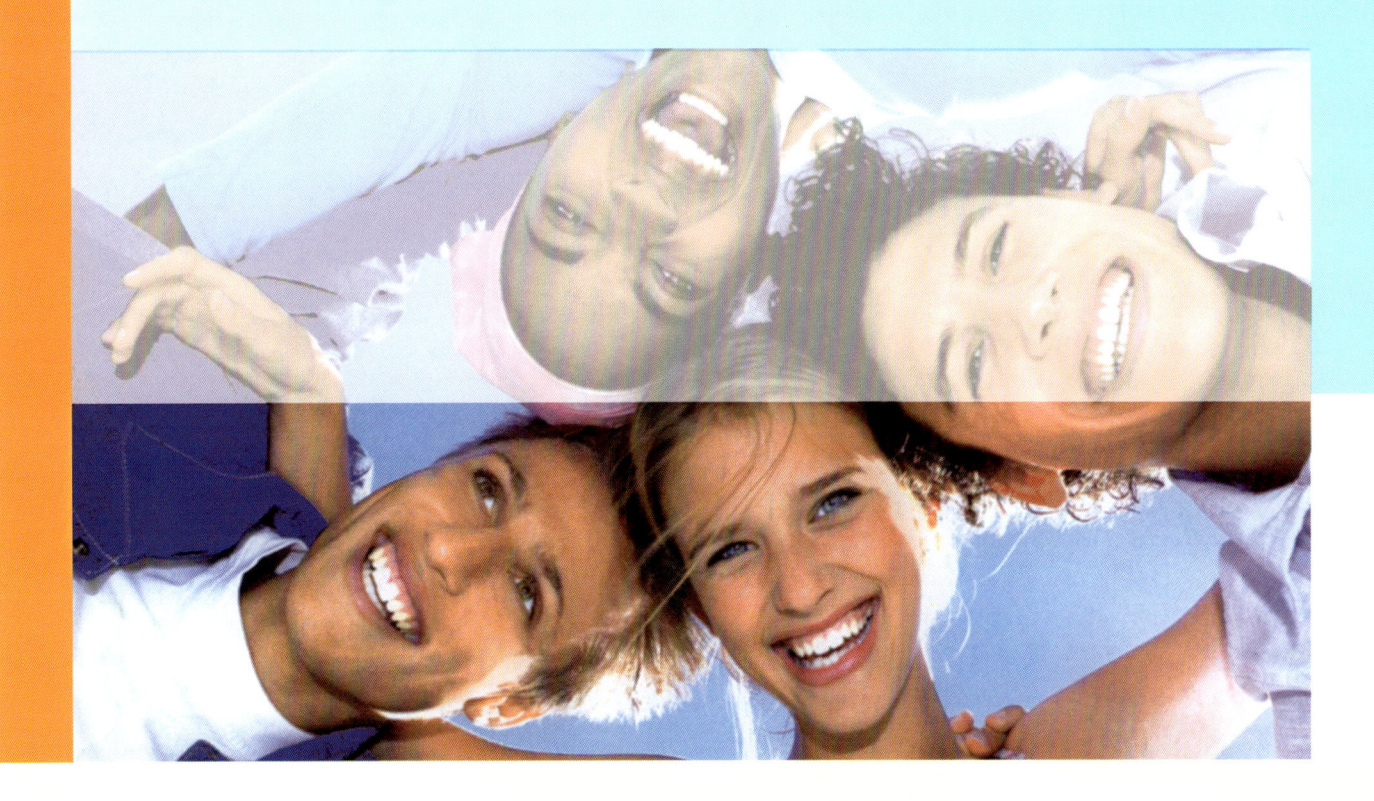

3.1	Das Prinzip von Zahnverschiebungen	36
3.2	Das Prinzip von Kieferverschiebungen	38
3.3	Das Idealziel	39

Das Prinzip von Zahnverschiebungen

Das Prinzip von Zahnverschiebungen

Die wichtigste Struktur, die eine kieferorthopädische Bewegung überhaupt erst ermöglicht, ist der Zahnhalteapparat, das so genannte Parodontium. Es besteht aus dem Wurzelzement, dem Fasergewebe mit Gefäßen und Nerven sowie dem Knochen und der Mundschleimhaut. Der Zahn ist also nicht fest mit dem Knochen verwachsen, sondern wird durch ein enges Fasergewebe in dem Kieferknochen gehalten. Dieses hat die Aufgabe, den Zahn zu stabilisieren und zu ernähren.

Starke Kräfte beim Abbeißen oder beim Kauen verursachen zwar Auslenkungen der Zähne, nicht aber Zahnstellungsänderungen, da die Krafteinwirkung zu kurz ist. Lang anhaltender Druck bewirkt jedoch selbst bei geringen Kräften eine Zahnbewegung. Das ist darauf zurückzuführen, dass im Zahnhalteapparat Druckzonen entstehen, in deren Bereich es zu einem Knochenabbau kommt. In den gegenüberliegenden Zugzonen erfolgt in gleichem Maße Knochenanbau.

Bei der Anwendung geringer Kräfte kommt es zu einem leichten Zusammendrücken des Zahnbettes während die Blutversorgung bestehen bleibt. Über das Blut herantransportierte Zellen bauen den Knochen im Druckbereich ab.
Bei stärkeren Kräften wird die Blutversorgung zum Teil unterbunden, es finden kein Knochenabbau und keine Zahnbewegung statt. Diesen Zustand nennt man Hyalinisierungsphase, welche einige Tage bis zu zwei Wochen anhalten kann. Danach erst werden Abbauvorgänge in der Druckzone eingeleitet.
Auf der Zugseite dagegen strecken sich die Fasern des Zahnbettes, was die Knochenneubildung anregt.

Warum lockern sich die Zähne während der Zahnbewegung?

Dies ist nur ein vorübergehender Zustand. Wie im „wahren Leben" geht ein Abriss auch hier schneller als ein Aufbau. Der Knochen wird häufig schneller abgebaut als er an der gegenüberliegenden Seite aufgebaut wird, festigt sich aber nach der Bewegung in gleichem Maße wie vorher.

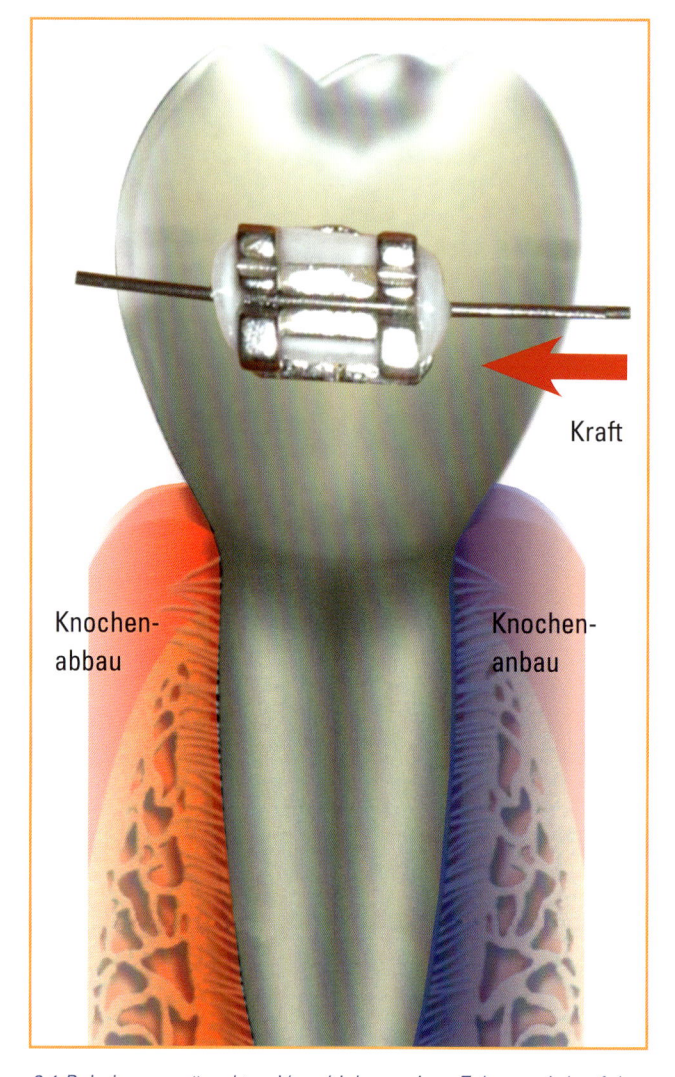

3.1 Bei einer gewünschten Verschiebung eines Zahnes wird auf der Druckseite Knochen abgebaut und auf der Zugseite wird neuer Knochen gebildet. Da der Knochenabbau etwas schneller erfolgt als der Anbau an der gegenüberliegenden Seite, ist eine vorübergehende Lockerung des Zahnes normal.

Können wurzelgefüllte Zähne bewegt werden?

Ja. Da der Zahnhalteapparat in der Regel auch bei marktoten Zähnen intakt ist, können diese kieferorthopädisch bewegt werden.

Wie groß sollte die Kraft sein?

Die Größe der erforderlichen Kraft hängt von vielen Faktoren ab. Bei der Wahl der Kraftgröße müssen die Größe der Zahnwurzeloberfläche, die Art und Richtung der gewünschten Zahnbewegung, die Knochenart, die Dichte und Höhe des umgebenen Knochens, der allgemeine Zustand des Zahnhalteapparates und vieles mehr beachtet werden. Meist ist die Hyalinisierungsphase, in der der Zahn sich nicht bewegt, unerwünscht, so dass vorzugsweise sehr geringe Kräfte angewendet werden.

Durch die Therapie mit geringen Kräften wird die Behandlungszeit auf diese Weise nicht verlängert, sondern verkürzt. Besonders schonend sind kontinuierliche Kräfte, die so gering sind, dass Sie die Durchblutung im Zahnbett nicht unterbrechen. Insbesondere in der Anfangsphase der Behandlung mit einer festsitzenden Apparatur ist es daher wichtig, mit dünnen flexiblen Bögen zu arbeiten. Hier werden in der modernen Kieferorthopädie meist die superelastischen bzw. thermoelastischen Bögen verwendet, die auch bei größerer Auslenkung eine gleichmäßige geringe Kraft übertragen.

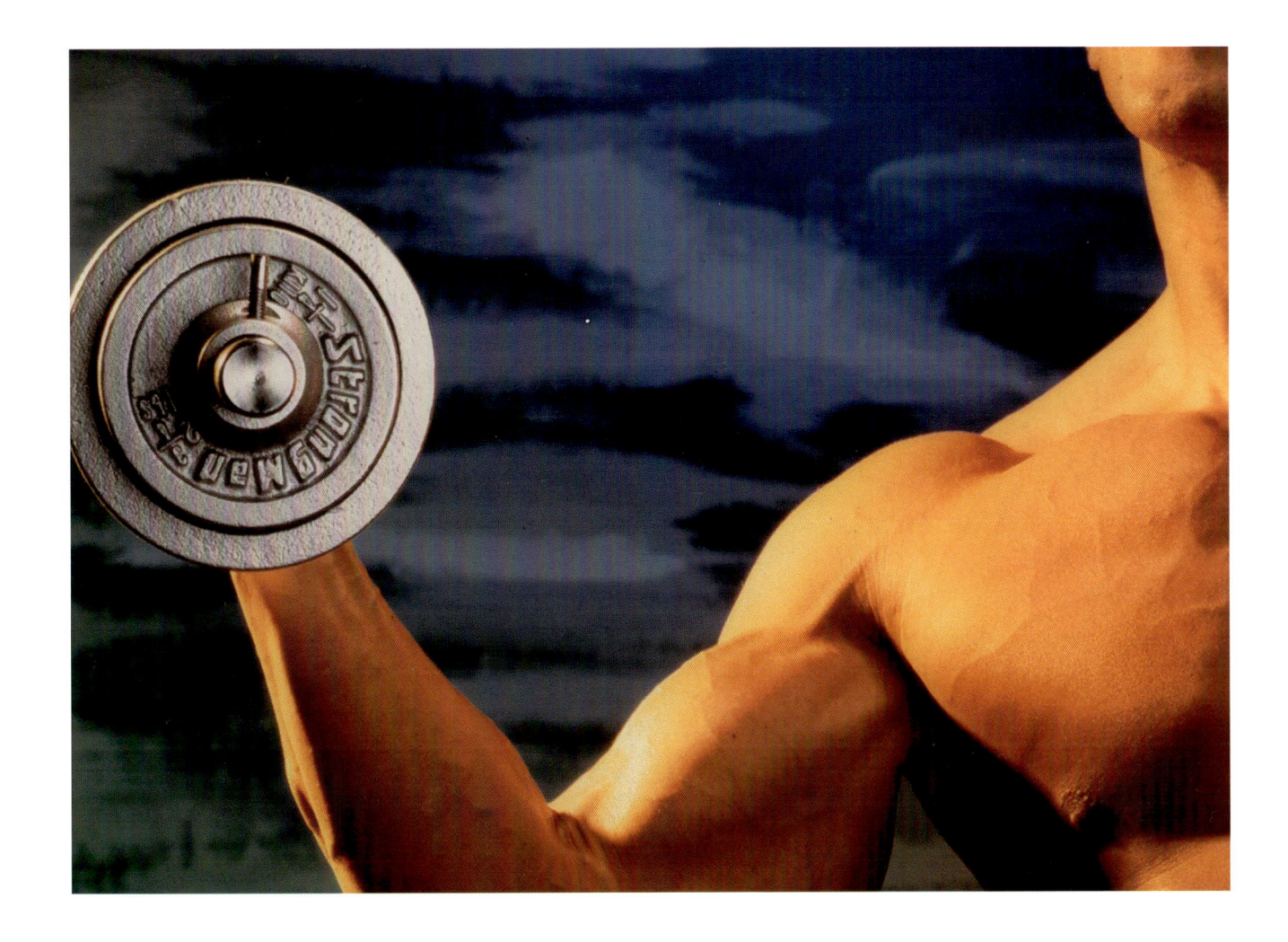

Das Prinzip von Kieferverschiebungen

Eine Umformung des Gebisses kann grundsätzlich auf zwei Wegen erreicht werden: durch die **Bewegung von Zähnen (Orthodontie)** und durch die **Einflussnahme auf das Skelettsystem (Orthopädie).**
Während des Wachstums ist es möglich, auf die Entwicklung einiger Gesichtsstrukturen mit Hilfe von Kräften einzuwirken:

- Veränderungen von Form und Größe des Zahnbogens. Es ist beispielsweise möglich, den Oberkiefer zu erweitern. (siehe Bild 3.3.)

- Veränderungen der Lage der Kiefer im Gesichtsschädel, z.B. die Beeinflussung der Oberkieferlage und -neigung (siehe Bild 3.2.)

- Veränderungen der Lage der Kiefer zueinander, z. B. durch die Veränderung der Unterkieferlage und -neigung durch Beeinflussung des Wachstums.
(siehe Bild 3.5.)

Durch das individuelle Wachstum, die Gewebereaktionen (das Verhalten von Knochen, Bindegewebe und Zahnfleisch unter Kraft) und nicht zuletzt durch das Ausmaß der Mitarbeit des Patienten sind den Kieferverschiebungen Grenzen gesetzt.

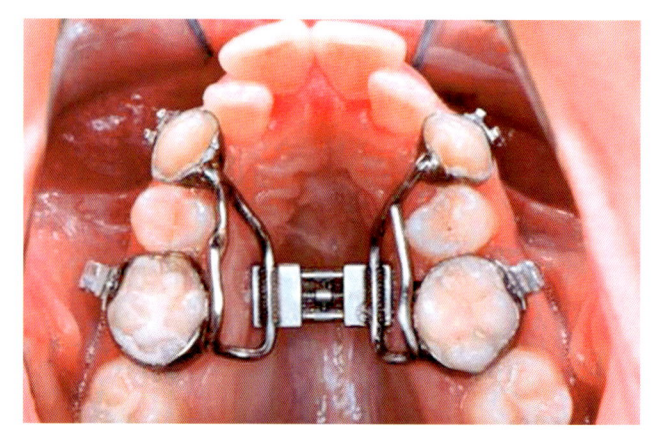

3.3 Oberkieferdehnung durch eine Gaumennahterweiterungsapparatur - fest zementiert

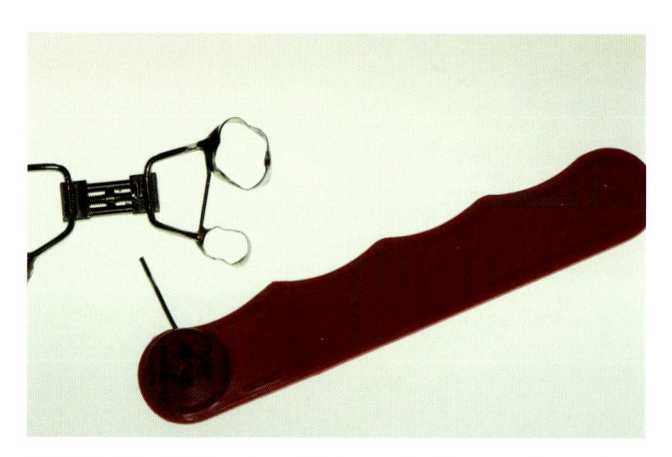

3.4 Hilfreicher Schlüssel zur Aktivierung der Gaumennahterweiterungsapparatur (Oberkieferdehnung)

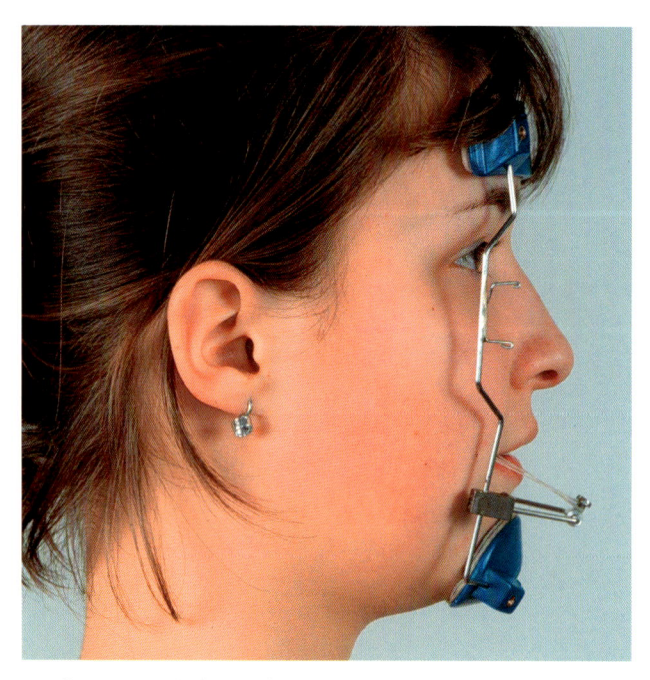

3.2 Gesichtsmaske (Delaire) mit Abstützung an Stirn und Kinn zur orthopädischen Beeinflussung des Oberkiefers

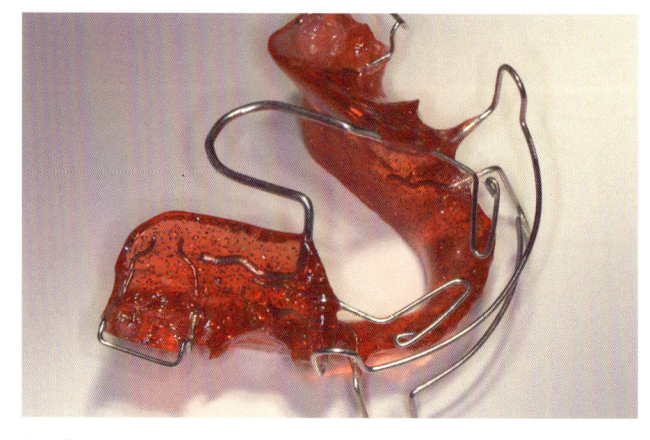

3.5 Der Aktivator ist ein vielseitig einsetzbares Behandlungsgerät, insbesondere bei dem noch wachsenden Kind.

Das Idealziel

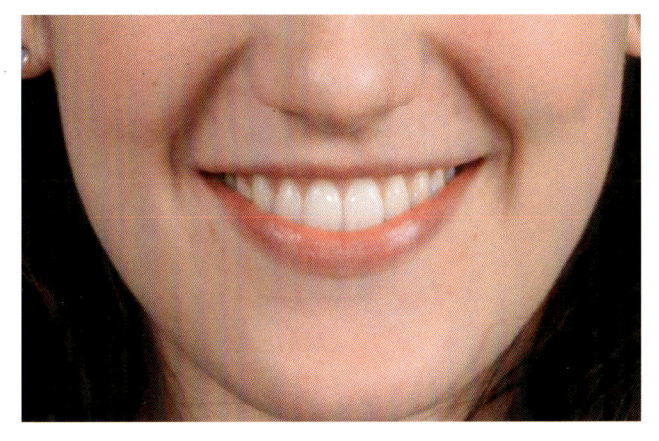

3.6 Ein nahezu perfektes Gebiss, hier: ohne kieferorthopädischen Einfluss

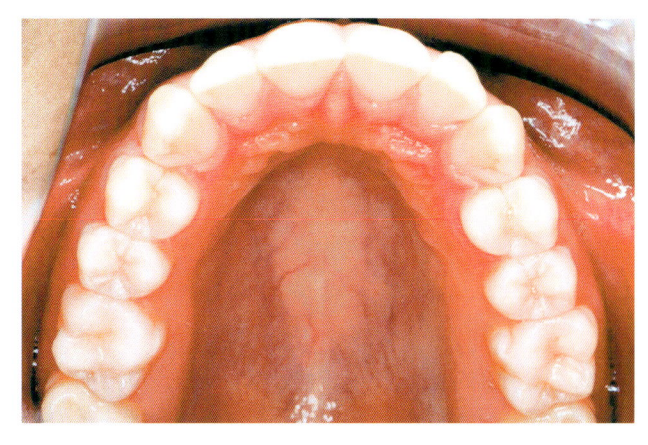

3.7 Harmonische Zahnbögen ohne Lücken oder Engstände

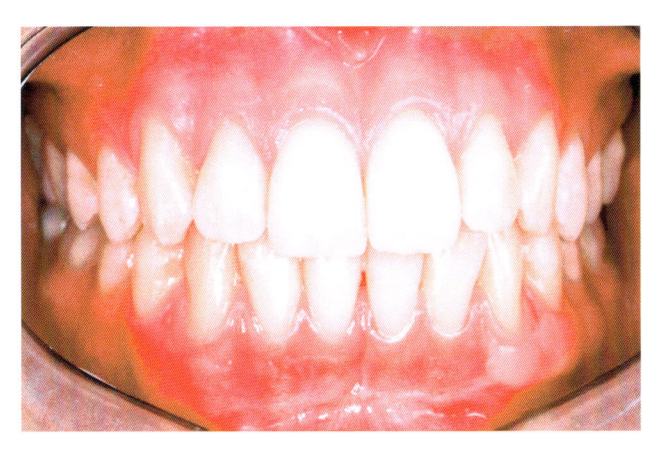

3.8 Volle Zahnzahl, normale Zahnformen und zueinander passende Zahngrößen

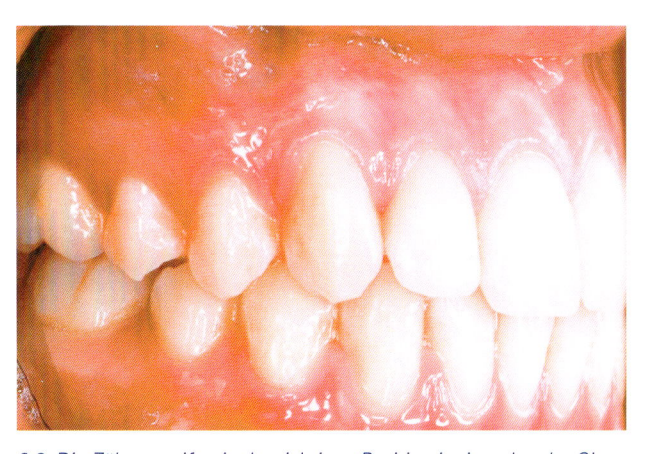

3.9 Die Zähne greifen in der richtigen Position ineinander, der Oberkiefer greift insgesamt über den Unterkiefer.

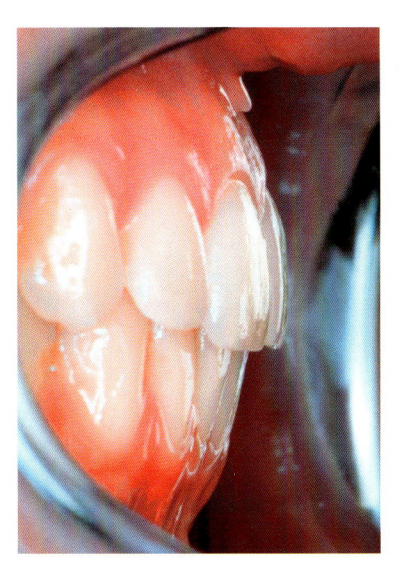

3.10 Korrekte Achsenstellung der Schneidezähne, die oberen Frontzähne beißen einige Millimeter über die unteren.

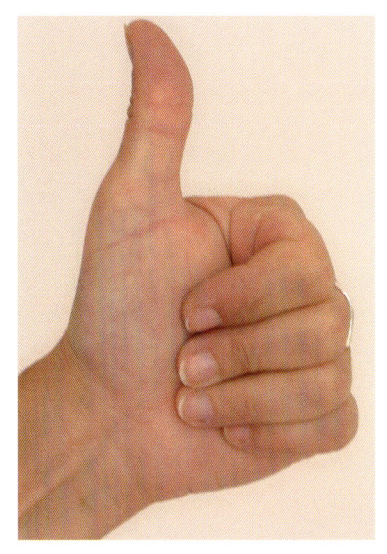

3.11 Das Idealziel ist wünschenswert, kann aber nicht bei allen vorliegenden Fehlstellungen von Kiefern und Zähnen erreicht werden. Ein wichtiger Grund dafür ist dabei der unterschiedlicher Gesichts- und Kieferaufbau jedes einzelnen Patienten. Für den Patienten ist ein individuelles Optimum anzustreben.

4 Die Behandlung kleiner Kinder

- Vorsorge ist besser als Nachsorge

- Eine Behandlung ist vor dem 4. Lebensjahr nur in seltenen Fällen notwendig.

- Angewohnheiten wie das Daumenlutschen sollten frühzeitig abgewöhnt werden.

- Ein falsches Schluckmuster oder gewohnheitsmäßiges Atmen durch den Mund können zu ausgeprägten Gebissverformungen führen.

- Milchzähne sind die Platzhalter der bleibenden Zähne.

- Das Abstellen von Angewohnheiten, die die Gebissentwicklung hemmen, lässt sich mit Hilfe von Mundvorhofplatten unterstützen.

- Bei extremen Fehlentwicklungen der Kiefer und der Zähne kann eine Frühbehandlung mit individuellen Geräten sinnvoll sein.

- Logopädie ist die Lehre der Sprachentwicklung; sie kann insbesondere in der Frühbehandlung eine hilfreiche Unterstützung der Therapie darstellen.

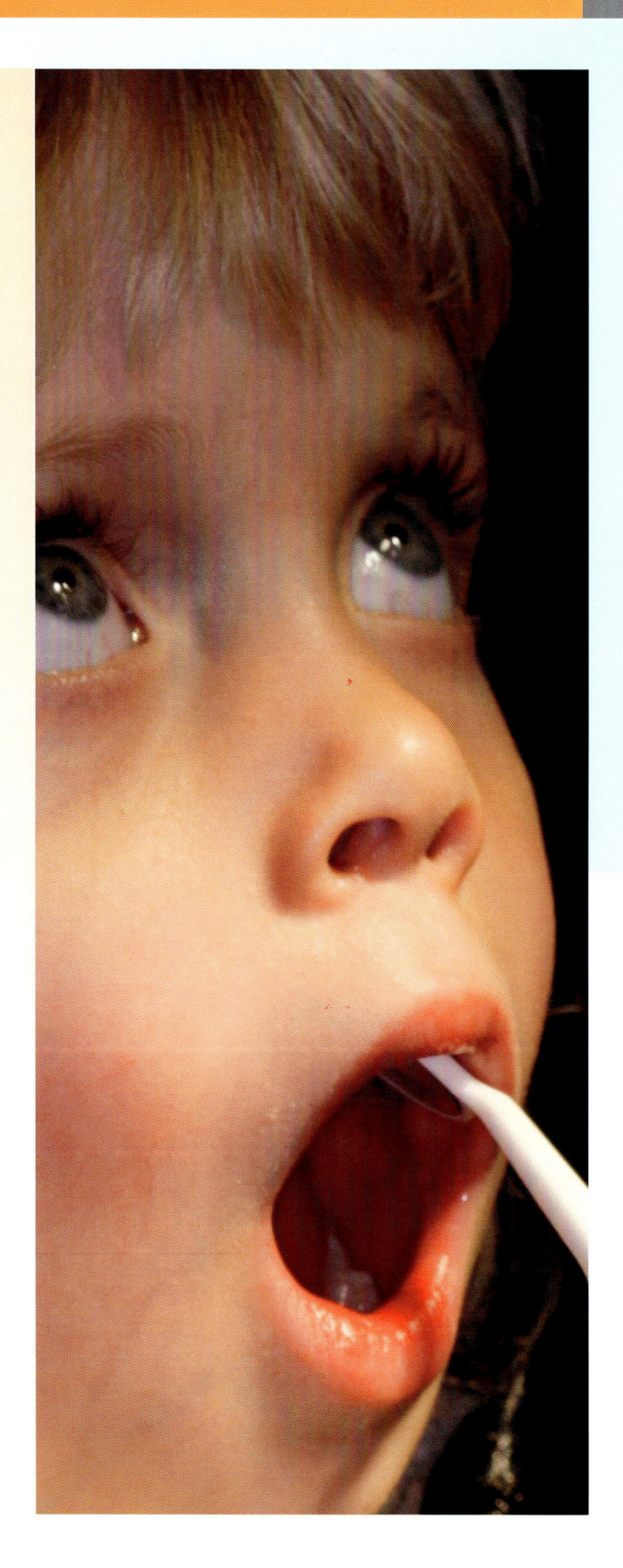

Die Behandlung kleiner Kinder

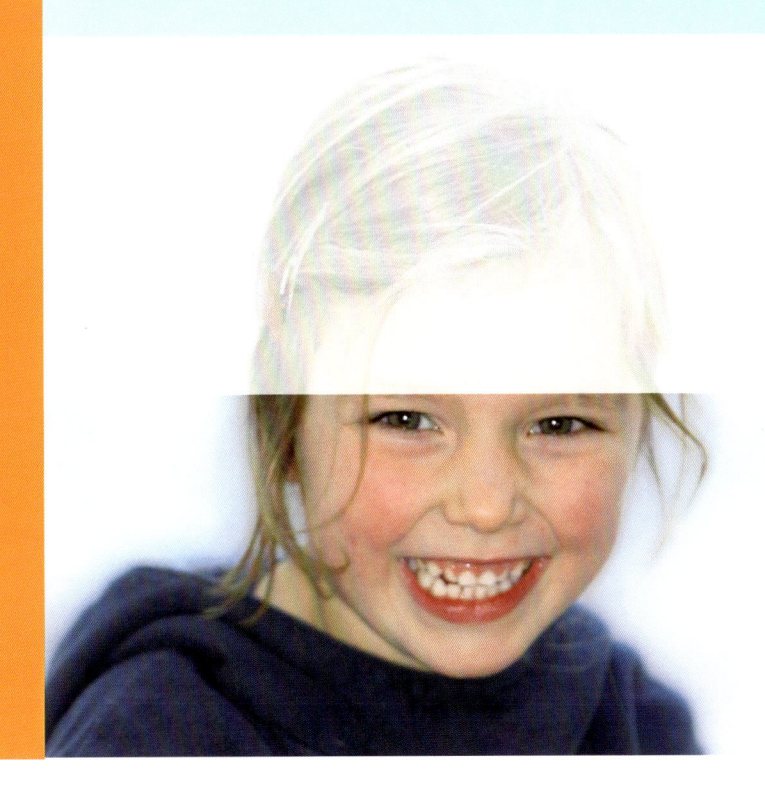

4.1	Frühbehandlung (4-9 Jahre)	42
4.2	Vorbeugende kieferorthopädische Maßnahmen	43
4.3	Frühbehandlung mit individuellen und konfektionierten Geräten	46

Frühbehandlung (4-9 Jahre)

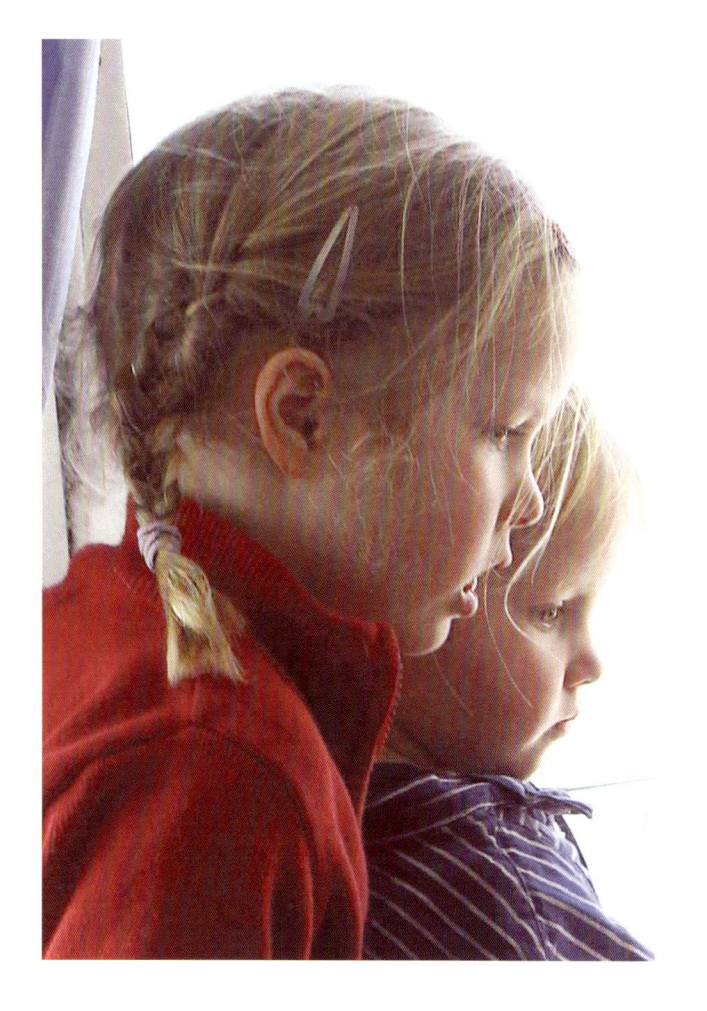

Vorsorge ist besser als Nachsorge!

In der Zahnmedizin wird glücklicherweise immer mehr Wert auf die Früherkennung und Vorsorge gelegt. Bei Kindern ab vier Jahren, also bereits im Milchgebiss, besteht häufig die Möglichkeit, Fehlstellungen der Kiefer und der Zähne zu verhindern. Werden die Fehlstellungen behoben, wird dadurch oft eine normale Entwicklung der Kieferlage und der Zahnstellung eingeleitet. Die Therapie erfolgt dabei meist mit kleinen Behandlungsmaßnahmen und über einen kurzen Zeitraum.

Ein großer Teil der Fehlstellungen lässt sich allein durch das Abgewöhnen schädigender Angewohnheiten verhindern. Diese Behandlung gehört zu den vorbeugenden kieferorthopädischen Maßnahmen.

Bei einigen Patienten ist es notwendig, kieferorthopädische Maßnahmen mit individuellen Geräten einzuleiten. Hierbei wird versucht, in relativ kurzer Zeit Fehlstellungen oder Fehlentwicklungen zu beheben, um eine spätere Therapie zu vereinfachen. Im Idealfall wird dadurch sogar eine spätere kieferorthopädische Behandlung überflüssig.

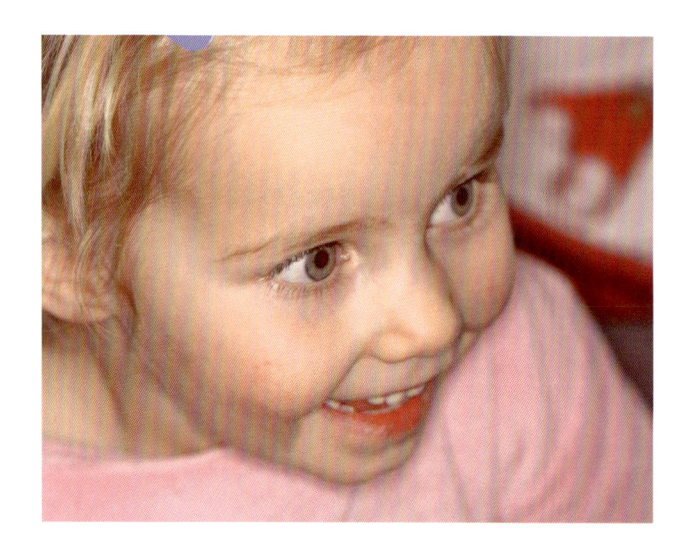

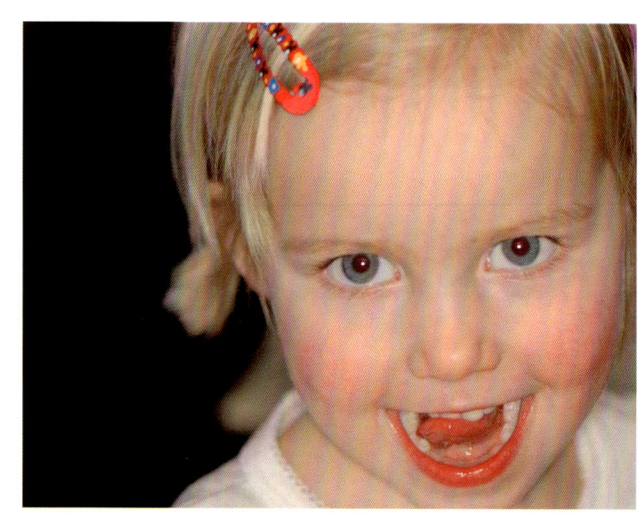

Vorbeugende kieferorthopädische Maßnahmen

Die schlechten Angewohnheiten…

Schlechte Angewohnheiten haben es leider an sich, dass sie öfter am Tag auftreten und schwer abzugewöhnen sind. Angewohnheiten, die zu Fehlstellungen der Zähne oder Fehlentwicklungen der Kiefer führen können, nennt man „Habits". Hierzu zählen:

- Lutschen
- falsche Zungenlage beim Schluckvorgang
- Lippenpressen/-beißen/-saugen
- Wangenbeißen/-saugen
- Sprechstörungen
- Zungenpressen
- Beißen auf die Unterlippe oder Zunge
- Mundatmung (wenn keine Störungen der Nasenatmung vorhanden sind)
- Fingernägelkauen
- Kauen am Bleistift

  u.s.w.

Es sollte versucht werden, diese Angewohnheiten, die unter dem Oberbegriff „orofaziale Dyskinesien" zusammengefasst werden, frühzeitig abzustellen.

Ist das Daumenlutschen oder der Gebrauch von Beruhigungssaugern schädlich?

Ob das Fingerlutschen eine schädigende Wirkung hat, ist von dem Alter des Kindes, von der Art des Lutschkörpers (Bleistift, Daumen, Bettzipfel, …), von Einflüssen der Vererbung und natürlich von der Dauer und Intensität abhängig, mit der das Kind seiner Angewohnheit nachgeht.

Beim Daumenlutschen kann der ständig zwischen den Zahnreihen liegende Daumen wie ein kieferorthopädisches Gerät wirken. Die Zähne werden dabei in die Richtung gedrückt, in die

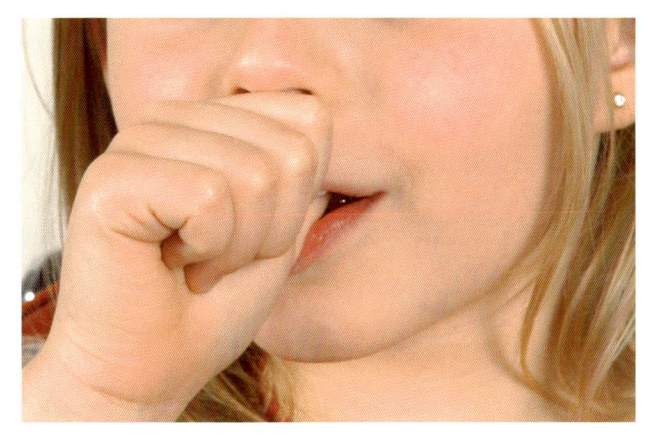

4.1 …wahrscheinlich in Unkenntnis der Ereignisse im „Struwwelpeter".

die Kraft wirkt. Der Daumen bewegt durch seinen Druck obere Schneidezähne nach vorne und untere Schneidezähne Richtung Zungenraum nach hinten. Die Entwicklung des Unterkiefers wird dabei gehemmt. Typisch ist auch ein so genannter frontoffener Biss, bei dem der Kontakt der Schneidezähne beim Zusammenbiss fehlt. Die Folgen des Lutschens sind insbesondere dann schwerwiegend, wenn sich die so genannten sekundären Lutschfolgen ausbilden. So lagert sich häufig die Unterlippe in die vergrößerte Stufe zwischen Ober- und Unterkiefer ein und hat die gleiche schädigende Wirkung wie der Daumen. Die Lippe drückt die oberen Zähne nach vorn und behindert den Unterkiefer in seinem Wachstum.

Ähnlich verhält es sich, wenn sich durch das Lutschen ein offener Biss gebildet hat. Diese Situation ist häufig die Folge eines so genannten viszeralen (kindlichen) Schluckens. Die Zunge wird bei jedem Schluckakt nach vorne zwischen die Zähne gedrückt, um den Mundraum abzuschließen. Bei jedem Schlucken werden so die Frontzähne in den Kiefer gedrückt, und der offene Biss kann sich verstärken, da die Zunge wie ein kieferorthopädisches Gerät wirkt.

Schnuller können selbst bei korrektem Gebrauch ähnliche Folgen haben. Der Gebrauch von Schnullern lässt sich jedoch im Vergleich zum Daumenlutschen früher und leichter abgewöhnen.

Wie und wann gewöhne ich meinem Kind das Daumenlutschen ab?

Um schwerwiegende Gebissverformungen zu verhindern, sollte spätestens im 3.- 4. Lebensjahr das Daumenlutschen abgestellt sein. Es gibt viele Wege und Möglichkeiten hierzu. Je nach Alter und Reife des Kindes ist die eine oder die andere Methode empfehlenswert. Im Folgenden werden einige bewährte Möglichkeiten aufgeführt:

- Ablenkung des Kindes vor dem Einschlafen und Reduzierung eventueller psychischer Belastung
- rechtzeitige Umstellung auf einen Beruhigungssauger, um diesen dann später zu entfernen
- Auftragen schlecht schmeckender Bitterstoffe auf den Daumen (gibt es in der Apotheke)
- die mechanische Lutschbehinderung durch beispielsweise Fäustlinge oder zugenähte Nachthemdärmel (nicht bei jedem Kind empfehlenswert)
- Gespräch des pädagogisch ausgebildeten Zahnarztes mit dem Kind
- Erinnerungshilfen wie zum Beispiel Daumenpflaster, Kalender zum Eintragen des Erfolges und Misserfolges - sehr geeignet zur Verhaltensänderung auf psychologischem Wege
- Mundvorhofplatte und andere individuell gefertigte Abschirmgeräte (siehe Kapitel "Frühbehandlung mit individuellen und konfektionierten Geräten")

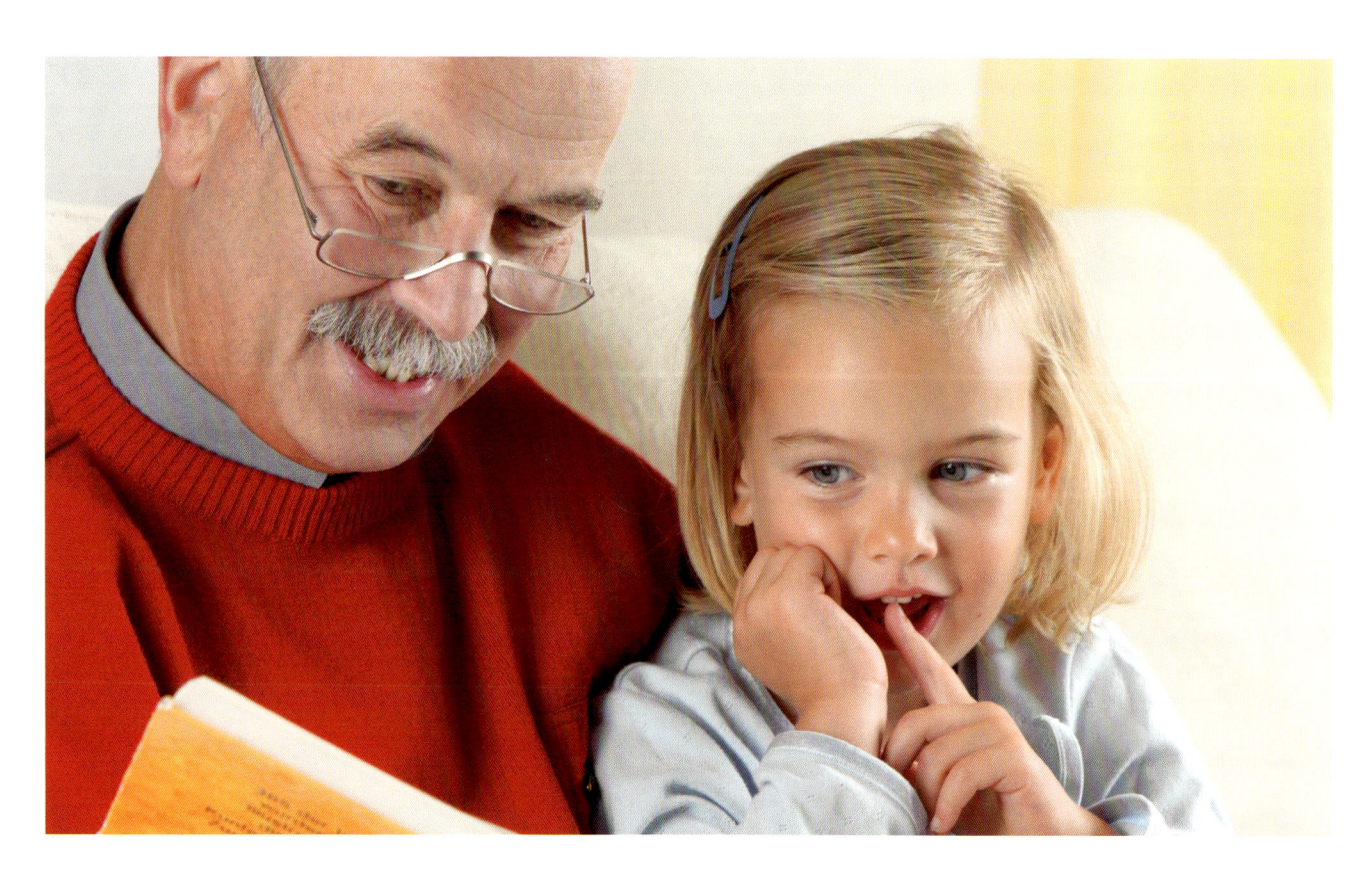

4.2 Der Opa liest vor - das kann ein schönes Ritual vor dem Einschlafen sein.

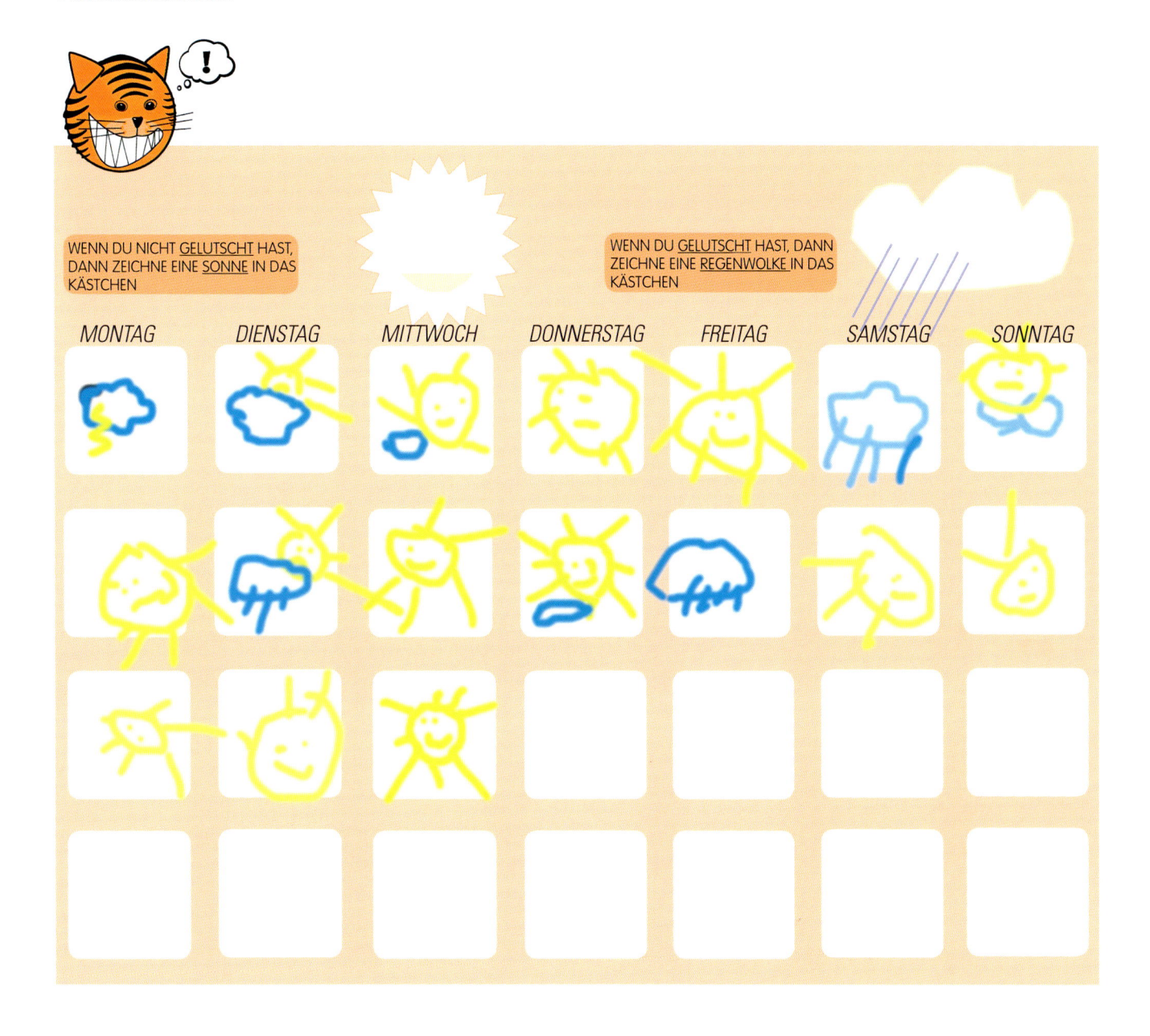

Antilutschkalender

WENN DU NICHT GELUTSCHT HAST, DANN ZEICHNE EINE SONNE IN DAS KÄSTCHEN

WENN DU GELUTSCHT HAST, DANN ZEICHNE EINE REGENWOLKE IN DAS KÄSTCHEN

MONTAG	DIENSTAG	MITTWOCH	DONNERSTAG	FREITAG	SAMSTAG	SONNTAG

4.3 Erfolg auf psychologischer Basis: Antilutschkalender
Tägliche Zuwendung durch Vater oder Mutter vor dem Einschlafen mit pädagogischem Effekt: Malen einer Sonne bei erfolgreichem Verhalten, Malen dunkler Wolken beim Daumenlutschen.

Frühbehandlung mit individuellen und konfektionierten Geräten

Eine apparative Frühbehandlung ist in jedem Fall bei extremen Anomalien des Gesichtsschädels, Syndromen und Lippen-Kiefer-Gaumenspalten unerlässlich. Sie werden in diesem Buch nicht näher erläutert. Meist erfolgt in diesen Fällen schon im Säuglingsalter eine umfassende ärztliche/zahnärztliche Betreuung.

Ebenso besteht die Notwendigkeit einer Frühbehandlung mit Behandlungsapparaturen bei:

- umgekehrtem Überbiss der Schneidezähne / Vorbiss des Unterkiefers
- Zwangslage des Unterkiefers beim Zusammenbeißen (z.B. seitlicher Kreuzbiss)
- Extremer Rückbiss des Unterkiefers
- Zahnüberzahl
- frühe Störungen der platzhaltenden Milchzähne
- ggf. Missverhältnis zwischen Zahn- und Kiefergröße
- Unfall mit Schädigung der Zähne oder des Kiefers

Umgekehrter Überbiss bei den Schneidezähnen / Vorbiss des Unterkiefers

Bei einem idealen Zusammenbiss von Ober- und Unterkiefer überlappen die oberen Schneidezähne die unteren. Steht ein unterer Schneidezahn vor dem oberen Schneidezahn so spricht man von einem „umgekehrten Frontzahnbiss". Durch Überstellung in einen korrekten Biss werden für den Oberkiefer günstigere Wachstumsbedingungen geschaffen. Die Gefahr der Überbelastung und die damit einhergehenden Schleimhautverluste und Wurzelverkürzungen einzelner Zähne werden behoben. Ein großer Vorteil einer Frühbehandlung beim Vorbiss des Unterkiefers ist, dass sich insbesondere in jungem Alter das Wachstum des Unterkiefers leichter beeinflussen lässt. So ist es wichtig, einen korrekten Überbiss der Zähne einzustellen. Andernfalls könnte sich die falsche Bisssituation manifestieren. Bei leichten Formen, bei denen lediglich der ein oder andere Zahn zu bewegen ist, um einen normalen Überbiss zu erreichen, dauert diese Frühbehandlung in der Regel nicht lange.

Insbesondere wenn die Gefahr eines erblich bedingten Unterkiefervorbisses besteht, sollte möglichst früh versucht werden, mit allen Möglichkeiten des Therapiespektrums einen stabilen Zusammenbiss von Ober- und Unterkiefer zu erreichen. Dies kann durch eine Wachstumshemmung im Unterkiefer, Wachstumsförderung im Oberkiefer, Kippen der Oberkieferfrontzähne nach vorne oder das Kippen der Unterkieferfrontzähne nach hinten erfolgen. Hierbei sollten alle Behandlungsregister gezogen werden. Zeigt sich dabei eine Therapieresistenz, so ist dies ein Hinweis für die Notwendigkeit einer späteren chirurgischen Korrektur und sollte nicht dazu verleiten, die kieferorthopädische Behandlung über Jahre fortzusetzen, ohne Fortschritte zu erzielen.

Extremer Rückbiss des Unterkiefers

Liegt der Unterkiefer im Verhältnis zum Oberkiefer zu weit hinten mit einer extremen Stufe von beispielsweise über 10 mm, so kann eine Frühbehandlung sinnvoll sein. Die Einlagerung der Unterlippe hinter die oberen Frontzähne ist dabei oft problematisch. Durch den Druck der Lippe werden dabei die oberen Frontzähne noch stärker nach vorne gedrückt und der Unterkiefer in seinem weiteren Wachstum gehemmt. Sehr häufig beißt der Patient in die Gaumenschleimhaut und fügt sich damit Verletzungen zu.

Hinzu kommt, dass ein rechtzeitiges Beheben der Fehllage die Gefahr der Frontzahnschädigung bei Unfällen verringert. Es besteht nämlich ein direkter Zusammenhang zwischen übermäßig vorne stehenden Frontzähnen und der Häufigkeit sowie dem Schweregrad von Zahnverletzungen. Der Grund dafür ist die ungünstigere Neigung der Zahnachse und die Tatsache, dass die Kraft nicht von den im Verbund stehenden Zähnen aufgefangen wird, sondern die Zähne durch die Lücken an beiden Seiten als „Einzelkämpfer" der Kraft entgegenstehen. Da es dem Patienten oftmals nicht möglich ist, die Lippen zu schließen, besteht kein Lippenschutz bei einem Sturz. Zudem ist häufig durch die offene Mundhaltung die Nasenatmung nicht möglich. Dies kann zu Erkältungskrankheiten, vergrößerten Gaumenmandeln und Wucherungen im Nasen- und Rachenraum führen.

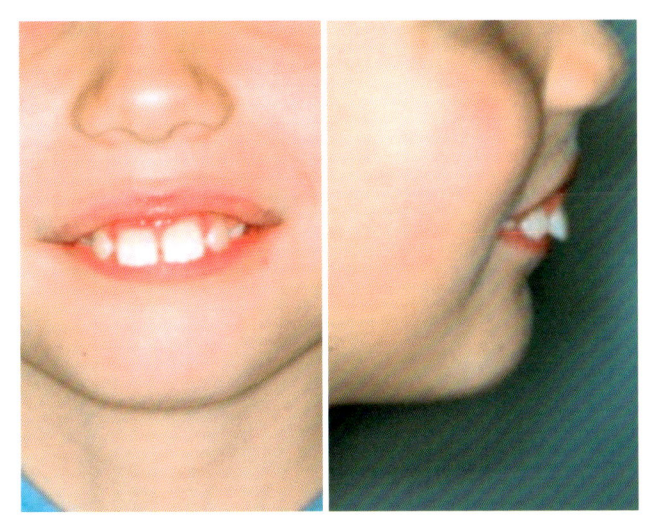

4.4 Durch den extremen Rückbiss des Unterkiefers ist der Mundschluss nur mit Anstrengung möglich, die Einlagerung der Lippe verschlimmert den Biss.

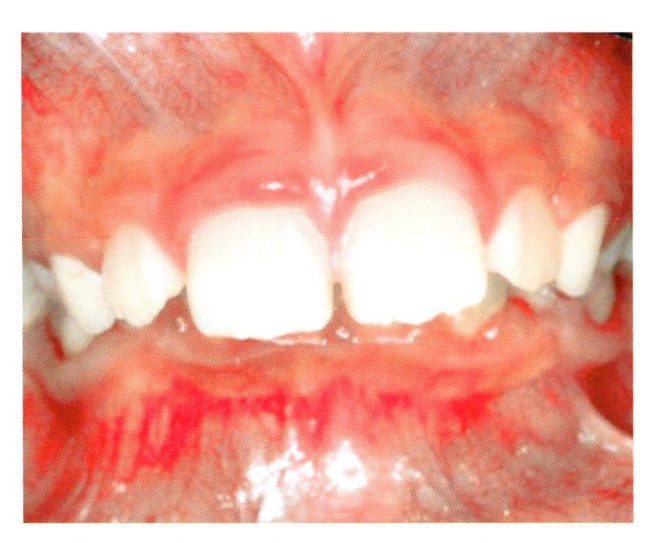

4.5 Die unteren Schneidezähne liegen weit hinter den oberen; eine Frühbehandlung ist hier sinnvoll.

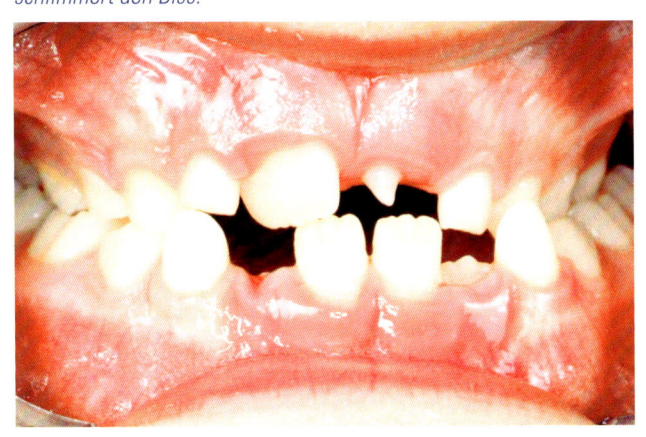

4.6 Statt des mittleren Schneidezahnes erscheint zunächst ein „Zapfenzahn", hier: ein überzähliger Zahn.

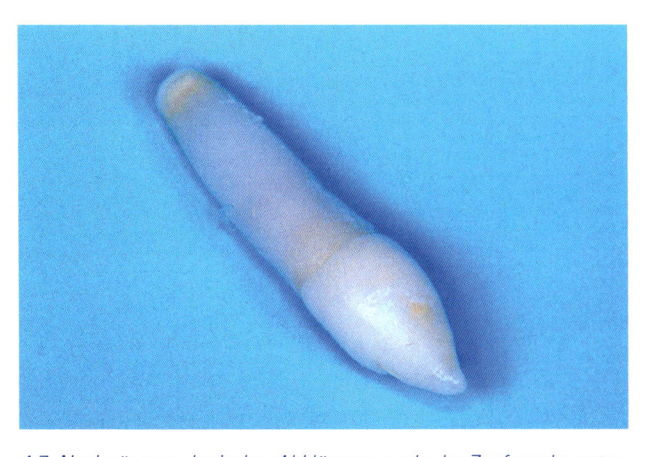

4.7 Nach röntgenologischer Abklärung wurde der Zapfenzahn extrahiert, damit der noch im Knochen liegende Schneidezahn in die Mundhöhle durchbrechen kann.

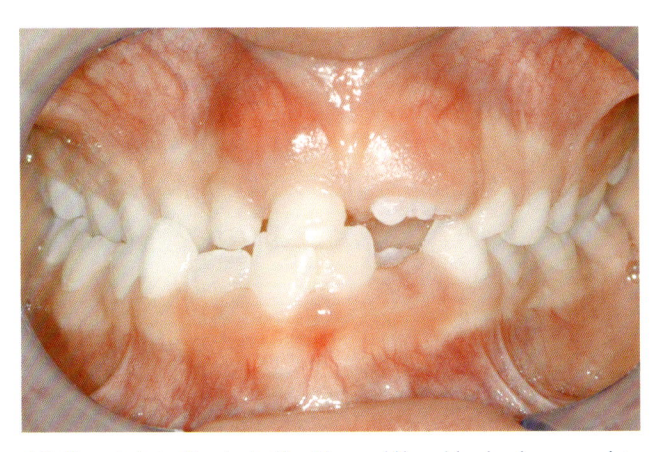

4.8 Umgekehrter Frontzahnüberbiss und Kreuzbiss in einem vereint - eine Frühbehandlung ist notwendig.

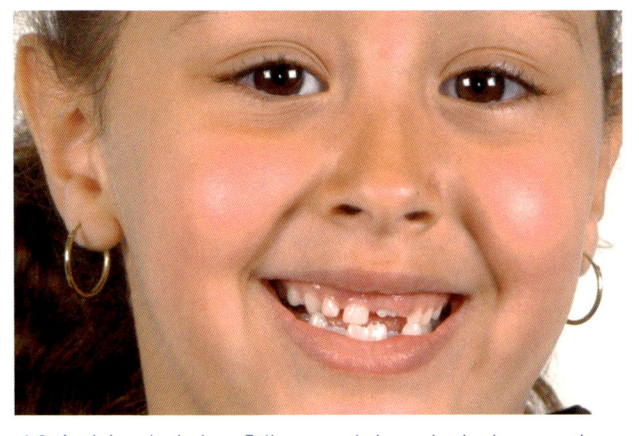

4.9 Auch in schwierigen Fällen muss keinem das Lachen vergehen.

Falsches Schlucken

Wenn ein Säugling schluckt, stehen die noch zahnlosen Kiefer auseinander. Die nach vorne geschobene Zunge liegt zwischen ihnen und stabilisiert auf diese Weise den beweglichen Unterkiefer. Zwischen dem 2. und 4. Lebensjahr wird dieses kindliche (viszerale) Schluckmuster schrittweise durch ein so genanntes somatisches Schlucken ersetzt. Dabei besteht Zahnkontakt, die Zunge ist im Mundinnenraum eingeschlossen und drückt hinter den Frontzähnen an den Gaumen.

Stellt sich das Schluckmuster nicht um, so spricht man von einer Zungenfehlfunktion. Beim Schlucken kann es durch den ständigen zwischen den Zähnen befindlichen Druck zu Gebissverformungen und Zahnfehlstellungen kommen. Aus diesem Grunde sollte eine Normalisierung der Funktion angestrebt werden. Die Ausarbeitung individueller Behandlungskonzepte in Kombination mit einer logopädischen Behandlung ist sehr wirkungsvoll. Beispielsweise kann der Einsatz eines festsitzenden Bogens mit individuell positionierten Stimulationsperlen zur Therapie der Zungenfehlfunktion eingesetzt werden. Die logopädische Therapie (Sprachtherapie) ist besonders bei jüngeren Patienten sinnvoll. Mit Hilfe gezielter Muskelübungen und genauen Anweisungen wird so das fehlerhafte Schluckmuster korrigiert.

Bei älteren Patienten kann es gelegentlich sinnvoll sein, festsitzende Zungengitter, -dorne oder „Spikes" einzusetzen. Diese schirmen die Zunge zuverlässig von den Zähnen ab. Auf diese Weise kann der offene Biss leichter geschlossen werden oder er schließt sich ohne weitere Apparaturen nur durch dieses Abhalten der Zunge.

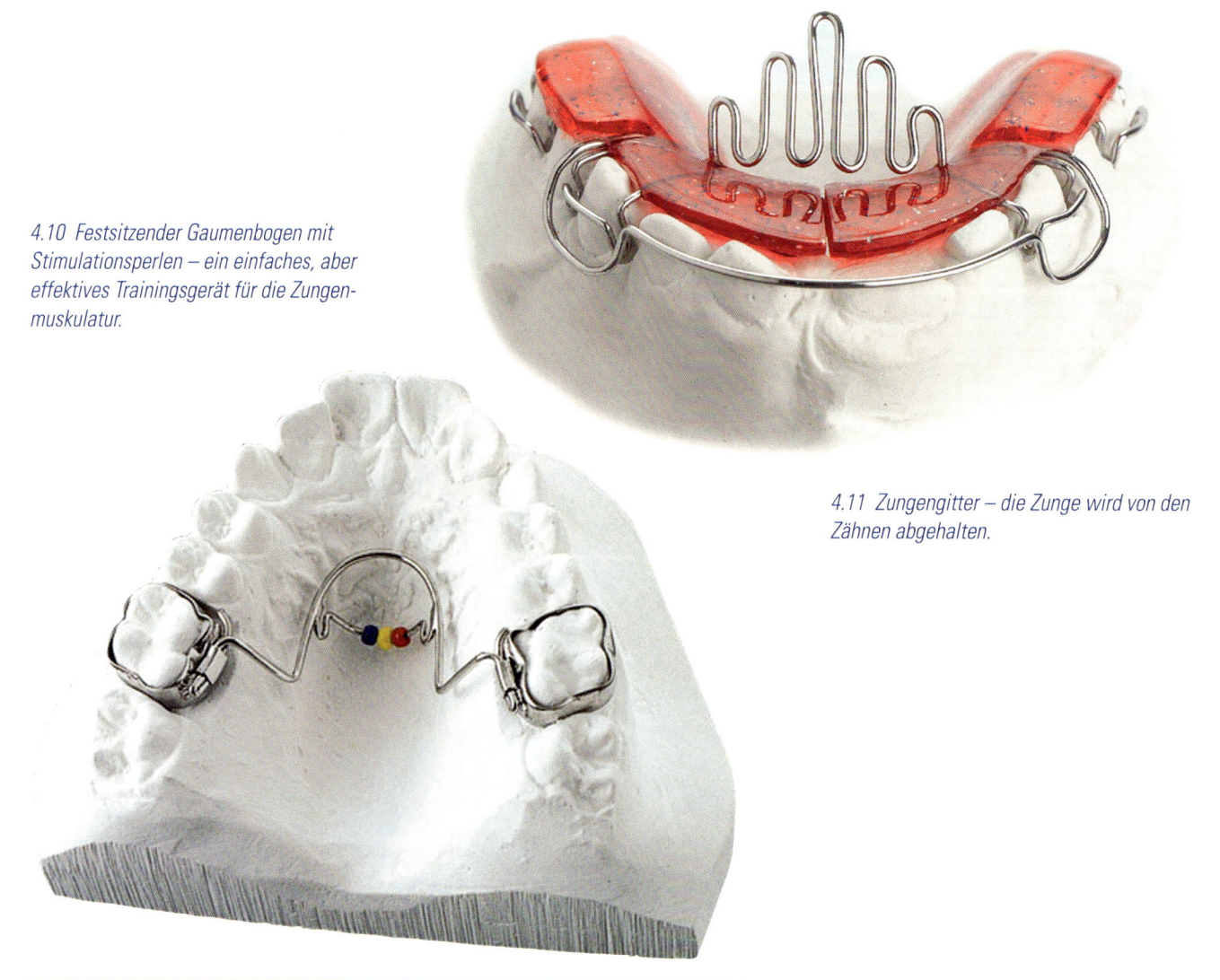

4.10 Festsitzender Gaumenbogen mit Stimulationsperlen – ein einfaches, aber effektives Trainingsgerät für die Zungenmuskulatur.

4.11 Zungengitter – die Zunge wird von den Zähnen abgehalten.

Der Mundatmer

Bei 20% aller Menschen, die hauptsächlich durch den Mund atmen, liegt die Ursache in einer behinderten Nasenatmung. Bei einem Großteil dieser Patienten sind vergrößerte Gaumenmandeln, zu große Nasenmuscheln oder Wucherungen daran schuld.

Die Luft gelangt bei „Mundatmern" ungefiltert und nicht angewärmt in die Luftröhre; so besteht eine Tendenz zu häufigen Entzündungen der Atemwege. Die Zähne sind weniger von Speichel umspült und werden durch die eingeschränkten Lippenbewegungen nicht natürlich gereinigt. Dadurch ist das Risiko einer Zahnkaries höher, die Mundschleimhaut ist oft entzündlich verändert und die Lippen sind trocken. Charakteristisch ist die Entwicklung des Kiefers. Durch das Absenken der Zunge entwickelt sich ein Ungleichgewicht zwischen Zungen-, Wangen- und Lippenmuskulatur. Wenn die Zunge sich nicht am Gaumendach befindet, hat dies häufig einen schmalen Kiefer mit hohem Gaumen und einen offenen Biss in der Front zur Folge. Bei einem Großteil der „Mundatmer" ist die Mundatmung eine schlechte Angewohnheit, die abgelegt werden sollte.

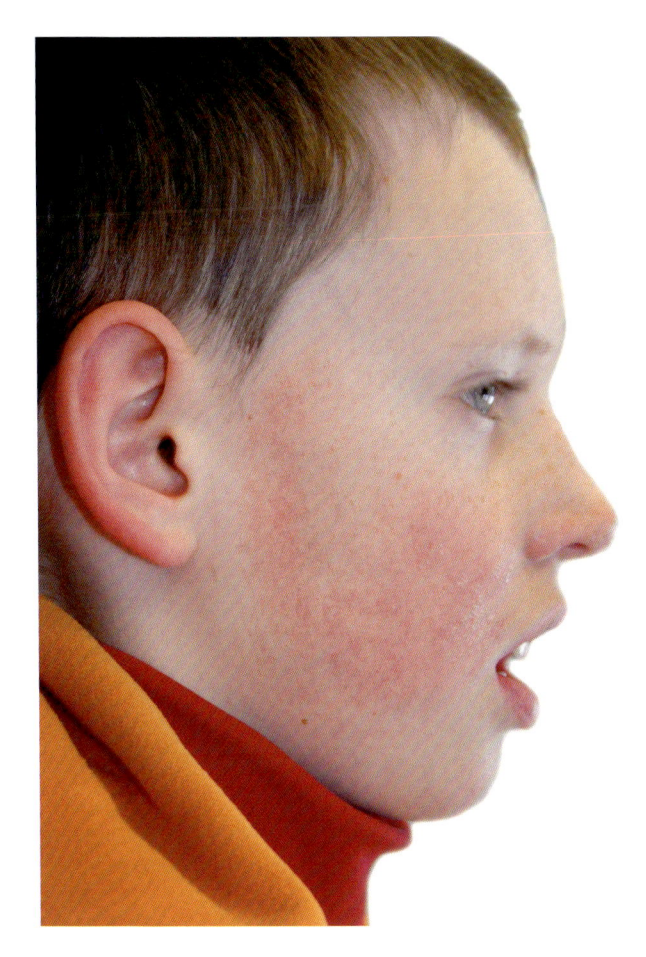

4.13 Dauerhafte Mundatmung kann gravierende negative Auswirkungen auf die Kieferentwicklung haben.

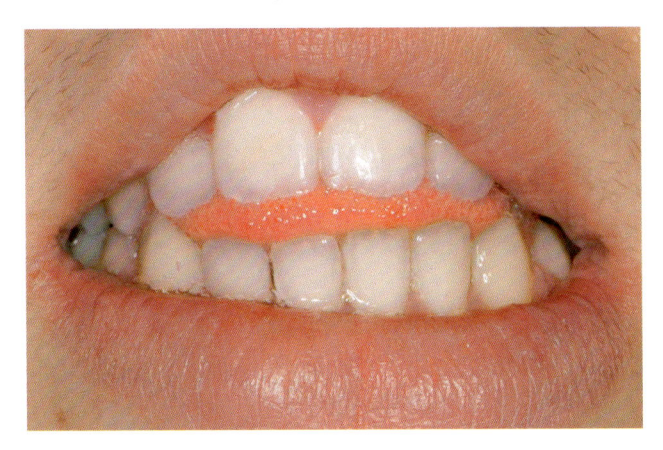

4.12 So genanntes viscerales Schlucken kann Ursache für Zahnfehlstellungen sein. Bei jedem Schluckvorgang drückt sich die Zunge zwischen die Zahnreihen.

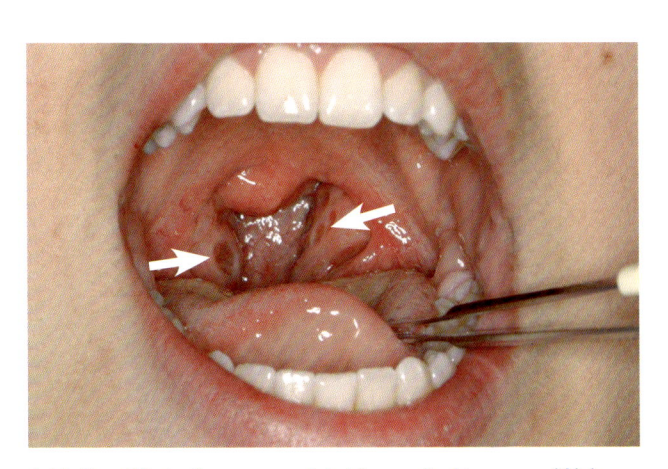

4.14 Vergrößerte Gaumenmandeln können die Atmung und Nahrungsaufnahme beeinträchtigen.

Die Funktion der Milchzähne

Milchzähne sind die Platzhalter für die späteren bleibenden Zähne. Unter dem Milchzahn befindet sich in der Regel der bleibende Zahn, der den Platz für den korrekten Durchbruch in die Zahnreihe benötigt. Verliert der Patient zu früh einen oder mehrere Milchzähne, besteht besonders im Oberkiefer die Gefahr, dass die dahinterliegenden Zähne nach vorne wandern. Die Lücke wird eingeengt oder geschlossen. Es ist oft schwierig, manchmal sogar unmöglich, die Lücke für den bleibenden Zahn wieder zu öffnen.
Milchzähne gehen meist durch kariöse Zerstörung oder durch einen Unfall verloren. Durch eine spezielle lose Zahnspange, einen so genannten Lückenhalter, kann die Lücke bis zum Durchbruch des bleibenden Zahnes offen gehalten werden.
Ein Lückenhalter hat häufig nicht nur die Funktion eines Platzhalters. Er ist auch erforderlich, um die fehlende Funktion wiederherzustellen, um einen Rückgang des Knochens zu verhindern, die Sprache und die Funktion der Muskeln (Zungenfunktion) zu erhalten und natürlich aus ästhetischen Gesichtspunkten.
Je nach Lokalisation und Zeitpunkt des Milchzahnverlustes reicht es auch manchmal, die Lücke regelmäßig durch den Kieferorthopäden kontrollieren zu lassen und nur im Falle einer Einengung diese mit einer Zahnspange offen zu halten.

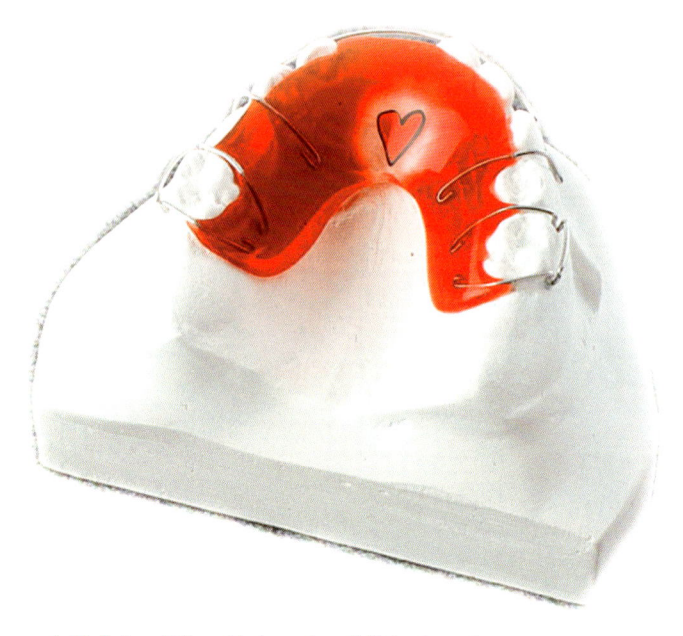

4.15 Bei zu frühem Verlust eines Milchzahnes kann eine herausnehmbare Zahnspange die Platzhalterfunktion übernehmen.

Alternativ kann ein komfortabler, festsitzender Lückenhalter eingesetzt werden. Er ist zwar etwas teurer, ist dafür aber angenehmer und einfacher in der Handhabung für Patient und Patienteneltern. Die Mitarbeit des Kindes (Compliance), die bei einer späteren kieferorthopädischen Therapie eventuell noch benötigt wird, wird auf diese Weise nicht schon durch das regelmäßige Tragen eines Lückenhalters „verbraucht". Die nervliche Belastung der Eltern, die an das Tragen der Zahnspange erinnern müssen, ist meist recht hoch.
Ein festsitzender Lückenhalter erfordert gute Mundhygiene. Er wird bei Erscheinen der neuen Zähne in der Lücke problemlos wieder entfernt.

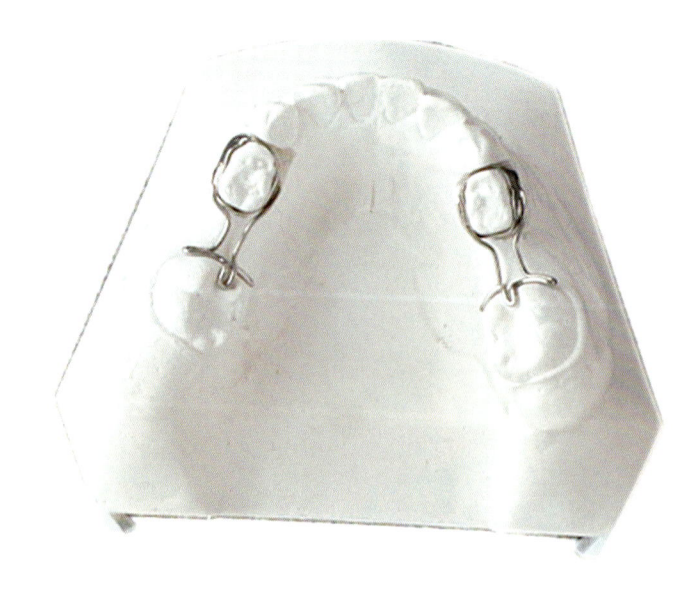

4.16 Festsitzender Lückenhalter – eine bequeme Alternative

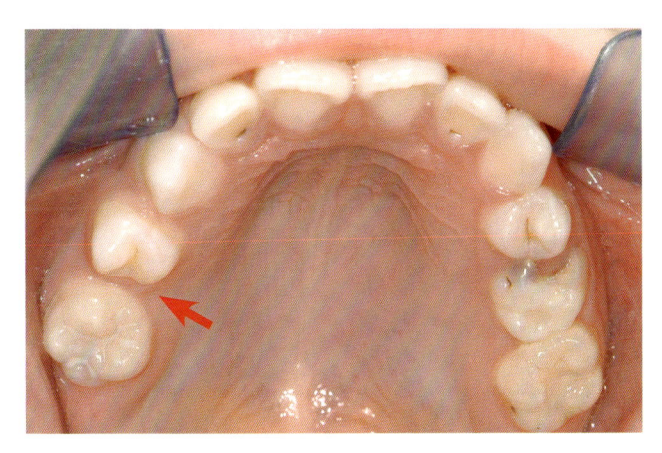

4.17 Die Lücke für den bleibenden 2. kleinen Backenzahn ist bereits fast geschlossen - Platzverlust für die „bleibenden Zähne" durch frühen Zahnverlust...

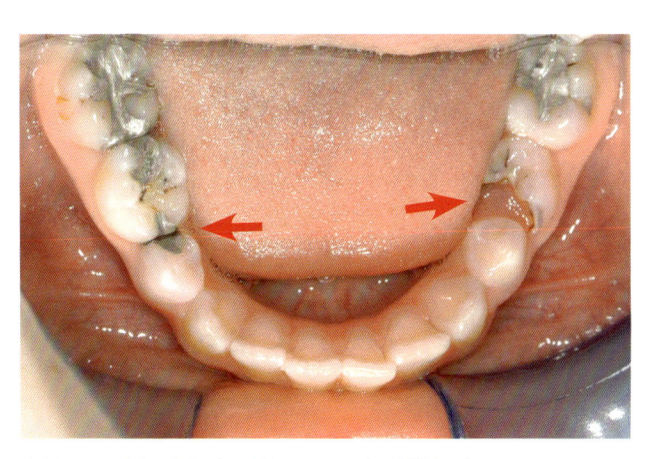

4.18 ... und durch kariöse Zerstörung der Milchzähne.

Missverhältnis von Kiefer- und Zahnbreiten

Nach sorgfältiger Auswertung der Röntgenbilder und der Gipsmodelle der Kiefer ist es manchmal absehbar, dass eine spätere Entfernung von bleibenden Zähnen nicht zu umgehen ist.

Durch die gesteuerte Reihenextraktion ist es möglich, einen Selbstausgleich der Zahnfehlstellungen herbeizuführen. Zunächst erfolgt dabei die Entfernung der Milcheckzähne. Später werden die ersten Milchbackenzähne entfernt. Die ersten kleinen (bleibenden) Backenzähne werden nach dem Durchbruch gezogen. In diese verbliebene Lücke bricht in jeder Kieferhälfte der zweite kleine Backenzahn durch. Häufig ist zusätzlich der Einsatz einer Zahnspange erforderlich, die die gesteuerte Extraktionstherapie unterstützt und gegebenenfalls verkürzt.
Durch ganzheitliche kieferorthopädische Verfahren lässt sich jedoch meist eine Extraktion bleibender Zähne vermeiden.

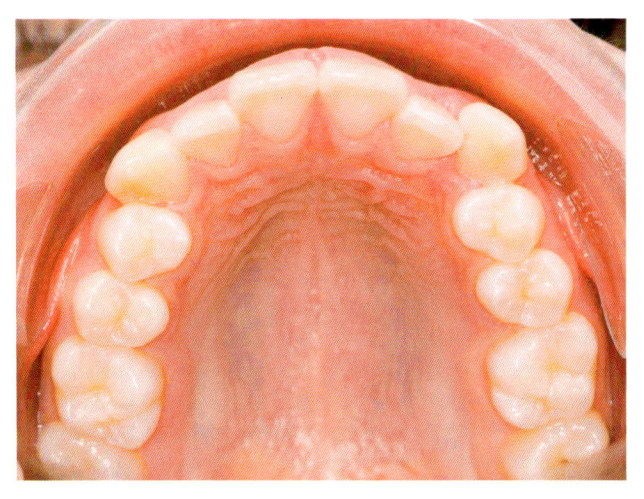

4.19 Die bleibenden Zähne stehen gedreht und verschachtelt; zu kleiner Kiefer oder zu große Zähne?

Behandlung mit Mundvorhofplatten

Die Mundvorhofplatte ist ein einfaches, sehr effektives Gerät und wird bevorzugt zur Prophylaxe verwendet.
Insbesondere im Vorschulalter kann die Mundvorhofplatte zum Abgewöhnen des Daumenlutschens, Lippenbeißens, Lippensaugens und ähnlichen Angewohnheiten, die die normale Gebissentwicklung hemmen, eingesetzt werden.

Die Mundvorhofplatte ist besonders geeignet als unterstützendes Hilfsmittel bei der Umstellung einer gewohnheitsmäßigen Mundatmung auf die Nasenatmung. Bei dem Vorliegen eines falschen Schluckmusters, bei dem die Zunge die Entwicklung der Frontzähne stört, kann zusätzlich ein Zungengitter oder eine Zungenperle (Training des Zungenmuskels) angebracht werden. Sie kann individuell hergestellt werden, ist aber auch als konfektionierte Platte erhältlich. Bei einer behinderten Nasenatmung verbietet sich die Anwendung dieses Behandlungsmittels. In diesem Falle sollte zunächst ein Hals-Nasen-Ohren-Arzt aufgesucht werden.

Bei schwach entwickelter Lippenmuskulatur können unterstützend Muskelübungen (myofunktionelle Übungen) angebracht sein. Diese können mit Hilfe der Mundvorhofplatte oder anderer Hilfsgeräte (z.B. Faceformer, individuelle Mundvorhofplatte) und eventuell mit einer begleitenden logopädischen Behandlung erfolgen.

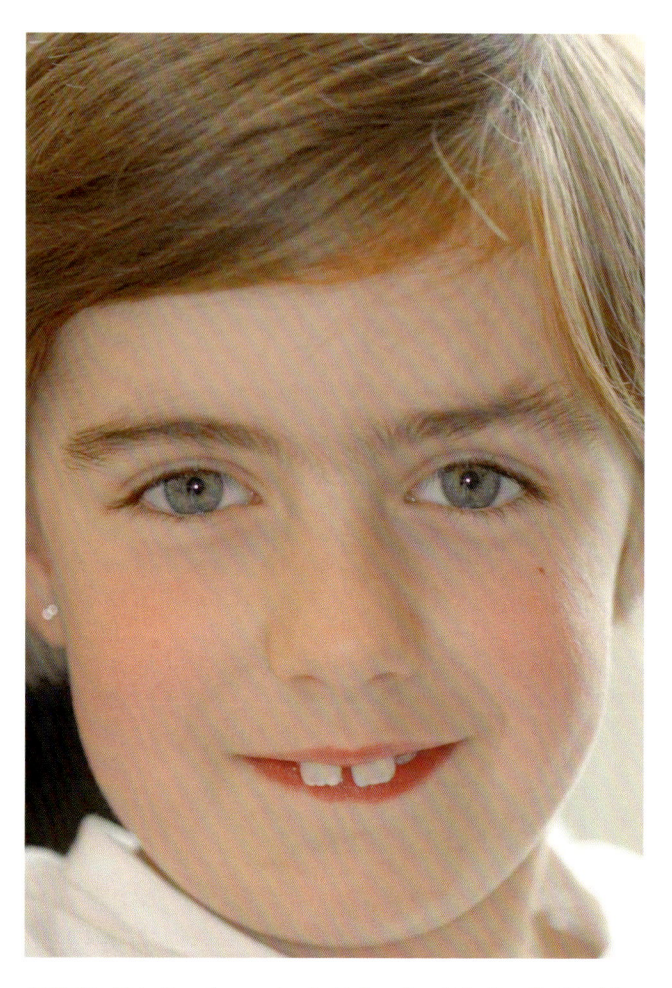

4.20 Die Unterlippe kann wie ein kieferorthopädisches Gerät wirken - durch die Einlagerung der Lippe hinter den oberen Frontzähnen werden diese weiter nach vorne gekippt.

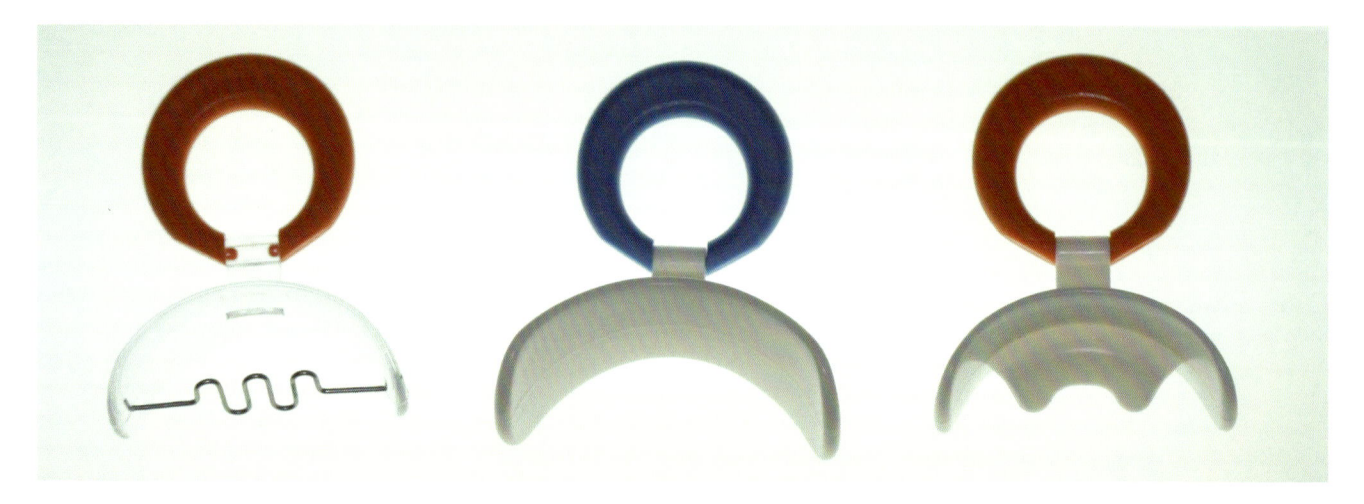

4.21 Drei verschiedene Variationen einer Mundvorhofplatte; links mit Zungengitter, rechts mit Einbisskäppchen

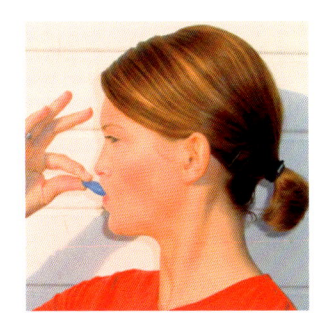

Zugübung nach oben

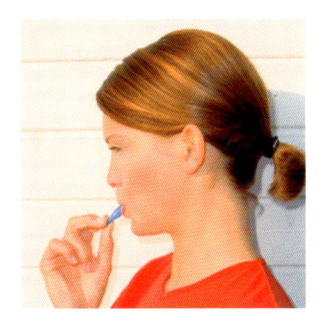

Zugübung nach unten

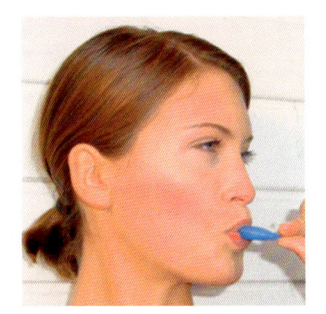

Zugübung nach vorne

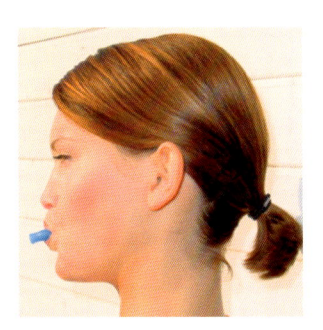

Zusammendrücken des Lippenkeils

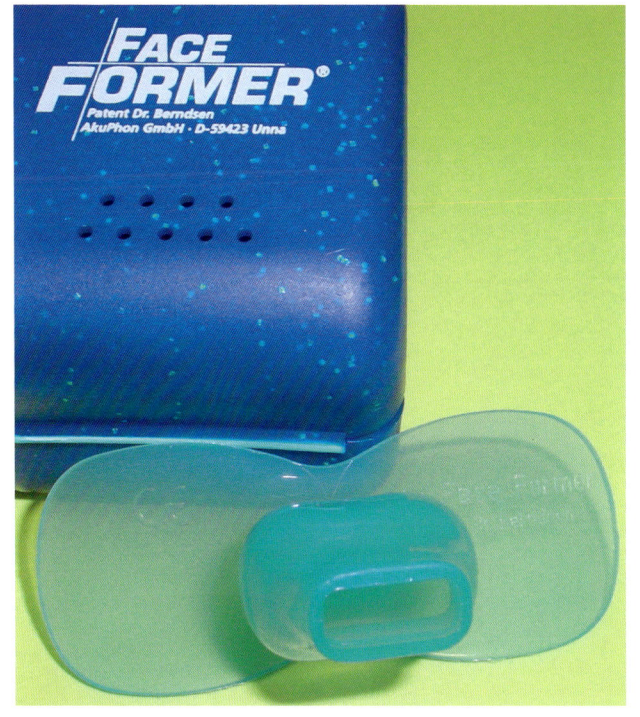

4.22 Der Face Former

Die Mundvorhofplatte

- Die Mundvorhofplatte liegt lose im Mundvorhof, zwischen Frontzähnen und Lippe. Hier wird sie von der Lippenmuskulatur festgehalten.

- Die Kosten für eine Mundvorhofplatte werden von den gesetzlichen Krankenkassen nur in seltenen Fällen übernommen.

Wichtig zu beachten:
- nur durch regelmäßiges Tragen der Mundvorhofplatte (nachmittags und nachts) erzielt man das gewünschte Ergebnis

- wenn die Mundvorhofplatte tagsüber regelmäßig getragen wird, fällt sie nachts seltener heraus

- auch nach der Abgewöhnung der Lutschgewohnheiten muss die Platte noch darüber hinaus getragen werden, um einen Rückfall zu verhindern und das Ergebnis zu festigen

- Zwang und Androhung von Strafen sollten unterlassen werden, dem Kind sollte die Problematik vom Arzt kindgerecht erklärt werden. Die Mundvorhofplatte sollte freiwillig getragen werden.

Patientenfall 1 - Frühbehandlung

vorher

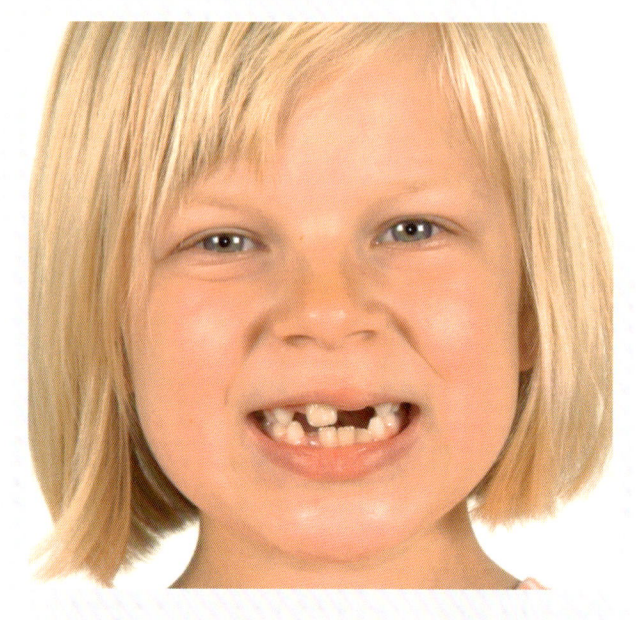

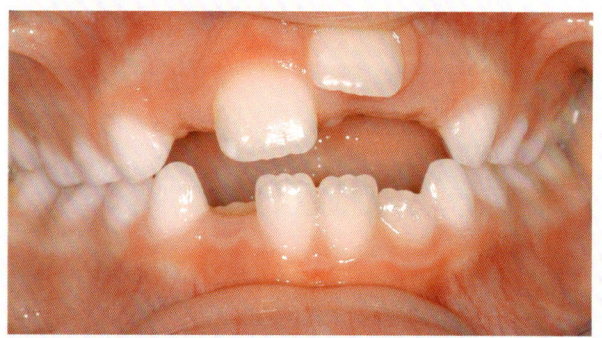

nachher

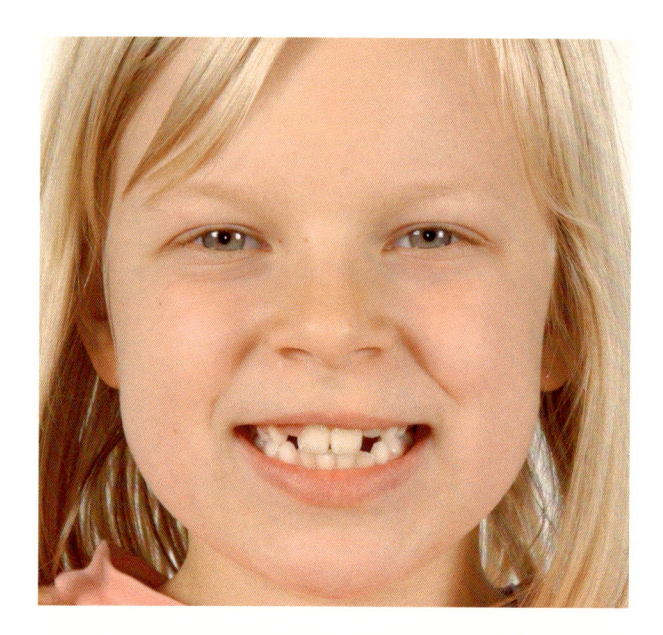

- offener Biss in der Front
- insbesondere der linke Frontzahn der Patientin ist in seinem Durchbruch behindert

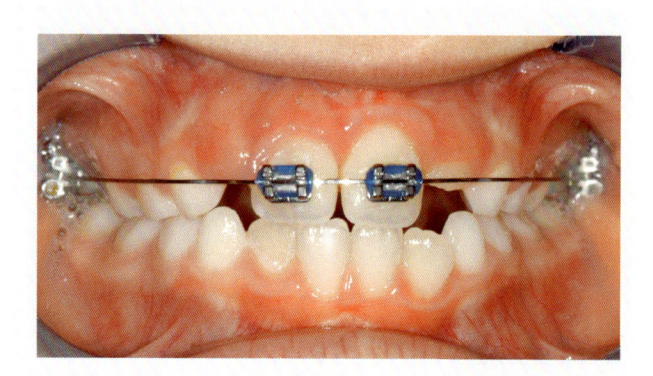

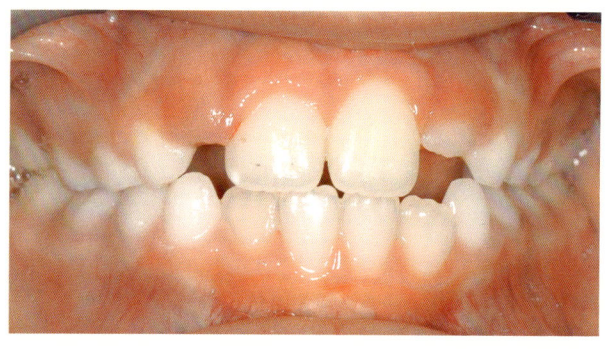

- die beiden mittleren Schneidezähne sind in den Zahnbogen eingeordnet
- die oberen Schneidezähne greifen knapp über die unteren
- einem normalen Zahnwechsel steht nun nichts mehr im Wege

Korrektur durch eine festsitzende Teilapparatur (Abb. links)

4.23-4.27

Patientenfall 2 - Frühbehandlung

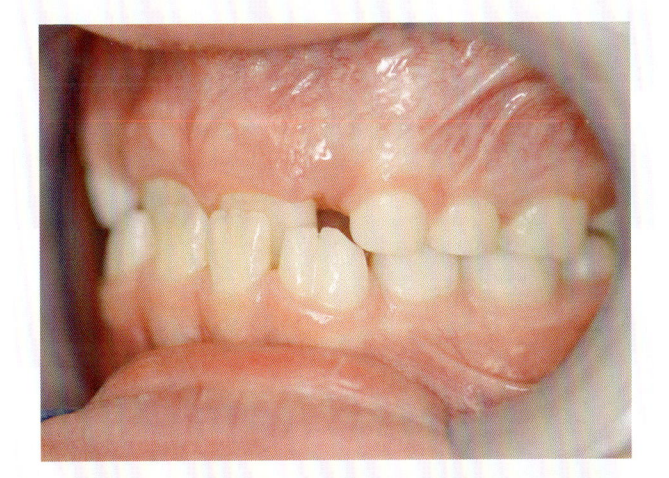

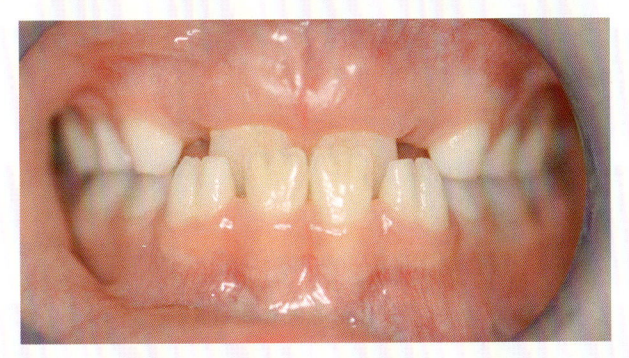

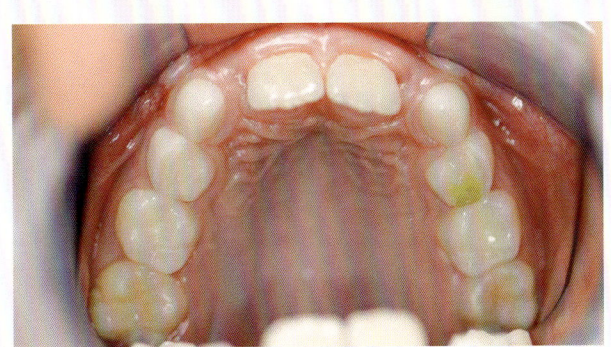

vorher　　　　　　　　　　　　　　　　　　　　　nachher

- die oberen Frontzähne stehen zu steil, sie beißen hinter die unteren (frontaler Kreuzbiss)
- Zwangsbiss: der Unterkiefer rutscht beim Zusammenbeißen an den oberen Frontzähnen entlang nach vorn

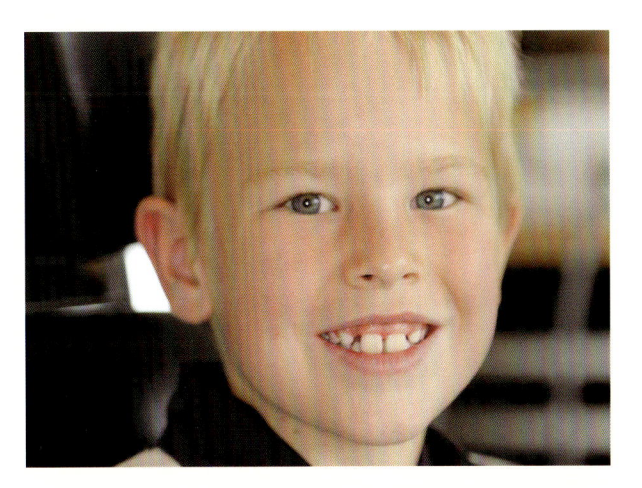

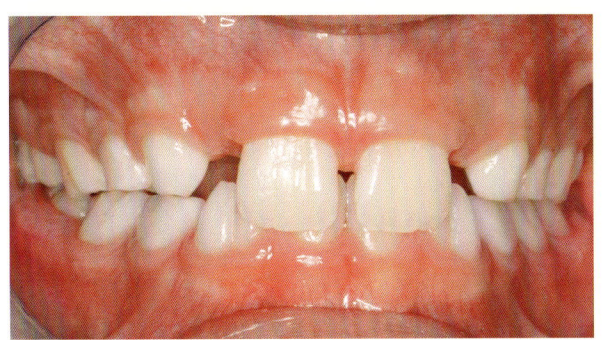

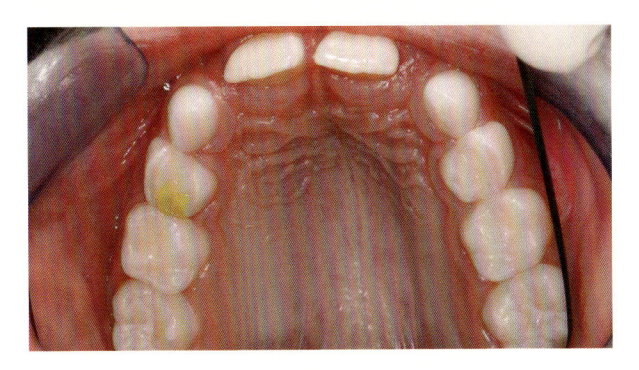

- Die oberen Schneidezähne wurden mit einer herausnehmbaren Zahnspange nach vorne bewegt
- Ober- und Unterkiefermitte stimmen überein
- der Zwangsbiss wurde behoben
- nach dieser Frühbehandlung erfolgt eine lange Pause; in einer späteren Phase des Zahnwechsels erfolgt nötigenfalls eine weitere kieferorthopädische Behandlung

4.28-4.33

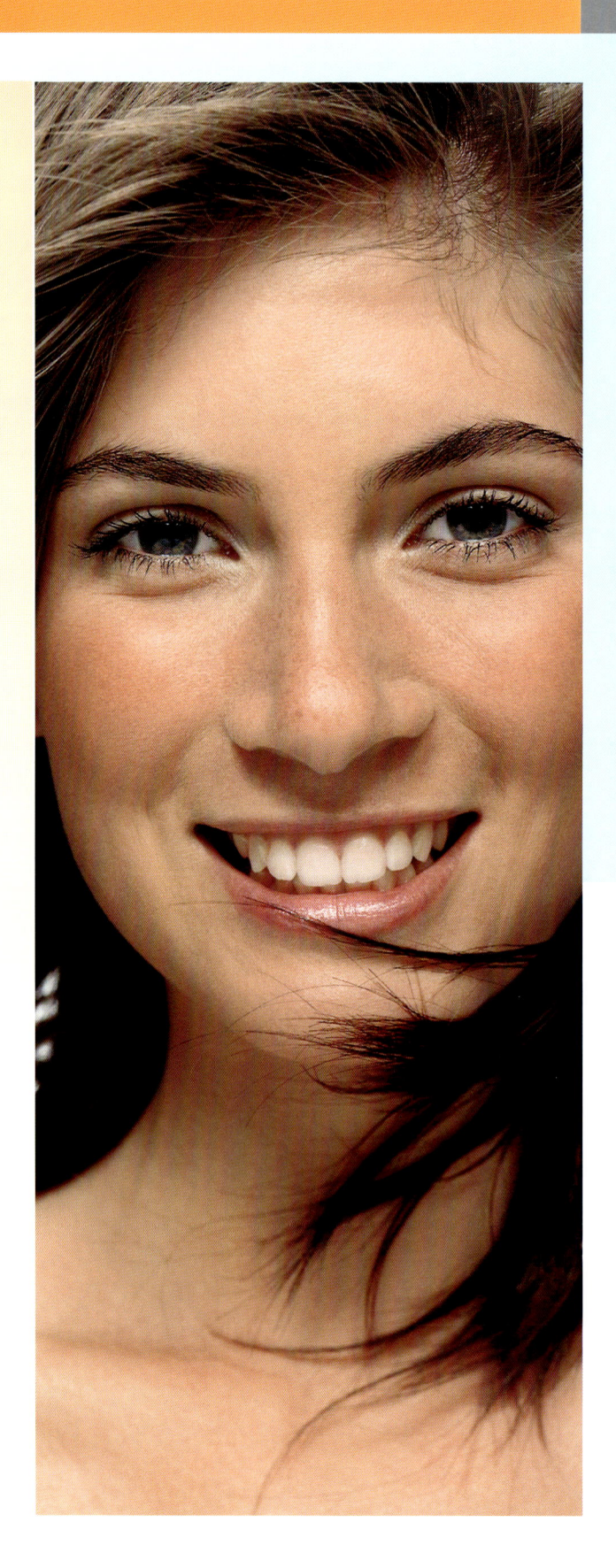

5 Die Behandlung im Regelfall

- Der Beginn der Behandlung richtet sich nach dem Schwierigkeitsgrad, dem Durchbruch der bleibenden Eck- und Backenzähne (individuell sehr unterschiedlich) und der körperlichen Entwicklung des Patienten.

- Die Regelbehandlung mit Beginn zwischen dem 9. bis 11. Lebensjahr dauert ca. 4 Jahre.

- Das letzte Jahr dient der Erhaltung des Behandlungsergebnisses.

- Die Entfernung von bleibenden Zähnen ist dank innovativer Techniken kaum noch erforderlich.

- Festsitzende Behandlungsgeräte erfordern gute Mundhygiene.

- Herausnehmbare Geräte sind in ihrer Wirkung von der Mitarbeit des Patienten abhängig.

- Zahnärztliche Anweisungen sind wichtig für einen komplikationslosen Behandlungsverlauf.

Die Behandlung im Regelfall

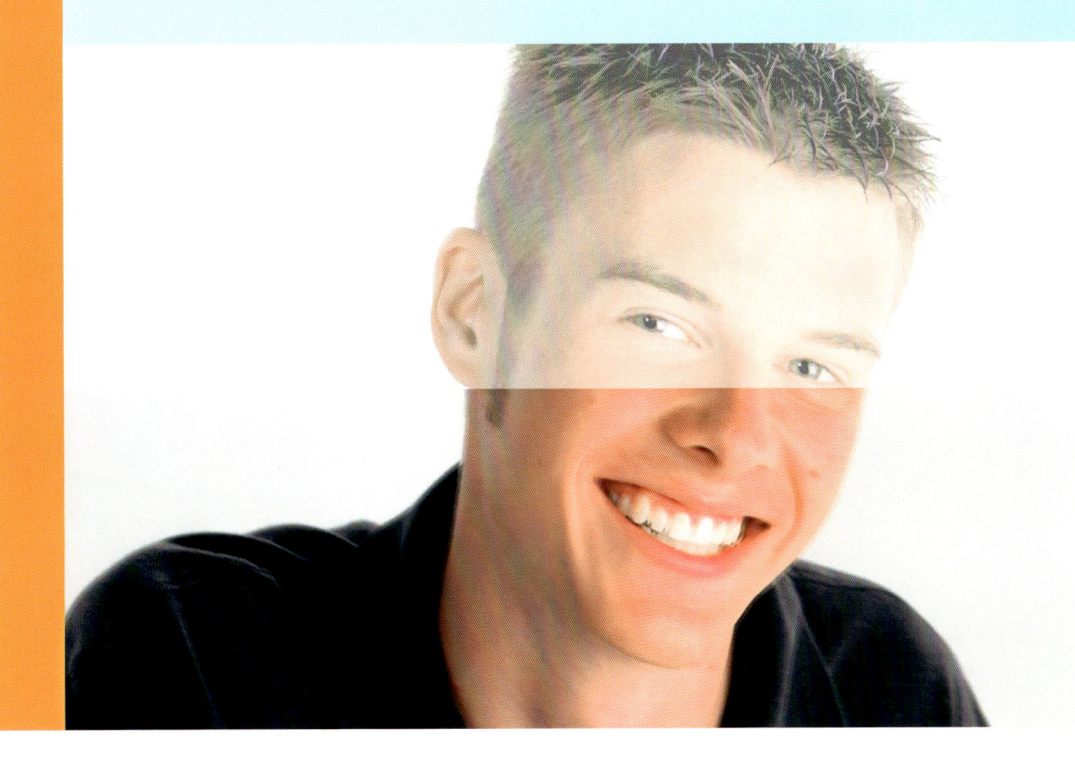

5.1	Die Regelbehandlung.	58
5.2	Kieferorthopädie mit herausnehmbaren Geräten	59
5.3	Kieferorthopädie mit festsitzenden Geräten	64
5.4	Dauer einer kieferorthopädischen Behandlung	70
5.5	Kieferorthopädische Behandlung und Ernährung	71

Die Regelbehandlung

Der Behandlungserfolg in der Kieferorthopädie hängt ganz wesentlich von der Bestimmung des geeignetsten Zeitpunktes für den Beginn der Behandlung ab. Er sollte so gewählt werden, dass die kieferorthopädische Behandlung von möglichst kurzer Dauer ist. Die im Kindesalter besonders günstige Reaktion und die Umformbereitschaft der Gewebe sollten optimal ausgenutzt werden. Außerdem soll die Belastung des Patienten und seiner Familie so gering wie möglich gehalten werden. Die Bereitschaft zur Mitarbeit nimmt während der Behandlung häufig ab. In therapeutischen Leerlaufzeiten, in denen z. B. auf den weiteren Zahnwechsel oder einen Wachstumsschub gewartet werden muss, wird die Mitarbeit der Kinder unnötig strapaziert.

Normalerweise erfolgt eine kieferorthopädische Behandlung zwischen dem 9. und 14. Lebensjahr. Da die Geschwindigkeit der körperlichen Entwicklung geschlechtspezifisch ist, beginnt die kieferorthopädische Behandlung bei Mädchen normalerweise etwas früher. Grund dafür ist ein unterschiedlicher Wachstumsverlauf: Mädchen erreichen ihr pubertäres Wachstumsmaximum mit ca. 12 Jahren, Jungen dagegen erst mit ca. 14 Jahren.

Die Behandlung wird in der Phase des sog. Wechselgebisses begonnen. Es ist günstig, kurz vor dem Wechsel der zweiten Milchbackenzähne zu beginnen, weil der durch den Zahnwechsel in der Regel entstehende Platzüberschuss therapeutisch genutzt werden kann.

Bei extremen Verschiebungen eines oder beider Kiefer und bei fortgeschrittener körperlicher Entwicklung des Patienten wird die Behandlung jedoch schon zu einem früheren Zeitpunkt begonnen.

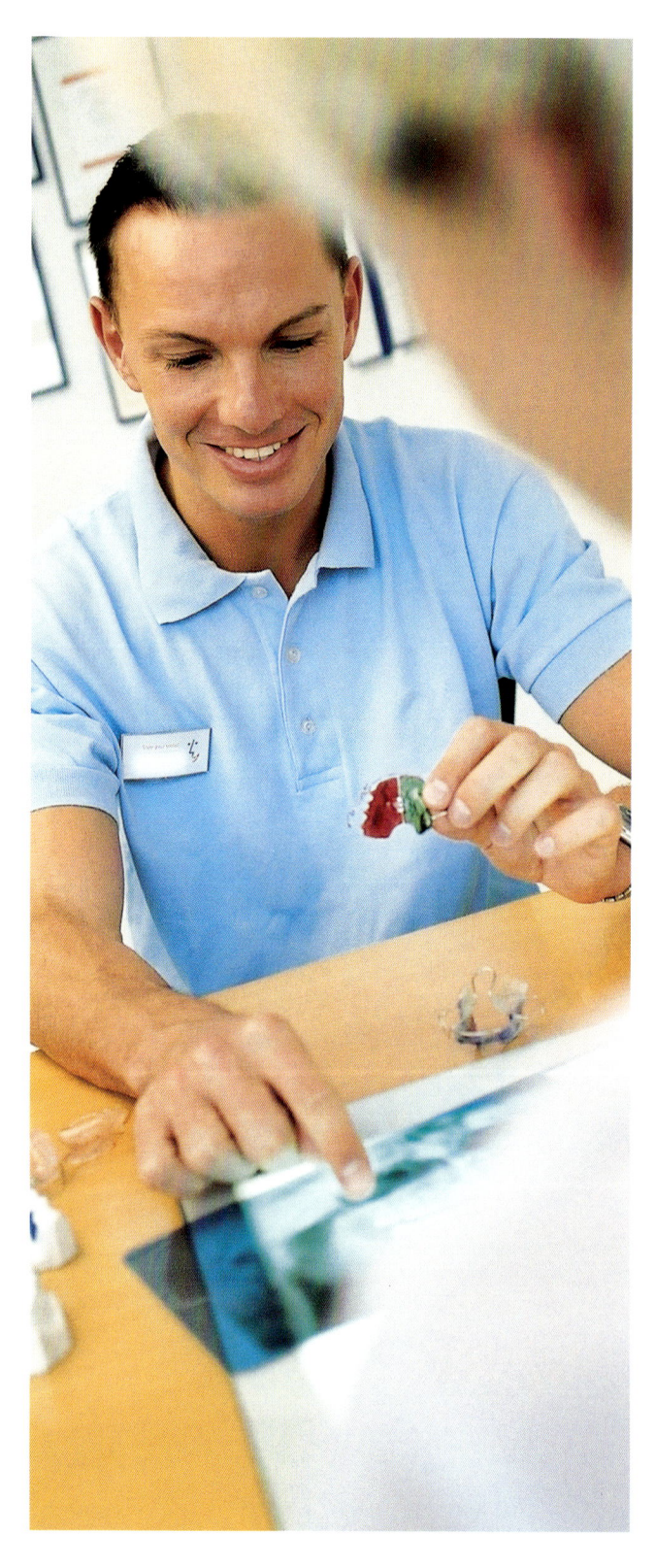

5.1 Vor jeder Behandlung findet ein ausführliches Gespräch statt.

Kieferorthopädie mit herausnehmbaren Geräten

Herausnehmbare Geräte bestehen in der Regel aus Kunststoff und Metall.

Einfache herausnehmbare Geräte wie die Aktiven Platten bestehen aus einem Plattenkörper und Halteelementen, die dafür sorgen, dass die lose Spange auch beim Sprechen im Mund hält. Durch die aktiven Elemente, bestehend aus Federn, Schrauben, Aufbissen oder Pelotten wirken Kräfte auf die Zähne und den Knochen. Es lassen sich auf diese Weise nicht nur einzelne Zähne sondern auch Zahngruppen bewegen. Hierbei ist das Wirkungsspektrum in der Regel auf den einzelnen Kiefer beschränkt.

Um eine Wirkung zwischen den Kiefern zu erzielen, müssen die Platten des Ober- und Unterkiefers durch eine schiefe Ebene, Aufbisse, Sporne, Gummizüge oder sonstiges verbunden werden. Auf diese Weise ist es möglich, die Kiefer harmonisch zueinander auszuformen und gleichzeitig das Wachstum eines oder beider Kiefer zu beeinflussen. Je nach Gestaltung der herausnehmbaren Apparatur ist bei noch nicht abgeschlossenem Wachstum des Patienten eine Wachstumshemmung oder eine Stimulation der Wachstumszonen möglich.

Beim Einsatz von so genannten funktionskieferorthopädischen Apparaturen wird die Gebissentwicklung auf natürlichem Wege stimuliert. Hierbei erfolgt durch eine veränderte Funktion (durch das Tragen dieses Gerätes) ein Reiz auf die Gewebe, der eine Anpassung der Gewebe an diese neue Funktion hervorrufen soll. Es werden Muskelkräfte auf die Zähne und die umgebenden Gewebe umgeleitet und übertragen; Weichgewebe, die die normale Gebissentwicklung hemmen könnten, werden abgeschirmt. Da das Gerät in der Regel passiv im Mund liegt, wird eine Überbelastung vermieden.

Ein Funktionskieferorthopädisches Gerät besteht in der Regel aus einer den Ober- und Unterkiefer fassenden Kunststoffbasis mit einer Sperrzone zwischen den Zahnreihen. Es liegt als „Gymnastikgerät" locker im Mund, teilweise mit Halteelementen, mit aktiven Klammern oder mit Schrauben.

Hauptziel der Anwendung dieser Apparatur ist die Beeinflussung des Wachstums, überwiegend des beweglichen und im Wachstum besser beeinflussbaren Unterkiefers. So wird diese Therapieform zur Korrektur einer Unterkieferrücklage, eines tiefen Bisses oder offenen Bisses, zur Korrektur eines zur Seite ver-

Vorteile

- Beginn der Behandlung schon im Wechselgebiss möglich
- gute Korrekturmöglichkeiten bei Rückbiss bzw. Vorbiss
- herausnehmbar, falls erwünscht (Essen, Sprechen)
- je nach Art der Apparatur besteht die Möglichkeit einer gewebeschonenden Beeinflussung der Kieferentwicklung
- kürzere Kontrollen beim Kieferorthopäden und längere Kontrollintervalle
- geringe Nebenwirkungen bei schlechter Mundhygiene
- kostengünstiger
- geringe Reparaturanfälligkeit (je nach Gerät)

Nachteile:

- relativ lange Behandlungszeit
- Erfolg ist von der Mitarbeit des Patienten abhängig
- Beeinträchtigung der Sprache
- überwiegend nur kippende Zahnbewegungen möglich
- für umfangreiche Zahnbewegungen eher ungeeignet
- nicht zu unterschätzen: die nervliche Belastung der Eltern, die in der Regel fortwährend an das Tragen der Zahnspange erinnern müssen

5.2 Vor- und Nachteile der herausnehmbaren Zahnspange

schobenen Unterkiefers und vielem mehr angewendet. Zu den bekanntesten funktionskieferorthopädischen Geräten gehören der **Aktivator,** der **Funktionsregler** („**Fränkel**") und der **Bionator.**

Bei der Therapie mit einer herausnehmbaren Spange sind die Kooperation und das Verständnis von Patienten und Eltern extrem gefordert, da die Apparatur oft nur wirkt, wenn sie sich mindestens 16 Stunden im Mund befindet. Patienten klagen häufig in den ersten Tagen über das anfänglich ausgeprägte Fremdkörpergefühl („Ich habe das Gefühl einen Tennisball im Mund zu tragen") und erliegen der Versuchung das Gerät weniger als gefordert oder gar nicht zu tragen. So verstreicht wertvolle Behandlungszeit und das Verhältnis zwischen Eltern, Patient und Behandler wird strapaziert, weil sich nur mäßiger oder gar kein Erfolg einstellt. Sollte das Tragen von herausnehmbaren Apparaturen nicht oder nur teilweise möglich sein, so macht es Sinn, dies so früh wie möglich anzuzeigen und gemeinsam nach Alternativen zu suchen.

In den ersten Tagen kommt es beim Tragen einer herausnehmbaren Spange zu erhöhtem Speichelfluss und zu teilweise erheblichen Sprachproblemen. Während sich der Speichelfluss nach kurzer Zeit reguliert, bedarf es einiger Anstrengung, sich mit einer herausnehmbaren Apparatur verständlich zu machen. Diese Probleme können bei regelmäßigem Üben nach ca. 2-3 Wochen überwunden werden. Selbstverständlich kann die geforderte Tragezeit zum Essen, zur Mundhygiene und in Ausnahmefällen (Sport, Spielen von Blasinstrumenten, Vorträge etc.) unterbrochen werden. Es empfiehlt sich die Kontrolle mit einer vom Patienten täglich auszufüllenden Tragekarte.
Die Kunststoffanteile der Apparaturen sind in nahezu allen Farben und Farbkombinationen erhältlich. Es können verschiedene Motive eingearbeitet werden. In vielen Praxen befinden sich Schaumodelle, die die Möglichkeiten der individuellen Gestaltung aufzeigt. So kann sich der Patient seine ganz eigene, einzigartige Zahnspange aussuchen.

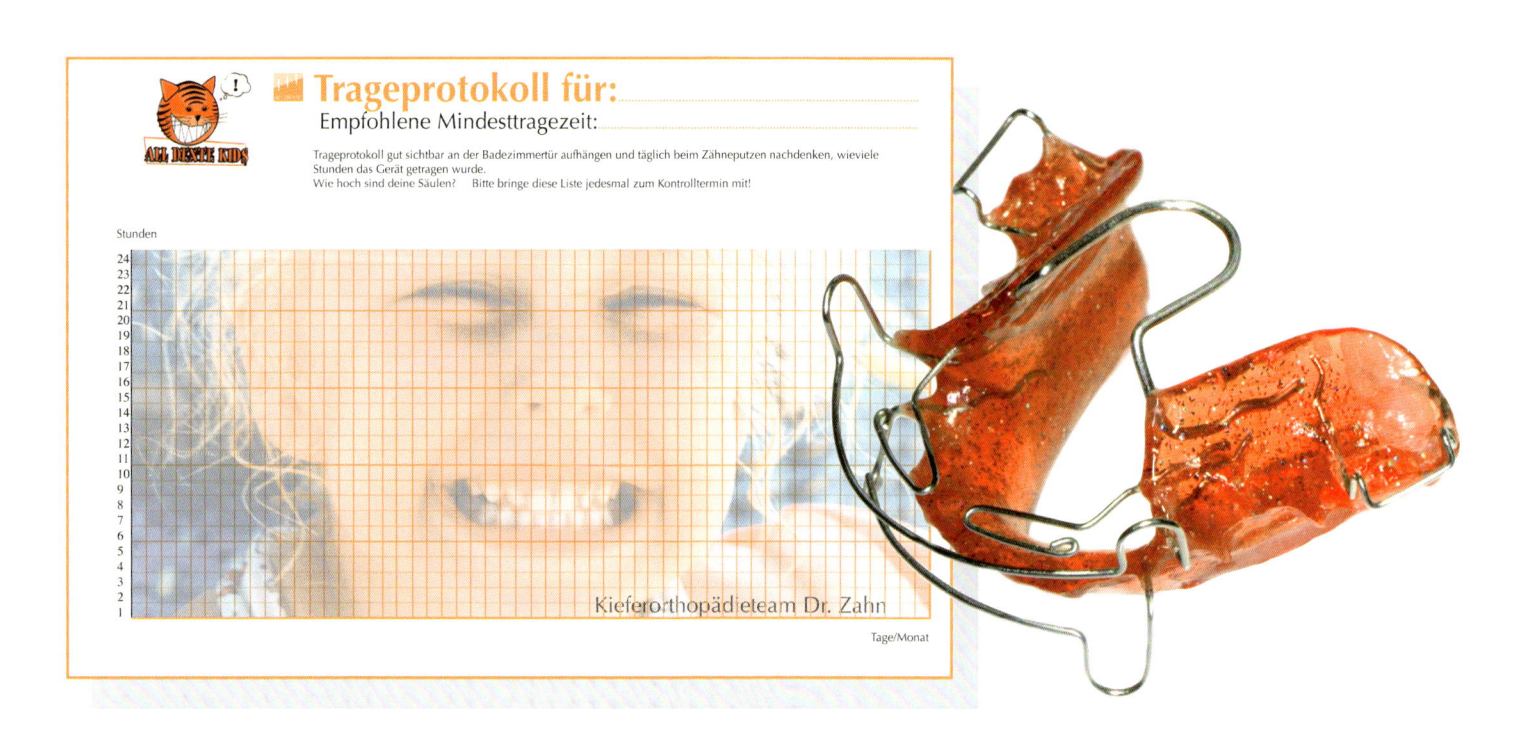

5.3 Trageprotokoll zur Überprüfung der Mitarbeit des Patienten

Verschiedene herausnehmbare Geräte zur Einzelkiefer- bzw. Zahnstellungskorrektur

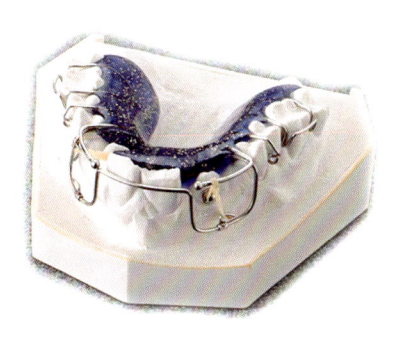

5.4 Eckzahneinordnung

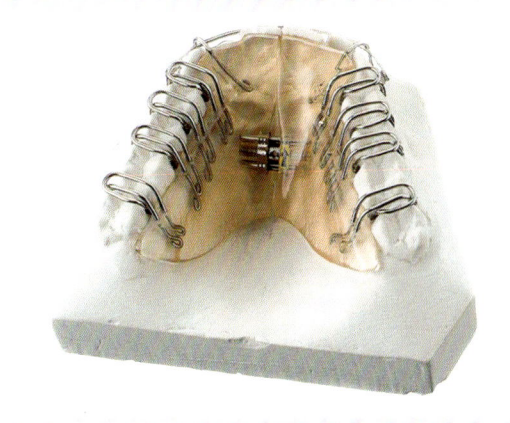

5.5 Einzelzahnbewegung mit Lorenzfedern

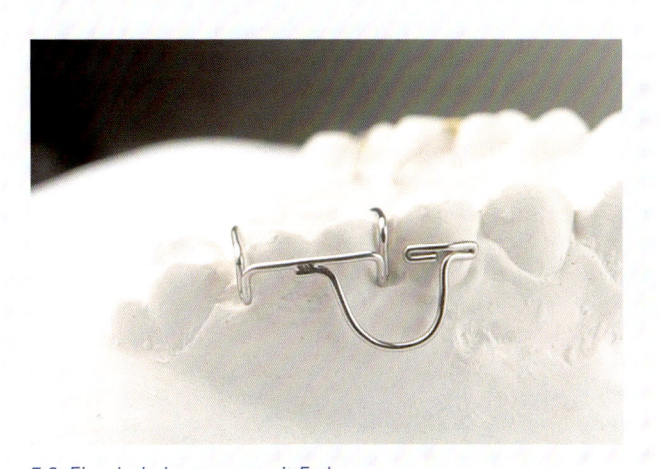

5.6 Einzelzahnbewegung mit Feder

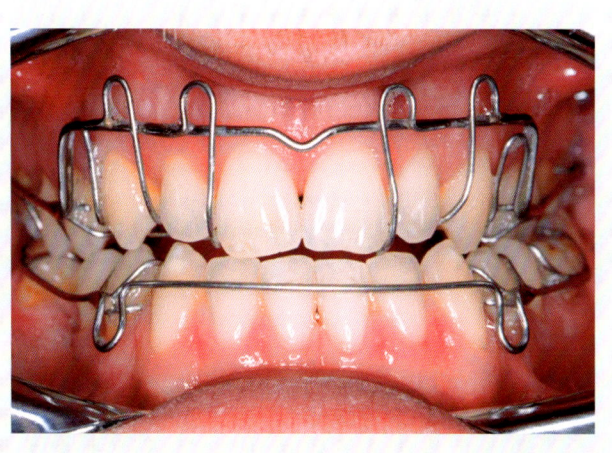

5.7 Crozat-Gerät

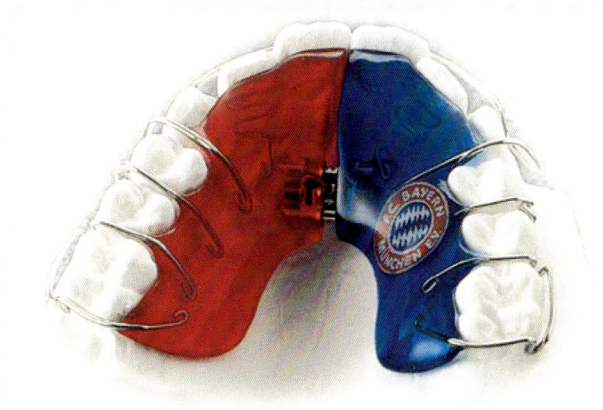

5.8 Schöne Zähne machen Spaß...

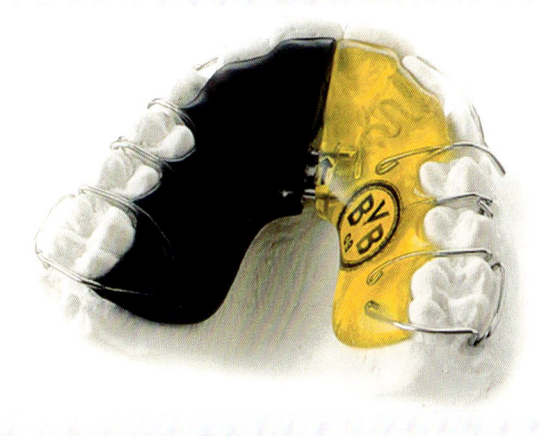

5.9 ...auch dem kleinen Fußballfan!

Verschiedene herausnehmbare Geräte zur Rückbisskorrektur

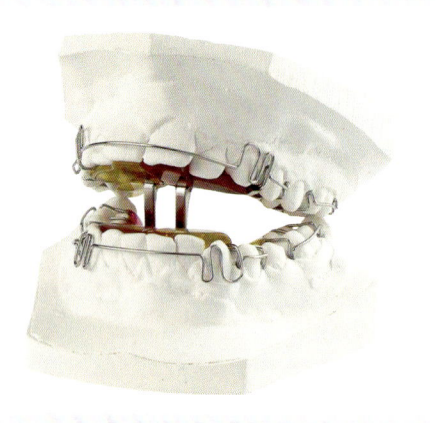

5.10 Vorschubdoppelplatte

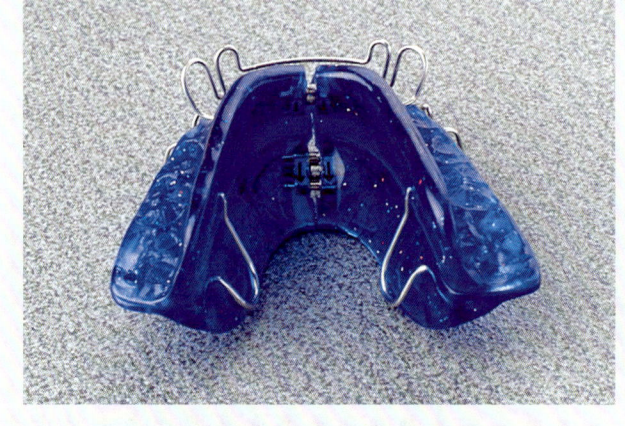

5.11 U-Bügel-Aktivator

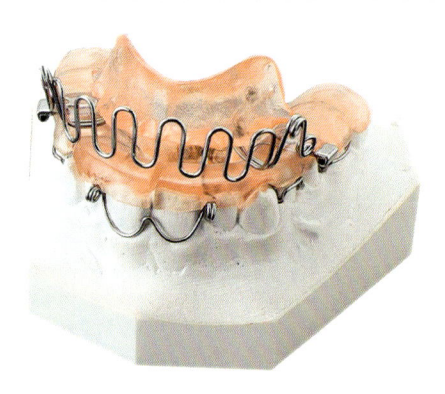

5.12 Hansaplatte

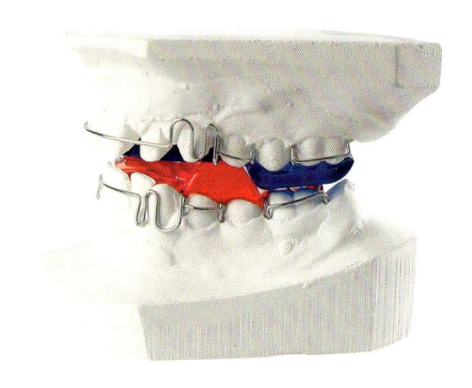

5.13 Twinblock

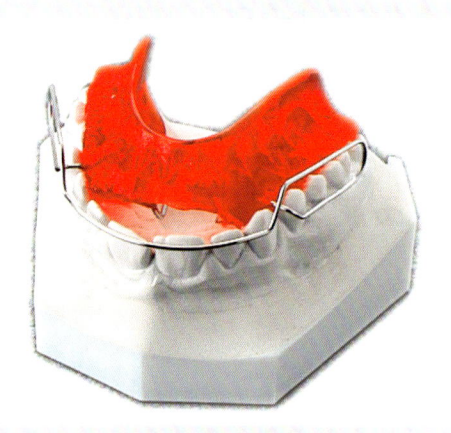

5.14 Bionator

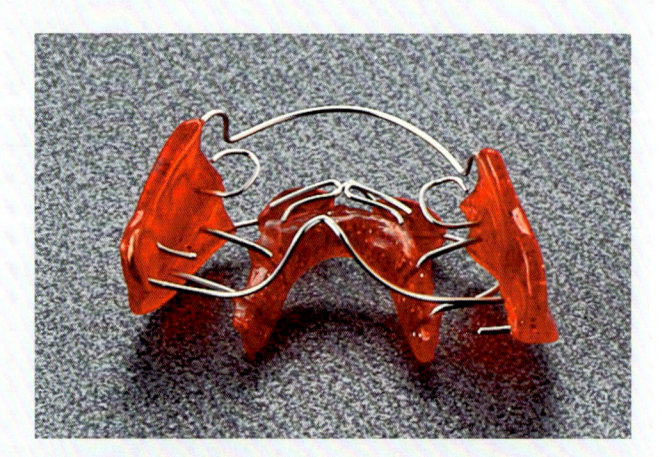

5.15 Funktionsregler Fränkel II

Verschiedene herausnehmbare Geräte zur:
- **Korrektur des Vorbisses**

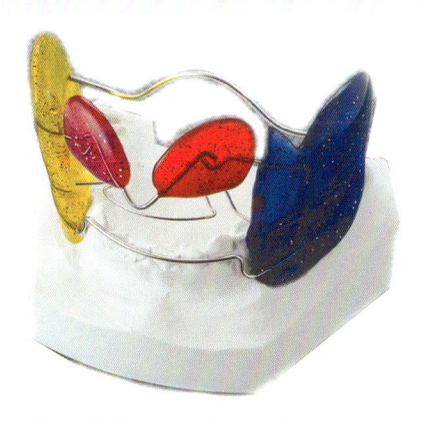

5.16 Funktionsregler Fränkel III

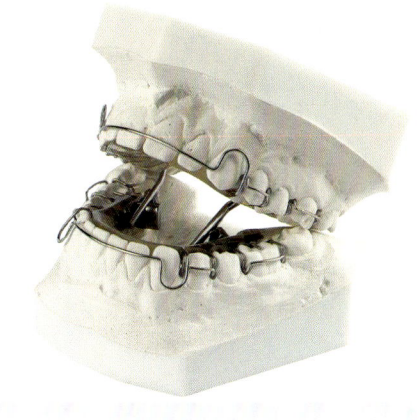

5.17 Rückschubdoppelplatte

- **Korrektur des Tiefbisses**

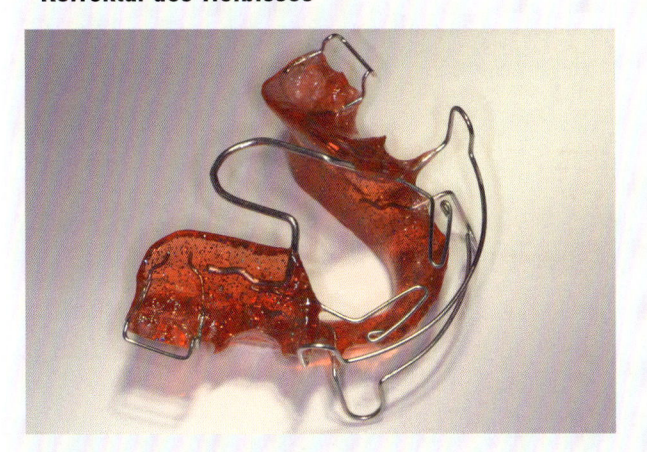

5.18 Aktivator zur Bisshebung

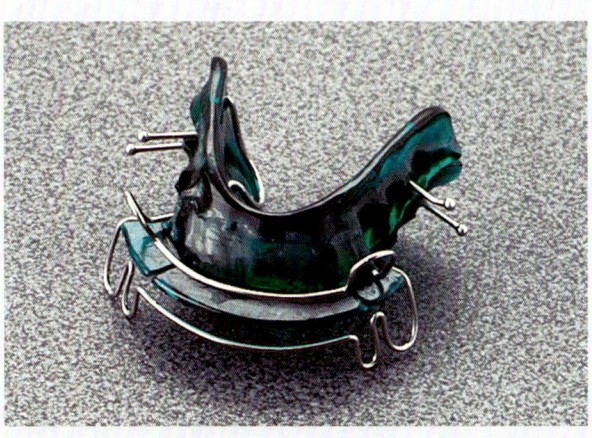

5.19 U-Bügel-Aktivator

- **Korrektur des offenen Bisses**

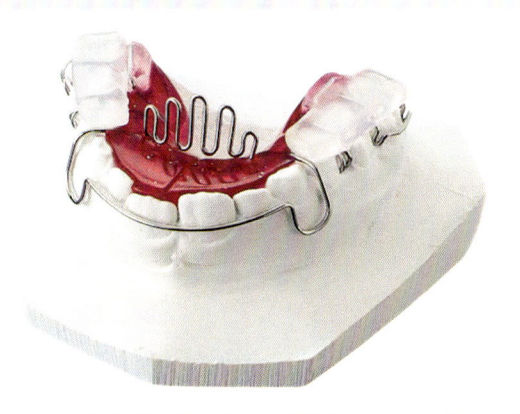

5.20 Oberkieferplatte mit (weichem) Aufbiss im Seitenzahnbereich

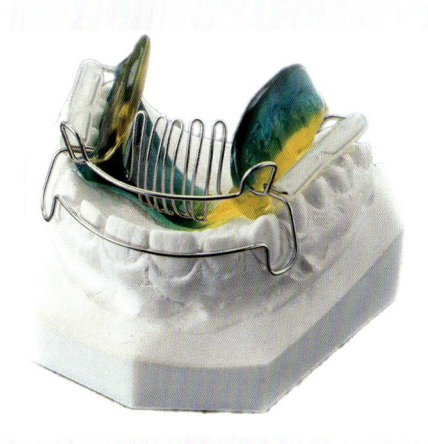

5.21 Elastisch-offener Aktivator

Kieferorthopädie mit festsitzenden Geräten

Kieferorthopädische Behandlung mit festsitzenden Geräten

Viele Behandlungen beinhalten den Einsatz von festsitzenden Apparaturen. Hierbei handelt es sich fast ausschließlich um Metallbänder, Brackets und Drähte (Bögen). Bänder und Brackets werden mit Hilfe von Kunststoff oder Zementen auf den Zähnen befestigt und stellen die Verbindung zu den aktiven Elementen, den Bögen, dar, die die Zähne in die gewünschte Richtung bewegen. Art und Ausmaß der Zahnbewegung sind abhängig von Material, Form und Stärke der auswechselbaren Drähte.

Wird ein Bogen in den Einkerbungen (Slots) der Bracket eingebunden, so ist der Bogen dadurch aktiv, dass er sich in seine Ursprungsform zurückstellen möchte. An ihm werden so die Brackets (und damit die Zähne) in die Idealposition gebracht. Dabei sollten geringe biologische Kräfte auf die zu bewegenden Zähne appliziert werden, die der Patient kaum wahrnimmt.

Je nach erfolgter Zahnbewegung können nach und nach die anfangs sehr dünnen, hochelastischen Drähte mit rundem Querschnitt gegen zunehmend stärkere Bögen mit viereckigem Querschnitt aus fester Legierung ausgetauscht werden.

Weitere gezielte Zahnbewegungen können dadurch erfolgen, dass der Kieferorthopäde spezielle Biegungen und Knicke in den Bogen einbringt.

Eine Vielzahl von Zahnstellungsanomalien (Drehstände, Wurzelkippungen, körperlich versetzte Zähne) sowie die meisten Erwachsenenbehandlungen lassen sich nur mit einer festsitzenden Zahnspange korrigieren.

Das Einsetzen einer festsitzenden Apparatur ist zeitintensiv. Zunächst müssen die ersten Backenzähne „separiert" werden. Das heißt, dass man in die Zwischenräume vor und hinter den ersten Backenzähnen kleine Gummiringe einsetzt, die dafür sorgen, dass ein kleiner Abstand vor und hinter diesen Zähnen eröffnet wird. So wird es einfacher, in der darauf folgenden Sitzung die Bänder auf die ersten Backenzähne zu platzieren. In dieser Sitzung werden auch die Brackets auf die Zähne geklebt und die ersten Drahtbögen eingesetzt. Die Genauigkeit, mit der dies geschieht, hat großen Einfluss auf das Endergebnis. Es ist wichtig, dass für diese Sitzung ausreichend Zeit und Ruhe zur Verfügung steht. Aus organisatorischen Gründen ist es meist notwendig, diese Sitzung an einem Vormittag zu terminieren.

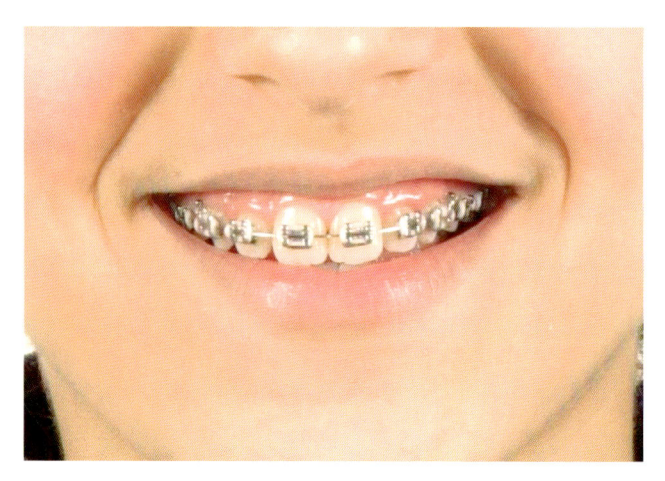

5.22 Metallbrackets sind sichtbar.

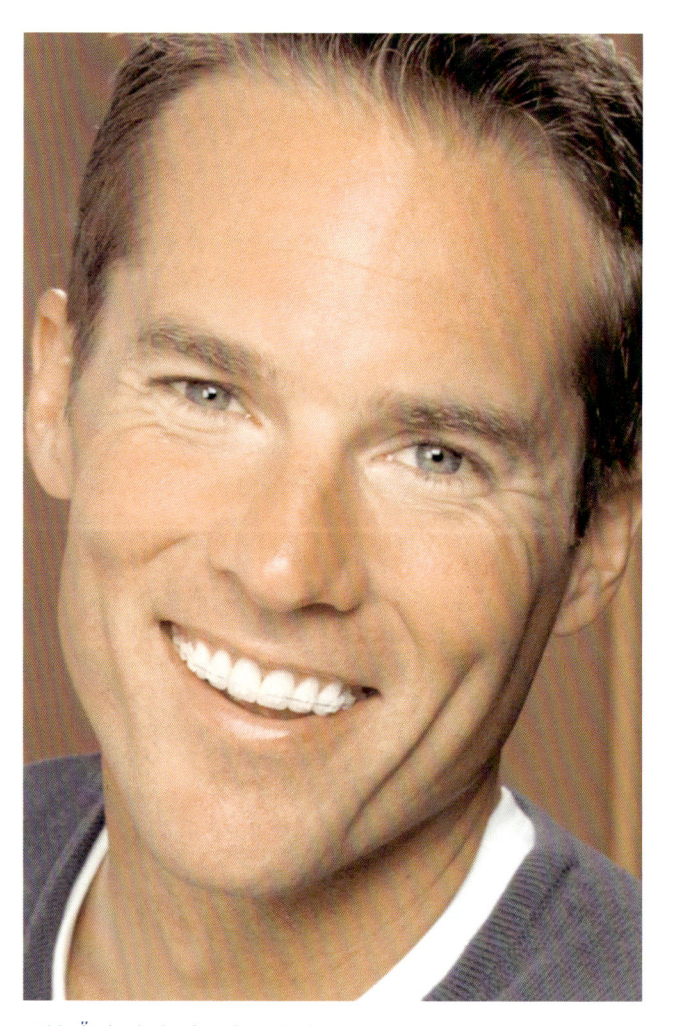

5.23 Ästhetische festsitzende Apparatur – kaum sichtbar

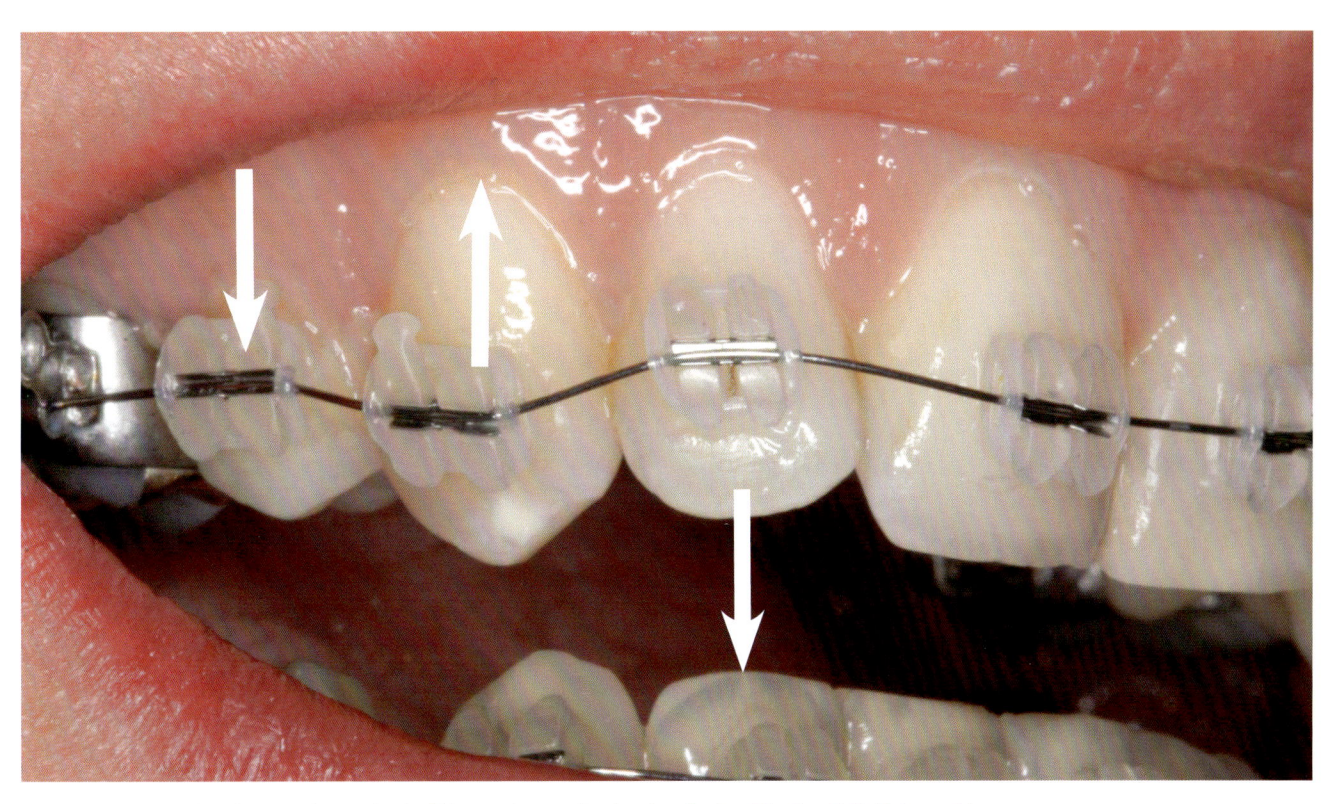

5.24 Hier ist sehr deutlich zu sehen, wie der Führungsbogen durch seine Rückstellkraft auf die Zähne wirkt.

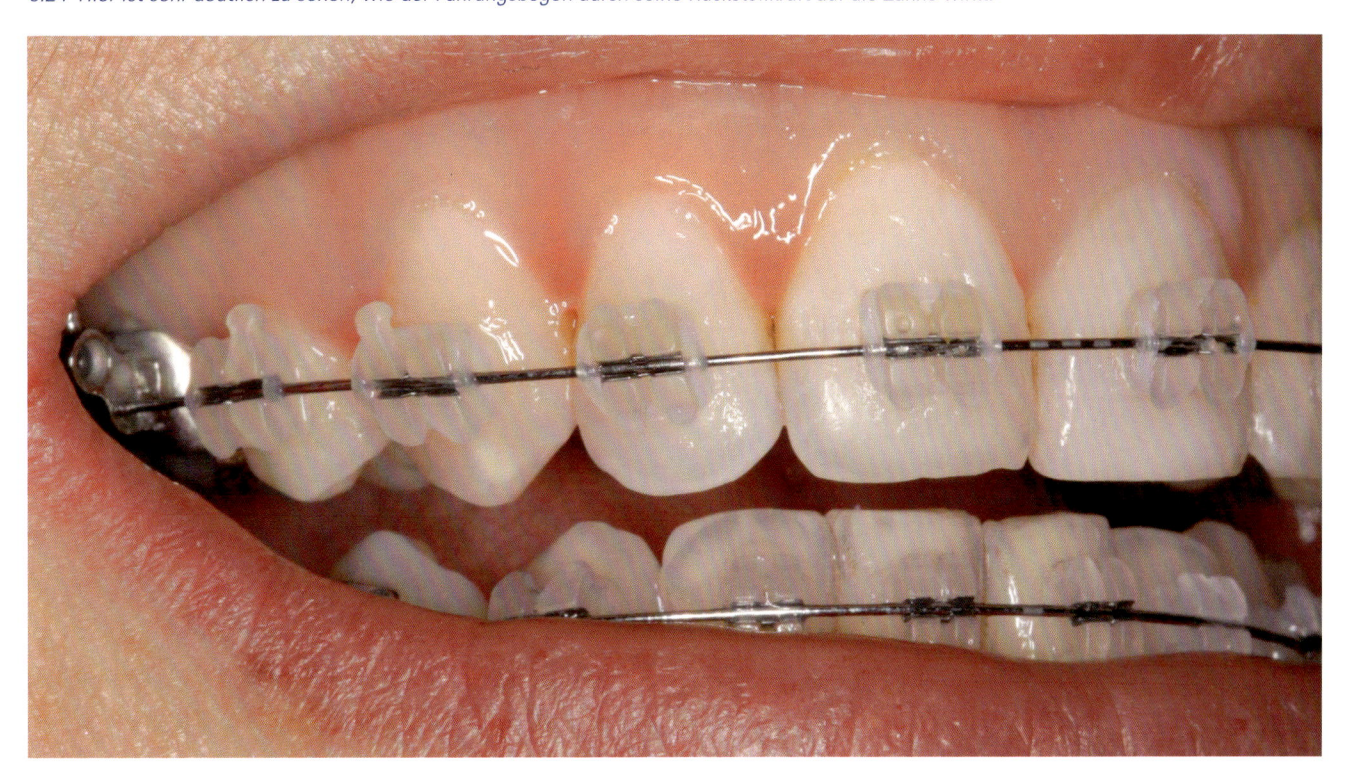

5.25 Zustand nach 3 Monaten

Wie wird eine feste Zahnspange eingesetzt?

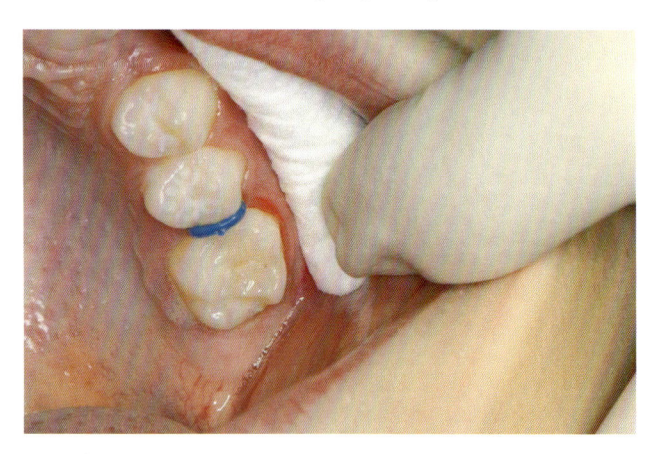

5.26 Separieren der ersten Mahlzähne, so haben die Metallbänder, die bei dem nächsten Termin eingesetzt werden, Platz.

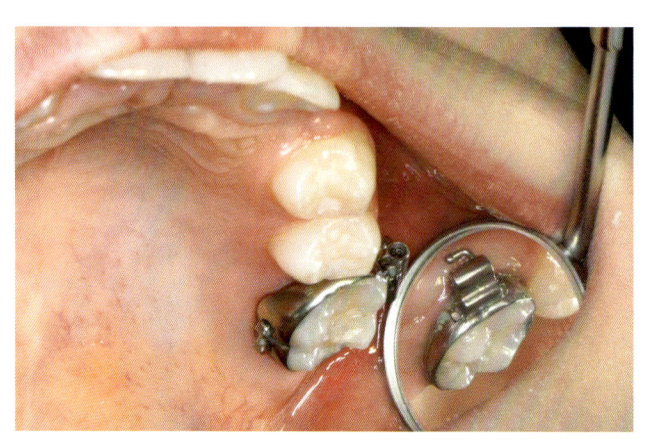

5.27 Die Bänder werden angepasst und mit Zement eingesetzt; ein perfekter Sitz ist wichtig für die Therapie, reduziert das Risiko von Entkalkungen des Zahnes und Lockerung des Bandes.

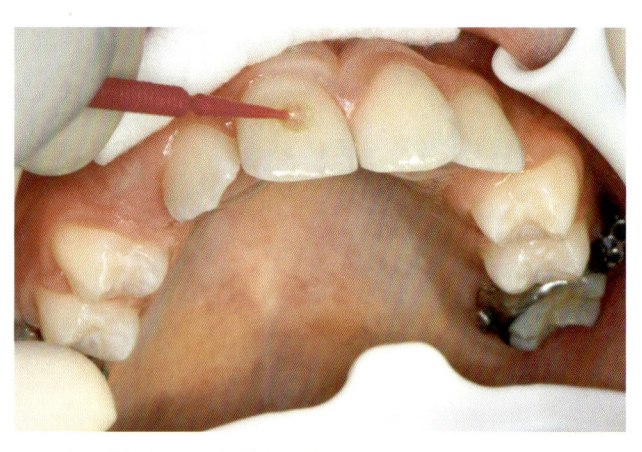

5.28 Konditionierung des Schmelzes

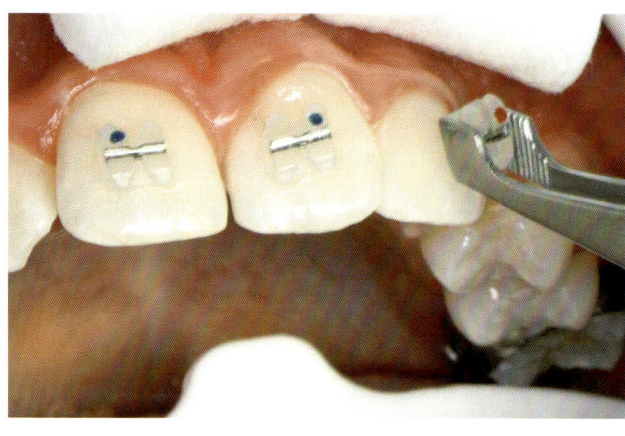

5.29 Die Brackets werden mit Kunststoff auf die Zähne geklebt, sie lassen sich später sehr einfach wieder entfernen.

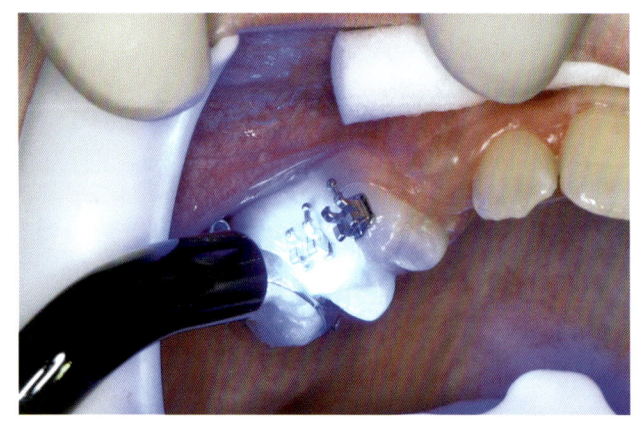

5.30 Aushärtung des Kunststoffes mit Lichtenergie - alternativ werden häufig Kleber eingesetzt, die ohne Anwendung der Lampe aushärten.

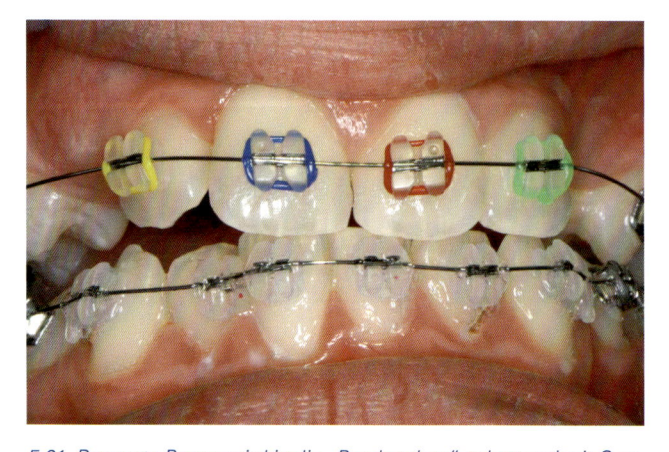

5.31 Der erste Bogen wird in die „Bracketslots" gelegt und mit Gummi- oder Drahtligaturen festgebunden.

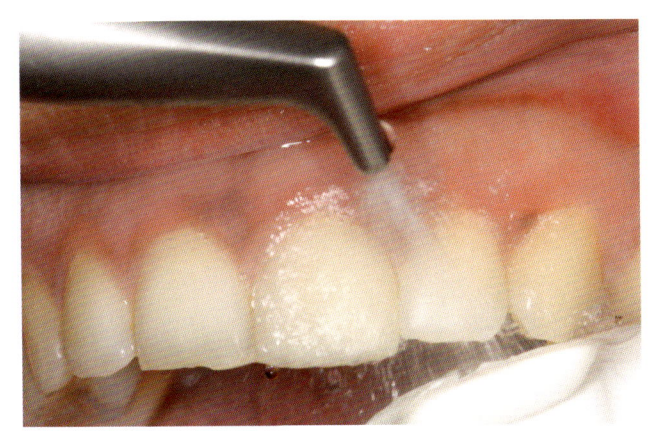

5.32 Es empfiehlt sich vor dem Einsetzen der festen Zahnspange eine gründliche Reinigung der Zähne (hier mit einem Pulverstrahlgerät).

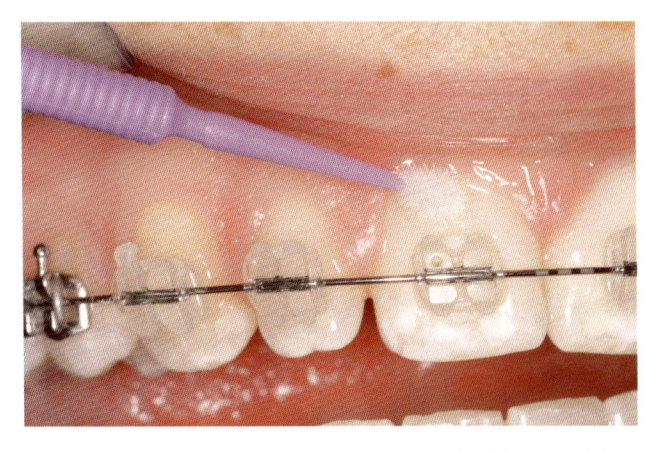

5.33 Die Bracketumfeldversiegelung schützt die Zähne langfristig durch einen Lack - sie kann sowohl <u>vor</u> als auch <u>nach</u> dem Aufsetzen der Brackets erfolgen.

+

- schwierige Zahnbewegungen wie körperliche Zahnbewegungen, Rotationen gedreht stehender Zähne oder gezielte Wurzelbewegungen sind möglich
- Zahnbewegungen laufen präziser und kontrollierter ab
- kein Verlieren oder Vergessen der Zahnspange
- kürzere Behandlungszeit
- Behandlungserfolg ist sicherer
- kaum Beeinträchtigung beim Sprechen
- kein täglicher „Stress" zwischen Eltern und Kindern

−

- höherer Anspruch an die Mundhygiene des Patienten
- der spätere Behandlungsbeginn gegen Ende oder nach Abschluss des Zahnwechsels schränkt die Möglichkeit der Wachstumsbeeinflussung der Kiefer ein
- kann als kosmetisch störend empfunden werden (je nach Art der Apparatur)
- der Zeitaufwand ist größer und die Kontrolltermine erfolgen in kürzeren Intervallen
- kostenintensiver
- gewissenhafte Mitarbeit beim Tragen von elastischen Gummizügen erforderlich

Vor- und Nachteile der festsitzenden Zahnspange

Warum soll ich Gummizüge einhängen?

Sicherlich ist es wichtig, dass sowohl der obere als auch der untere Zahnbogen schön ausgeformt sind. Nur, was wäre, wenn die beiden Zahnbögen beim Zubeißen nicht zusammenpassen? Entweder beißen die Zähne dann falsch oder sogar in einigen Bereichen gar nicht aufeinander. Dieser falsche Biss kann dauerhaft zu Kiefergelenkproblemen oder zu großen Belastungen einzelner Zähne führen.

Ideal ist es natürlich, wenn die oberen und unteren Zähne wie Zahnräder ineinander passen. Tun sie es nicht, so kann durch eine Verbindung zwischen oberen und unteren Zähnen diese Verzahnung erreicht werden. Die günstigste und einfachste Möglichkeit ist hierbei meist das Tragen von elastischen Gummizügen, die die gewünschten Kräfte auf die Zähne bringen.

Wie lange sollten Gummizüge am Tag getragen werden?

Um eine Wirkung zu erreichen, müssen diese Gummizüge rund um die Uhr getragen werden, nur zur Zahnpflege und zum Essen werden sie herausgenommen. Da die Gummiringe im Laufe der Zeit ihre Elastizität verlieren, sollten täglich frische Gummis eingesetzt werden.

Kommt man nicht auch zum Ziel, wenn man die Gummizüge nur nachts trägt?

Werden Gummizüge zu wenig getragen (z. B. nur in der Nacht) so ist meist keine oder nur eine sehr schwache Wirkung zu beobachten. Die Therapie verlängert sich dabei unnötig. In diesem Falle ist es sinnvoll, rechtzeitig entweder die Tragezeit zu erhöhen (Kontrolle durch Eltern) oder eine alternative Behandlungstechnik einzusetzen.

Leider werden diese alternativen, komfortablen Techniken in der Regel nicht von den gesetzlichen Krankenkassen bezahlt. Es ist jedoch meist sinnvoll, einmalig in die Therapieumstellung zu investieren. Dies reduziert nicht nur die nervliche Belastung der Eltern, sondern auch die Behandlungszeit. Da bei den Patienten mit schlechter Mitarbeit die Mundhygiene oft ebenfalls vernachlässigt wird, ist eine zügige Behandlung zum Schutz der Zahnhartsubstanz notwendig. Auf diese Weise kann durch rechtzeitige Umstellung ein gutes Ergebnis erzielt werden, ohne die Zähne unnötig lange zu strapazieren.

Eine vertrauensvolle Zusammenarbeit zwischen Patient, Eltern und Kieferorthopäde ist aus diesem Grund die Grundvoraussetzung einer erfolgreichen Therapie.

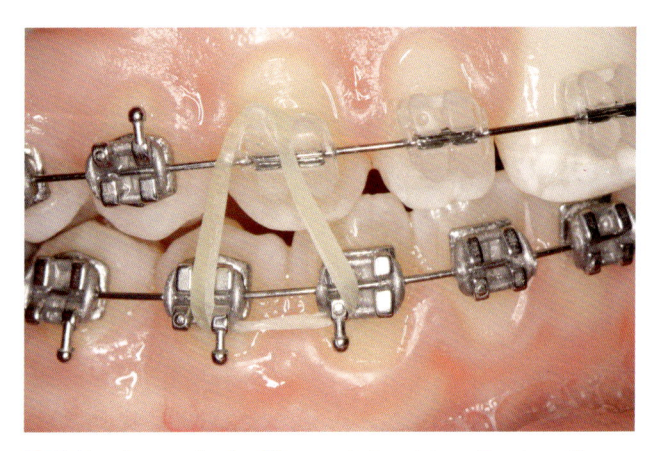

5.34 Um einen optimalen Biss zu erhalten, ist es oft notwendig, Gummizüge zwischen Ober- und Unterkiefer zu tragen.

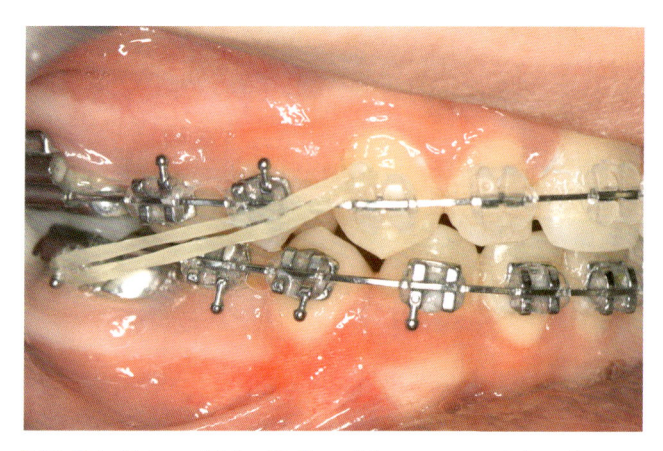

5.35 Dabei ist es wichtig, die Gummizüge genau nach Anweisung einzuhängen und zu tragen.

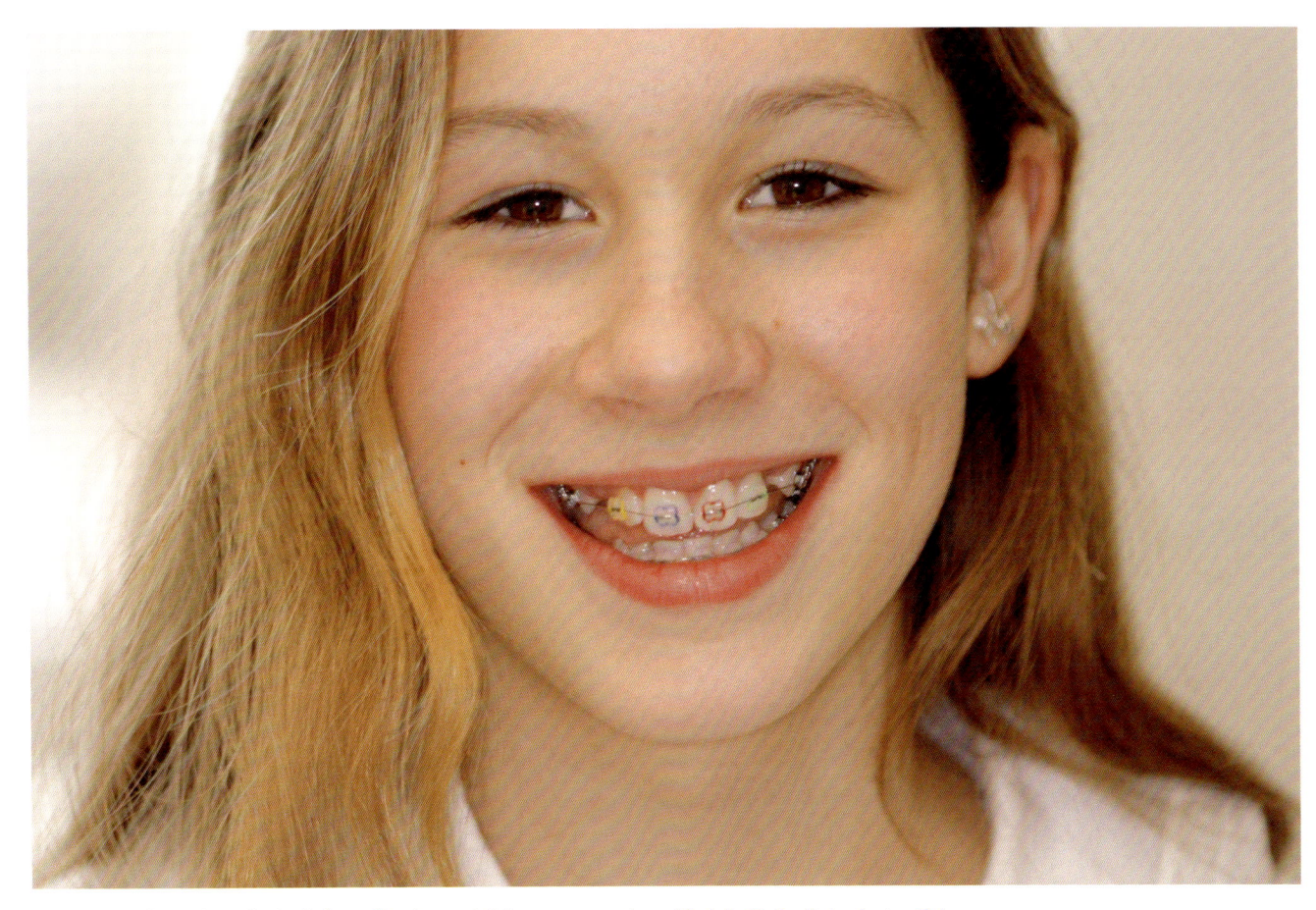

5.36 Bunte Gummis und zahnfarbene Brackets erleichtern so manchem Kind die Zeit mit der festen Zahnspange.

Wie wird die feste Zahnspange entfernt?

Die Entfernung der Brackets und der Metallbänder ist in der Regel unproblematisch. Da die mit Kunststoff auf die Zähne geklebten Metallplättchen sehr empfindlich auf Scherkräfte reagieren, ist es ein Leichtes, die Verbindung zwischen Zahn und Bracket durch geringes Verbiegen der Brackets zu lösen. Die Entfernung von Keramikbrackets ist wegen der erhöhten Bruchgefahr dieser Plättchen schwieriger und sehr viel zeitintensiver. Bei Bruch der Brackets erfolgt die Entfernung der verbleibenden Reste durch die vorsichtige Verwendung rotierender Diamantschleifkörper.
Die Metallbänder lassen sich sehr leicht durch kurzes Abheben mit einer speziellen Zange entfernen.

Nach dem Lösen der Brackets werden die Kunststoffreste, die auf der Oberfläche des Zahnschmelzes verblieben sind, vorsichtig mit Schleifkörpern entfernt, welche den Zahnschmelz nicht verletzen. Eine gründliche Zahnpolitur und die Fluoridierung der Zähne schließen den Prozess der Zahnspangenentfernung ab.

Die Entfernung der festsitzenden Apparatur ist nicht schmerzhaft, erfordert jedoch aufgrund der sorgfältigen Entfernung der Kunststoffreste und Reinigung der Zähne etwas Geduld seitens des Patienten.

Dauer einer kieferorthopädischen Behandlung

"Wann bekomme ich meine Zahnspange heraus?" Dies ist eine der meistgestellten Fragen in der kieferorthopädischen Praxis.

Die Frage nach der Dauer einer kieferorthopädischen Behandlung ist nicht allgemeinverbindlich zu beantworten. Das Ausmaß der zu bewerkstelligenden Zahnbewegungen und die Geschwindigkeit der Reaktion der beteiligten Gewebe sind von Patient zu Patient unterschiedlich und haben natürlich Einfluss auf die Behandlungsdauer.

Die Mehrzahl der Fälle beinhaltet jedoch Phasen, in denen die Dauer der Behandlung von der Mitarbeit des Patienten abhängig ist, nämlich dann, wenn herausnehmbare Geräte oder aber elastische Gummizüge während der Behandlung mit einer festsitzenden Apparatur zum Einsatz kommen. Das exakte Befolgen der Trageanweisungen dieser Geräte reduziert nicht nur die Gesamtdauer der Behandlung unter Umständen um Monate, es ist viel mehr Grundvoraussetzung für das Erreichen eines guten Ergebnisses.

Generell kann man sagen, dass sich die Zähne junger Patienten (bis zum Abschluss der Pubertät) schneller bewegen lassen als die von Erwachsenen.

In diesem Zusammenhang muss auf die Tatsache hingewiesen werden, dass die Fortschritte einer Behandlung keinem linearen Verlauf folgen. Zu Anfang der Therapie bewegen sich die Zähne relativ schnell in eine Position, die aus der Sicht des Laien der Endposition sehr ähnelt. Das kann unter Umständen schon nach wenigen Monaten der Fall sein. Wichtig ist es nun durchzuhalten, denn die Zähne zwischen Ober- und Unterkiefer müssen korrekt ineinander verzahnt werden und die Wurzeln der einzelnen Zähne in die richtige Position gebracht werden. Diese Phase kann, für den Patienten nicht sichtbar, die Dauer von einem Jahr deutlich überschreiten, ist jedoch wichtig für die Endstabilität und die Funktion des Kauorgans.

Als grober Richtwert für die gesamte Behandlung kann eine Dauer von drei bis vier Jahren angegeben werden.

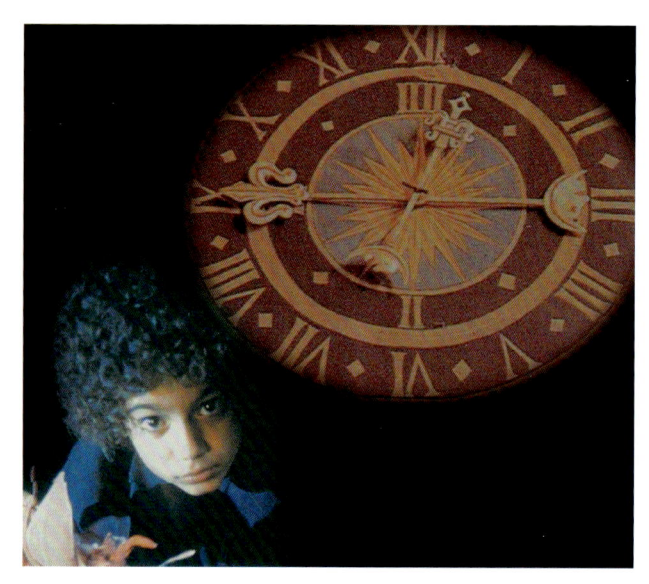

5.37 Momo in der Geschichte von Michael Ende versteht sich darauf, Zeit sinnvoll zu nutzen.

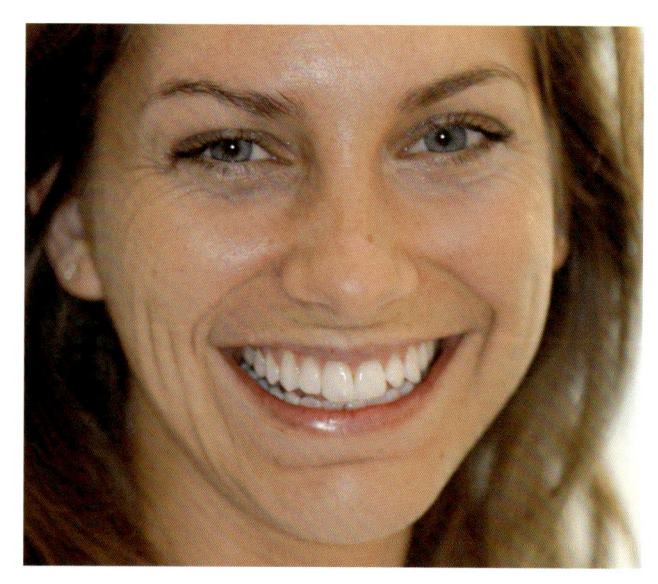

5.38 Zeit ist relativ; mit Geduld kommt man zum Ziel.

Kieferorthopädische Behandlung und Ernährung

Der Patient mit einer festsitzenden Apparatur muss in einigen Punkten seine Ernährung umstellen. Erhöhte Beweglichkeit der Zähne, Frühkontakte und leichte Empfindlichkeiten beim Kauen können in wenigen Fällen zu Beginn der Behandlung zur Gewichtsabnahme führen. Es empfiehlt sich daher in den ersten Tagen, weiche Kost zu sich zu nehmen. Wer einmal mit anderen Augen durch den Supermarkt läuft, dem eröffnet sich eine große Palette an Nahrungsmitteln, die sowohl weich als auch gesund sind (Suppen, Joghurt, weiches Obst u.s.w.).

Der Verzehr von extrem harten Lebensmitteln sollte vermieden werden, da es durch Scherkräfte zum Ablösen von Brackets kommen kann. Dies kann zu einer verlängerten Behandlungszeit und höheren Kosten führen.
Äpfel und andere harte Lebensmittel sollten nicht mit den Frontzähnen abgebissen, sondern in kleine Stücke geschnitten werden. Schokolade mit ganzen Nüssen (Scherkräfte!) müssen von der Einkaufsliste gestrichen und auf zuckerhaltige und zudem zähe oder klebrige Nahrungsmittel (z.B. Lakritz, karamelhaltige Schokoladenriegel) sollte während der gesamten Behandlung verzichtet werden, da sie die Reinigung der Zähne erheblich erschweren.
Kaugummi darf weiterhin gekaut werden, es kann sogar in einigen Fällen die kieferorthopädische Behandlung und die Zahnreinigung unterstützen. Allerdings muss es von fester Konsistenz und vor allem zuckerfrei sein.
Hochmoderne medizinisch optimale High-Tech Drähte mit Titan-Anteil besitzen eine Eigenschaft, die im Fachjargon mit „Thermoelastizität" bezeichnet wird. Das bedeutet, dass der entsprechende Draht in bestimmten Temperaturbereichen intensiver wirkt. In diesem Fall werden die Patienten über die Wirkungsweise des entsprechenden Drahtes informiert. So kann z.B. beim Verzehr von heißen Suppen der Druck des Bogens zunehmen, was der Patient spürt, aber völlig unproblematisch ist.

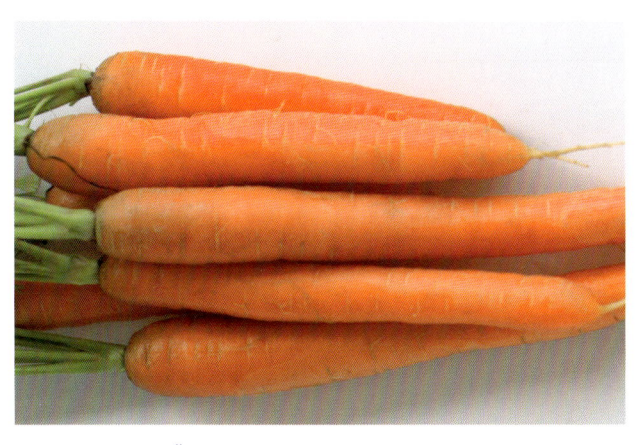

5.40 ... und auch Äpfel und Möhren gehören zu den eher harten Lebensmitteln.

- **Äpfel und andere harte Lebensmittel nicht mit der Front abbeißen, sondern in kleine Stücke schneiden**
- **keine klebrigen Speisen**
- **kein Popcorn, ganze Nüsse oder harte Brotkrusten**
- **zuckerfreies Kaugummi ist in der Regel erlaubt**

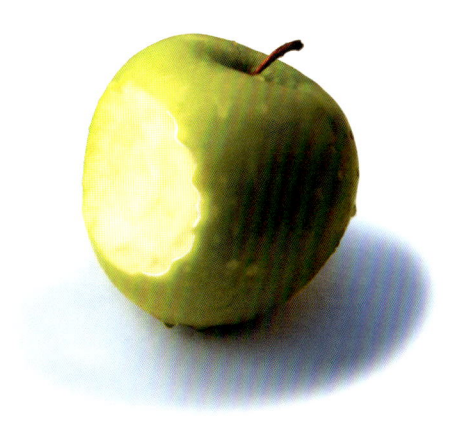

5.39 Schokolade mit ganzen Nüssen sollte gemieden werden...

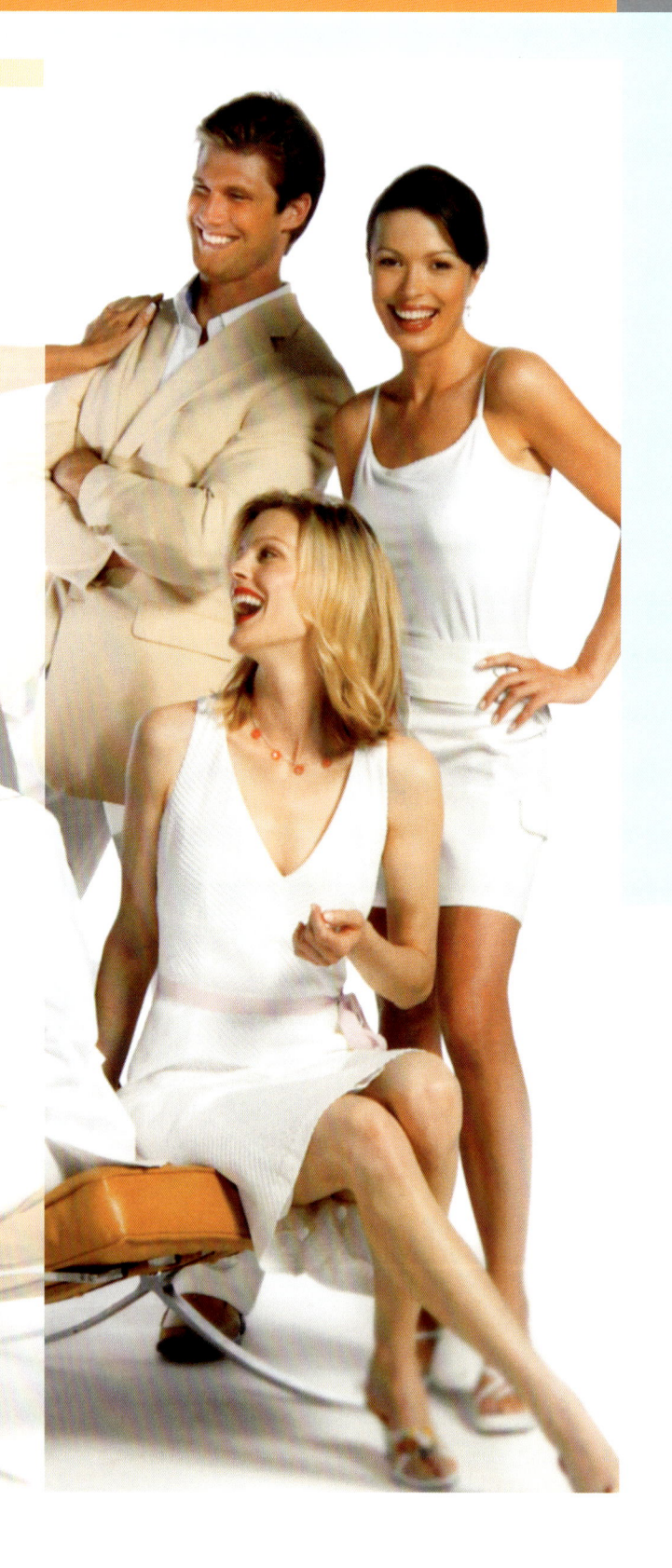

6 Kieferorthopädische Behandlung für Erwachsene

- Kieferorthopädie ist keine Frage des Alters, sondern der Einstellung.

- Häufigstes Behandlungsmotiv ist die Ästhetik, zweithäufigstes ist der Wunsch nach langfristigem Erhalt der eigenen Zähne.

- Auch kurze Kompromissbehandlungen zur Verbesserung der Ästhetik der Zahnreihen und des Lächelns sind möglich.

- Nach Abschluss des Wachstums ist eine kieferorthopädische Verschiebung der Kiefer (Rückverlagerung, Vorverlagerung) nicht mehr zu erreichen, hier besteht die Möglichkeit einer kieferorthopädisch-kieferchirurgischen Kombinationsbehandlung; die Zähne können jedoch lebenslang bewegt werden.

- Oft ist es sinnvoll, vor einer prothetischen Versorgung die betroffenen Zähne in belastungsstabile und ästhetisch optimierte Positionen zu bringen.

- Das erreichte Ergebnis sollte mit einem speziellen Edelstahl- oder Golddraht (Retainer) gehalten werden.

- In den Kapiteln „Ästhetik" und „Verbesserte Behandlungsmethoden" werden unauffällige Behandlungsgeräte vorgestellt, die besonders in der Erwachsenenbehandlung an Bedeutung gewonnen haben.

Kieferorthopädische Behandlung für Erwachsene

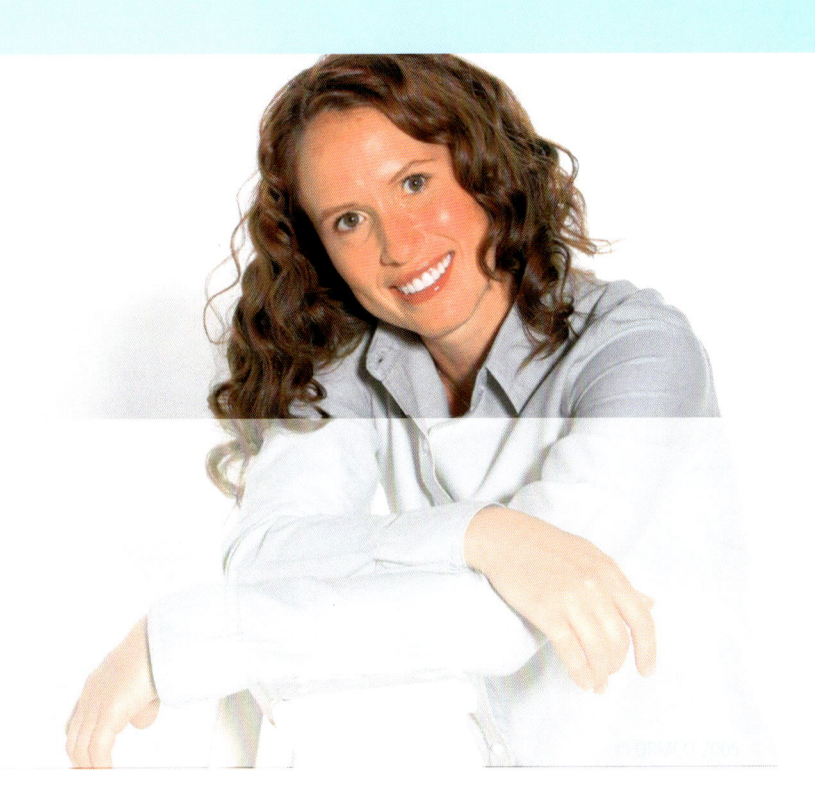

6.1	Kieferorthopädie - eine Frage des Alters?	74
6.2	Grundsätzliche Schwierigkeiten der Erwachsenenbehandlung	76
6.3	Patientenfallbeispiele	77

Kieferorthopädie – eine Frage des Alters?

Kieferorthopädie ist keine Frage des Alters, sondern der Einstellung! Gerade die kieferorthopädische Behandlung von Erwachsenen erweist sich in vielen Fällen als hilfreich für die Behebung einer Vielzahl von Problemen:

- unansehnliche Frontzähne können zu einer ästhetisch schönen Zahnreihe umgestellt werden
- Zahnlücken können geschlossen werden
- gekippte Zähne werden vor Zahnersatz aufgerichtet
- bei stark reduzierter Zahnzahl können Zähne vor Zahnersatz strategisch günstig verteilt werden
- die Verzahnung kann verbessert werden
- kieferorthopädische Maßnahmen schützen vor Parodontose und können teuren Zahnersatz überflüssig machen
- Kieferorthopädie kann Kiefergelenkerkrankungen vorbeugen oder diese beheben
- die Mundhygiene kann erleichtert werden
- das Gesichtsprofil kann deutlich verbessert werden

HEIMLICHE TRENDS

PROMINENTE SPANGENTRÄGER
„Bin ich nicht ein steiler Zahn?"

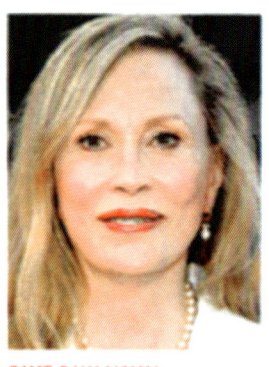

FAYE DUNAWAY
Die „Chinatown"-Mimin, 63, lässt sich die Lücke zwischen ihren Schneidezähnen per Zahnspange richten. „Ich bin froh, dass ich mich endlich dazu entschieden habe", sagt sie.

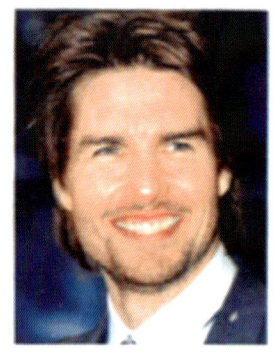

TOM CRUISE
Zur Premiere seines Films „Minority Report" zeigte sich der Schauspieler, 42, mit einem durchsichtigen Spangen-Modell – und löste bei Kollegen prompt einen Trend aus.

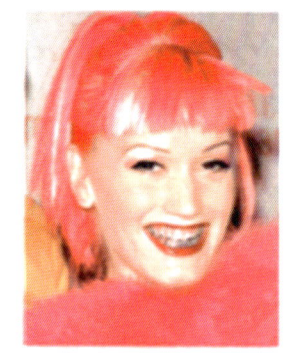

GWEN STEFANI
Die „No Doubt"-Frontfrau, 34, versteht es, sich mit ihren wechselnden Looks ständig neu zu inszenieren. „Die Zahnspange macht mich gleich viel jünger", erklärt sie.

Quelle: Burda Verlag

Aufgrund eines höheren ästhetischen Bewusstseins in der Gesellschaft und wegen der wissenschaftlichen Fortschritte, die eine unauffällige und zügige Zahnkorrektur möglich machen, lassen sich immer mehr Erwachsene ihre Zahnfehlstellungen therapieren.

Die häufigsten Behandlungsmotive sind die Ästhetik (über 70%) und der Wunsch nach langfristigem Zahnerhalt (über 60%).

Ein attraktives Äußeres wird mit beruflichem Erfolg, Prestige und erleichterten sozialen Kontakten verbunden. Ein schönes Lachen mit gesunden und weißen Zähnen macht das Leben einfacher. Es schafft Selbstbewusstsein und demonstriert jugendliche Vitalität.

Nicht selten beeinträchtigt eine kleine Lücke oder ein schief stehender Zahn das herzliche „vollmundige" Lachen über Jahre hinweg, während diese Probleme durch eine kleine kieferorthopädische Therapie in kurzer Zeit zu beheben ist.

Oft werden aber auch mangelnde Kaufunktion und unzureichende Zahnästhetik so lange toleriert, bis sich weitere durch die Fehlstellung hervorgerufene Probleme einstellen und den Patienten in die kieferorthopädische Praxis führen.

Typisches Beispiel ist hier der „Tiefe Biss". Beißen untere Frontzähne in die Gaumenschleimhaut und werden dabei vollständig von den oberen Frontzähnen überdeckt, so hat dies im jugendlichen, gesunden Gebiss zunächst keine großen Beeinträchtigungen zur Folge. Oft ist zu diesem Zeitpunkt die Gebisssituation ästhetisch nicht besonders negativ auffällig. Über die Jahre hinweg kann es jedoch durch die große Belastung des Zahnbettes der oberen Frontzähne zu einem Zahnfleisch- und Knochenabbau kommen. Die inneren Wurzeloberflächen werden dabei entblößt, und durch das geschwächte Zahnbett kann es zu einem Kippen der Zähne und zur Lückenbildung kommen. Damit geht oft ein erschwerter Lippenschluss einher, bei dem sich die untere Lippe zwischen oberen und unteren Frontzähnen einlagert und durch diesen geringen, aber permanenten Lippendruck der Kippstand der Zähne verstärkt. Die Lücken werden größer, der frühe Zahnverlust ist die Folge.

Der kieferorthopädischen Behandlung sollte ein ausführliches Gespräch vorangehen. In diesem hat der Patient die Gelegenheit, seine Vorstellungen und Wünsche bezüglich des Behandlungsziels und der kieferorthopädischen Therapie darzulegen. Der Kieferorthopäde kann auf die Möglichkeiten und Prioritäten des Patienten eingehen und ihm die individuellen Wege zum Ziel aufzeigen. Es werden auch die eventuellen Unannehmlichkeiten und Probleme der Therapie erläutert.

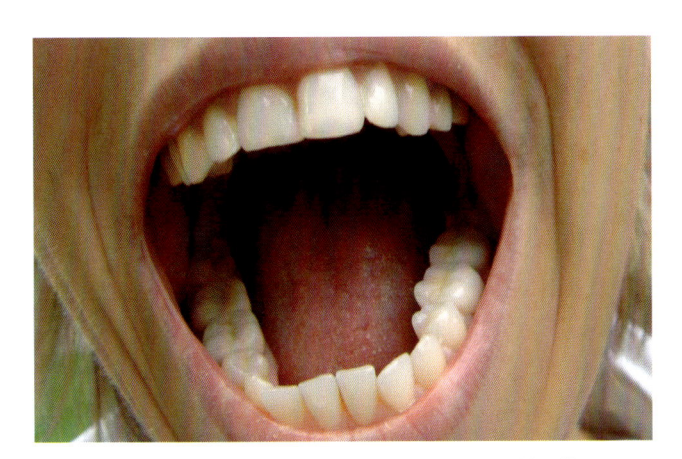

6.1 Immer mehr Menschen lassen heutzutage Zahnfehlstellungen regulieren. Dabei reicht die Skala von der ästhetischen Regulierung bis hin zur Korrektur einer schwerwiegenden Zahnfehlstellung, die das Kauen über Jahre beeinflusste.

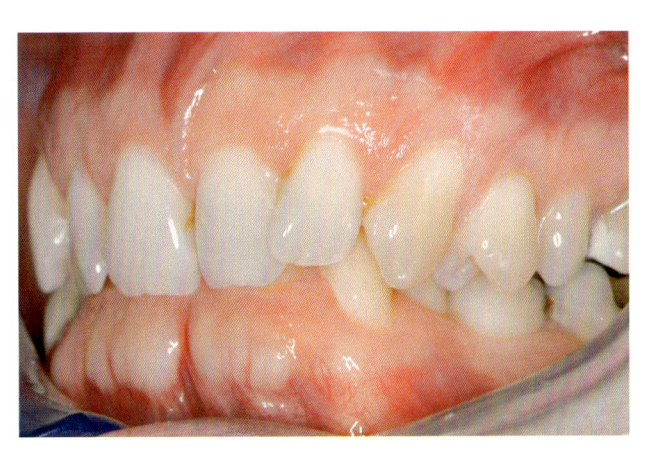

6.2 Tiefer Biss/Deckbiss: Die unteren Frontzähne beißen in die Gaumenschleimhaut und schädigen das Zahnbett der oberen Frontzähne. Die mangelnde Bewegungsfreiheit des Unterkiefers kann Kiefergelenkerkrankungen hervorrufen.

Grundsätzliche Schwierigkeiten der Erwachsenenbehandlung

Die Korrektur der Zahnstellung ist prinzipiell bei Patienten jeden Alters möglich. Es gibt jedoch einige Unterschiede bei der Behandlung erwachsener Patienten im Vergleich zur Therapie bei Kindern. Bei Kindern besteht die Möglichkeit, während des Wachstums die Entwicklung von Ober- und Unterkiefer zu beeinflussen. Ist der Patient ausgewachsen und somit für den Kieferorthopäden ein Erwachsener, kann man nur noch die Zähne bewegen. Eine Verlagerung des Kiefers ist dann sehr begrenzt und mit aufwändigen Behandlungsapparaturen möglich. Weisen die Kieferknochen von Ober- und Unterkiefer große Fehlstellungen auf, besteht die Möglichkeit, diese mit chirurgischer Hilfe in einer Kieferoperation zu korrigieren.

Darüber hinaus gelten mit fortgeschrittenem Alter folgende Regeln für eine Behandlung:

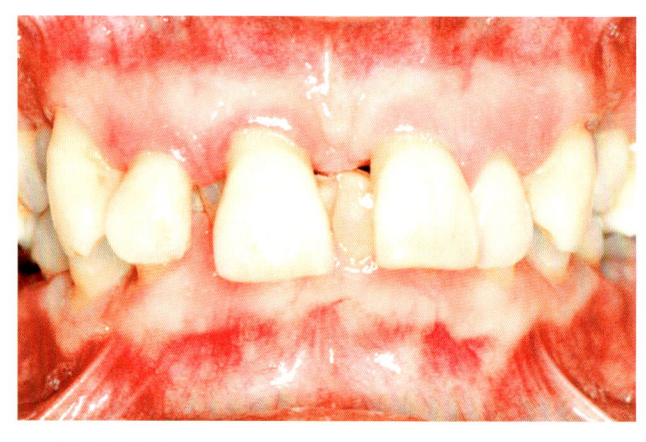

6.3 Vor der Kieferorthopädie müssen Zahnfleisch- und Zahnbetterkrankungen behoben und die Mundhygiene optimiert werden.

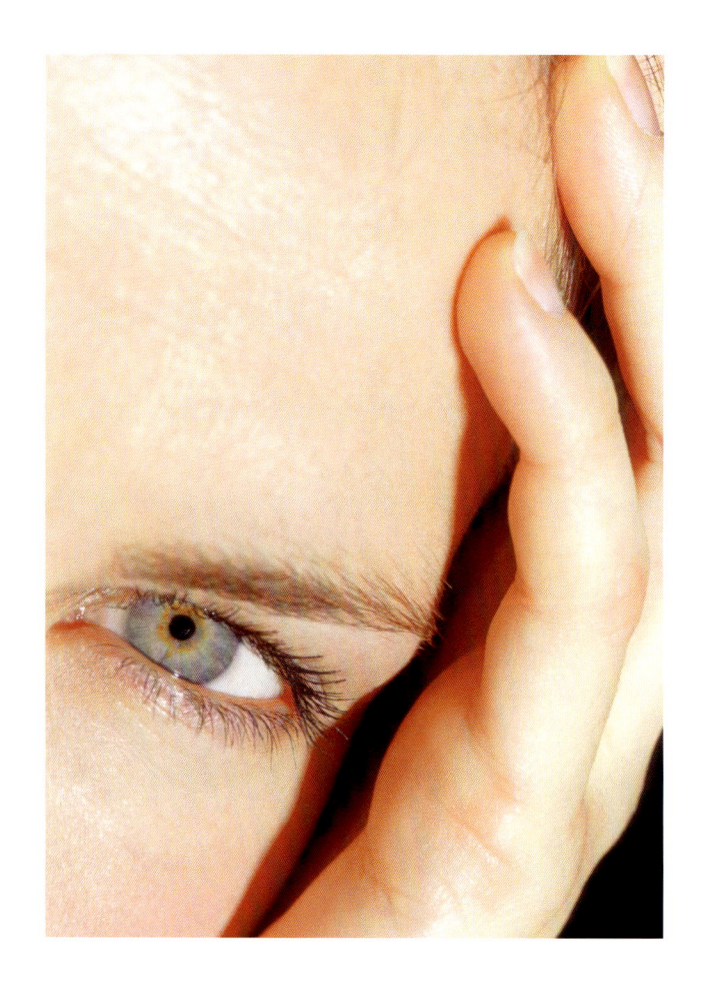

- Je älter ein Patient wird, desto vorsichtiger müssen seine Zähne bewegt werden.

- Zahnfleischerkrankungen (Parodontopathien) und Karies müssen vor der kieferorthopädischen Behandlung erfolgreich durch den Hauszahnarzt behandelt sein.

- Fehlende Zähne schränken die Behandlungsmöglichkeiten unter Umständen so stark ein, dass auf extradentale Verankerung zugegriffen werden muss. Damit ist beispielsweise das Einbringen kleiner Schrauben in den Kieferknochen gemeint, an denen die Zähne in die richtige Richtung gezogen werden (kieferorthopädische Implantate).

- Je länger die Zähne in nicht korrekter Stellung im Mund eines Patienten benutzt werden, desto größer ist die Wahrscheinlichkeit, dass Abnutzungserscheinungen auftreten, die die Zahnform verändern. Ältere Patienten haben in der Regel mehr Füllungen oder sind mit prothetischen Rekonstruktionen (Brücken, Kronen) versorgt. Bewegt man die Zähne nun in andere Positionen ist es verständlich, dass der Biss nach der Behandlung nicht mehr so genau passt wie in der Situation vor der Behandlung. In einigen Fällen kann dies durch Einschleifen korrigiert werden. Manchmal ist die Anfertigung neuer prothetischer Arbeiten durch den Hauszahnarzt nicht zu umgehen. Darüber, ob dies erforderlich wird, informiert der Kieferorthopäde bereits vor Beginn der Therapie.

Patientenfall 1 - Erwachsenenbehandlung

vorher

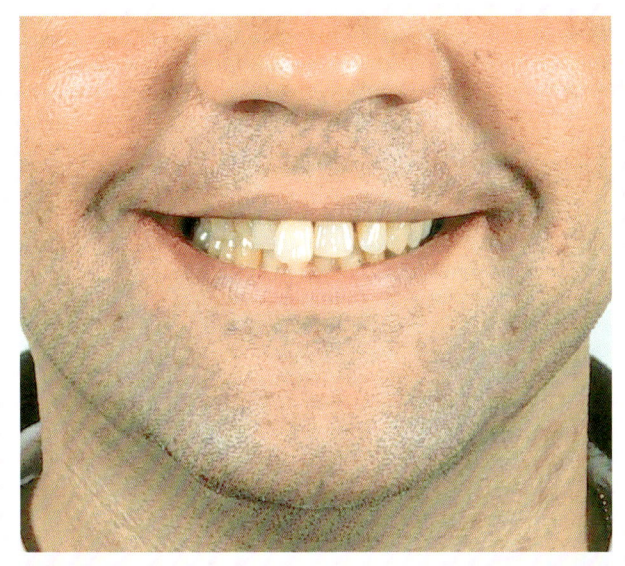

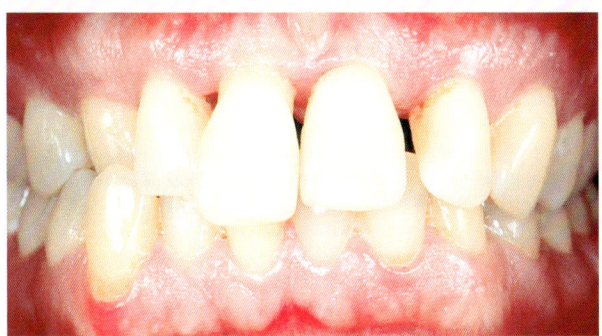

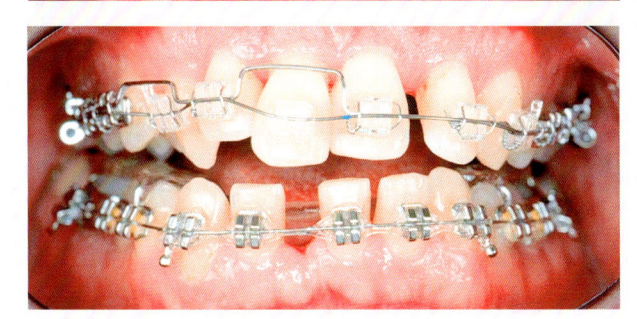

nachher

Erwachsener Patient mit
- verlängertem mittlerem Frontzahn durch eine Erkrankung des Zahnbettes
- Lücken im vorderen Zahnbogen
- Dreh- und Kippstände
- Kreuzbiss des unteren und oberen rechten Eckzahnes

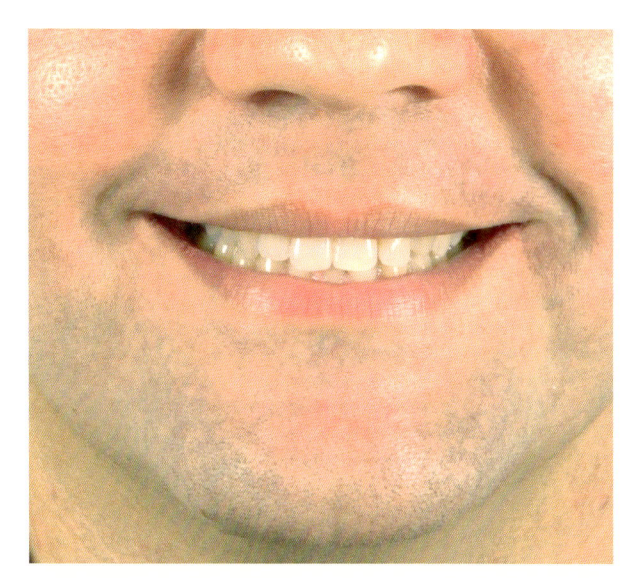

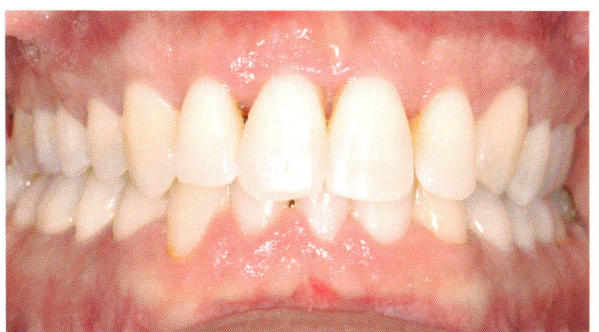

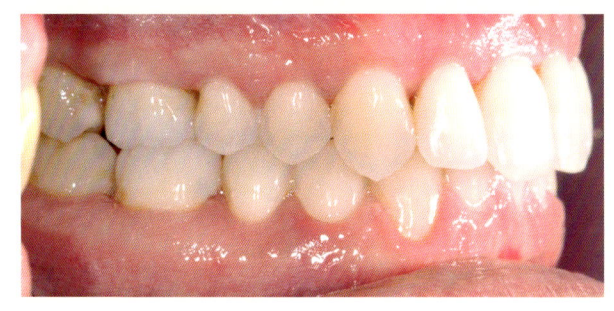

- nach erfolgreicher Parodontalbehandlung und der Entfernung eines unteren Frontzahnes
- die Lücken wurden geschlossen, Dreh- und Kippstände behoben und der Kreuzbiss korrigiert
- das erreichte Ergebnis muss langfristig durch einen festsitzenden Retainer oder eine herausnehmbare Apparatur gehalten werden

6.4-6.9

Patientenfall 2 - Erwachsenenbehandlung

vorher

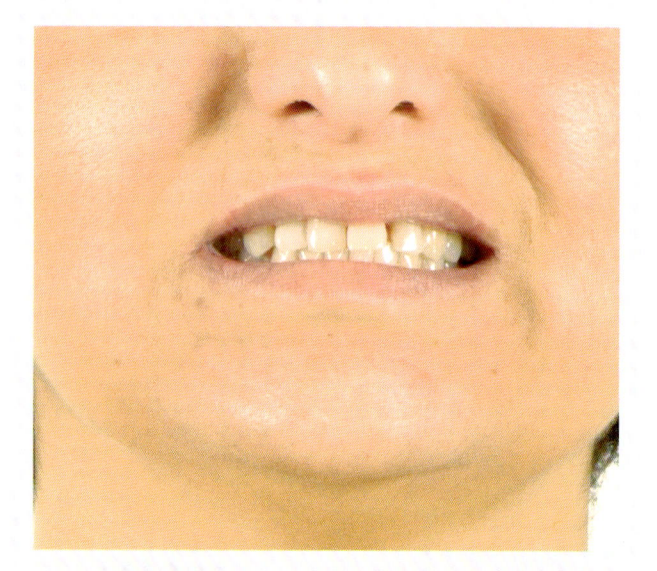

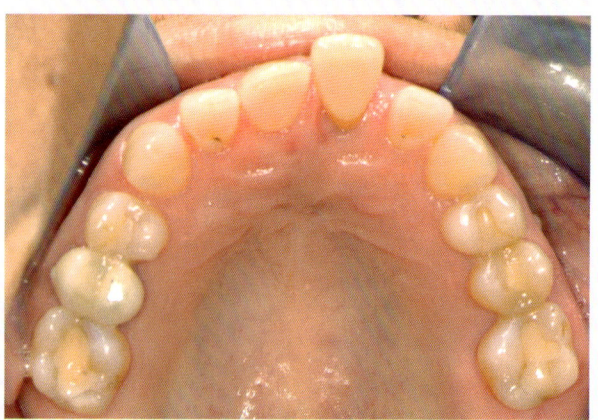

nachher

- Patientin mit stark gekipptem und gelockertem mittlerem Frontzahn durch eine Zahnbetterkrankung

- eine kieferorthopädische Therapie wurde erst nach der parodontologischen Therapie begonnen, also nach Erlangung eines entzündungsfreien Zustandes des Zahnhalteapparates

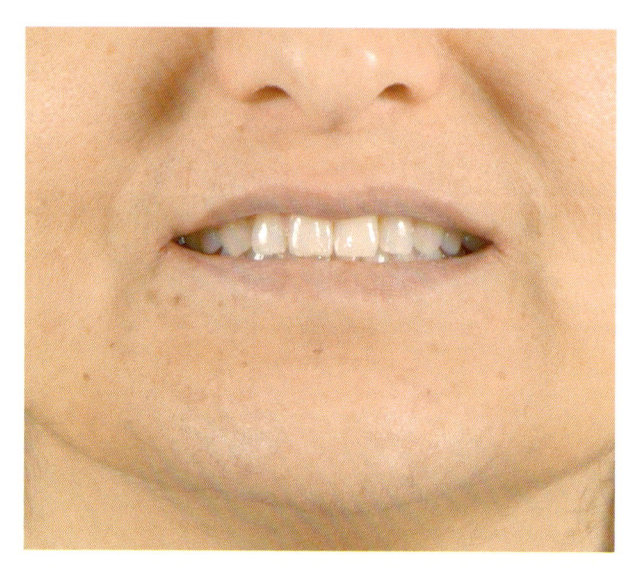

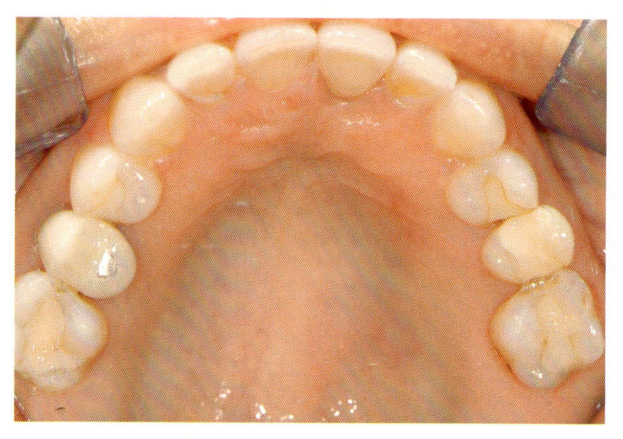

- Resultat nach Rückstellung des Frontzahnes mit Hilfe einer festsitzenden Apparatur

- es wurden sehr geringe Kräfte verwendet

- die fortschreitende Lockerung des Zahnes konnte aufgehalten und ein langfristiger Zahnerhalt auf diese Weise ermöglicht werden

- das Ergebnis muss mit einer unauffälligen Schienung (z.B. Retainer) gehalten werden

6.10-6.13

Patientenfall 3 - Erwachsenenbehandlung

vorher

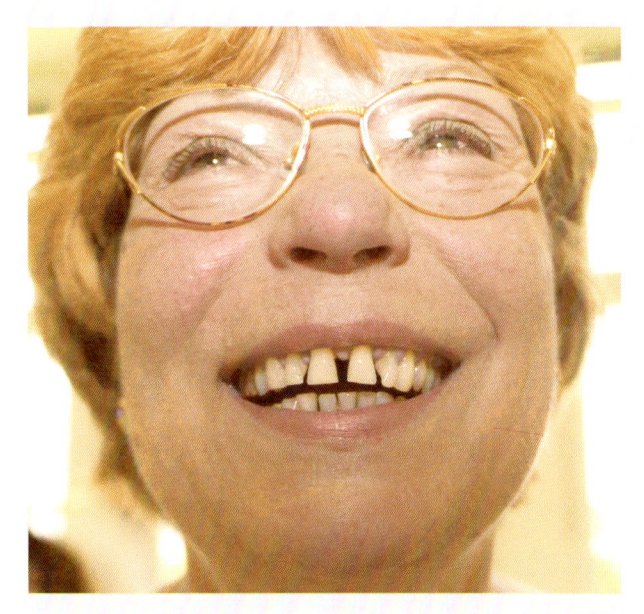

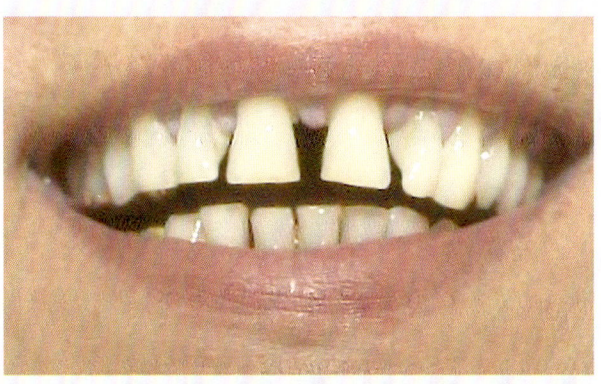

nachher

- Patientin mit großen Lücken zwischen den oberen Frontzähnen
- die Lücken vergrößerten sich im Laufe der Zeit

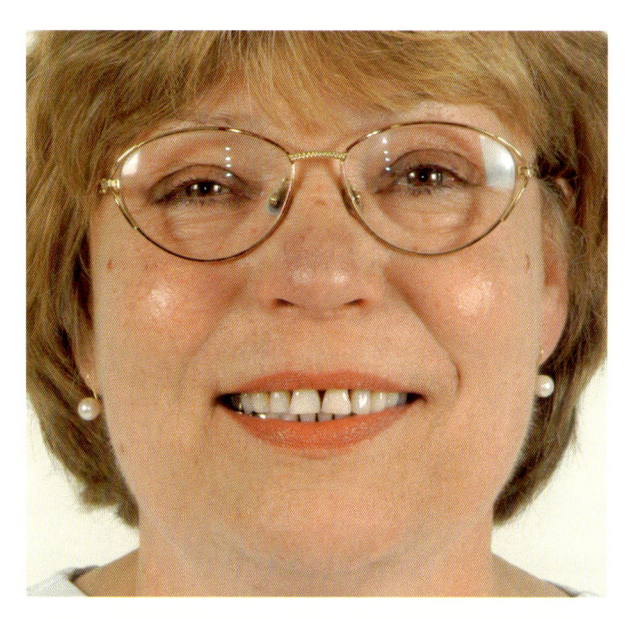

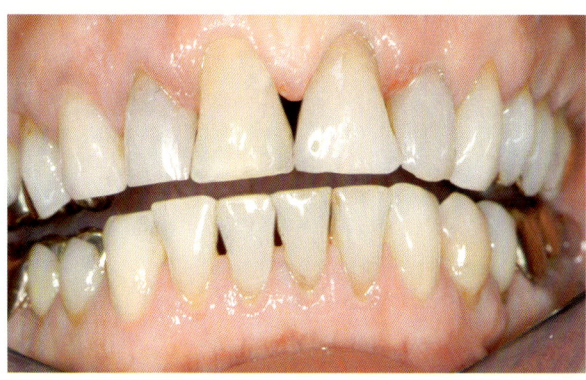

- mit Hilfe einer festsitzenden Apparatur im Oberkiefer wurden die Lücken geschlossen

- die dreieckige Form der Zähne wird durch spezielle Kunststoffaufbauten oder Keramikschalen (Veneers) durch den Hauszahnarzt zu einem harmonischen Zahnbogen umgeformt

6.14-6.17

7 Chirurgische Korrekturen

- Nach abgeschlossenem Wachstum ist bei sehr stark ausgeprägten Kieferfehlstellungen oft eine kieferorthopädisch - kieferchirurgische Kombinationsbehandlung nötig.

- Chirurgische Korrekturen können in der Regel erst nach vollständigem Wachstumsende, d. h. im 18.- 20. Lebensjahr durchgeführt werden.

- Die Verbesserung der Funktion geht mit einer Verschönerung des äußeren Erscheinungsbildes einher, und damit meist mit einer Steigerung der Lebensqualität.

- Zur kieferorthopädischen Vorbehandlung ist meist eine feste Apparatur notwendig.

- Durch den chirurgischen Eingriff können Kieferlageveränderungen in beiden Kiefern vorgenommen werden.

- Abschließend muss eine Stabilisierung mit Langzeithaltegeräten erfolgen.

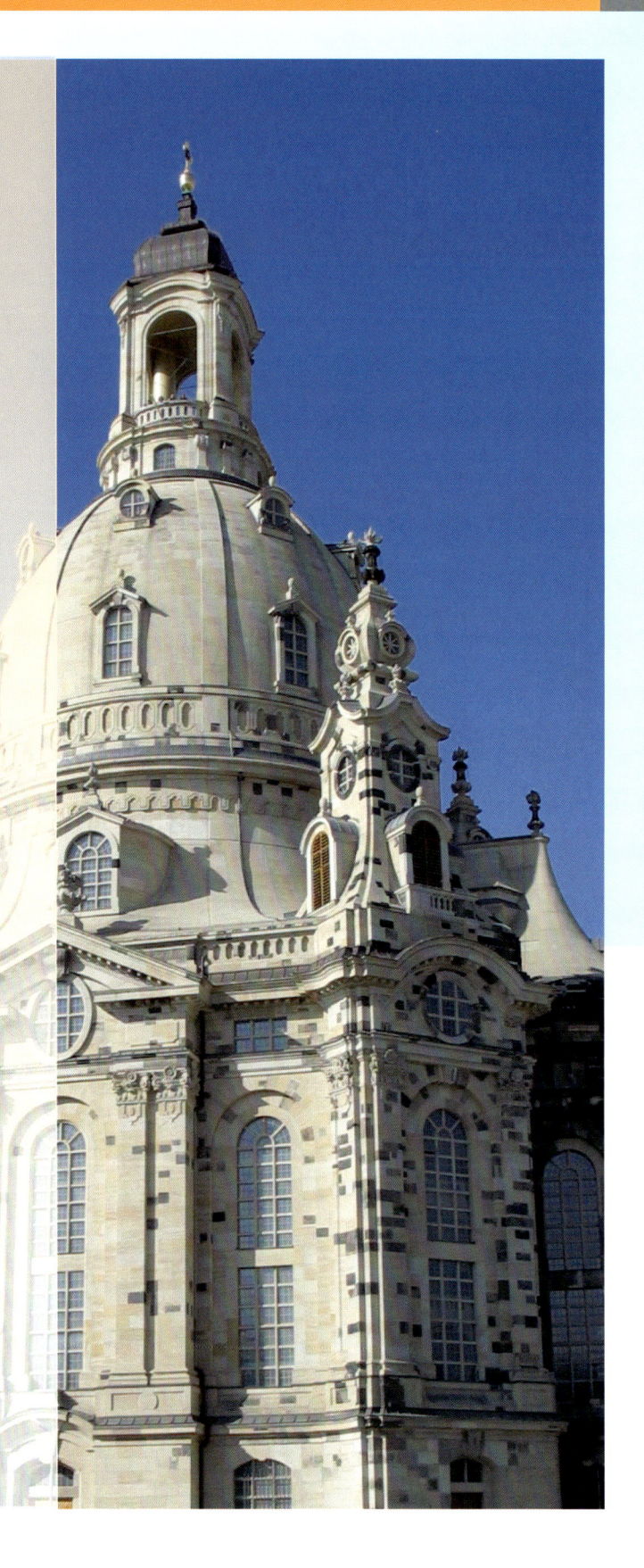

Chirurgische Korrekturen

7.1	Chirurgische Korrekturen	82
7.2	Behandlungsphasen der kieferorthopädisch-kieferchirurgischen Therapie	83
7.3	Patientenfallbeispiele	84

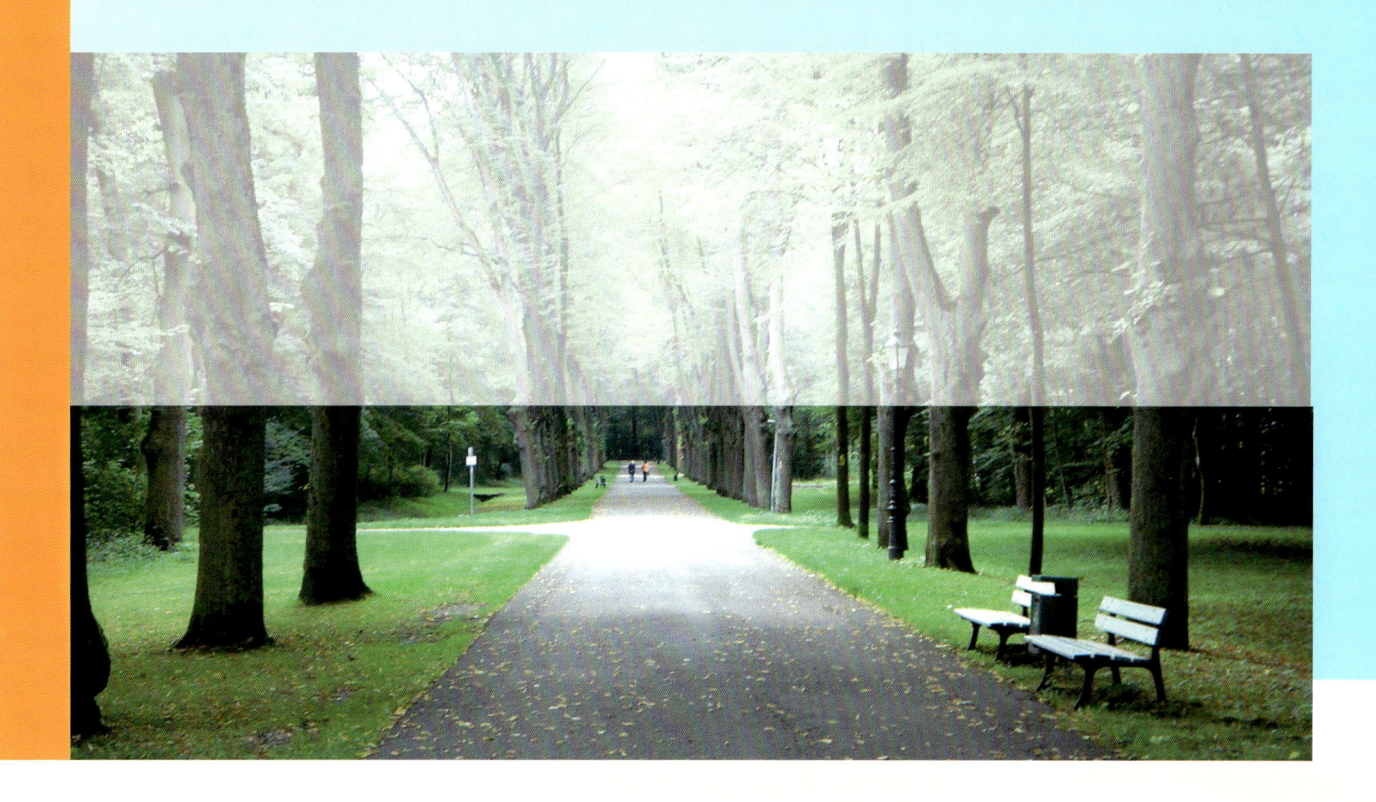

Chirurgische Korrekturen

Besteht bei dem erwachsenen Patienten eine Fehllage des Kiefers in Bezug zum Gesichtsschädel oder dem Gegenkiefer, ist bei extremen Fällen oft ein chirurgischer Eingriff zur Korrektur die einzige Lösung. Vor und nach der Operation befindet sich der Patient in kieferorthopädischer Behandlung.

Chirurgische Korrekturen in Kombination mit einer kieferorthopädischen Therapie werden bei starken Lageabweichungen des Oberkiefers und/oder Unterkiefers eingesetzt.

Sie werden immer dann erforderlich, wenn es zu einer massiven Einschränkung der Kaufunktion, drohendem Zahnverlust, Schmerzen im Bereich der Kiefergelenke oder Beeinträchtigung der Sprache kommt.

Neben diesen rein medizinisch begründeten Verbesserungen kommt es in der Regel durch diese Kombinationstherapie zu einer deutlichen Steigerung der Lebensqualität durch eine Verschönerung des äußeren Erscheinungsbildes.

Behandlungsmöglichkeiten einer Kieferfehllage nach abgeschlossenem Kieferwachstum:

1. Zahnstellungsänderungen ohne Kieferlageveränderung (Dentoalveoläre Kompensation)
2. Kieferorthopädisch-kieferchirurgische Kombinationstherapie mit Kieferlageveränderung

1. Zahnstellungsänderung ohne Kieferlageveränderung

Als dentoalveoläre Kompensation bezeichnet man eine Behandlung, bei der die Kieferfehllage nicht korrigiert wird. Es wird vielmehr versucht, über Veränderungen an der Zahnstellung diese Fehllage zu kompensieren.

Eine alleinige kieferorthopädische Therapie, die die Kieferfehlstellung durch das Ziehen von Zähnen und/oder Stellungsanpassung der Zähne ausgleichen soll, ist nur bei kleineren Kieferabweichungen mit einem ansprechenden ästhetischen Profil sinnvoll.

Die Kosten für eine solche rein kieferorthopädische Therapie werden im Erwachsenenalter nicht von der gesetzlichen Krankenkasse übernommen.

2. Kieferorthopädisch-kieferchirurgische Therapie

Liegt bei einem erwachsenen Patienten eine ausgeprägte Fehllage der Kiefer vor, so ist oftmals eine kombiniert kieferorthopädisch-kieferchirurgische Therapie die einzig sinnvolle Behandlungsmöglichkeit.

Bei dieser Therapieform wird im Unterschied zur dentoalveolären Kompensation sowohl die Kieferfehllage als auch die Zahnstellung korrigiert.

In diesen Fällen kommt es zu einer engen Zusammenarbeit zwischen dem Kieferorthopäden und einem Kieferchirurgen, die gemeinsam die Behandlung des Patienten planen und durchführen.

Der Kieferorthopäde führt die Stellungskorrektur der Zähne durch, der operative Eingriff zwecks Kieferlagekorrektur erfolgt durch den Kieferchirurgen.

Erste Beratungs- und Aufklärungsgespräche, ob eine solche Behandlung im Einzelfall angebracht ist, finden in der Regel zunächst durch den Kieferorthopäden statt. Wird eine Kombinationsbehandlung in Betracht gezogen, so wird der Patient zu einer weiteren Beratung an einen Kieferchirurgen überwiesen.

In den meisten Fällen ist eine kieferorthopädische Behandlung vor und nach der eigentlichen Lagekorrektur der Kiefer erforderlich.

Die Grundkosten solch einer sehr aufwändigen Therapie, die sich aus kieferorthopädischen und kieferchirurgischen Leistungen zusammensetzt, werden in der Regel, je nach Schweregrad der Fehlstellung, von den Krankenkassen übernommen.

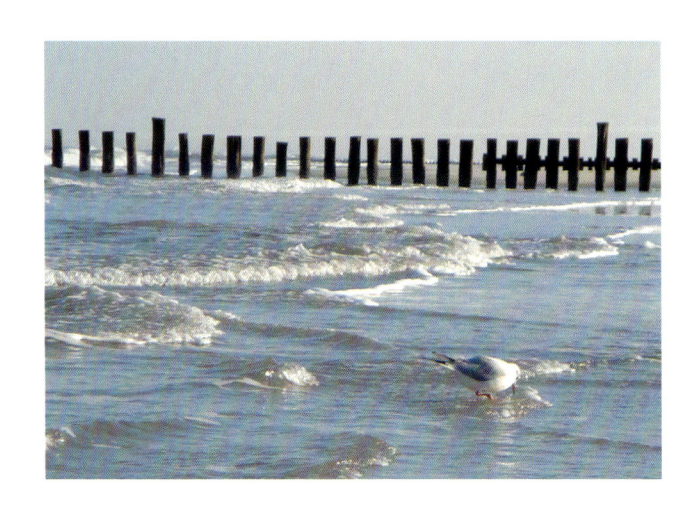

Behandlungsphasen der kieferorthopädisch-kieferchirurgischen Therapie

Die Vorbehandlung (Phase vor der Operation)

Die kieferorthopädische Vorbehandlung dient dazu, die Zähne auf ihre spätere Stellung und Funktion nach der Lagekorrektur der Kiefer vorzubereiten.
Dieser Schritt ist oftmals dringend erforderlich, um die Kiefer während der Operation in ihrer neuen Position gut gegeneinander stabilisieren zu können und durch diese Stabilität auch eine bessere Heilung der Wundflächen zu gewährleisten.
Da die Zahnstellung aus oben genannten Gründen häufig vor der Operation korrigiert werden muss, kann dies dazu führen, dass sich das ästhetische Erscheinungsbild in dieser Phase der Behandlung zunächst etwas verschlechtert.
Über diesen Punkt sollte der Patient sehr gut aufgeklärt werden, um unnötige Unzufriedenheit und Verunsicherung zu vermeiden.
Diese präzisen Korrekturen erfolgen in der Regel mit einer festen Zahnspange.

Lagekorrektur durch operativen Eingriff

Nach abgeschlossener Vorbehandlung findet die operative Lagekorrektur durch den Kieferchirurgen statt.
Eine solche Operation ist erst im Erwachsenenalter möglich, da das Kieferwachstum abgeschlossen sein muss, um den Behandlungserfolg zu sichern.
Hierbei kann es sich je nach Einzelfall um die Lagekorrektur des Oberkiefer und/oder Unterkiefers in Narkose handeln.
In der Regel erfordert ein solcher Eingriff einen mehrtägigen stationären Aufenthalt in einer Klinik.
Während der Operation werden die Kiefer durch sogenannte Osteosyntheseplatten in ihrer neuen Position fixiert. Dieses ermöglicht ähnlich wie bei einem Knochenbruch eine spannungsfreie Heilung durch Knochenneubildung im Spaltbereich.
Nach vollständiger Knochenregeneration werden diese Fixierungsplatten zu einem späteren Zeitpunkt vom Kieferchirurgen wieder entfernt.

Kieferorthopädische Nachbehandlung (Phase nach der Operation)

Die kieferorthopädische Nachbehandlung dient dazu, die Zähne in Stellung und Funktion der endgültigen durch die Operation erzielten Lage der Kiefer anzupassen.
In der Regel werden diese Korrekturen mit der festen Zahnspange, die während der Vorbehandlung eingegliedert wurde, durchgeführt. Die notwendigen Nachbehandlungsmaßnahmen sind in ihrem Umfang meist deutlich geringer als die der Vorbehandlung.
Nach Entfernung der festen Zahnspange und Abschluß der aktiven kieferorthopädischen Behandlung, muss das erzielte Therapieergebnis mit geeigneten Maßnahmen (siehe Kapitel Lebenslange Garantie gerader Zähne") stabilisiert werden."

Ablauf der kieferorthopädisch-kieferchirurgischen Therapie

1. Vorstellung beim Kieferorthopäden
2. Vorstellung beim Kieferchirurgen und Aufklärung über die voraussichtliche chirurgische Vorgehensweise und Risiken
3. Behandlungsplanung durch den Kieferorthopäden
4. kieferorthopädische Vorbehandlung
5. Operation
6. kieferorthopädische Nachbehandlung
7. evtl. chirurgische Entfernung der Schrauben/Platten
8. Halte- und Stabilisierungsphase

Patientenfall 1 - Chirurgische Korrekturen

vorher

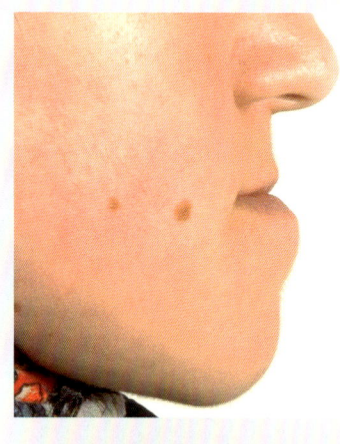

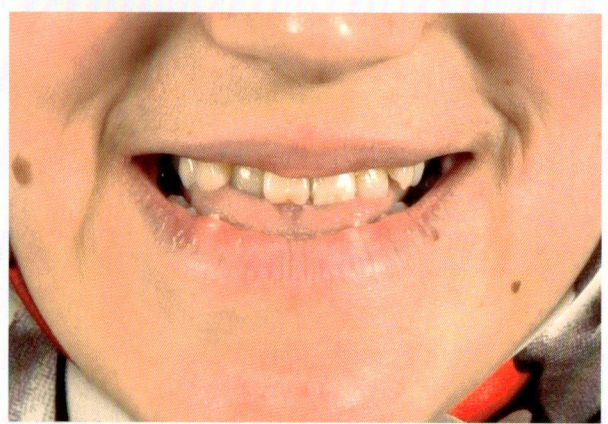

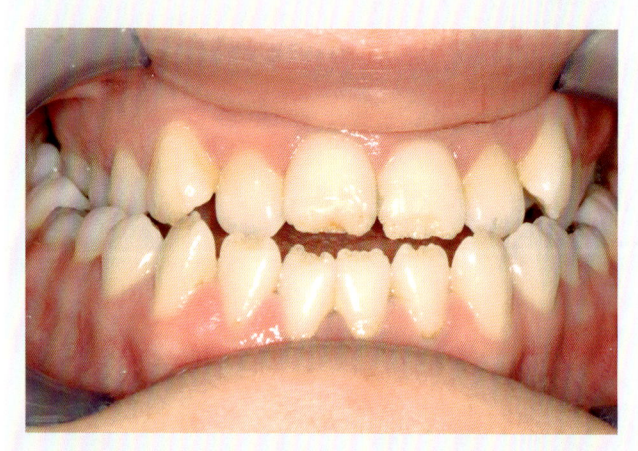

nachher

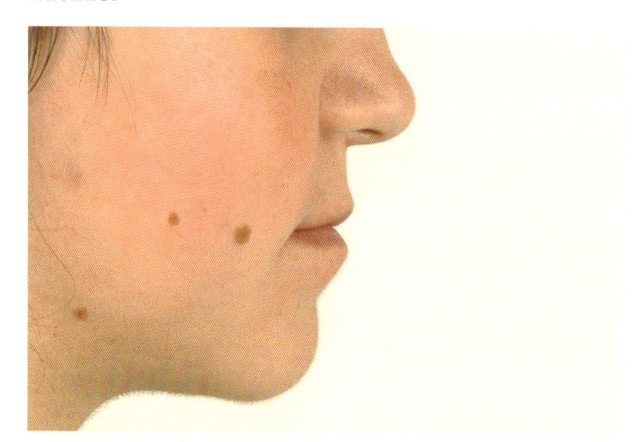

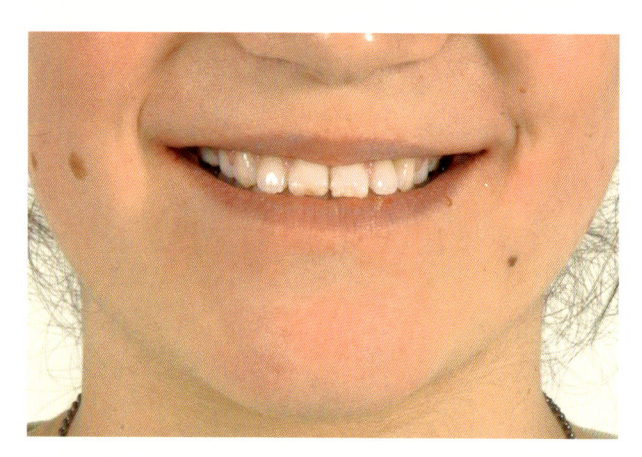

Sowohl Ober- als auch Unterkiefer wurden chirurgisch versetzt.

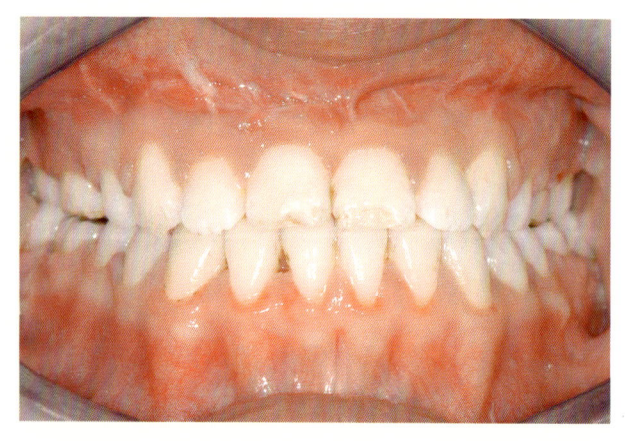

Der Vorbiss des Unterkiefers macht ein Abbeißen unmöglich.

Die nächste Korrektur für ein perfektes Lachen wird die Verschönerung der Frontzähne mit Veneers oder Kunststoffaufbauten durch den Hauszahnarzt sein.

7.1-7.6

Patientenfall 2 - Chirurgische Korrekturen

voher

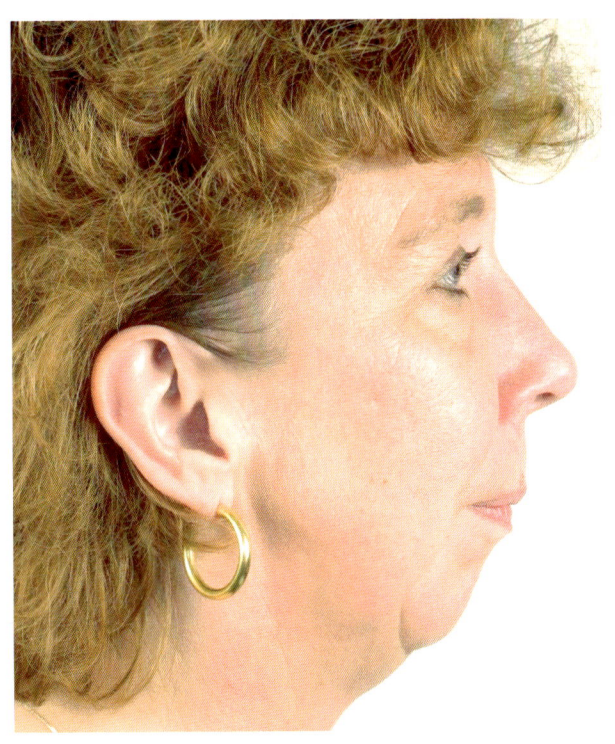

Patientin vor der Behandlung

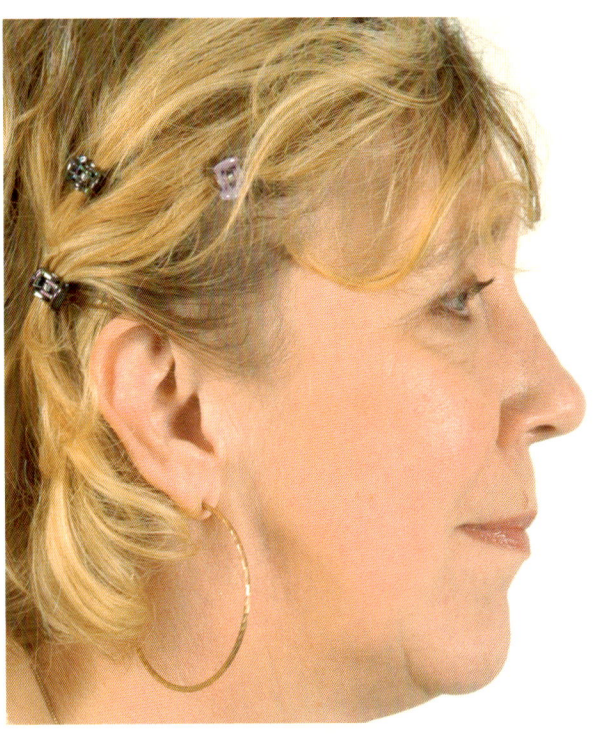

nachher

Nach Umstellungsosteotomie (Versetzen des Unterkiefers nach vorn) und Kinnplastik (2.OP)

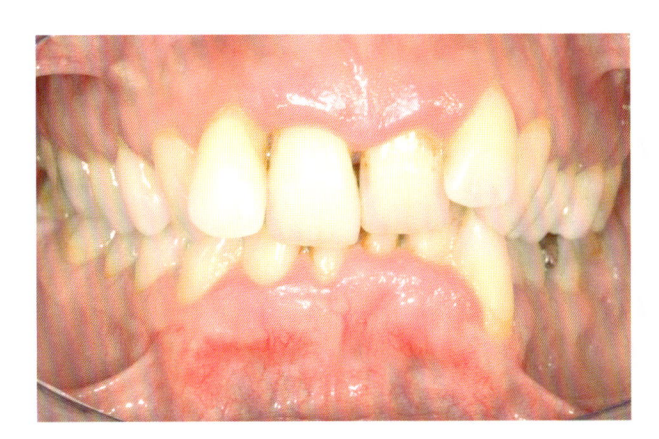

Extreme Engstände in beiden Zahnbögen

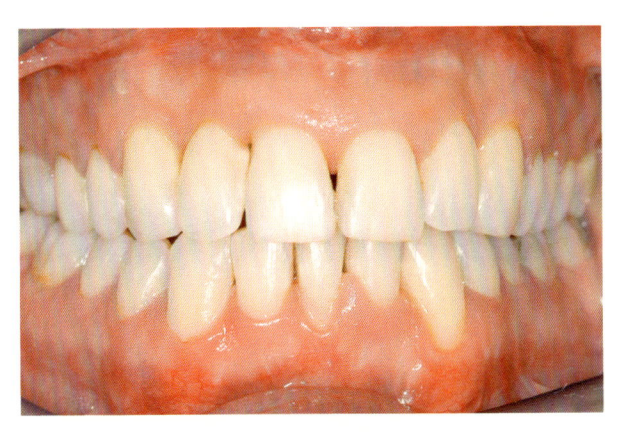

Einige Monate nach Entfernung der Zahnspange: schön ausgeformte Zahnbögen in korrekter Verzahnung; unten wurde ein Frontzahn gezogen, die Lücke komplett geschlossen.

7.7-7.10

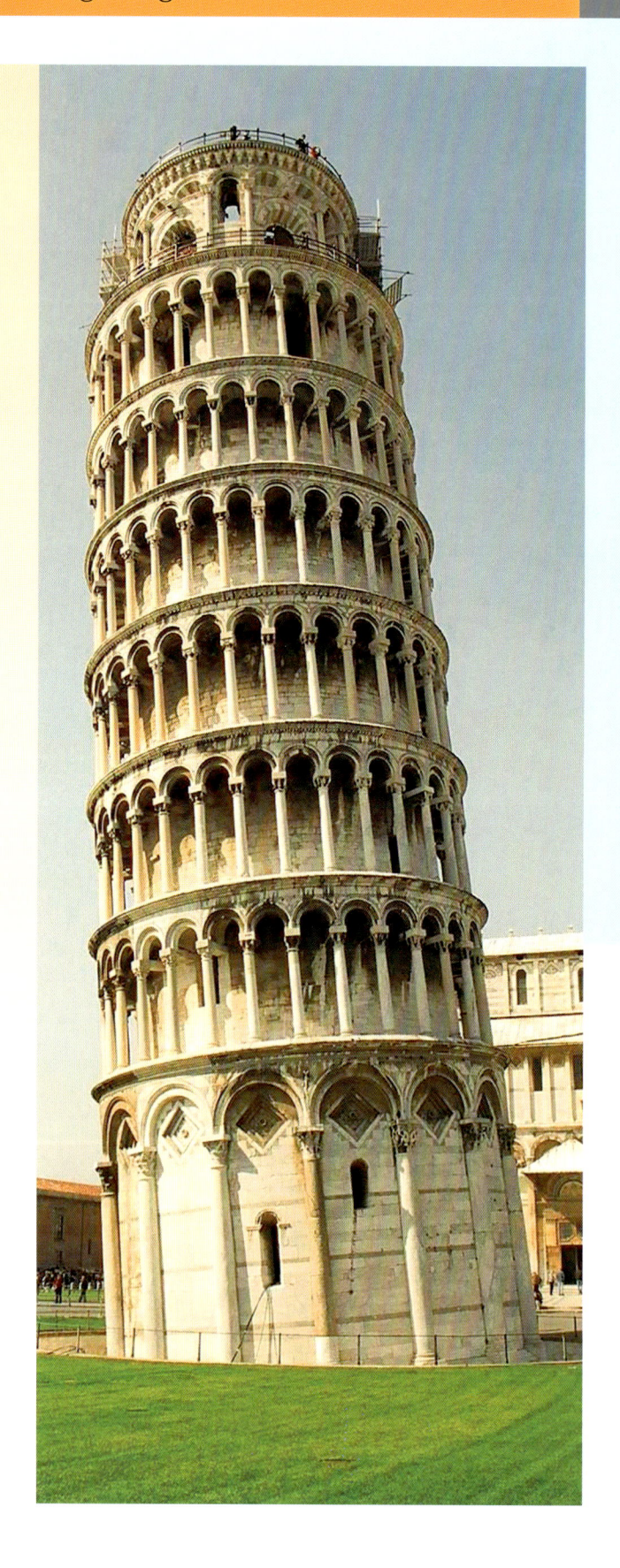

8 Fehlstellungen und ihre Behandlungsmöglichkeiten

- Nicht nur einzelne Zähne oder Zahngruppen können verschoben sein, sondern auch der gesamte Ober- oder Unterkiefer.

- Ein Rückbiss kann sich durch den langen Gebrauch eines Beruhigungssaugers oder durch Fingerlutschen ausbilden.

- Bei einem Zwangsbiss, also beim Rutschen des Kiefers in eine fehlerhafte Schlussbisslage durch falsch stehende Zähne, ist ein früher Behandlungsbeginn erforderlich.

- Die Ursachen eines Frontengstandes sind vielfältig; auch im Erwachsenenalter besteht die Gefahr einer Engstandbildung der Zahnreihen.

- Ein tiefes Beißen der oberen Schneidezähne über die unteren (Tiefbiss) ist besonders belastend für die Kiefergelenkstrukturen und für das Zahnbett der oberen Schneidezähne.

- Ein Kreuzbiss sollte in der Regel so früh wie möglich behoben werden.

- Fehlen Zähne, ist eine Planung erforderlich, um den Ansprüchen der Ästhetik und der Funktion bestmöglich und langfristig gerecht zu werden.

Fehlstellungen und ihre Behandlungsmöglichkeiten

8.1	Vielfalt der Fehlstellungen	88
8.2	Rückbiss/Vorbiss	89
8.3	Offener Biss	98
8.4	Tiefbiss/Deckbiss	101
8.5	Platzmangel im Zahnbogen	103
8.6	Kreuzbiss/Schmalkiefer	104
8.7	Was tun, wenn ein Zahn fehlt?	111
8.8	Kleine Fehlstellungen	118

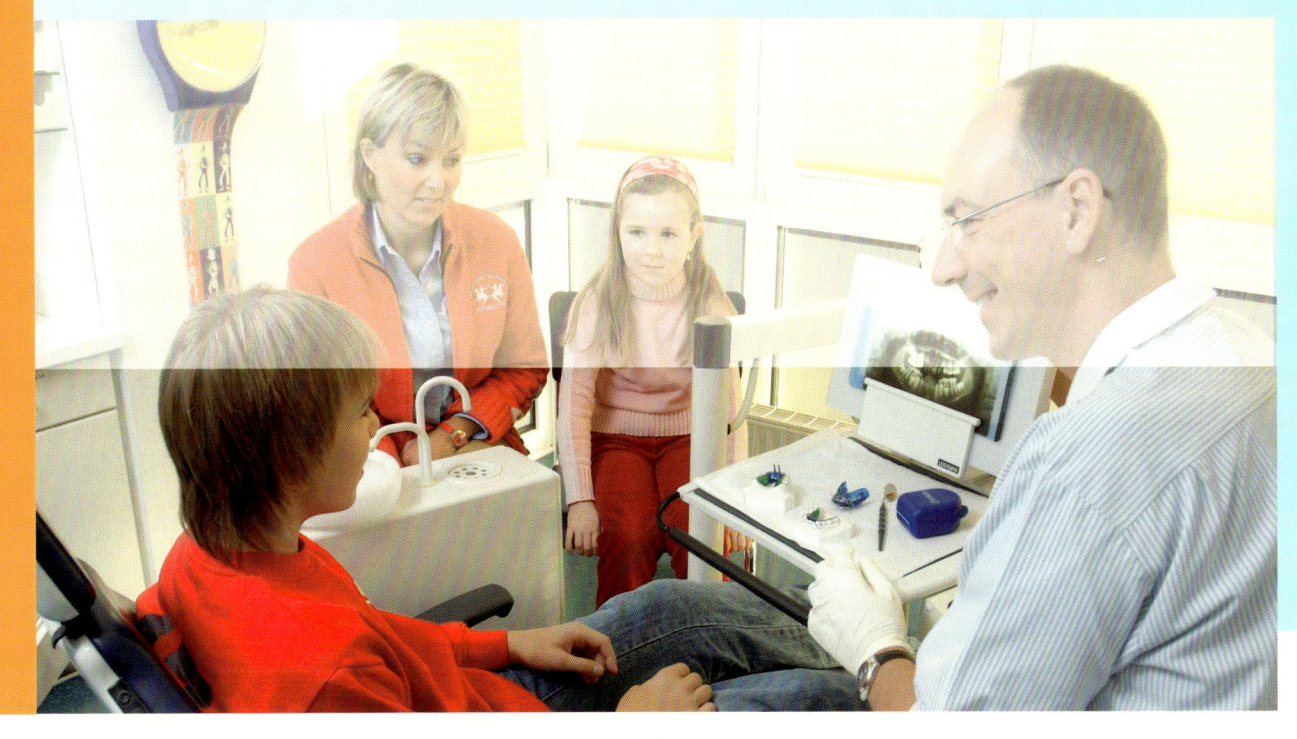

Vielfalt der Fehlstellungen

Einführung

Aufgrund der außerordentlichen Vielfalt kieferorthopädischer Befunde mit all ihren Kombinationsformen ist es schwierig, alle relevanten Fehlstellungen in bestimmte Klassen oder Gruppen zu gliedern.

Grob unterteilt, lässt sich sagen, dass

| 1. | die einzelnen Zähne bzw. Zahngruppen |

| 2. | die Zahnbögen und |

| 3. | die Kiefer im Bezug zum Schädel |

verschoben sein können. Fehllagen und der Aufbau des Gesichtsschädels können mit Hilfe einer seitlichen Fernröntgenaufnahme erkannt werden.

Eine Ausführung über alle möglichen kieferorthopädischen Anomalien würde den Rahmen dieses Buches sprengen. Daher werden im Folgenden die typischen Störungen und Krankheitsbilder mit einiggen Beispielen vorgestellt.

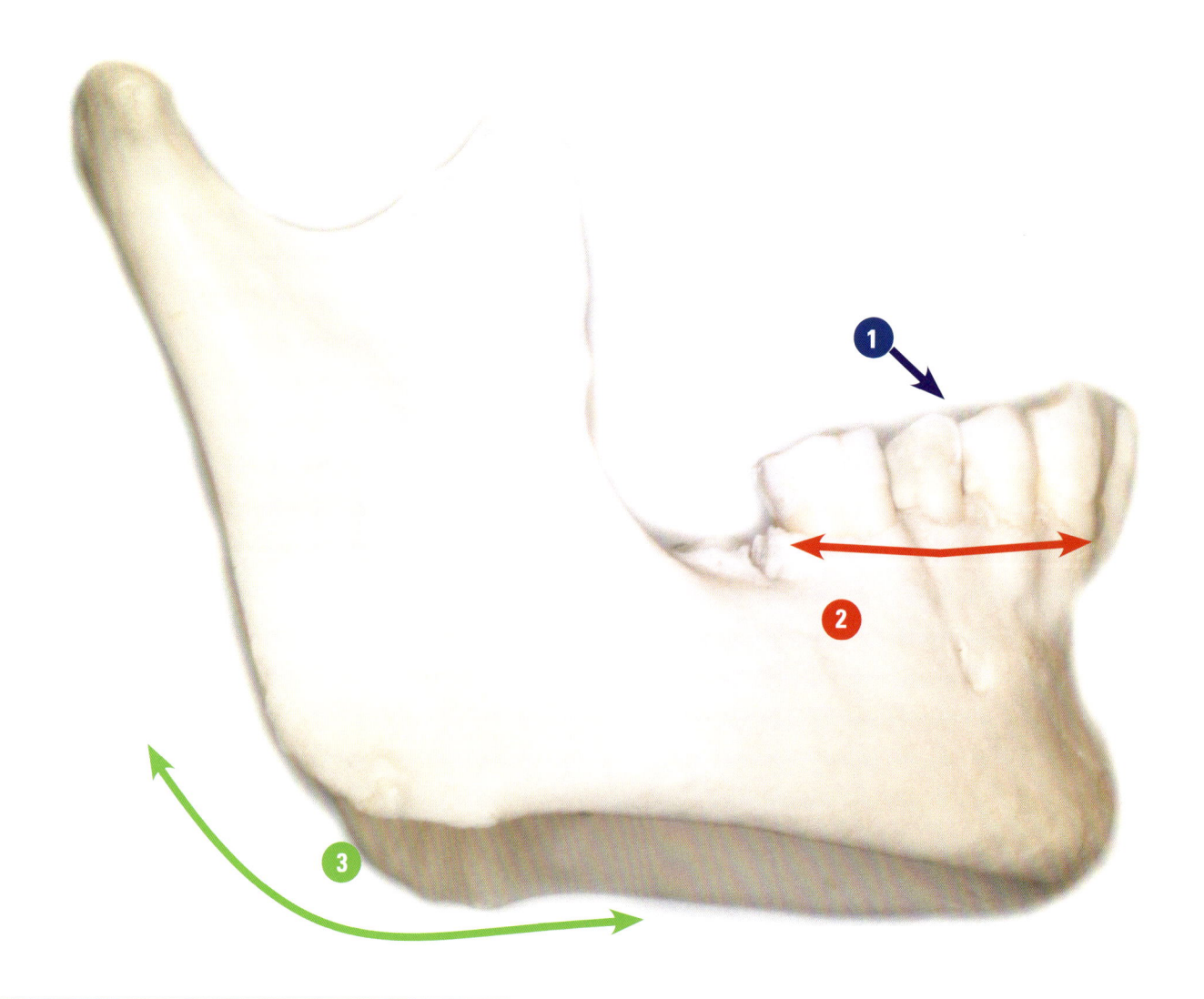

Rückbiss/Vorbiss

Die so genannte Bisslage verrät die Lagebeziehung der Zahnbögen des Unter- und Oberkiefers zueinander. Bei der Betrachtung der Zahnbögen von der Seite sollten die Zähne wie Zahnräder ineinander greifen. Der obere Eckzahn greift dabei zwischen den unteren Eckzahn und den ersten kleinen Backenzahn, der erste äußere Höcker des oberen ersten großen Backenzahnes zwischen die beiden Höcker des unteren ersten großen Backenzahnes. Dieser optimale Biss wird Neutralbiss oder auch neutrale Bisslage genannt.

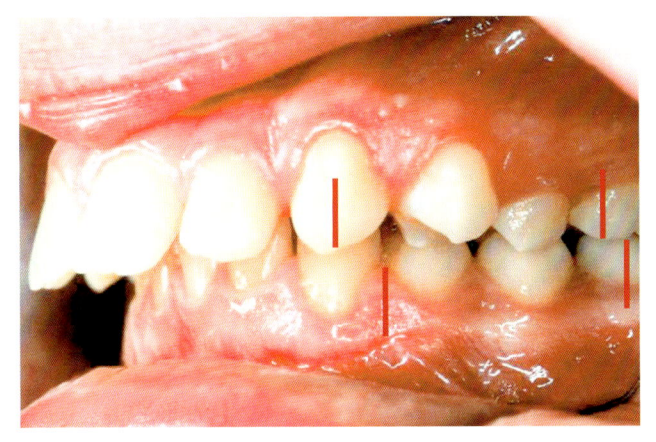

8.1 Rückbiss: der untere Zahnbogen liegt weit hinter dem unteren; die Zähne greifen nicht wie Zahnräder ineinander.

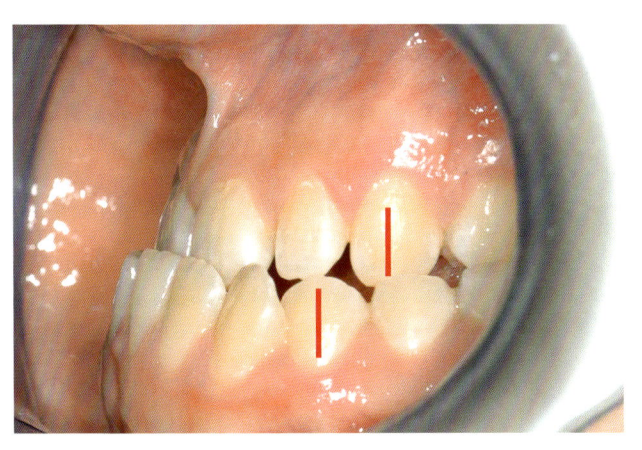

8.2 Vorbiss: der untere Zahnbogen greift vor den oberen; auffällig ist der Abrieb der Höckerspitzen durch die falsche Verzahnung.

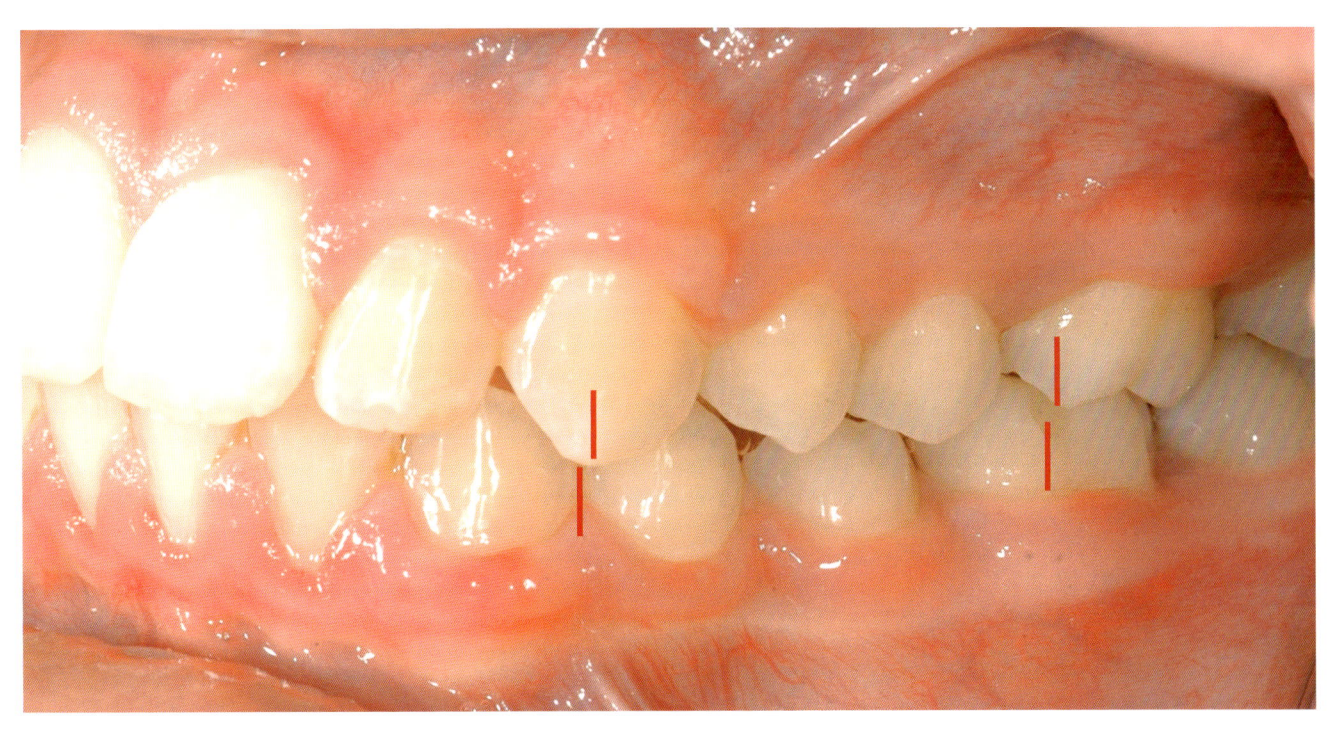

8.3 Die Markierungen zeigen die korrekte Verzahnung – hier liegt ein Neutralbiss vor.

Rückbiss

In der Praxis gibt es viele Patienten, bei denen der untere Zahnbogen zu weit hinten liegt. Es besteht ein Rückbiss (distale Bisslage). Merkmale dafür sind häufig schon am Gesicht erkennbar. Das Kinn liegt zu weit zurück, die Unterlippe rollt sich heraus und es bildet sich eine Falte (Sublabialfalte) zwischen Lippe und Kinn. Weiterhin lässt sich nicht selten eine Lippenstufe zwischen Ober- und Unterlippe und eine Verkürzung des unteren Gesichtsdrittels beobachten. Der Lippenschluss kann erschwert oder nicht möglich sein. Sollte ein Kind also beim Essen nicht den Mund schließen können, so ist dies nicht ein Fall für den Knigge, sondern (zunächst) für den Kieferorthopäden.

Im Mund zeigt sich bei einer Rücklage des Unterkiefers häufig ein sehr unterschiedliches Bild. Grund hierfür ist die Stellung der oberen Frontzähne. Die vergrößerte Stufe zwischen den Kiefern ist entweder durch eine Kippung der oberen Frontzähne zum Gaumen hin ausgeglichen oder aber sie sind nach vorne gekippt und vergrößern die ohnehin schon große Distanz zu den unteren Frontzähnen.

Mit Hilfe der Fernröntgenanalyse muss vor einer Therapie herausgefunden werden, warum der Rückbiss bei dem Patienten besteht. Gründe dafür können beispielsweise eine Vorverlagerung des Oberkiefers, eine Rücklage des Unterkiefers oder die Kombination vom beidem sein.

Eine vergrößerte Frontzahnstufe kann vererbt sein, häufig sind jedoch auch äußere Einflüsse die Ursache für den zu großen Abstand zwischen Ober- und Unterkieferfrontzähnen:

- Lutschen an Fingern, Bettzipfeln o. ä.
- längerer Gebrauch eines Beruhigungssaugers
- Lippenbeißen, Lippensaugen
- Wachstumsstörungen (z. B. durch einen Bruch des Kiefergelenkköpfchens im Kindesalter)
- Zwangsbiss nach hinten (z. B. bei zu schmalem Oberkiefer)

In der Regel beginnt die Therapie dieser Anomalie vor dem pubertären Wachstumsschub. Solange der Patient noch wächst, ist

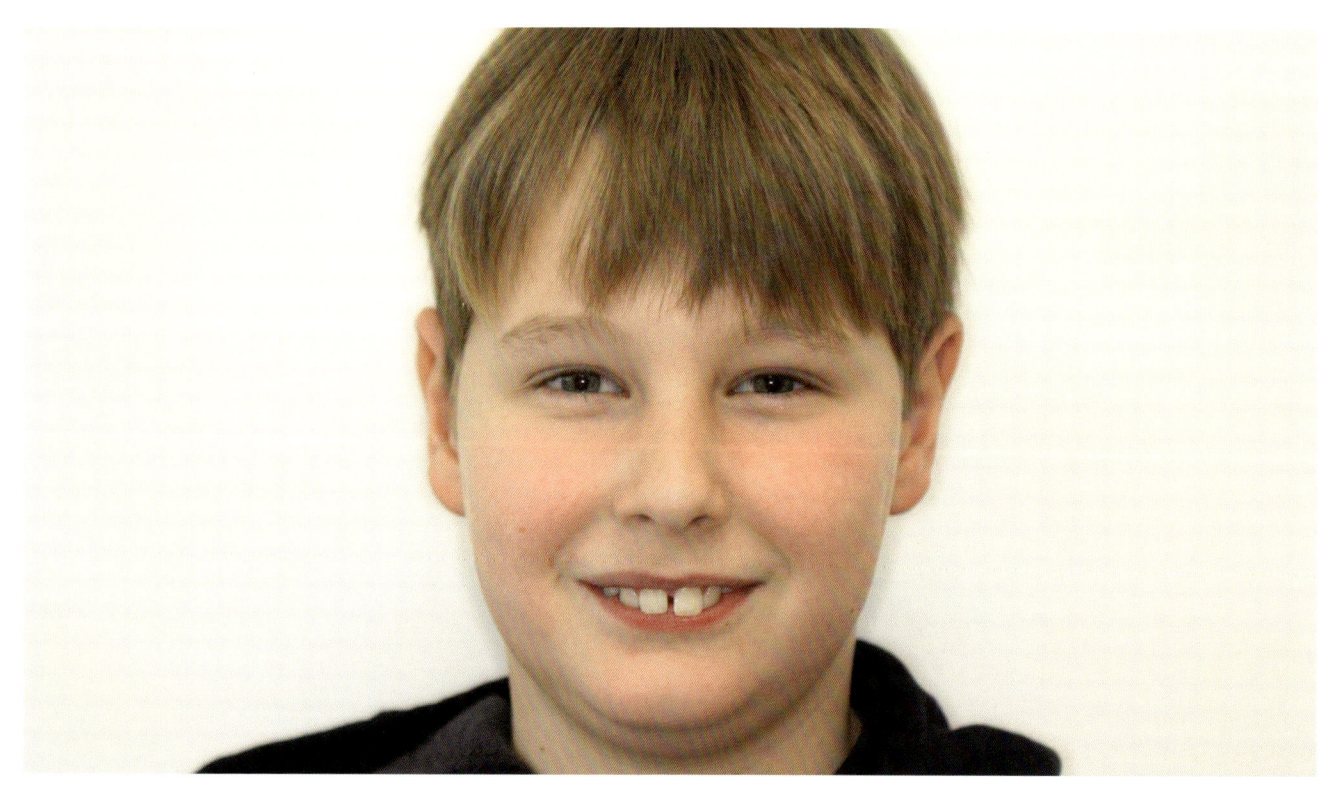

8.4 Der Lippenschluss ist erschwert; der Patient lagert seine Unterlippe zwischen die Frontzahnreihe des Ober- und Unterkiefers ein und verschlimmert auf diese Weise die Fehlstellung.

es möglich, die Kieferlage über die Stimulation des Wachstums von Ober- und Unterkiefer zu korrigieren. Die günstigste Zeit für eine solche Therapie liegt zwischen dem 9. und 13. Lebensjahr. Dabei kommen insbesondere Geräte zum Einsatz, die zwischen beiden Kiefern wirken. Am bekanntesten sind der **Aktivator, Bionator, Funktionsregler** oder die **Doppelplatten mit Vorschub** des Unterkiefers. Wirksam sind ebenso festsitzende Geräte, wie beispielsweise **Herbstscharnier, Jasper Jumper,** oder **Flex Developer.**

Ist der Patient ausgewachsen, ist es kaum noch möglich, therapeutisch auf das Skelettsystem einzuwirken. Festsitzende Geräte, die den Unterkiefer des Patienten beim Zusammenbeißen nach vorne zwingen, bewirken nach Beendigung des Wachstums überwiegend eine Verschiebung der gesamten Zähne zueinander. Es werden also nicht die Kieferknochen bewegt (orthopädische Korrektur), sondern die Zahnreihen (orthodontische Korrektur).

Ist eine Korrektur auf diesem Wege nicht möglich, so kommt mitunter eine Extraktion von Zähnen im Oberkiefer in Betracht. Die Lücken werden dabei von vorne geschlossen und die Stufe ausgeglichen. Zu bedenken ist, dass der Unterkiefer hier in seiner Rücklage bleibt, die obere Lippe passt sich der unteren an. Dies kann zu einem ästhetisch ungünstigen flachen Gesichtsprofil führen. Daher vermeiden erfahrene Kieferorthopäden Zahnextraktionen, wann immer es möglich ist.

Wenn diese Effekte auf das Profil unerwünscht sind, bietet sich bei Erwachsenen die Möglichkeit einer kieferorthopädisch-kieferchirurgischen Kombinationstherapie. Bei dieser wird, wie in Kapitel „Chirurgische Korrekturen" beschrieben, nach kieferorthopädischer Ausformung der Zahnbögen eine chirurgische Lageveränderung eines oder beider Kiefer vorgenommen.

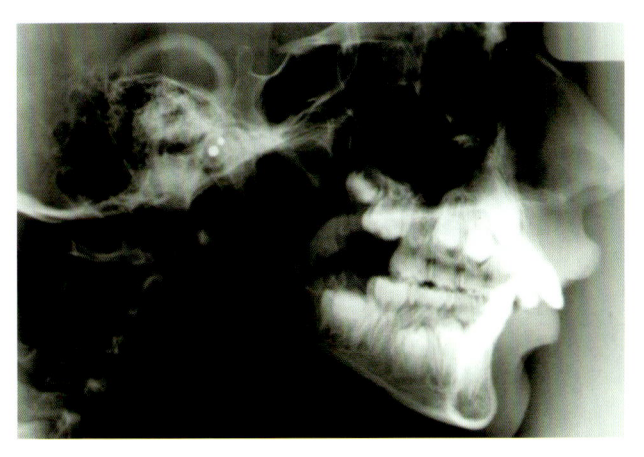

8.6 Seitliches Röntgenbild des Kopfes – gut zu erkennen die vorstehenden oberen Frontzähne und die Rücklage des Unterkiefers.

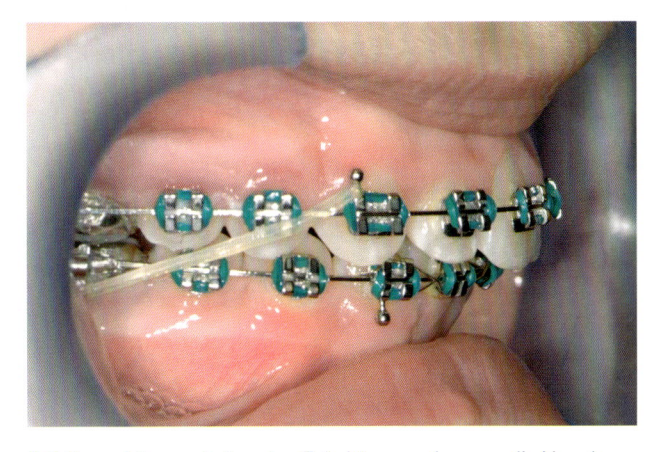

8.7 Gummizüge zwischen den Zahnbögen verbessern die Verzahnung der oberen und unteren Zahnbögen.

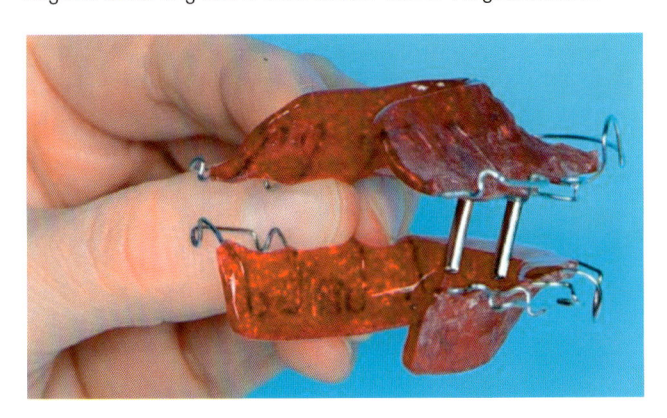

8.5 Vorschub-Doppelplatte – der Unterkiefer wird durch zwei Stege in den Vorschub geführt.

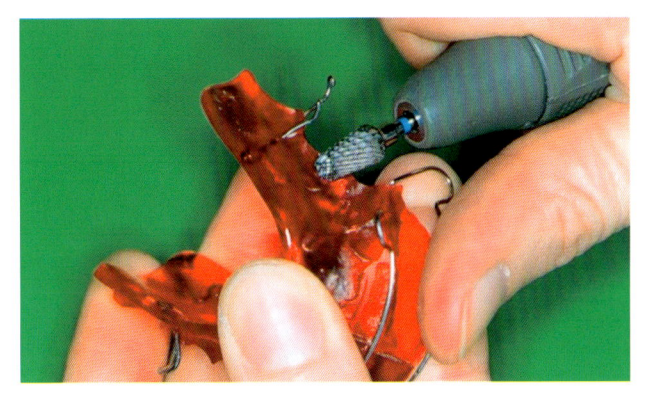

8.8 Sorgfältiges Einschleifen eines Aktivators

Patientenfall 1 – Rückbiss

vorher

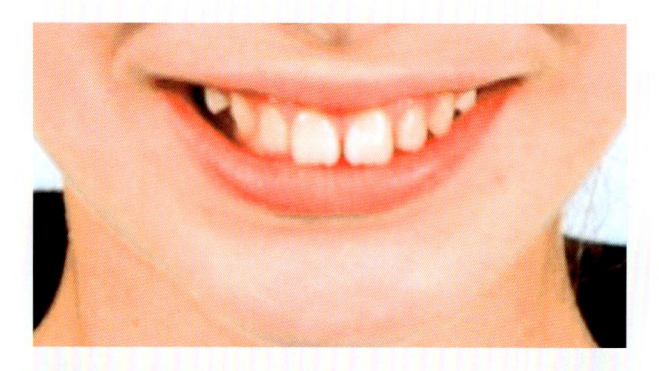

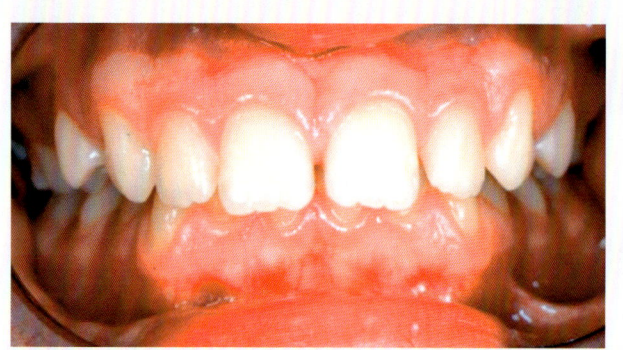

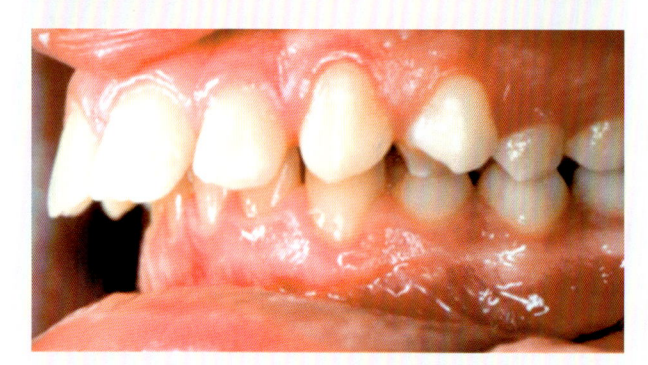

nachher

- ausgeprägte Rücklage des Unterkiefers
- die oberen Frontzähne stehen lückig und nach vorne gekippt
- tiefer Biss: die unteren Frontzähne sind beim Zusammenbiss kaum zu sehen, sie beißen in die Gaumenschleimhaut
- Scherenbiss: auf beiden Seiten beißt der erste kleine obere Backenzahn am unteren vorbei

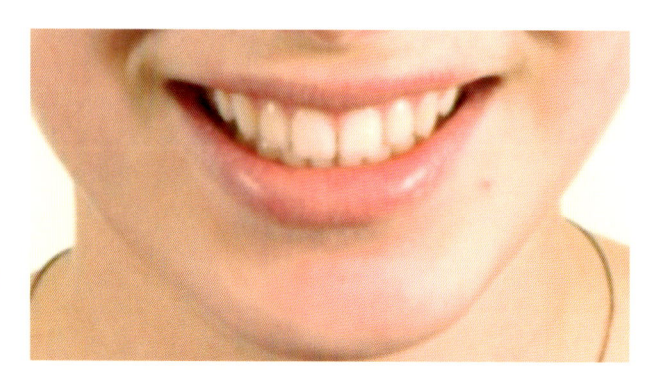

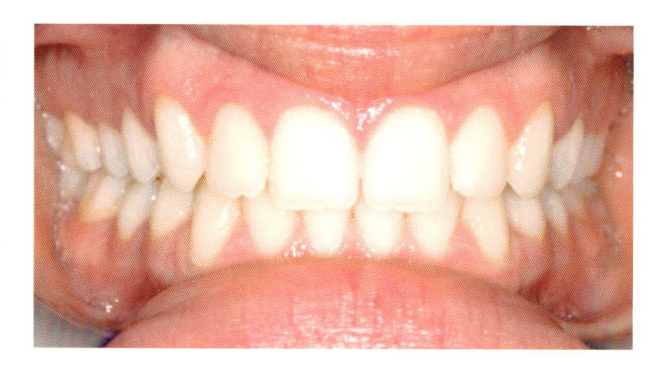

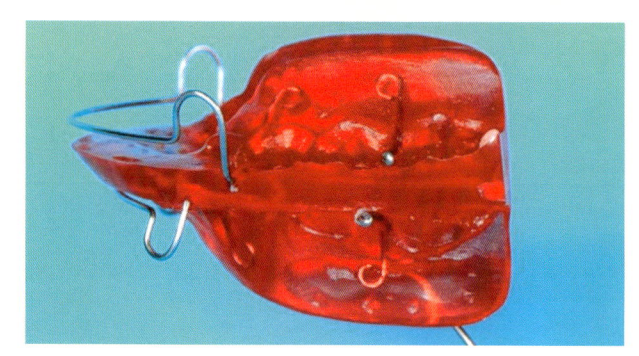

- mit Hilfe eines so genannten Aktivators ist der Unterkiefer im Wachstum beeinflusst worden
- obere und untere Zähne beißen nun wie Zahnräder ineinander
- die oberen Schneidezähne greifen knapp über die unteren
- Lücken sind geschlossen

8.9-8.14

Patientenfall 2 – Rückbiss

vorher

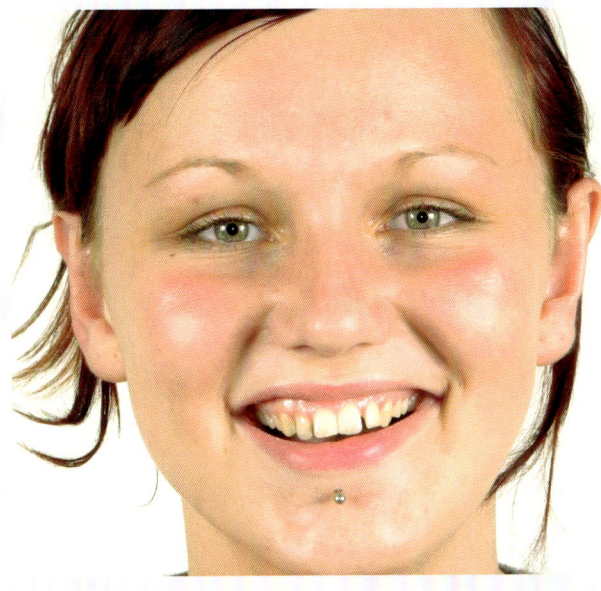

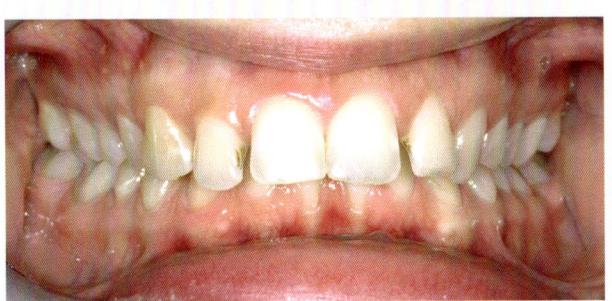

nachher

- Rückbiss
- tiefer Biss: die oberen Frontzähne beißen sehr tief über die unteren
- nach vorne gekippte obere Frontzähne mit Lücken
- die gewohnheitsmäßige Einlagerung der Unterlippe zwischen den Zahnreihen führte zu einer Verschlechterung des Zustandes

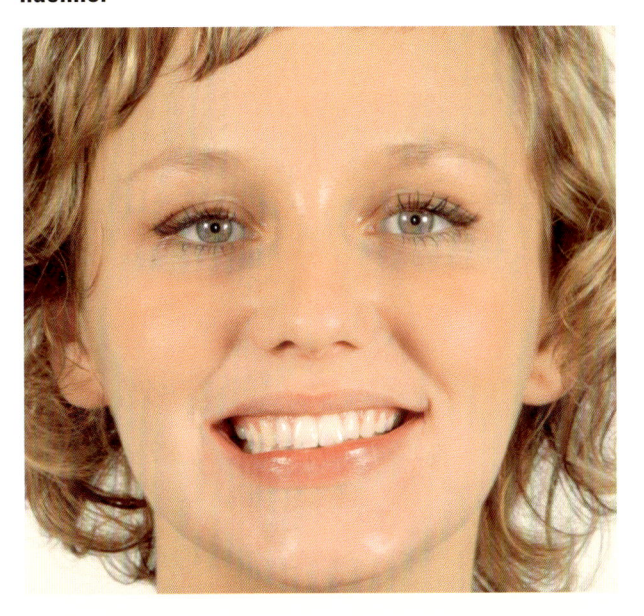

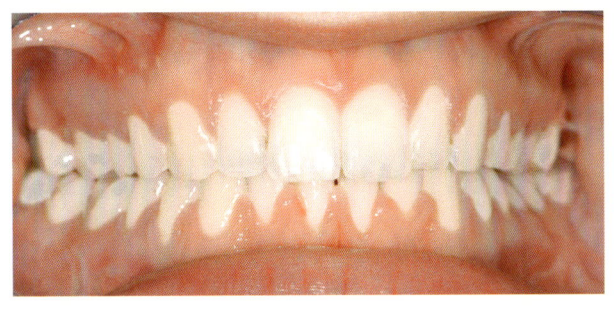

- nach der Achsenkorrektur der Frontzähne und dem Lückenschluss sowie nach einer Bisshebung und einer Vorverlagerung des unteren Zahnbogens ist ein korrekter Biss zwischen oberen und unteren Seitenzähnen erreicht

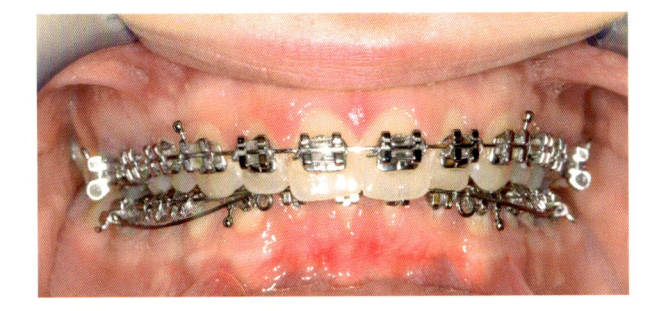

Therapie mit einer festen Zahnspange in beiden Kiefern

Patientenfall 3 – Rückbiss

vorher

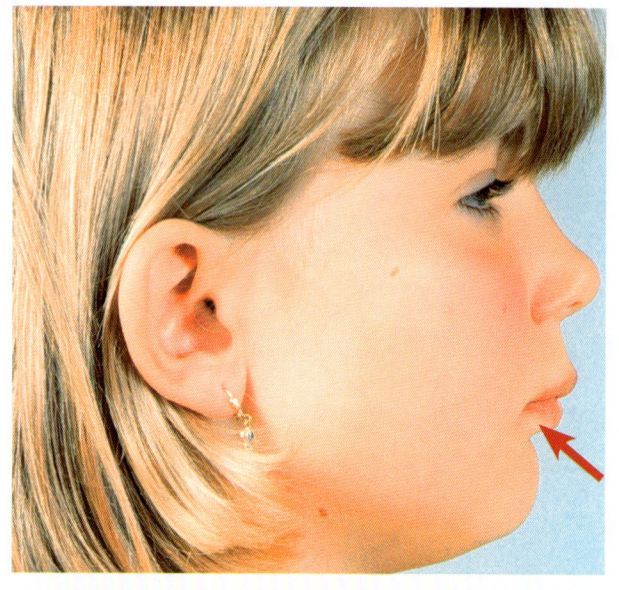

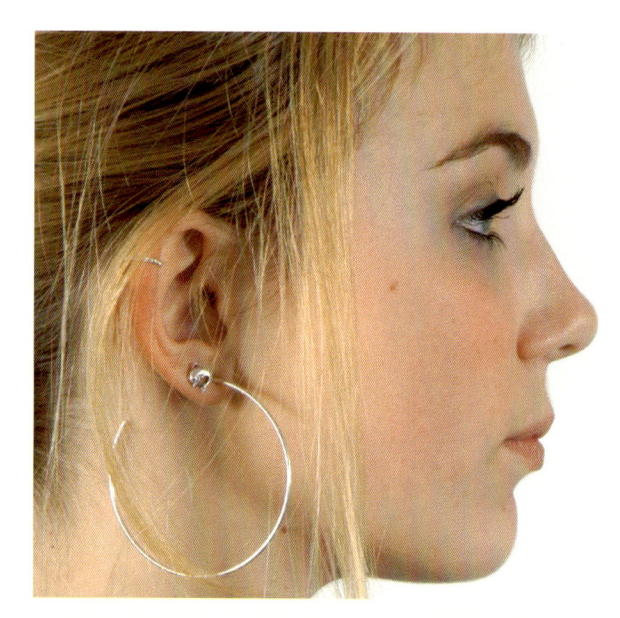

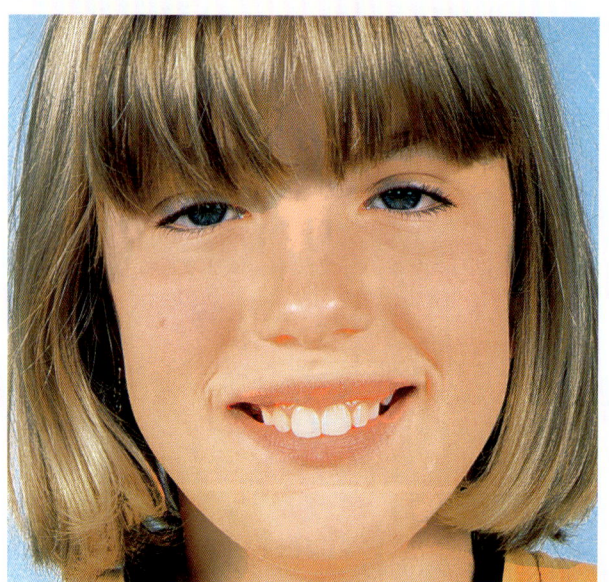

nachher

- Rücklage des Unterkiefers
- durch die Rücklage des Unterkiefers fällt die Unterlippe zurück und rollt heraus, es bildet sich eine Falte, die Sublabialfalte (Pfeil)

- nach kieferorthopädischer Therapie: ein harmonisches Profil
- die begeisterte Patientin

8.20-8.23

vorher

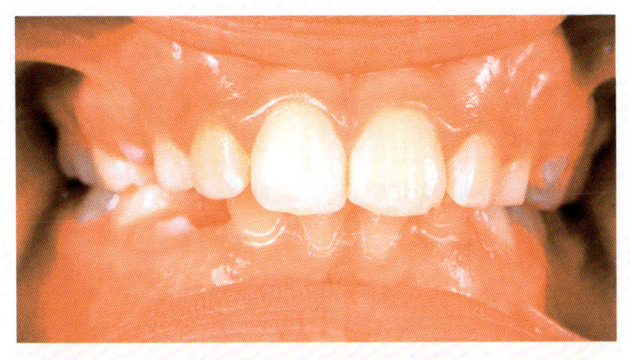

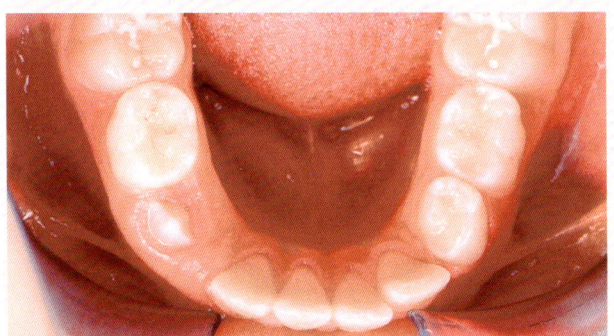

nachher

- Rückbiss des Unterkiefers
- Platzmangel im Unterkieferzahnbogen
- tiefer Biss: die unteren Frontzähne sind beim Zusammenbiss kaum zu sehen

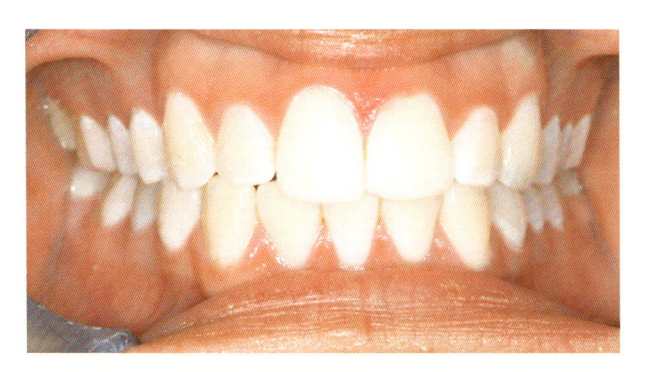

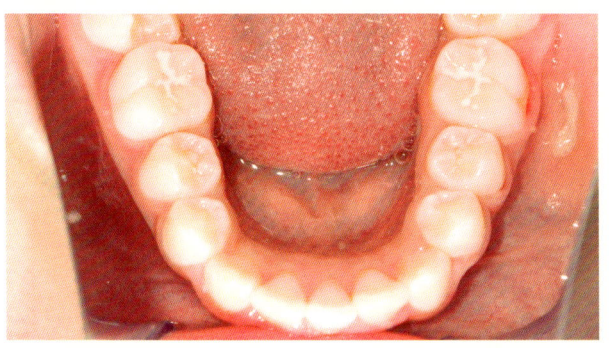

- um den unteren Zahnbogen ausformen zu können, wurde ein unterer Schneidezahn gezogen
- gut verzahnte Zahnbögen, mit knappem Überbiss der oberen Front
- das Fehlen des unteren Frontzahnes fällt nur dem Fachmann auf

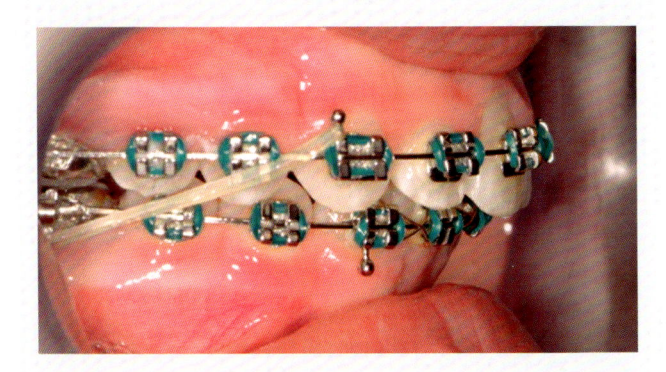

Gummizüge zwischen oberem und unterem Zahnbogen helfen bei der Herstellung einer perfekten Verzahnung der beiden Kiefer

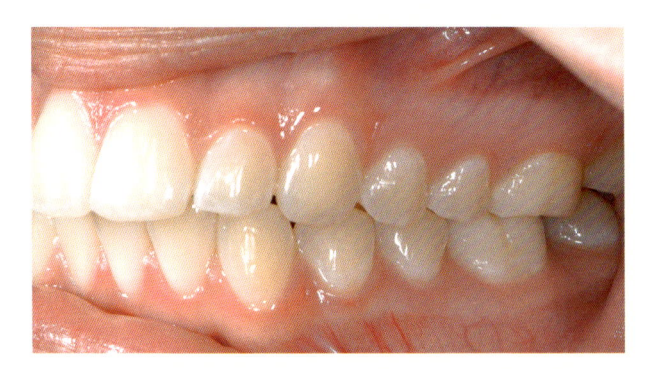

Optimales Resultat

8.24-8.29

Vorbiss

Bei einem Vorbiss (Mesialbiss, „Progenie") liegt der untere Zahnbogen vor dem oberen. Das Kinn liegt dabei meist weiter vorne, und die untere Lippe liegt vor der oberen (Lippentreppe).

Die Ausprägung eines Vorbisses kann sehr unterschiedlich sein. Bei leichten Formen besteht ein umgekehrter Frontzahnüberbiss, bei dem einzelne oder mehrere untere Zähne vor den oberen liegen. Dabei rutscht der Unterkiefer beim Zubeißen häufig in eine Zwangsposition nach vorne. In solchen Fällen ist es notwendig, die Zahnstellung frühzeitig korrigieren, um die beteiligten Zähne zu entlasten und eine Manifestierung dieser Position zu verhindern. Durch die falsche Lage des Unterkiefers wird wie bei einem kieferorthopädischen Gerät das Wachstum in den Kiefergelenken gefördert. Bleibt dieser Vorbiss bestehen, so kommt dies einer kieferorthopädischen Behandlung gleich – nur in die falsche Richtung.

Die Korrektur erfolgt in der Regel sehr schnell mit einer herausnehmbaren Zahnspange. Bei einzelnen, falsch verzahnten Zähnen reichen gelegentlich kleine Maßnahmen, wie beispielsweise das gezielte Einschleifen von Milchzähnen, aus, um den regulären Frontzahnüberbiss einzustellen.

Schwieriger ist die Therapie bei falscher Kieferlage, einem überentwickelten Unterkiefer oder unterentwickelten Oberkiefer. Hier kann es Sinn ergeben, bereits im Milchgebiss das Unterkieferwachstum zu bremsen und/oder das Oberkieferwachstum zu fördern. Behandlungsgeräte stehen in mannigfaltiger Form zur Verfügung. Herausnehmbare Zahnspangen sowie festsitzende Apparaturen können Mittel der Wahl sein.

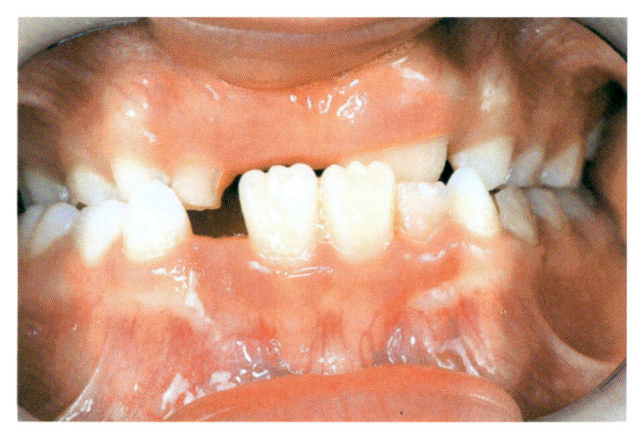

Als sehr effektives Behandlungsmittel hat sich der Einsatz einer Gesichtsmaske bewährt, mit deren Hilfe das Wachstum des Oberkiefers nach vorne, im Sinne einer orthopädischen Korrektur, gefördert wird. Mit einer so genannten Kopf-Kinn-Kappe wird dagegen der Versuch unternommen, das Wachstum des Unterkiefers zu bremsen. Sie wird frühzeitig bei jungen Patienten eingesetzt.

In extremen Fällen, in denen eine sofortige Therapie wenig Erfolg versprechend ist, beginnt die Therapie erst, wenn der Patient ausgewachsen ist. Im jungen Erwachsenenalter werden die Kiefer zunächst durch eine kieferorthopädische Behandlung unabhängig von dem aktuellen Zusammenbiss der Zähne ausgeformt, so dass Ober- und Unterkiefer ideal aufeinander passen würden. Im Anschluss daran werden sie durch den Chirurgen in einer Operation versetzt. Hierbei wird der Unterkiefer nach vorn und/oder der Oberkiefer nach hinten operiert.

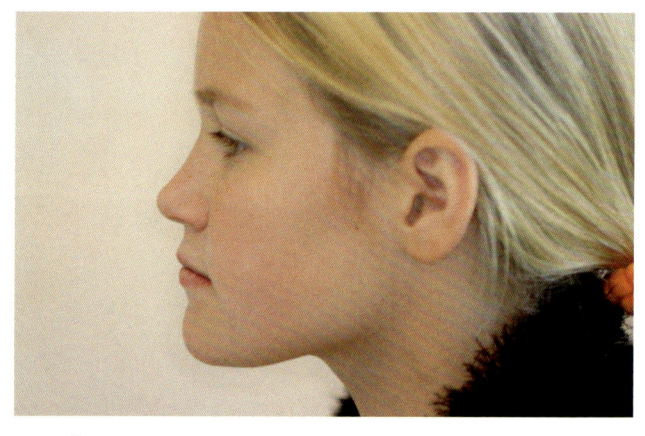

8.31 Ästhetisches Seitenprofil - trotz des Vorbisses der Patientin

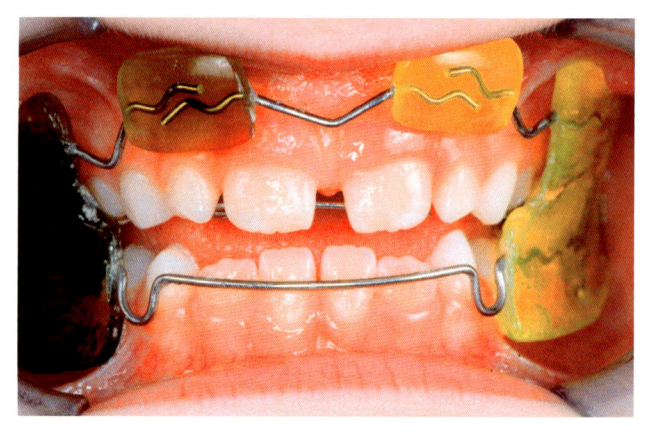

8.30 7-jähriger Patient; die unteren Schneidezähne liegen bei dem Zusammenbeißen vor den oberen.

8.32 Besonders bei jüngeren Patienten ein geeignetes Behandlungsgerät: der „Fränkel"

Patientenfall – Vorbiss

vorher

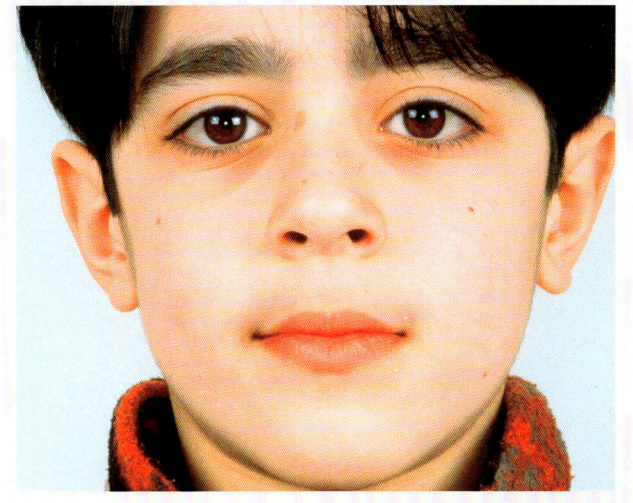

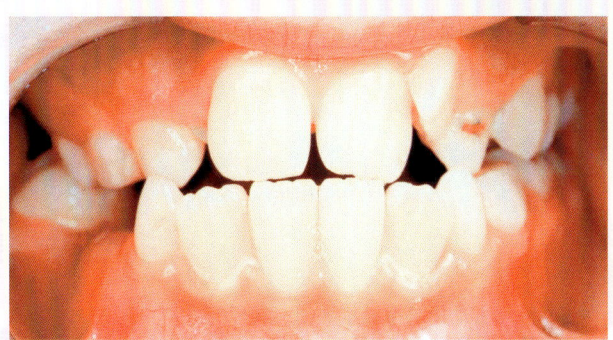

- Kopfbiss: obere und untere Frontzähne beißen aufeinander
- ausgeprägter Platzmangel, besonders im oberen Zahnbogen

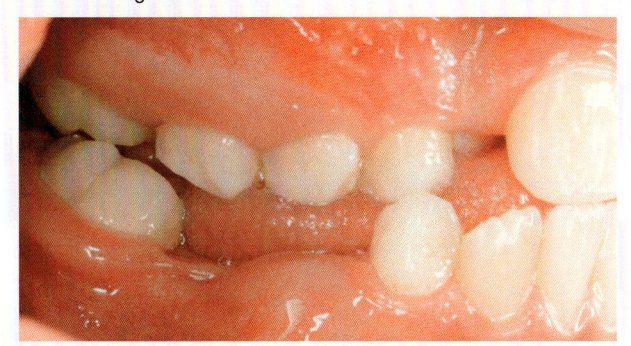

- seitlicher Kreuzbiss; der Oberkiefer ist zu schmal

8.33-8.38

nachher

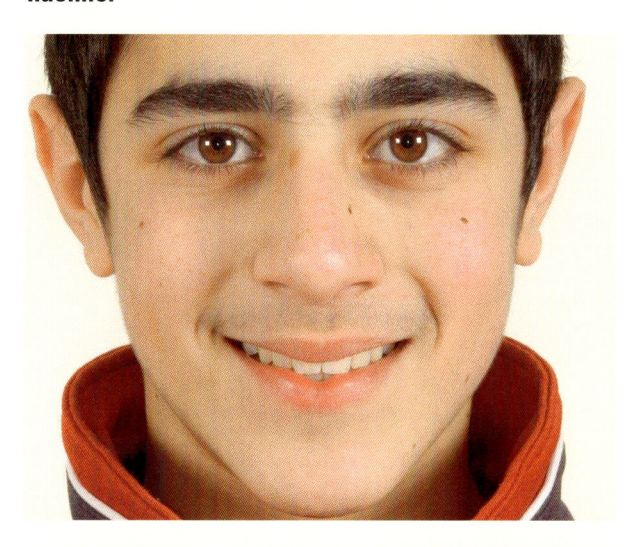

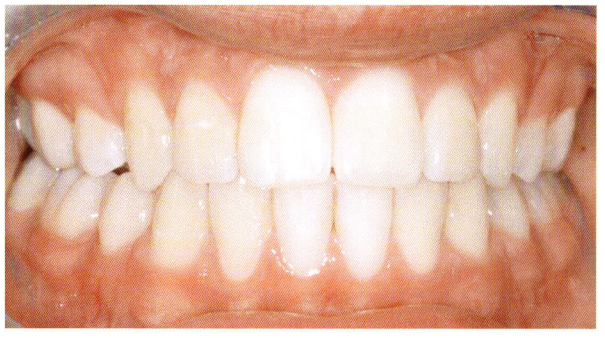

- Zustand nach erfolgreicher kieferorthopädischer Therapie mit festsitzender Apparatur und dem Entfernen von insgesamt vier kleinen Backenzähnen

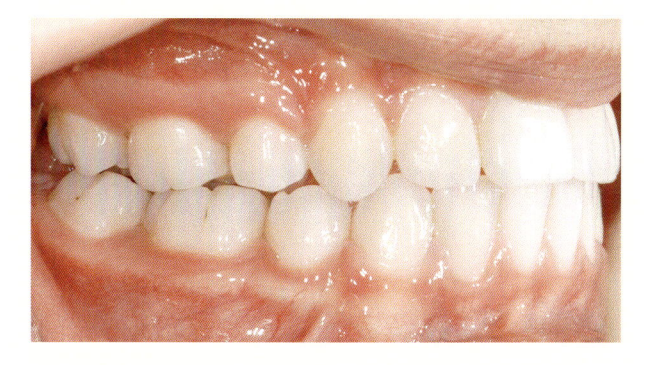

- die oberen Zähne beißen über die unteren
- die Belastung ist auf alle Zähne gleichmäßig verteilt

Offener Biss

Die Diagnose „offener Biss" beschreibt einen fehlenden Kontakt in einem Bereich der Zahnreihen zwischen Ober- und Unterkiefer trotz Zusammenbeißens. Bei einem frontal offenen Biss fehlt der Kontakt der Schneidezähne, während sich die seitlichen Zähne berühren. Bei einem seitlich offenen Biss fehlt der Zahnkontakt im Seitenzahnbereich.

Eine Therapie ist notwendig, damit der Patient die Nahrung abbeißen bzw. kauen kann. Lippenhaltung und Sprache sollen verbessert werden, die gewohnheitsmäßige Mundatmung auf Nasenatmung umgestellt und eine Fehlbelastung von Zahngruppen vermieden werden.

Häufige Ursachen für den offenen Biss sind:

- Angewohnheiten wie Daumenlutschen, Nuckelgebrauch, Zungenpressen, Wangensaugen, falsche Schluckmuster, Sprechfehler wie Lispeln (Sigmatismus) u.s.w.

- zu tief liegende Zähne, insbesondere zu beobachten bei Milchzähnen, die mit dem Knochen verwachsen sind

- Fehlstellungen der Kiefer zueinander, Anomalien der Schädelstruktur (= skelettal offener Biss)

- Rachitis (eine Vitamin-D-Mangelerkrankung, die durch typische Skelettveränderungen gekennzeichnet ist)

Zunächst ist es notwendig, alle Einflüsse, die den offenen Biss verstärken oder halten, zu beheben. Angewohnheiten wie Daumenlutschen, Lippen- oder Wangensaugen müssen abgestellt werden. Wenn dies gelingt, ist häufig bereits in kürzester Zeit eine Besserung zu beobachten.

Schwieriger ist die Therapie, wenn ein falsches Schlucken, ein so genanntes viszerales Schluckmuster, Ursache für die Fehlstellung ist. Hierbei drückt der Patient die Zunge zwischen die Zahnreihen, die Zähne werden also bei jedem Schlucken in das Knochenfach gedrückt und haben bei ca. 1000-2000 Schluckvorgängen pro Tag keine echte Chance, aufeinander zuzuwachsen. Im Gegenteil: der offene Biss verstärkt sich und die muskelstarke Zunge nimmt einen immer größeren Raum ein. Lediglich bei jungen, motivierten Patienten ist es möglich, diese an die neue Schluckweise zu gewöhnen, bei der die Zunge an den Gaumen gedrückt wird. Eine unterstützende Therapie durch einen Logopäden ist dabei notwendig.

In jedem Fall muss jedoch versucht werden, eine Zungen- oder Wangeneinlagerung durch Abschirmung zu verhindern und den Biss zu schließen.

Extreme Formen eines offenen Bisses lassen sich häufig nur in Kombination mit einem chirurgischen Eingriff beheben, wenn der Patient ausgewachsen ist.

Bei erfolgreichem Abstellen der Angewohnheiten bzw. dauerhafter Umstellung der Zungenlage beim Schlucken besteht für die Behandlung eines offenen Bisses eine gute Prognose.
Liegt nicht nur eine Fehlstellung der Kiefer, sondern auch eine Anomalie des Schädelaufbaus vor, ist die Prognose schlechter. Hier ist oft ein ungünstiges Wachstum zu beobachten.

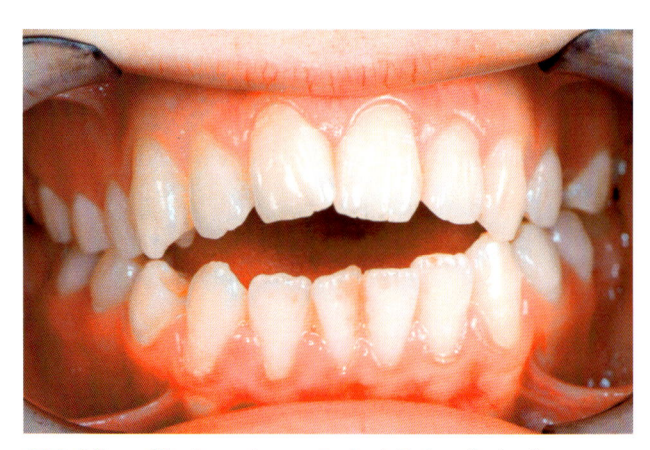

8.39 Offener Biss (erwachsener Patient); Patient litt häufig unter Atemwegsinfekten.

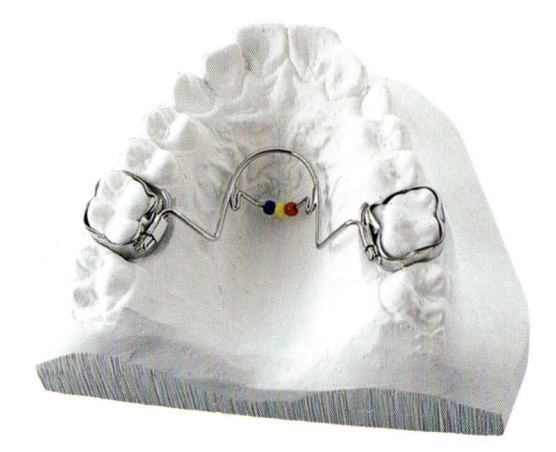

8.40 Stimulationsperlen an graziler, festsitzender Apparatur

Patientenfall 1 – Offener Biss

vorher

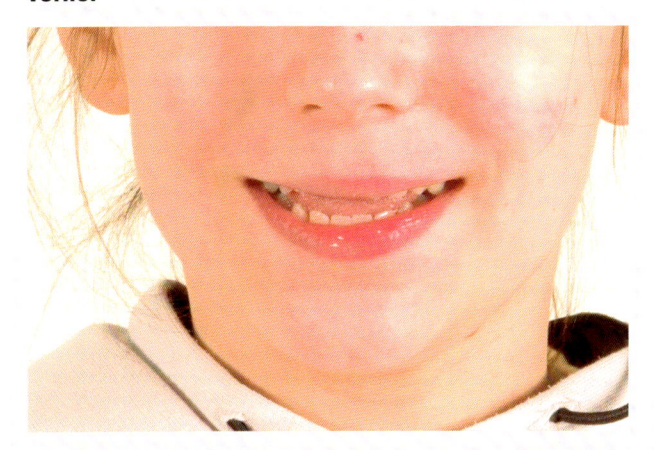

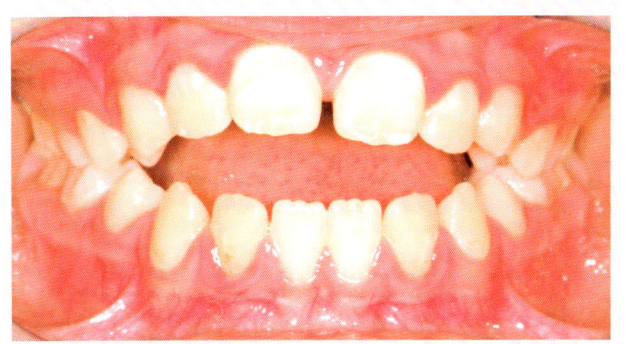

nachher

- 11-jährige Patientin mit einem offenen Biss: ein Abbeißen/„Schneiden" mit den Schneidezähnen ist nicht möglich
- bei jedem Schluckvorgang (ca.1000-2000mal täglich) drückt die Zunge zwischen die Zähne und verhindert so die natürliche Entwicklung eines korrekten Frontüberbisses

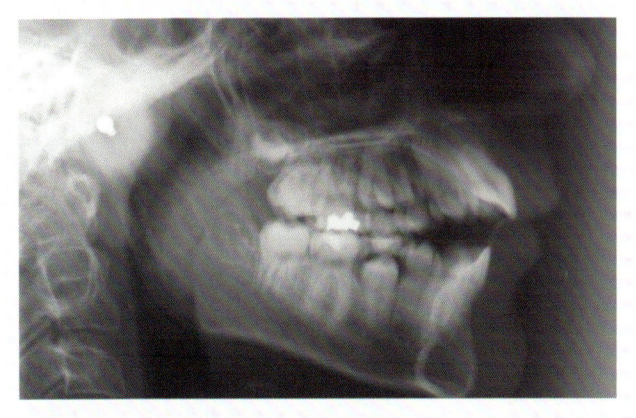

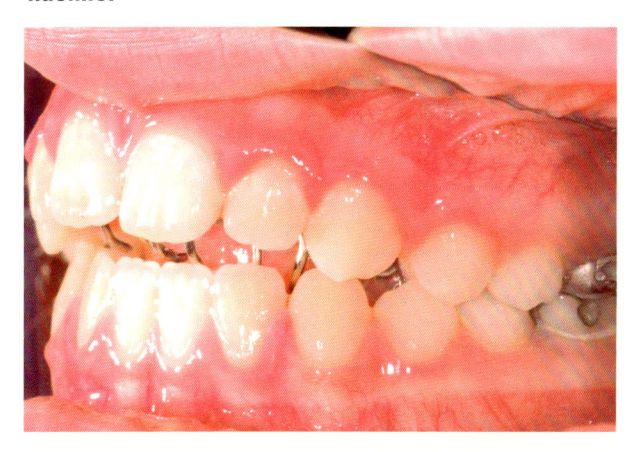

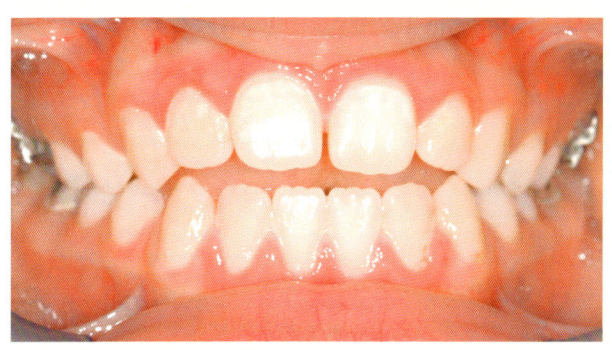

- Zustand nach mehrmonatigem Tragen der festsitzenden Apparatur - der Biss ist sehr schonend ohne aktive Kräfte, nur durch das Abhalten der Zunge, fast geschlossen
- die weitere Behandlung erfolgt mit einer festsitzenden Apparatur

- seitliches Röntgenbild der Patientin
- die Kiefer stehen korrekt zueinander, während die Frontzähne aussehen, als seien sie in den Knochen gedrückt

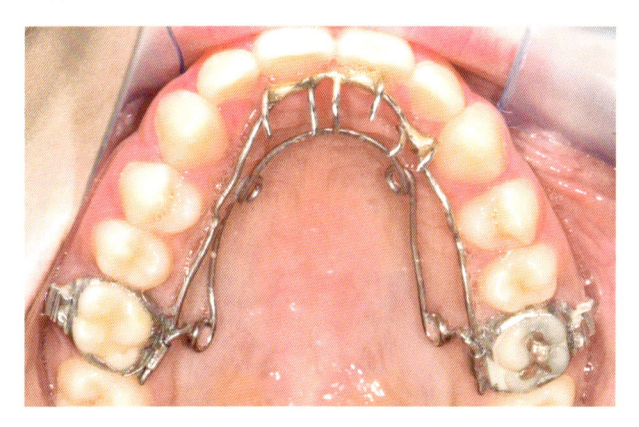

- Gaumenbügel mit „Spikes" verhindern die Zungeneinlagerung zwischen oberen und unteren Frontzähnen

8.41-8.46

Patientenfall 2 – offener Biss

vorher

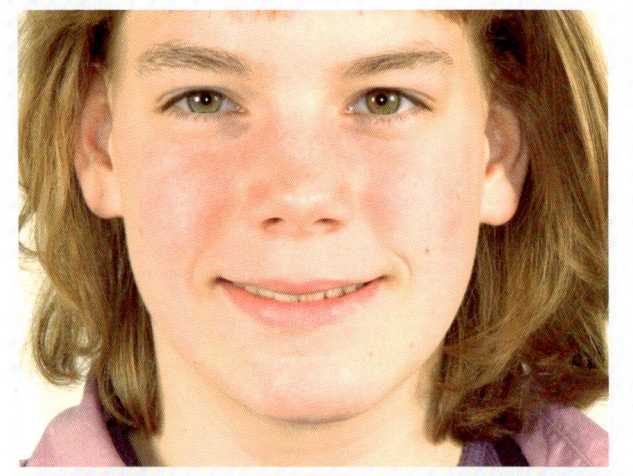

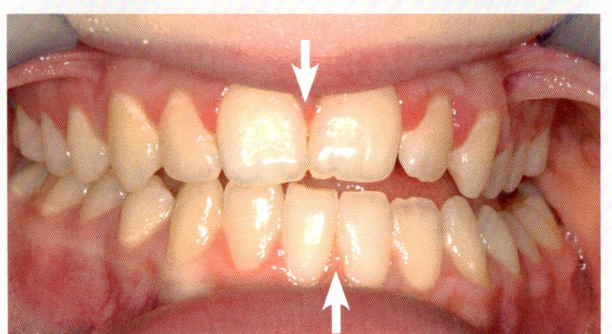

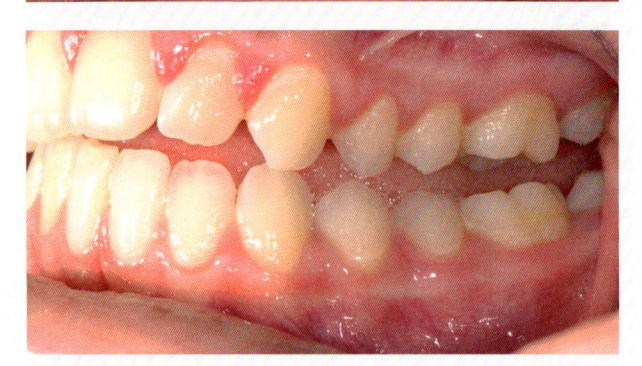

nachher

- 12-jährige Patientin mit asymmetrischem Wachstum des Unterkiefers
- Mittenverschiebung des oberen und unteren Zahnbogens (s. Pfeile)
- seitlich offener Biss auf der linken Seite der Patientin durch Zungeneinlagerung
- dies ist der Zustand während einer frühzeitigen Therapie mit einer losen Zahnspange (Aktivator), um weiteres asymmetrisches Wachstum zu hemmen

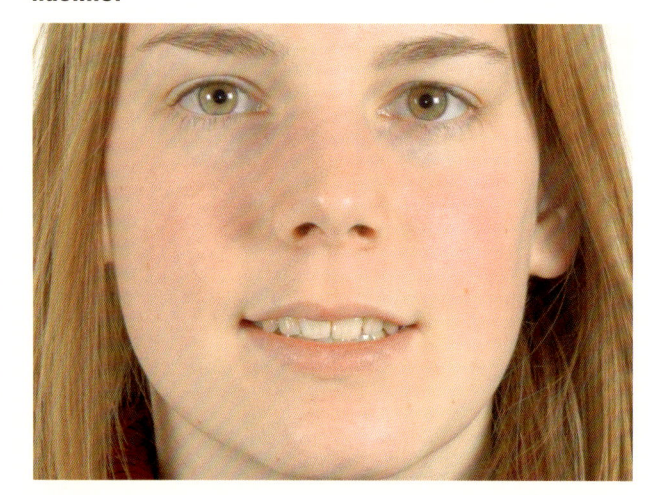

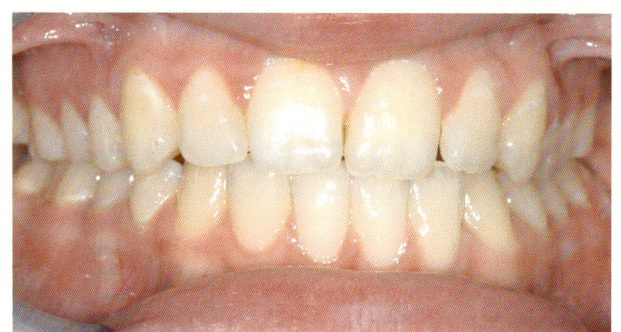

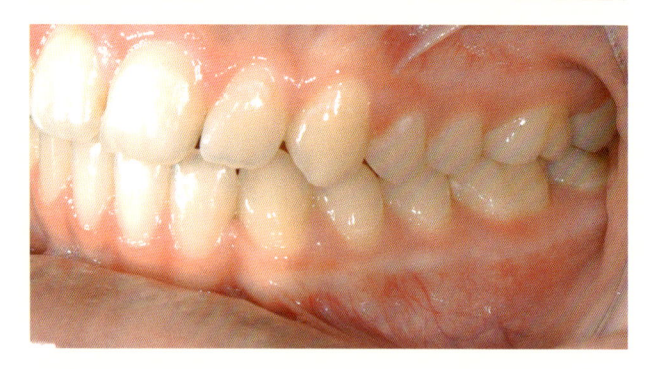

- durch die Behandlung mit einem Zungengitter und einer festen Zahnspange konnten die oberen und unteren Zähne miteinander in Kontakt gebracht werden
- die Zahnbogenmitten von Ober- und Unterkiefer stimmen nun fast überein
- die leichte Asymmetrie des Gesichtes bleibt dabei bestehen

8.47-8.52

Tiefbiss/Deckbiss

Die Schneidezähne von Ober- und Unterkiefer beißen idealerweise etwa 2 mm übereinander. Beim Tiefbiss greifen die oberen Frontzähne mehr als 3 mm über die unteren. Der Tiefbiss ist häufig so stark ausgeprägt, dass die unteren Schneidezähne die Gaumenschleimhaut berühren. Beim Zusammenbeißen kann sich der Patient die Gaumenschleimhaut verletzen.

Ein Tiefbiss wird häufig vererbt, kann aber auch während der Gebissentwicklung des Kindes entstehen. Bei einer Rücklage des Unterkiefers oder einem Missverhältnis der Zahnbreiten fehlt die Abstützung der Schneidezähne, und so verlängern sie sich bis zu einem spürbaren Widerstand, in diesem Fall ist das die Gaumenschleimhaut.

Der Deckbiss ist eine seltenere und in der Regel schwieriger zu therapierende Sonderform des Tiefbisses. Neben dem vergrößerten Frontzahnüberbiss ist er typischerweise durch einen großen Oberkiefer und steile oder nach hinten gekippte obere mittlere Schneidezähne gekennzeichnet. Die seitlichen Schneidezähne sind dabei oft nach vorne gekippt. Die Stellung der Schneidezähne im Oberkiefer behindert die Entwicklung des Unterkiefers nach vorne - es liegt somit ein Rückbiss vor. Eine maßgebliche Rolle in der Ausbildung eines Deckbisses spielen Erbfaktoren.

Eine Behandlung ist besonders deshalb notwendig, weil bei langem Fortbestehen dieser Fehlstellung Zähne und Zahnbett Schaden nehmen können. Die beim Einbiss in die Gaumenschleimhaut direkt hinter den oberen Frontzähnen wirkenden Kräfte werden in jungen Jahren noch durch starke, gesunde Zahnhalteapparate aufgefangen. Beim älteren Gebiss kann der permanente unphysiologische Druck im Zahnbett großen Schaden anrichten. Neben diesen prophylaktischen Gründen für einen Zahnerhalt bis ins hohe Alter gibt es weitere Gründe für eine Therapie:

- Risiko einer Schleimhautschädigung durch den Einbiss der Schneidezähne
- Verbesserung der Kau- und Abbeißfunktion
- kariesprophylaktische Gründe
- Verbesserung des Profils
- Vermeiden einer Kiefergelenk-Kompression:
  Beim Deckbiss entstehen oft Kiefergelenkbeschwerden, da der Unterkiefer beim Zubeißen eher nach hinten gepresst wird. Die Bewegungen des Unterkiefers sind eingeschränkt.

Die Aussichten für eine erfolgreiche Therapie sind umso günstiger, je mehr Wachstum noch zu erwarten ist. Daher ist oft ein früher Therapiebeginn sinnvoll. Die Behandlung umfasst eine Bisshebung, d. h. eine Verschiebung der Frontzähne in den Knochen und/oder eine Verlängerung der Seitenzähne. Bei herausnehmbaren Apparaturen kann dies indirekt durch Ausnutzung des Wachstums und der Durchbruchsenergie der Zähne erfolgen. Mit Hilfe einer festsitzenden Apparatur können direkt gezielte Korrekturen vorgenommen werden.

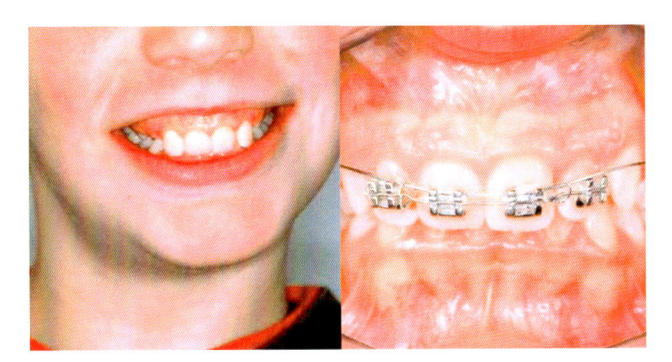

8.53 Patient mit einem Deckbiss und so genanntem „Gummy smile", dem Lachen mit viel sichtbarem Zahnfleisch

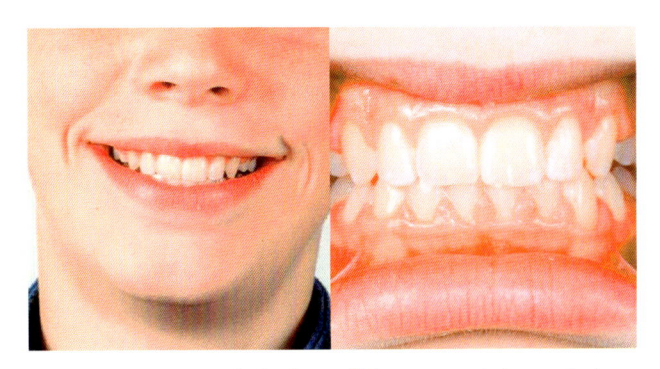

8.54 Nach Korrektur mit der festen Zahnspange: ein harmonisches Lächeln

Patientenfall - Tiefbiss/Deckbiss

vorher

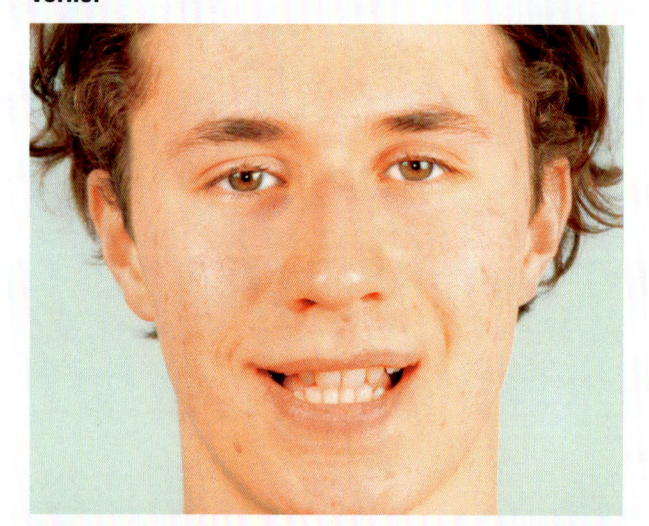

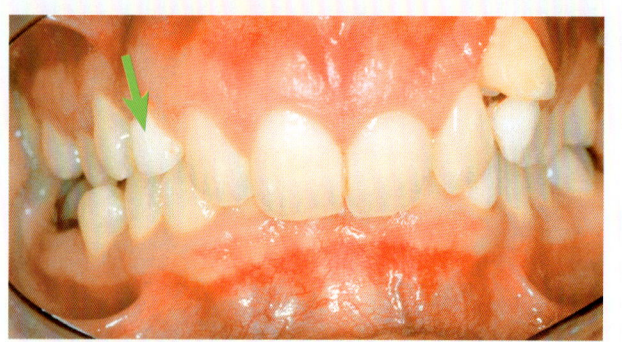

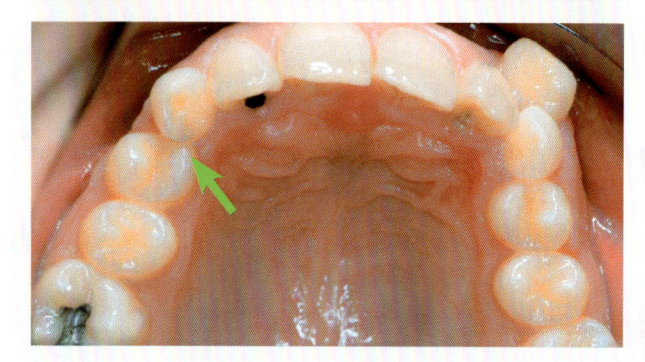

nachher

- tiefer Biss
- die unteren Schneidezähne sind beim Zusammenbeißen nicht sichtbar
- noch vorhandener Milcheckzahn (Pfeil), der bleibende Eckzahn liegt noch im Gaumen
- der Eckzahn der Gegenseite bricht weit außen neben dem Milcheckzahn durch

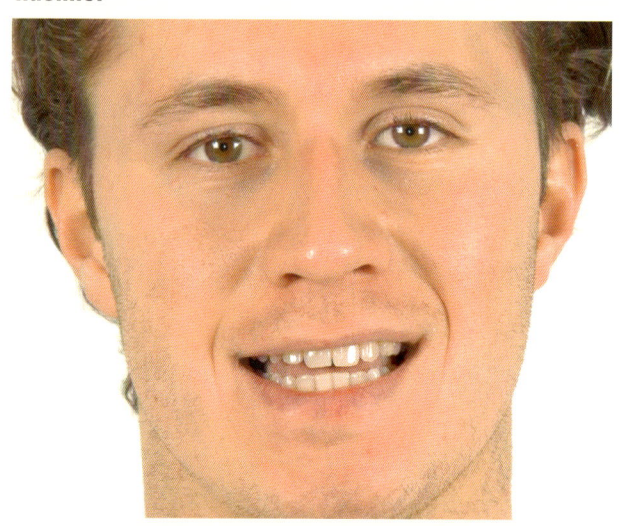

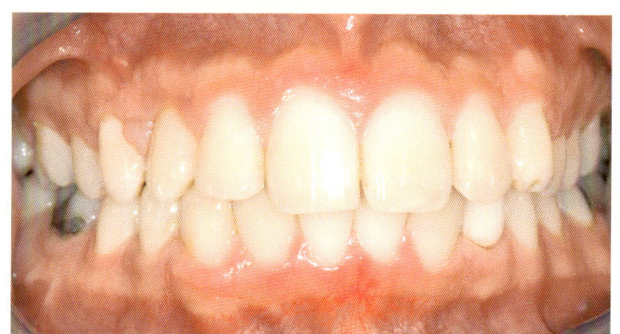

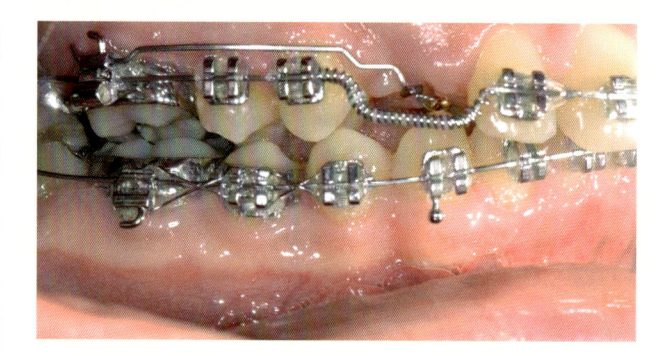

- schönes Gebiss
- die Eckzähne sind eingeordnet und der tiefe Biss korrigiert
- unten: eingegliederte feste Apparatur mit einer Zugvorrichtung für den verlagerten Eckzahn

8.55-8.60

Platzmangel im Zahnbogen

Platzangebot und Platzbedarf für die bleibenden Zähne stimmen nicht immer überein. Bei vielen Patienten herrscht ein Platzmangel für die Zähne.
In der Regel treibt den Patienten die mangelnde Ästhetik in die kieferorthopädische Fachpraxis. Eine Staffelung der Front oder außen stehende Eckzähne werden häufig als störend empfunden. Zudem ist die Zahnreinigung erschwert, und die Zähne werden, weil sie nicht richtig aufeinander passen, ungleichmäßig belastet.

Wie entsteht ein Engstand?

Meist sind folgende Gründe für einen Engstand verantwortlich:
- ein zu schmaler Kiefer
- die Unterentwicklung eines oder beider Kiefer
- zu große Zähne
- vollständiger oder partieller Verlust der platzhaltenden Milchzähne
- erblich bedingter Engstand
- Angewohnheiten, wie z. B. das Daumenlutschen, die die Unterkieferfront nach innen schieben und damit den Zahnbogen verkleinern
- das Bestreben der Zähne, nach vorne zu wandern (Mesialdrift der Zähne)

Bei vielen Menschen entsteht im jungen Erwachsenenalter besonders bei den unteren Frontzähnen ein Engstand. Früher wurde dies mit dem zu dieser Zeit stattfindenden Durchbruch der Weisheitszähne erklärt. Neuere Studien haben allerdings ergeben, dass die Weisheitszähne häufig nur eine Teilschuld an dem Engstand haben. Man hat festgestellt, dass selbst bei Patienten, bei denen keine Weisheitszähne (mehr) vorhanden sind, oft ein Frontengstand entsteht. Als Ursache hierfür wird die Wanderungstendenz der Seitenzähne nach vorne genannt. Des Weiteren kann ein anhaltendes Unterkieferwachstum im jungen Erwachsenenalter einen Engstand hervorrufen, besonders dann, wenn das Oberkieferwachstum schon abgeschlossen ist. Eine sinnvolle Maßnahme, um diesen Engstand zu verhindern, ist der festsitzende Retainer, ein dezenter Spezialbogen, der auf den Innenflächen der Frontzähne im Ober- und Unterkiefer fixiert wird.

Woher bekommt man den für die Korrektur notwendigen Platz?

Diese Frage stellt sich unweigerlich bei der Therapieplanung. Die Möglichkeiten, ausreichend Platz zu schaffen, sind begrenzt. Verschiedene Platzbeschaffungskonzepte und die mannigfaltigen Behandlungsgeräte hierfür machen die Beantwortung dieser Frage kompliziert.

Es ist durch folgende Maßnahmen möglich, Platz für engstehende Zähne zu bekommen:

1. durch das Schieben der Seitenzähne nach hinten, die sogenannte Distalisierung

2. durch die Kippung, insbesondere der Front, nach außen/vorne, um den Zahnbogen zu erweitern

3. durch die Reduzierung der Zahnbreiten durch seitliches Beschleifen („Stripping", Remodellation der Zähne)

4. durch das Dehnen des Kiefers

5. durch Zahnextraktion(en)

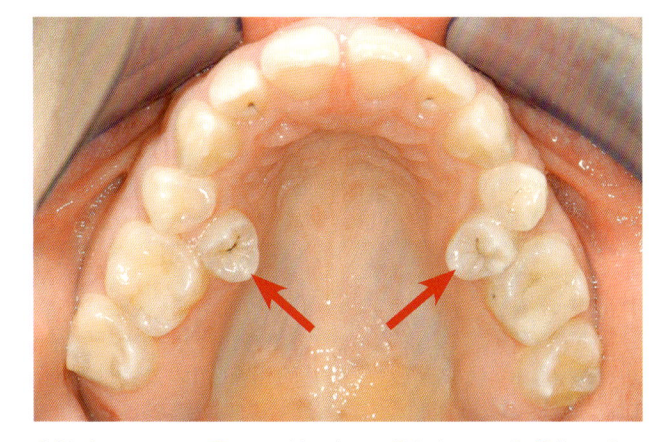

8.61 Ausgeprägter Engstand im oberen Zahnbogen: die Zähne, die zuletzt durchbrachen (hier die 2. kleinen Backenzähne), fanden keinen Platz mehr.

Kreuzbiss/Schmalkiefer

Normalerweise ist der Oberkiefer größer als der Unterkiefer. Die äußeren Höcker der oberen Backenzähne greifen über die unteren Zähne. Bei einem Kreuzbiss ist die Situation umgekehrt. Oft ist der obere Zahnbogen im Verhältnis zum Unterkiefer zu schmal und so entsteht der Kreuzbiss.

Zu unterscheiden sind der einseitige und der beidseitige Kreuzbiss. Während beim beidseitigen Kreuzbiss in der Regel symmetrische Verhältnisse herrschen, geht der einseitige Kreuzbiss nicht selten mit einem Zwangsbiss einher. Der Patient rutscht in der Endphase des Zusammenbeißens mit den unteren Zähnen zur Seite. Die kieferorthopädische Behandlung sollte in diesem Fall möglichst frühzeitig beginnen. Patienten, bei denen eine Therapie versäumt wurde, bilden in der Regel Asymmetrien aus, die nicht nur Gefahren für das Kiefergelenk und die Muskelgruppen sowie eine ungleichmäßig verteilte Zahnbelastung mit sich bringen. Verfestigt sich der seitliche Fehlbiss in der Wachstumsentwicklung, kann eine ästhetisch unvorteilhafte Asymmetrie die Folge sein. Ebenso kann diese Fehlstellung zu Störungen im Bereich der Halswirbelsäule, der gesamten Statik des Halteapparates und des Beckens führen.

Typischerweise geht der Kreuzbiss mit einem hohen, schmalen Gaumen, einem schmalen oberen Zahnbogen und eng stehenden Zähnen im Oberkiefer einher.

Es gibt viele mögliche Ursachen für einen Kreuzbiss. Wachstumsstörungen des Gesichtsschädels können ebenso der Grund für einen Kreuzbiss sein wie zu langer Nuckelgebrauch.
In einigen Fällen stören einzelne Zähne beim Zusammenbeißen und der Unterkiefer rutscht infolge dessen zu einer Seite.

Auch eine gewohnheitsmäßige Mundatmung kann einen Kreuzbiss verursachen. Atmet der Patient nur durch den Mund, so liegt die Zunge nicht am Gaumen. Die Muskulatur der Wangen drückt den Oberkiefer mit leichtem, aber ständigem Druck nach innen, der Gegendruck der Zunge am Gaumen fehlt. Auf diese Weise wird der Oberkiefer in seinem Wachstum gehemmt, während der Unterkiefer ungehindert wächst. Es entwickelt sich ein Kreuzbiss.

Die Art und Weise der Therapie eines Kreuzbisses ist abhängig von dessen Schweregrad und der Ursache. In einigen Fällen ist das gezielte Einschleifen des störenden Milchzahnes oder eine lose Zahnspange im Oberkiefer ausreichend. Eine Erweiterung des Oberkiefers kann auch durch festsitzende Apparaturen erfolgen, wie beispielsweise ein am Gaumen verlaufender Bügel (Quadhelix oder Palatinalbogen), der an den ersten großen Backenzähnen befestigt ist.

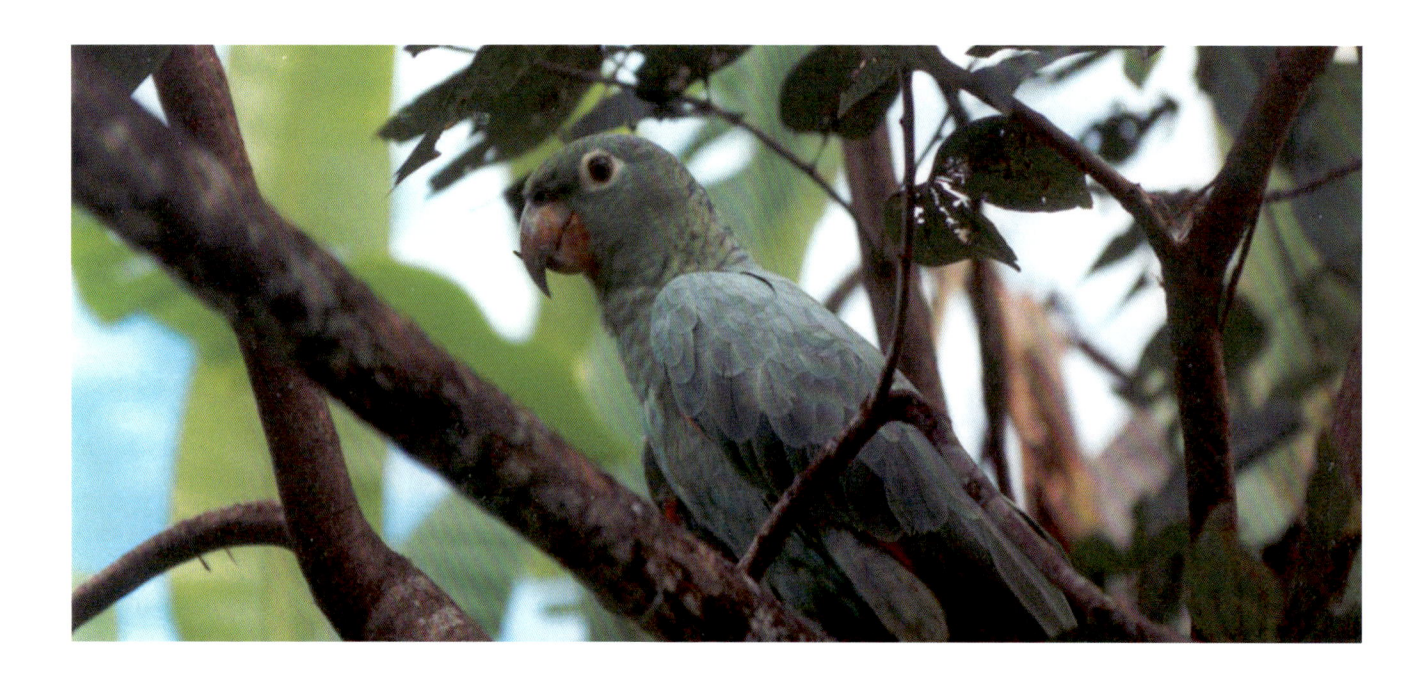

Gaumennahterweiterungsapparatur (GNE)

Bei der Gaumennahterweiterung ist es möglich, einen sehr schmalen oberen Zahnbogen zu erweitern. Hierbei wird die mittlere Knochennaht im Gaumenbereich, die Bindegewebe enthält, auseinander gezogen und beide Oberkieferhälften zur Seite bewegt. Voraussetzung ist dabei, dass die Oberkieferhälften in der Gaumenmitte noch nicht sehr stark miteinander verwachsen sind. Nach erfolgreicher Verbreiterung des Oberkiefers benötigt der Körper 8-12 Wochen bis zu Verknöcherung der Gaumennaht.

Durch die Gaumennahterweiterung wird die Breite des Oberkiefers auf die Unterkieferbreite abgestimmt, im Oberkieferzahnbogen wird Platz geschaffen und es kann oftmals eine Entfernung bleibender Zähne vermieden werden. Durch die gleichzeitige Erweiterung der Nasenhöhlenbasis wird bei den Patienten häufig eine verbesserte Atmung beobachtet.

Die Apparatur besteht üblicherweise aus einer Spezialschraube, die mit Drahtversteifungen an Metallbändern befestigt wird. Die Bänder werden auf die Seitenzähne des Oberkiefers zementiert. Sind noch Milchzähne vorhanden, kann die Apparatur auch mit Kunststoffschienen auf den Zähnen befestigt werden.

Wann wird dieses Erweiterungsgerät eingesetzt?

Bei einseitigen oder beidseitigen Kreuzbissen, das heißt, wenn der Oberkiefer zu schmal ist und nicht über den unteren Zahnbogen greift.

In welchem Patientenalter kann die GNE eingesetzt werden?

Je früher mit der Behandlung begonnen wird, desto einfacher ist das Vorgehen. In extremen Fällen kann ab dem 4. Lebensjahr damit begonnen werden. Bei Jugendlichen ist diese Behandlung in der Regel ohne Probleme möglich, bei Erwachsenen ist die Erweiterung der Gaumennaht in der Regel erst nach operativer Schwächung der Knochen durchführbar.

Ist das Dehnen schmerzhaft?

Die Apparatur sollte nach Anweisung des Behandlers regelmäßig gestellt werden. Anfänglich entsteht bei dem Drehen der Schraube ein Druckgefühl, nach einigen Tagen Eingewöhnungszeit hat der Patient jedoch in der Regel keine Probleme mehr. Die Nahrungsaufnahme (insbesondere bei Sauerkraut und Spaghetti) und die Mundhygiene sind durch die Schraube jedoch zunächst gewöhnungsbedürftig.

Wichtig!
Während der Erweiterung des Oberkiefers entsteht eine Lücke (Diastema) zwischen den beiden mittleren Schneidezähnen. Dies ist ein Zeichen für das gelungene Auseinanderbewegen der Oberkieferhälften. Die Zahnlücke schließt sich in der Regel durch den Zug der elastischen Fasern des Zahnfleisches zwischen den Zähnen von selbst - es sei denn, der Patient hält die Lücke durch ständiges Einlagern der Zunge, eines Strohhalmes oder sonstigem offen.

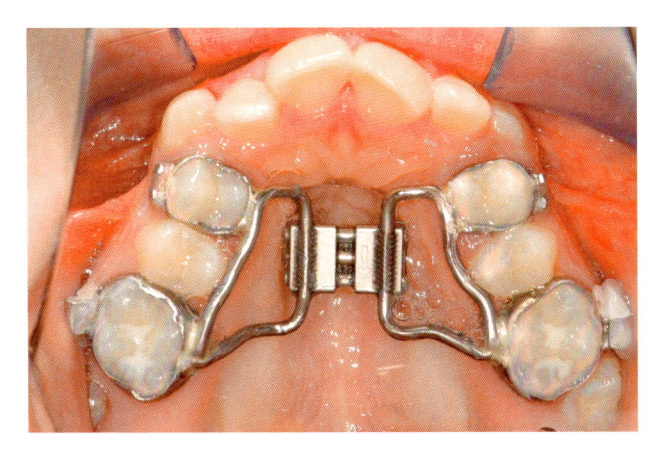

8.62 11-jährige Patientin vor der Oberkieferdehnung

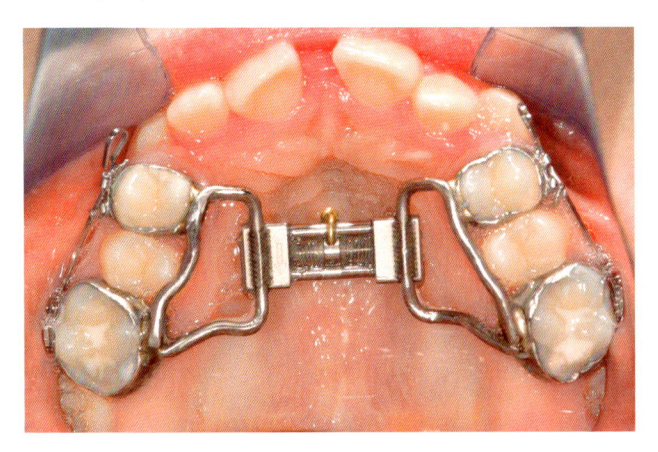

8.63 Nach einigen Wochen erreichtes Ergebnis: Gut sichtbar ist die Zahnlücke zwischen den Frontzähnen durch das erfolgreiche Auseinanderbewegen der Oberkieferhälften.

Oberkieferdehnung

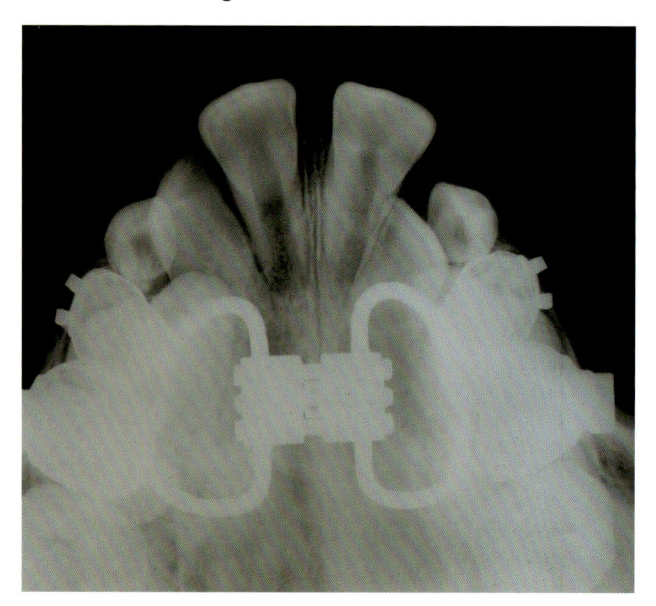

8.64 Vor dem Dehnen des Oberkiefers ist die Gaumennaht noch verschlossen.

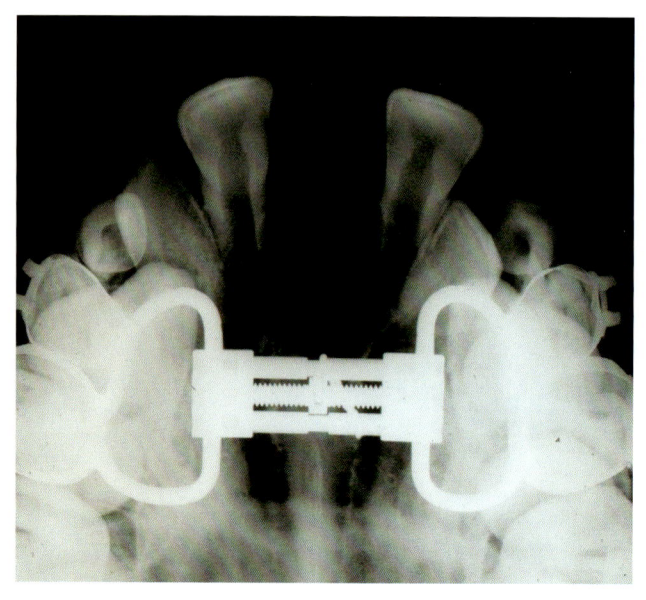

8.65 Auseinanderbewegen der Oberkieferhälften mit Hilfe einer kieferorthopädischen Apparatur innerhalb weniger Wochen; die Schleimhaut der Mund- und Nasenhöhle bleibt dabei unversehrt.

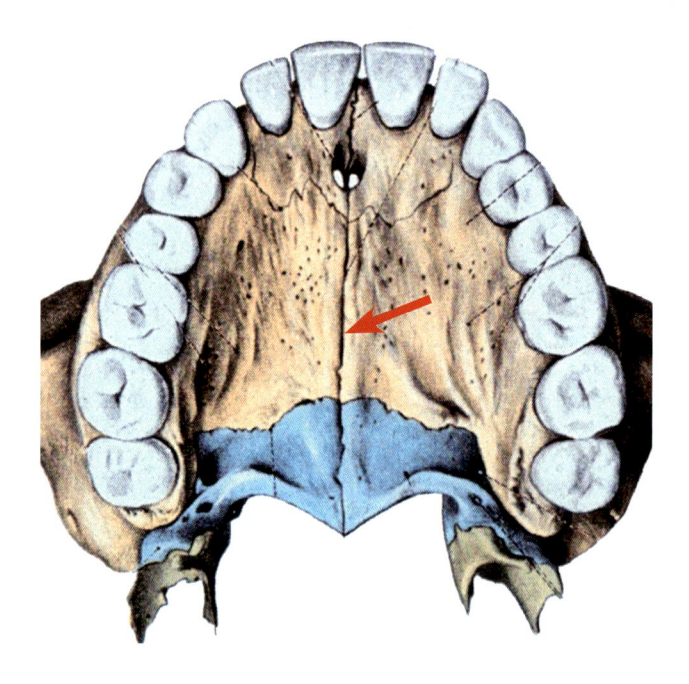

8.66 Der knöcherne Gaumen ist mittig durch eine Knochennaht, die Sutura palatina mediana (Pfeil), geteilt. Diese Naht enthält Bindegewebe, das zwischen den aus Bindegewebe entstandenen Knochen noch vorhanden ist. Je älter der Patient ist, desto stärker sind die Knochenteile des Gaumens miteinander verzahnt, der Bindegewebsanteil nimmt ab.

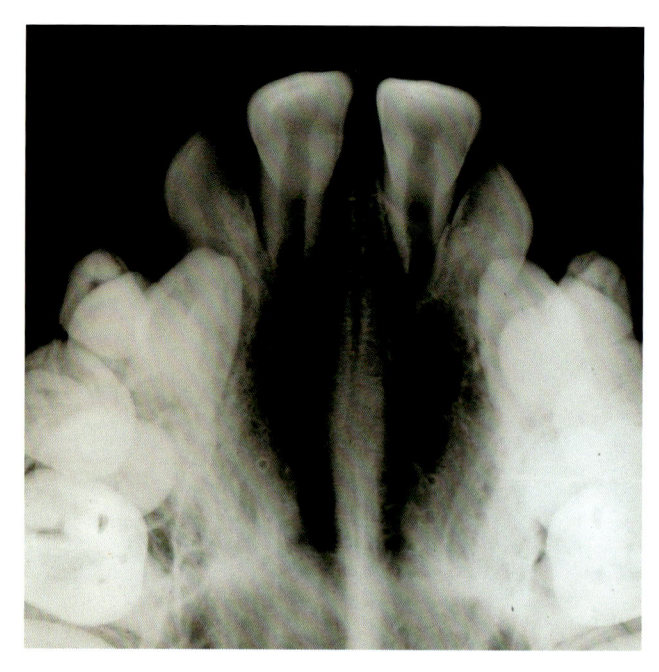

8.67 Der entstandene Knochenspalt verknöchert und stabilisiert sich.

Quadhelix-Apparatur

Die Quadhelix besteht aus einem Drahtgerüst mit - wie der Name verrät - vier Windungen. Die Quadhelix verläuft unauffällig an der Innenseite der Seitenzähne und am Gaumen und ist in der Regel in Schlösschen spezieller, auf die Backenzähne zementierter Metallbänder mit Drähten fest eingebunden. Bei den Behandlungssitzungen kann der Kieferorthopäde den Draht lösen und die Apparatur je nach gewünschtem Behandlungsziel aktivieren.

Mit Hilfe der Quadhelix ist es möglich, den Zahnbogen zu erweitern. Dies kann im vorderen oder hinteren Bereich unterschiedlich erfolgen. Ebenso ist es möglich, die linke oder rechte Seite des Zahnbogens unterschiedlich stark zu verbreitern oder die großen Backenzähne zu rotieren.

Bei sehr jungen Patienten kann diese Apparatur wie die Gaumennahterweiterungsapparatur (GNE) wirken, da die beiden Oberkieferhälften noch kaum miteinander verwachsen sind.

Herausnehmbare Dehn-Apparaturen

Auch mit herausnehmbaren Zahnspangen ist eine Erweiterung des Zahnbogens möglich. In die Apparatur eingearbeitete Schrauben oder Federn bilden hierbei die Elemente, die für die langsame Dehnung des Kiefers oder die Bewegung einzelner Zähne oder Zahngruppen sorgen.

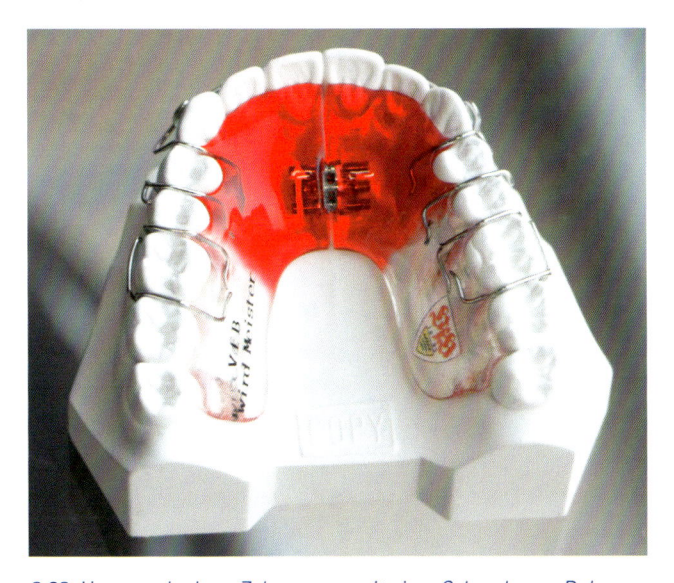

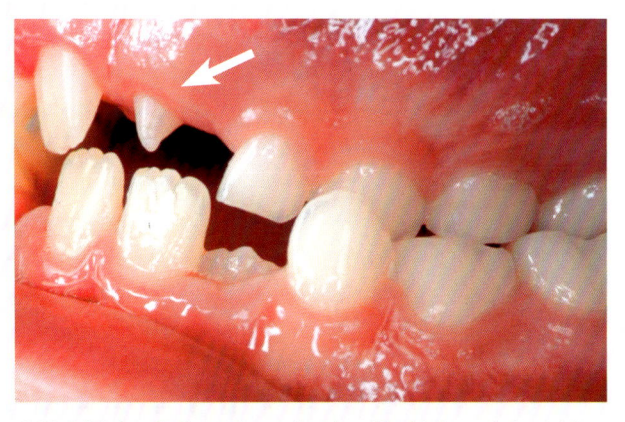

8.69 7-jähriger Patient mit zu schmalem Oberkiefer und überzähligem Zapfenzahn (wurde nach röntgenologischer Kontrolle entfernt)

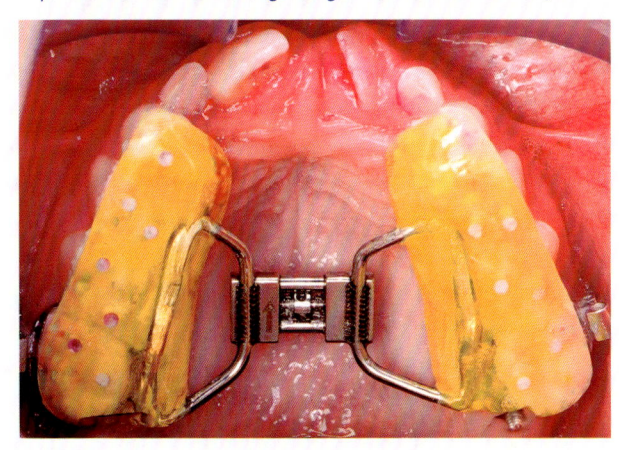

8.70 Gaumennahterweiterungsapparatur (GNE) mit Kunststoffschienen zur Verbreiterung des Oberkiefers

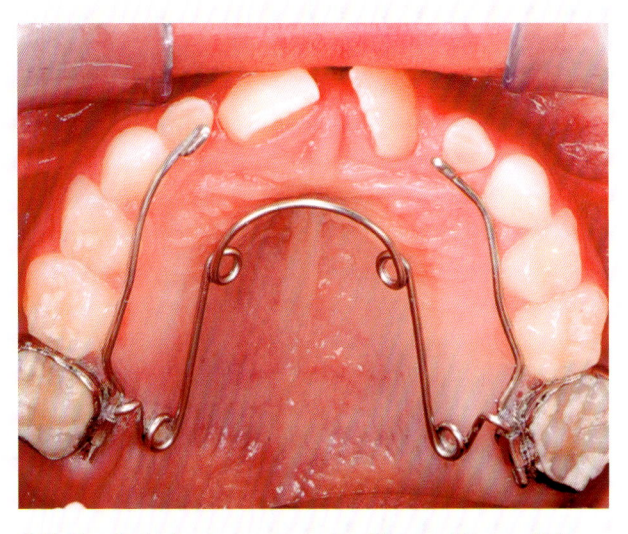

8.68 Herausnehmbare Zahnspange mit einer Schraube zur Dehnung des oberen Zahnbogens

8.71 Quadhelix-Apparatur als graziles Element, hier zum Halten des erreichten Ergebnisses nach Entfernung der Gaumennahterweiterungsapparatur

Patientenfall 1 – Platzmangel im Zahnbogen/Kreuzbiss

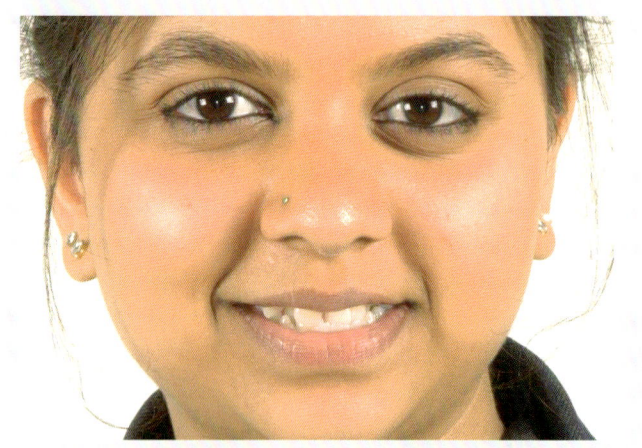

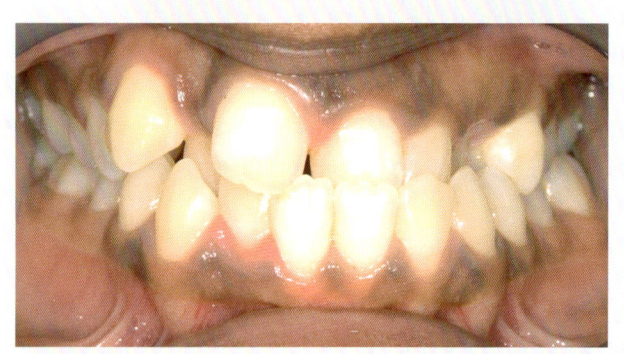

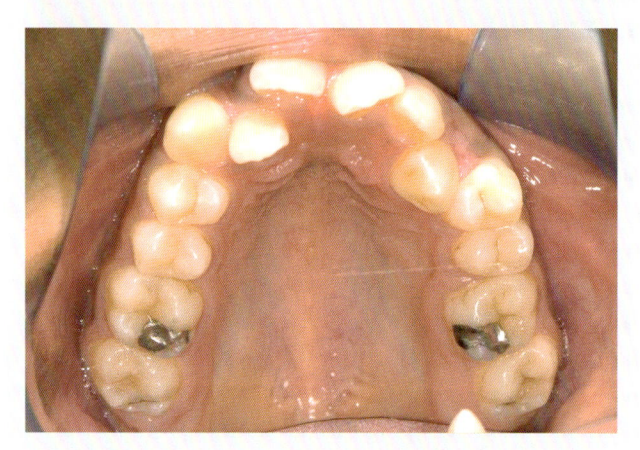

vorher · nachher

- 15-jährige Patientin
- Engstände, besonders im oberen Zahnbogen
- Kreuzbiss: die oberen Front- und Seitenzähne beißen zum großen Teil hinter die unteren
- die Mitte des unteren und oberen Zahnbogens stimmen nicht überein

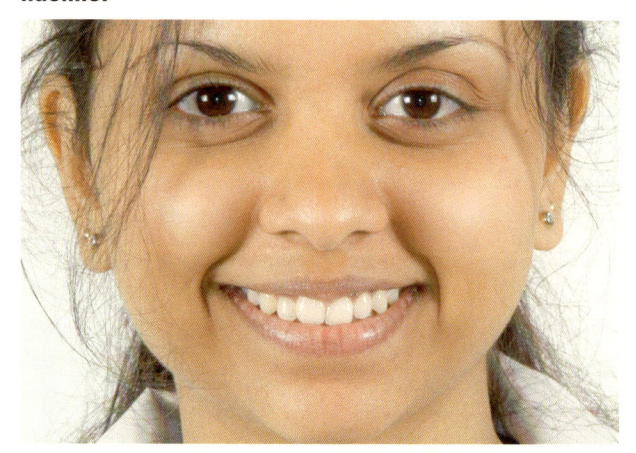

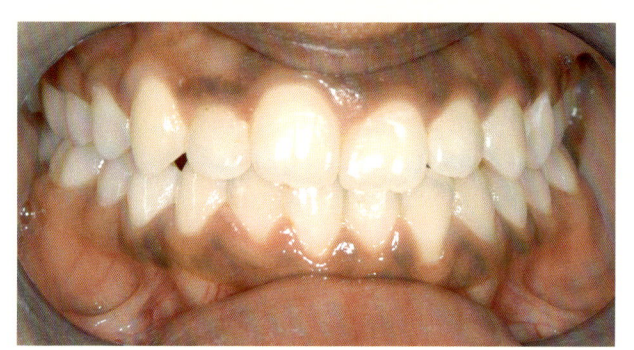

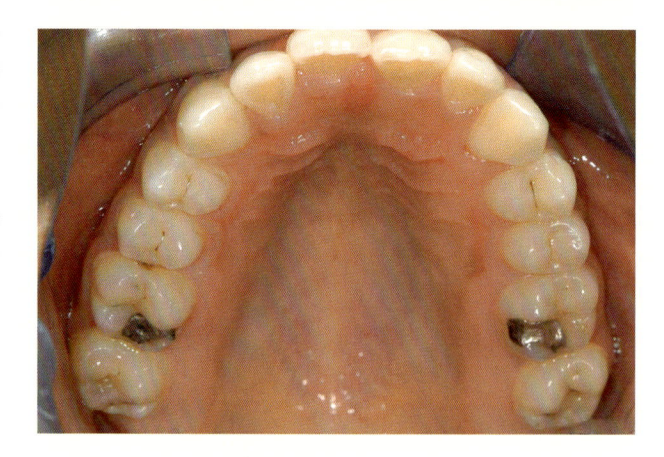

- zwei Jahre nach der Therapie
- die oberen Zähne greifen über die unteren
- beide Zahnbogenmitten stimmen fast überein
- Endergebnis: ein schönes, harmonisches Lachen, ohne dass Zähne gezogen werden mussten

8.72-8.77

Patientenfall 2 – Platzmangel im Zahnbogen/ Kreuzbiss

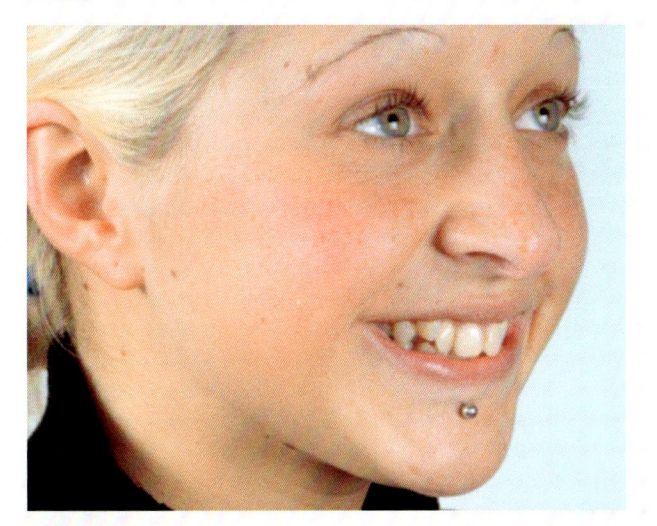

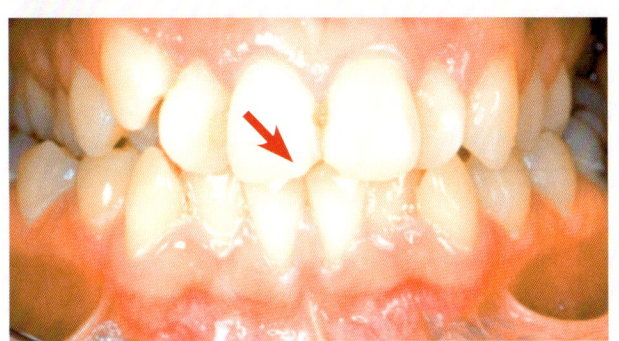

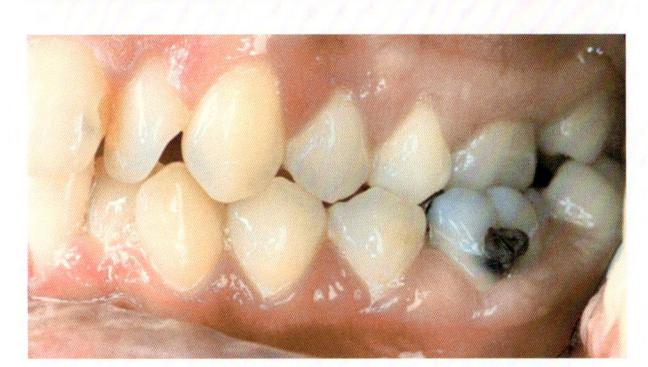

vorher **nachher**

- Patientin mit Engstand in oberer und unterer Front
- beidseitiger Kreuzbiss, die oberen Seitenzähne greifen größtenteils nicht über die unteren
- die Mitte des oberen und unteren Zahnbogens stimmen nicht überein
- die Patientin entfernte vor der Therapie sowohl Lippen- als auch Zungenpiercing

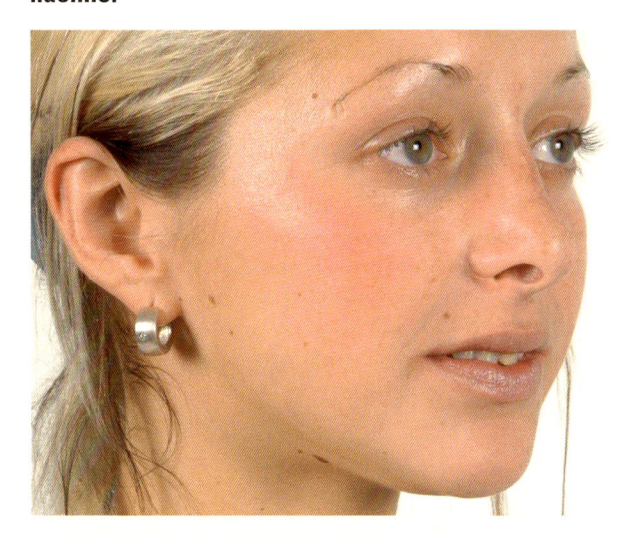

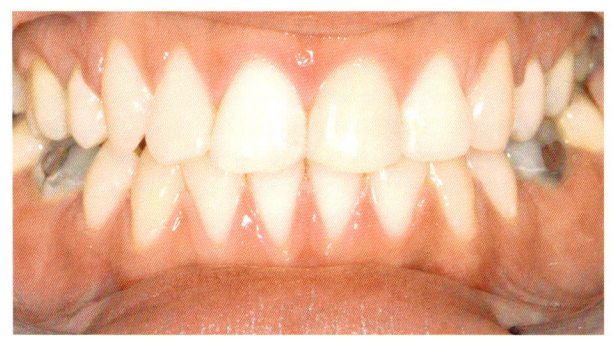

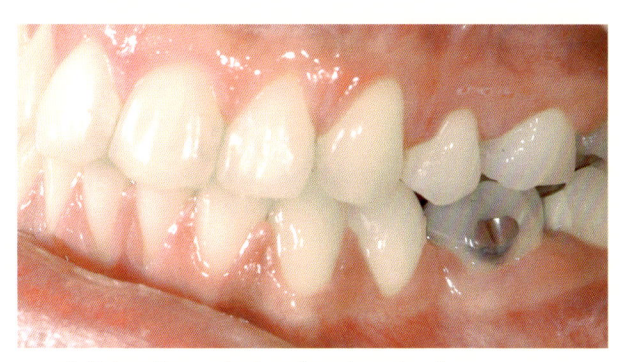

- nach Behandlung mit einer festsitzenden Apparatur, Entfernung von 4 kleinen Backenzähnen
- der Kreuzbiss ist behoben
- obere und untere Mitte stimmen überein
- die durch das Zungenpiercing entstandenen Schäden an den beiden Frontzähnen (Pfeil) können mit geringfügigem Aufbau der Zähne durch den Hauszahnarzt behoben werden

8.78-8.83

Patientenfall 3 – Platzmangel im Zahnbogen/Kreuzbiss

vorher

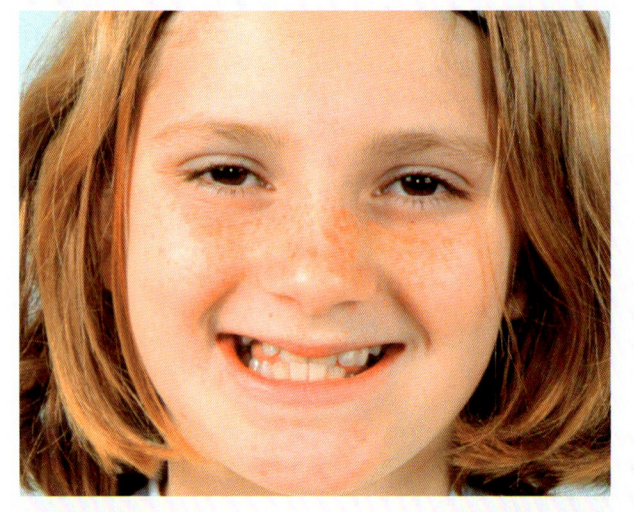

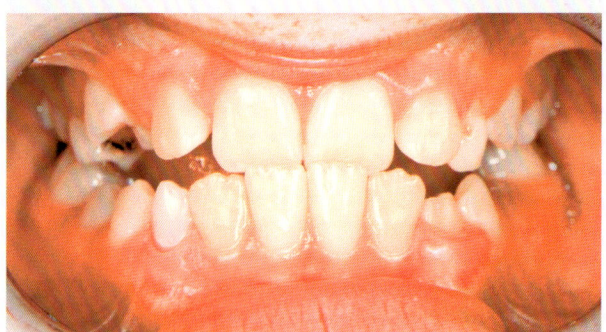

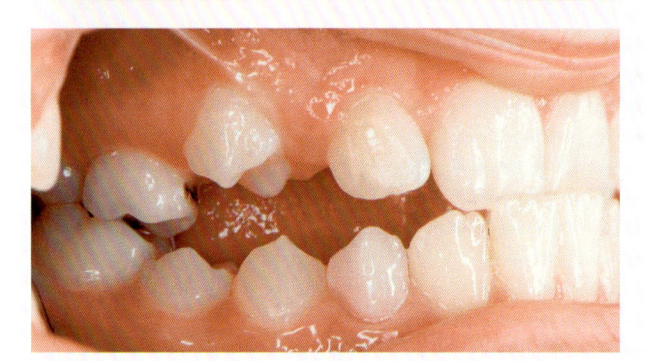

nachher

- Patientin mit einem umgekehrten Frontzahnüberbiss
- durch die steil stehenden oberen Frontzähne ist ein normaler Zusammenbiss nicht möglich
- Platzmangel für die bleibenden Zähne im Oberkiefer

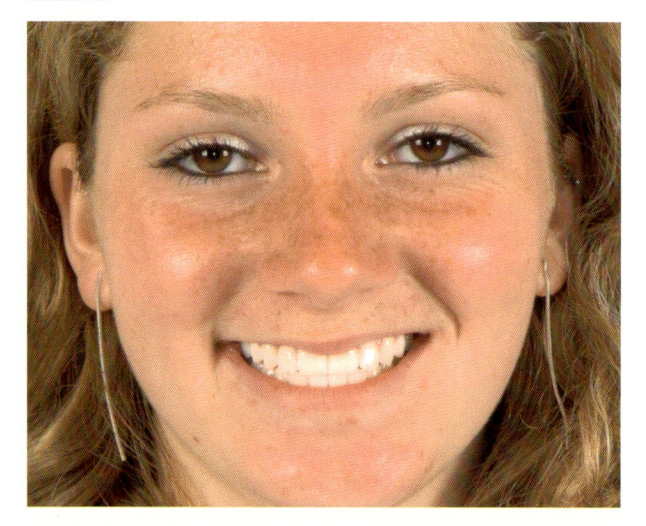

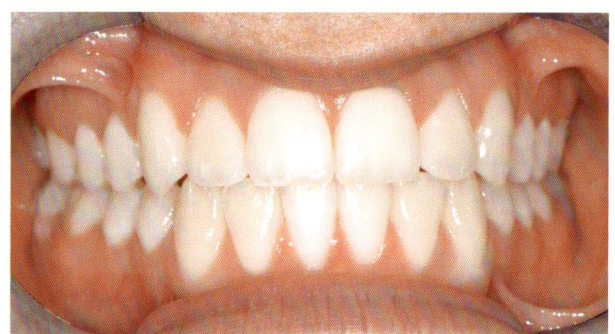

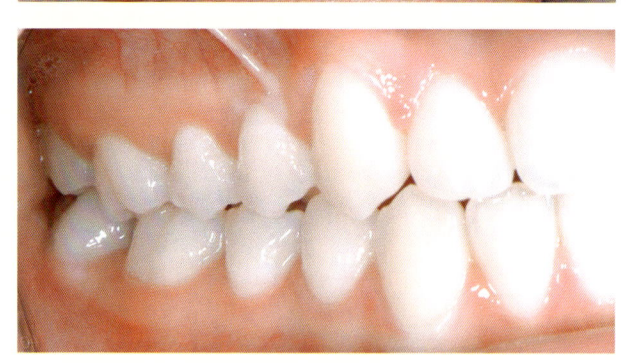

- nach kieferorthopädischer Behandlung mit einer festsitzenden Zahnspange
- ein perfektes Gebiss und ein strahlendes Lachen

8.84-8.89

Was tun, wenn ein Zahn fehlt?

Falsche Anzahl an Zähnen

In der Regel besteht das Milchgebiss aus 20 Zähnen, das bleibende Gebiss aus 32 Zähnen. Wie in jedem biologischen System gibt es Abweichungen, die bei der kieferorthopädischen Behandlungsplanung berücksichtigt werden müssen.

Eine Zahnunterzahl kann durch Verlust von Zähnen durch einen Unfall oder durch die kariöse Zerstörung bei ungenügender Mundhygiene entstehen. Auch eine fehlende Anlage (Aplasie) eines oder mehrerer Zähne kann ursächlich sein.

Die Behandlungsplanung sollte hierbei so rasch wie möglich erfolgen, um folgende Risiken auszuschließen:

- Kippungen der Zähne in die Lücke
- Aufwanderung der Zähne in die Lücke
- Verlängerung des Gegenkieferzahnes in die Lücke, da er einen Antagonisten zur Abstützung sucht
- Verschiebung der Mitte des Zahnbogens

Die Planung sollte nicht nur den funktionellen Anforderungen des Patienten gerecht werden, sondern auch unter ästhetischen Gesichtspunkten erfolgen. Hierbei ist eine besonders sorgfältige interdisziplinäre Zusammenarbeit zwischen dem behandelnden Kieferorthopäden, dem Zahnarzt und gegebenenfalls dem Kieferchirurgen erforderlich.

Zunächst sollte nach Auswertung aller diagnostischer Unterlagen das Behandlungsziel definiert werden:

1. **Vollständiger kieferorthopädischer Lückenschluss**

2. **Offenhalten der Lücke bzw. Belassen der noch vorhandenen Milchzähne und spätere Versorgung der Lücke durch den Hauszahnarzt. Dabei können zur Anwendung kommen:**

   - **Brücke**
   - **Klebebrücke**
   - **herausnehmbarer Ersatz**
   - **Implantat**

Die Entscheidung welches Behandlungsziel für den Patienten gewählt wird, ist abhängig von der Anzahl und der Verteilung der nichtangelegten Zähne, dem individuellen Aufbau des Gesichts, dem Ausmaß des Engstandes im Zahnbogen, dem Vorhandensein anderer Fehlstellungen und Lageabweichungen der Kiefer.

Die Anlage von Weisheitszähnen ist ebenfalls ein entscheidender Faktor für die Entscheidungsfindung.

8.90 Fehlen bleibende Zähne, muss die Behandlung rechtzeitig geplant werden. Hier sind die seitlichen Schneidezähne im Oberkiefer nicht angelegt.

1. Vollständiger kieferorthopädischer Lückenschluss

Beim vollständigen Lückenschluss wird die Lücke bei einem oder mehreren fehlenden Zähnen durch das „Zusammenschieben" der Nachbarzähne komplett geschlossen.

Manchmal ist es erforderlich, als Ausgleich oder zur Erreichung symmetrischer Verhältnisse einzelne oder mehrere Zähne zu entfernen. Auch diese so entstandenen Lücken werden daraufhin durch kieferorthopädische Maßnahmen komplett geschlossen. Es ist hier in der Regel eine Korrektur mit festsitzenden Geräten erforderlich, da nur so umfangreiche Zahnbewegungen mit körperlicher Verschiebung durch den Kieferknochen möglich sind.

Der große Vorteil des kieferorthopädischen Lückenschlusses besteht darin, dass später kein prothetischer Ersatz mit Abschleifen von zum Teil völlig intakten Nachbarzähnen erforderlich wird. Ebenso ist eine Verwendung von Implantaten dann nicht nötig, so dass dieser Lückenschluss für den Patienten sicherlich die kostengünstigste und langfristig problemloseste Variante ist.

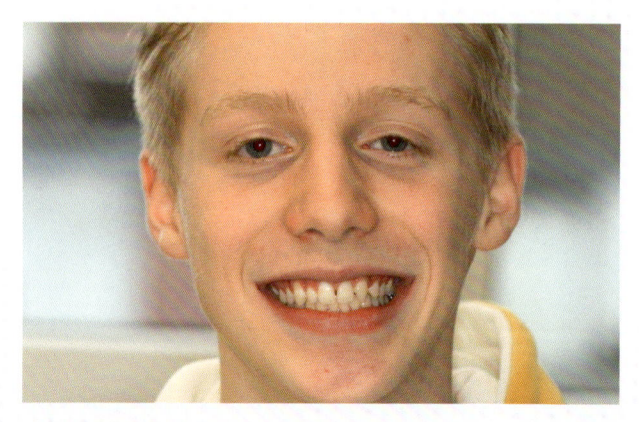

8.91 Patient mit fehlendem seitlichem Schneidezahn (Pfeil). Die Lücke wurde kieferorthopädisch geschlossen.

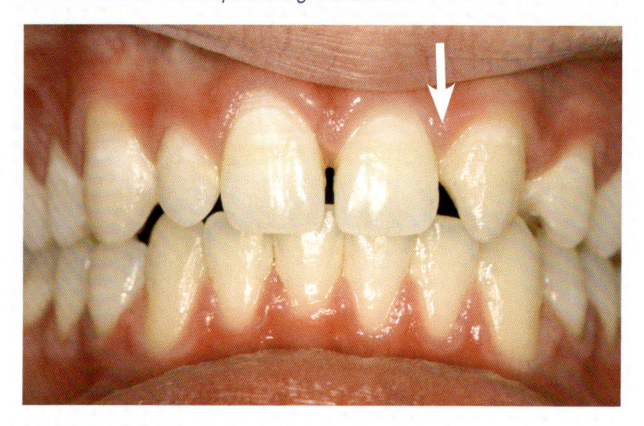

8.92 Es verbleibt eine Asymmetrie und eine kleine Restlücke zwischen den beiden mittleren Scheidezähnen. Eine Umgestaltung des Eckzahnes ist möglich, ebenso kann die kleine Lücke durch die Umgestaltung der großen Schneidezähne mit speziellem Kunststoff geschlossen werden.

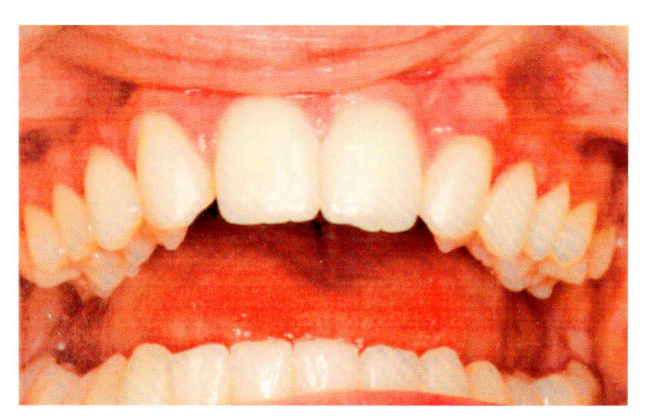

8.93 Nach kieferorthopädischem Lückenschluss; die seitlichen Schneidezähne fehlen, nun stehen die Eckzähne an der Position der seitlichen Schneidezähne.

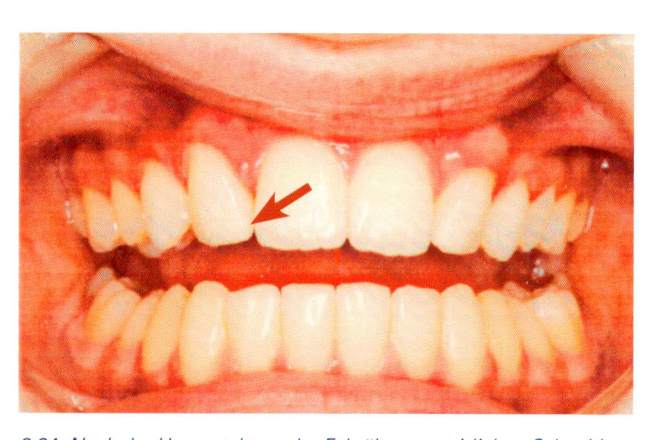

8.94 Nach der Umgestaltung der Eckzähne zu seitlichen Schneidezähnen (Aufbau der Zähne mit speziellem Kunststoff) ist der Eckzahn kaum mehr als solcher zu erkennen.

2. Offenhalten der Lücke für eine später durchzuführende prothetische oder implantologische Versorgung

Sollte ein kieferorthopädischer Lückenschluss aufgrund der Auswertung der erhobenen Befunde (zu große oder zu viele Lücken, ungünstiges Wachstum, sehr kleine Zähne, zusätzliches Fehlen der Weisheitszähne, deutliche Verschlechterung der Ästhetik etc.) nicht möglich sein, wird ein in sich abgestimmtes Behandlungskonzept mit fachübergreifender Beteiligung mehrerer Spezialisten erfolgen. Hierbei wird die Lokalisation der später zu versorgenden Lücken und auch die Art des Lückenschlusses festgelegt. Dies kann mit Hilfe von Brücken, Klebebrücken oder Implantaten erfolgen.

Der Kieferorthopäde wird dann die Zähne entsprechend dieser Vorgaben bewegen und so die Grundlage für eine spätere optimale Versorgung des Patienten schaffen.

Auch der Zeitpunkt für den Beginn der kieferorthopädischen Behandlung sollte so gewählt werden, dass nach dem Behandlungsende möglichst bald die endgültige Versorgung der Lücken erfolgen kann. In der Regel wird hier erst sehr spät mit der Therapie begonnen, da eine prothetische bzw. implantologische Versorgung erst nach vollständigem Wachstumsabschluss mit ca. 17 bis 19 Jahren durchgeführt wird.

Abweichend hiervon muss die kieferorthopädische Behandlung jedoch immer dann frühzeitig begonnen werden, wenn noch mehrere oder andere begleitende Fehlstellungen vorliegen. Abschließend muss hierbei auf eine besonders sorgfältige Langzeitstabilisierung der Zähne geachtet werden, um die Zeit bis zur endgültigen Versorgung zu überbrücken.

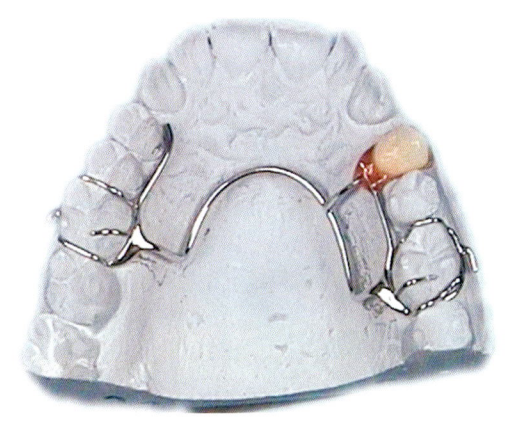

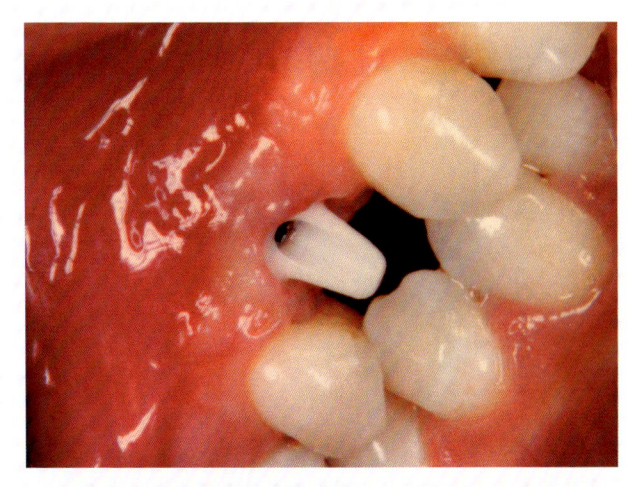

8.96 Vollkeramikaufbau auf Implantat verschraubt

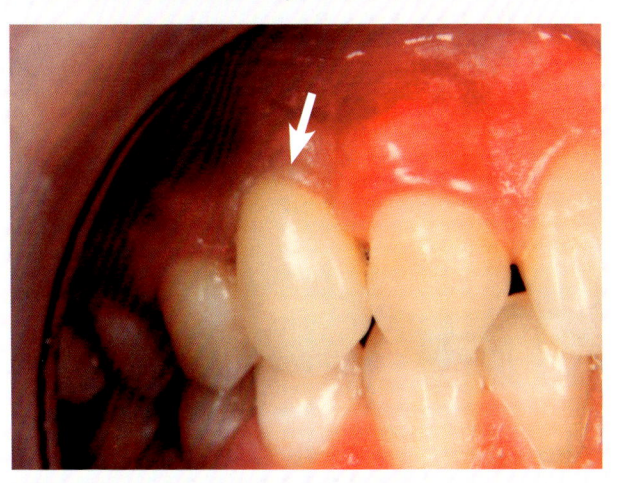

8.97 Vollkeramikkrone auf Implantat zementiert (Pfeil)

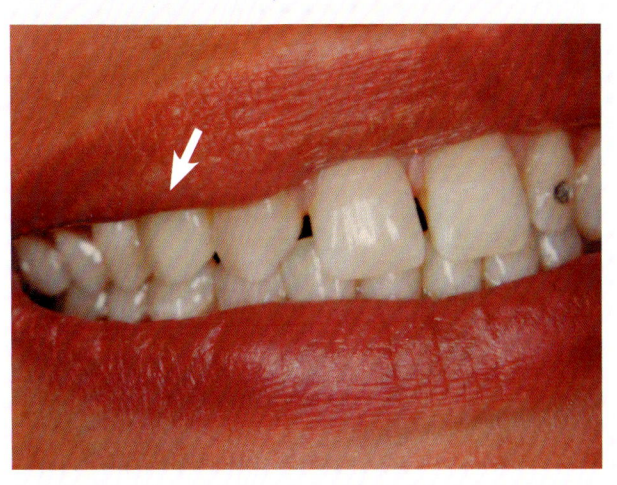

8.95 Teilprothese/Crozatgerät mit Ersatzzahn (Anfertigung durch den Hauszahnarzt)

8.98 Ästhetisch ansprechendes Ergebnis bei Lückenschluss mit Implantat (Pfeil)

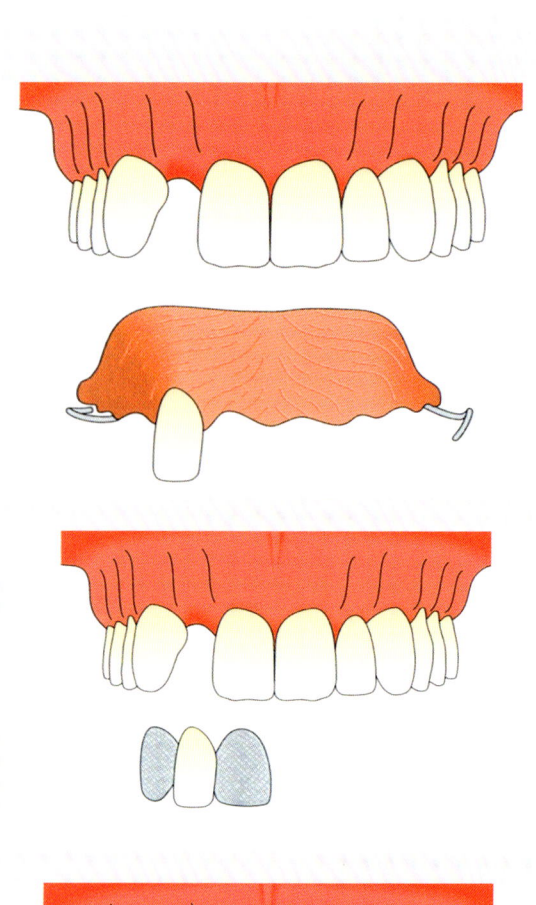

Herausnehmbare Teilprothese/lose Zahnspange mit Zahn

Klebebrücke – auf der Rückseite der Nachbarzähne befestigt

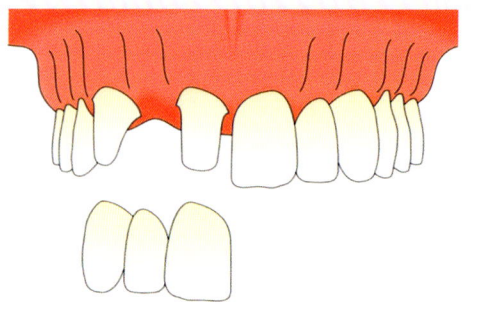

Zahngetragene festsitzende Brücke – das Beschleifen der Nachbarzähne ist dafür notwendig

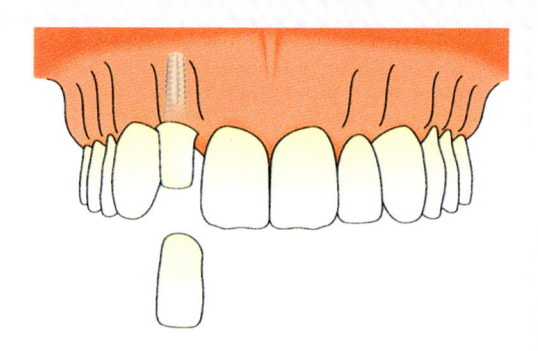

Implantatgetragene festsitzende Krone

8.99 Möglichkeiten für den Ersatz eines einzelnen fehlenden Zahnes im Oberkiefer durch den Hauszahnarzt

Patientenfall 1 - kieferorthopädischer Lückenschluss

vorher

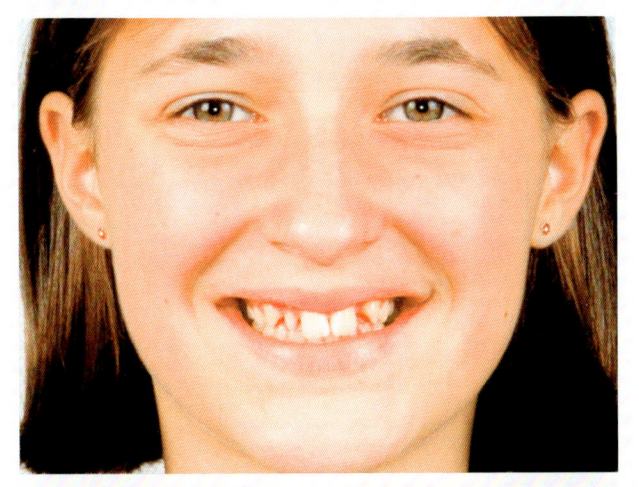

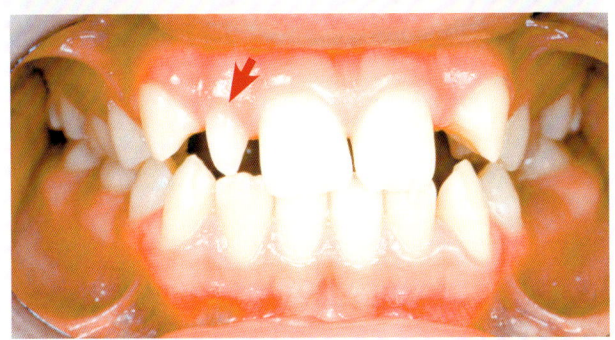

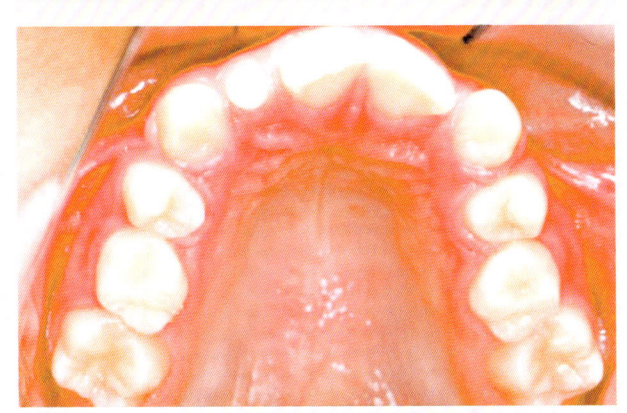

nachher

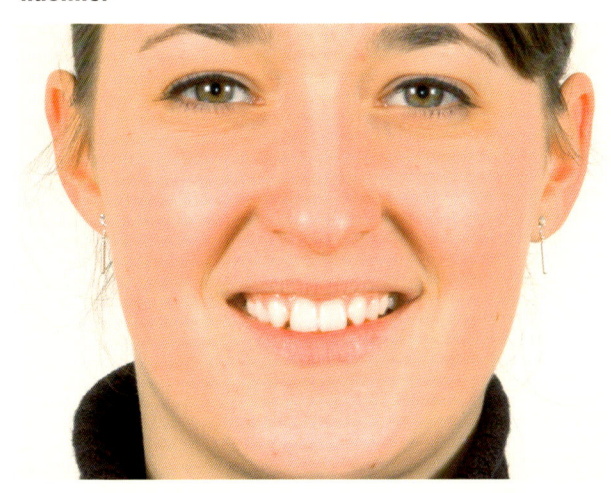

- der linke seitliche Frontzahn der Patientin fehlt (Nichtanlage)

- der rechte seitliche Frontzahn ist zu klein entwickelt (Zapfenzahn, siehe Pfeil)

- die Mitte des oberen Zahnbogens ist verschoben

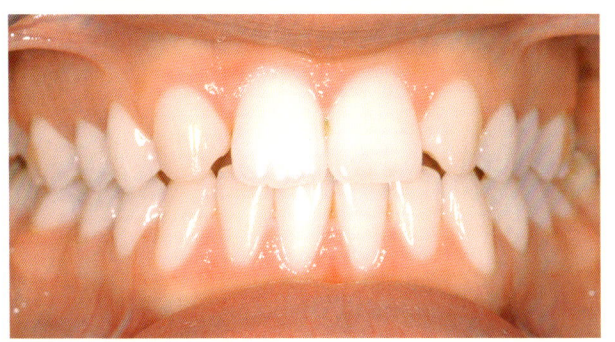

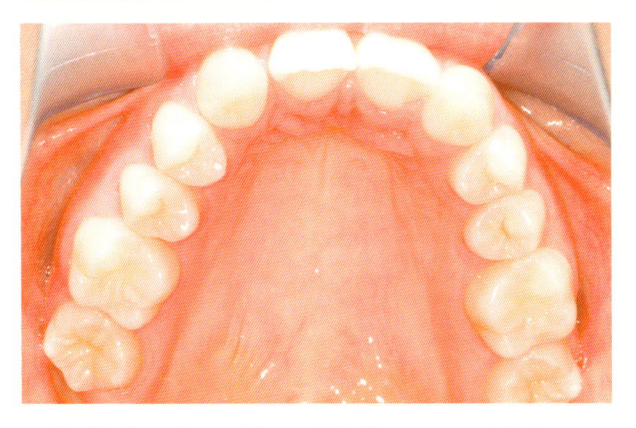

- der Zapfenzahn wurde zur Schaffung symmetrischer Verhältnisse gezogen

- mit einer festsitzenden Apparatur in Kombination einer Gesichtsmaske wurden die Lücken geschlossen

- die Eckzähne werden nach der kieferorthopädischen Therapie durch den Hauszahnarzt mit Kunststoffaufbauten zu seitlichen Frontzähnen umgestaltet

8.100-8.105

Patientenfall 2 - fehlende Zähne - Offenhalten der Lücke

vorher

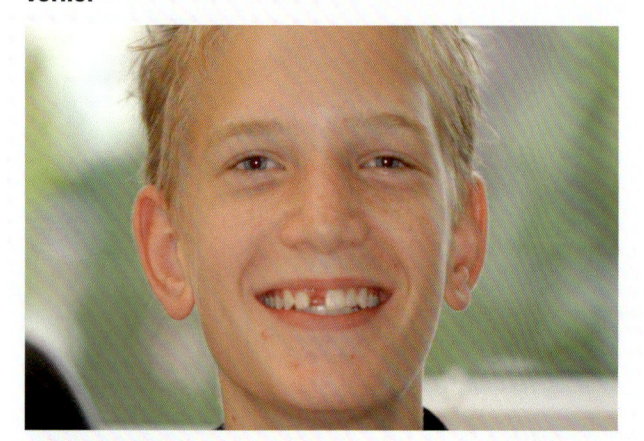

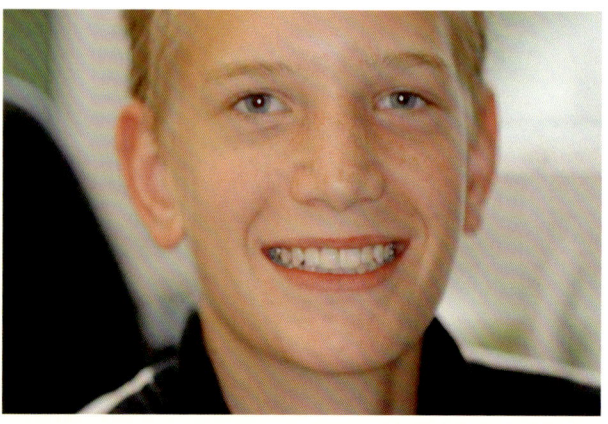

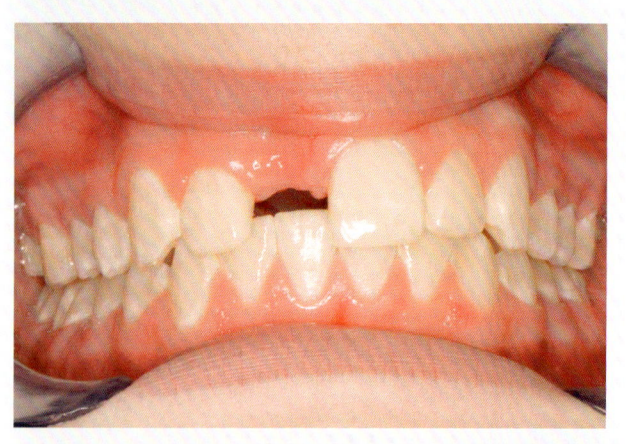

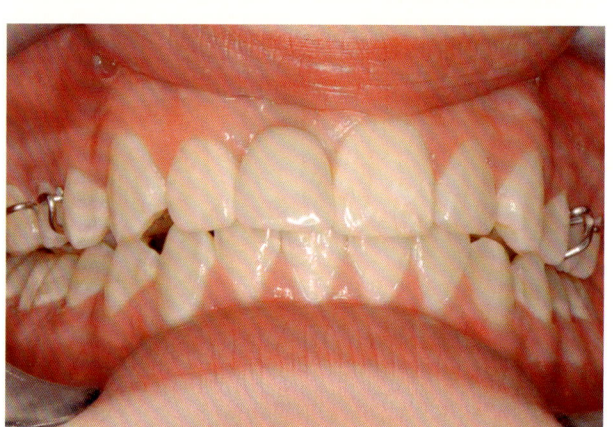

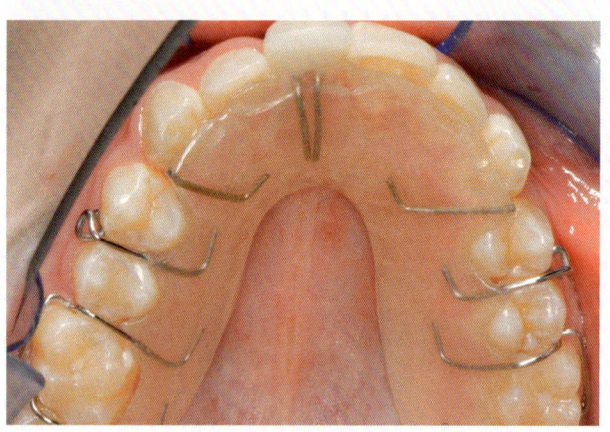

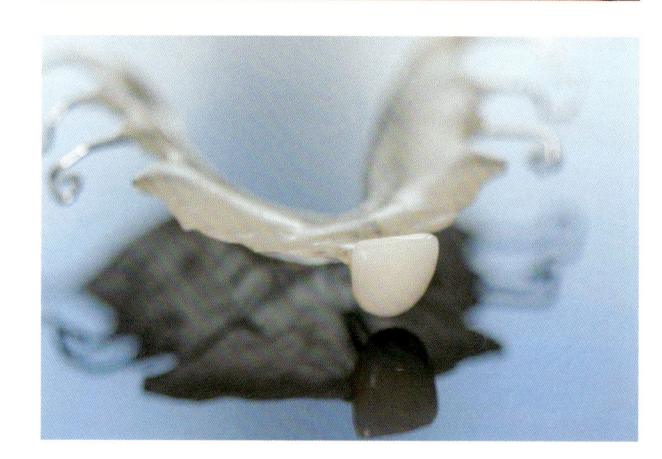

nachher

- Verlust eines mittleren Schneidezahnes durch einen Sportunfall
- nach kieferorthopädischer Behandlung und Lückenöffnung

- die Lücke wird mit Hilfe einer durchsichtigen herausnehmbaren Zahnspange mit einem speziellen Ersatzzahn offen gehalten
- nach Abschluss des Wachstums ist eine implantologische Versorgung der Lücke geplant

Patientenfall 3 - fehlende Zähne - Offenhalten der Lücke

vorher

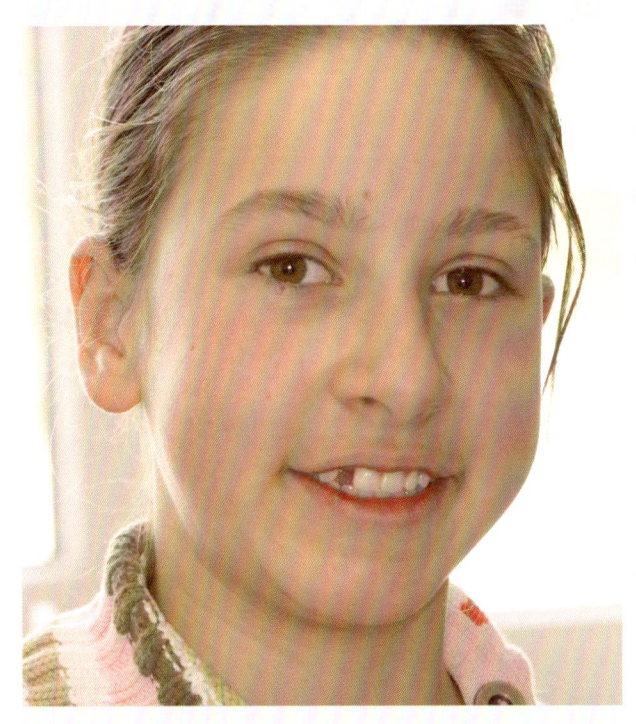

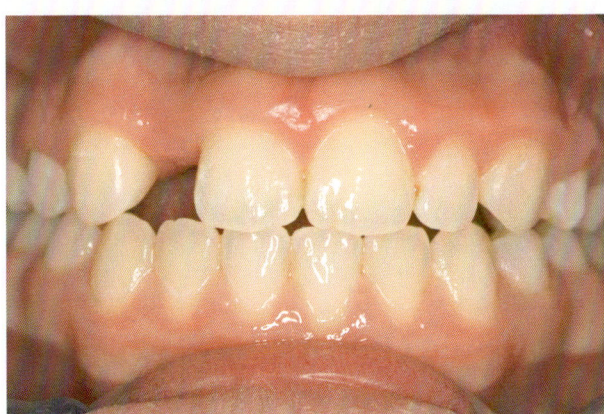

nachher

- der rechte seitliche Scheidezahn der Patientin ist nicht angelegt
- mit Hilfe einer festsitzenden Zahnspange wurde die Lücke für den Zahnersatz auf die richtige Größe eingestellt

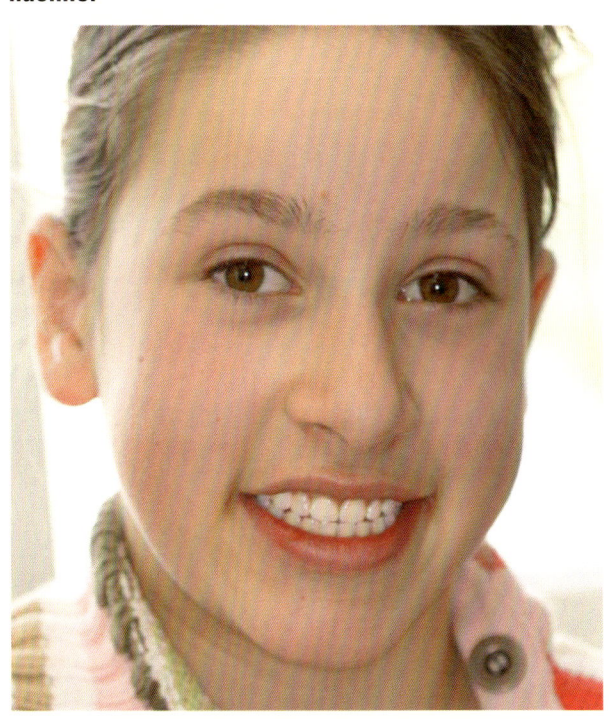

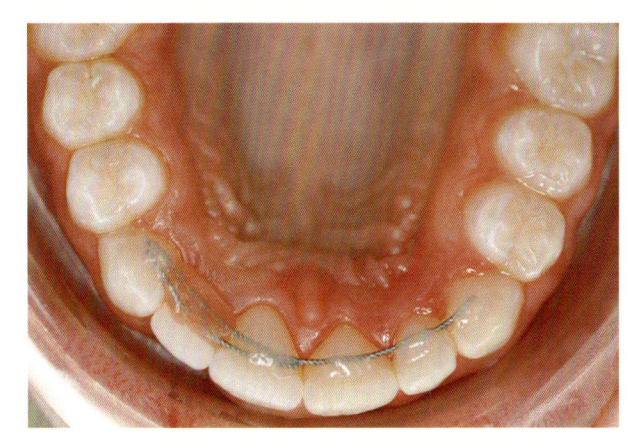

- bis zum Abschluss des Wachstums wird die Lücke mit Hilfe eines künstlichen Zahnes geschlossen, der hinter den Frontzähnen an einem speziellen Bogen befestigt wird
- aus ästhetischen Gründen ist diese Art des vorübergehenden Lückenschlusses zu empfehlen; es eignet sich auch eine herausnehmbare Apparatur mit einem künstlichen Ersatzzahn
- nach Abschluss des Wachstums ist eine implantologische Versorgung der Lücke geplant

8.112-8.115

Kleine Fehlstellungen

Schon kleine Fehlstellungen können große negative Wirkungen auf das äußere Erscheinungsbild haben. Durch den dunklen Mundraum können beispielsweise Lücken unvorteilhaft wirken. Bei Engständen werfen vorstehende Zähne Schatten auf die hinteren Zähne und wirken durch ihren Drehstand kleiner.

Es gibt jedoch auch Menschen, die sich ihre „persönliche dentale Note" erhalten möchten oder sich diese sogar kieferorthopädisch schaffen lassen. Es ist kieferorthopädisch durchaus möglich, natürliche Nuancen oder auffällige Stellungsfehler in den Zahnbogen einformen zu lassen.
Zähne können ein charakteristisches Gesicht schaffen. Claudia Schiffer hat ihr unverkennbares Gesicht nicht zuletzt wegen ihrer ausgeprägten Stufe zwischen mittleren und seitlichen Schneidezähnen. Bei dem Schauspieler Jürgen Vogel sind beide seitlichen oberen Schneidezähne nicht angelegt und die Lücken verblieben, und so verwandlungsfreudig die Sängerin Madonna auch ist, sie ist immer an ihrer Lücke zwischen den mittleren Frontzähnen erkennbar.

Die Vorstellungen eines schönen Gebisses sind trotz möglicher markanter Merkmale eng umsteckt. Daher können schon leichte Abweichungen den Einzelnen stören. Oft ist es schon mit wenig Aufwand möglich, dem Patienten zu einem schönen, strahlenden Lachen zu verhelfen.

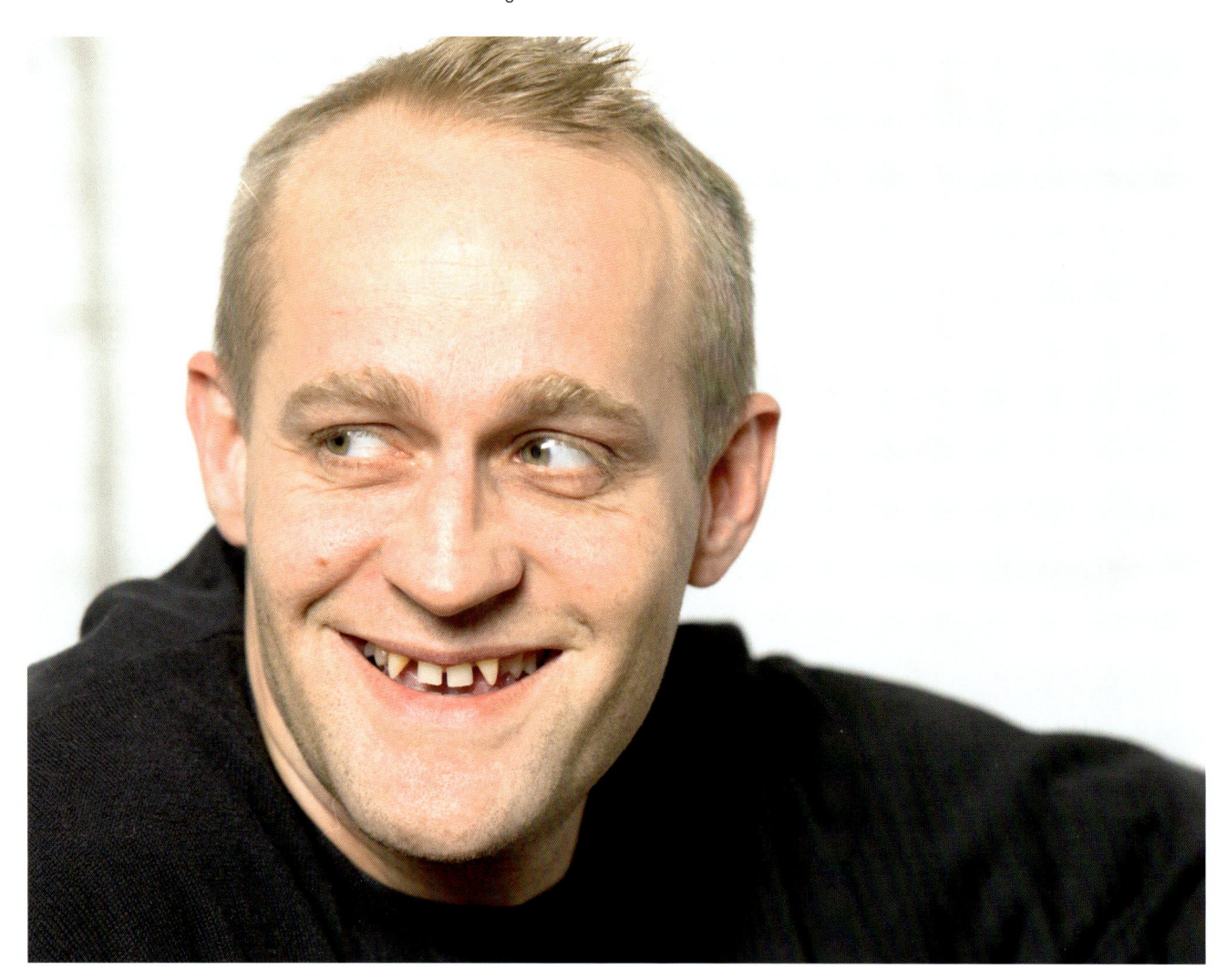

8.116 Der Charakterschauspieler Jürgen Vogel

Patientenfall – Kleine Fehlstellungen

vorher

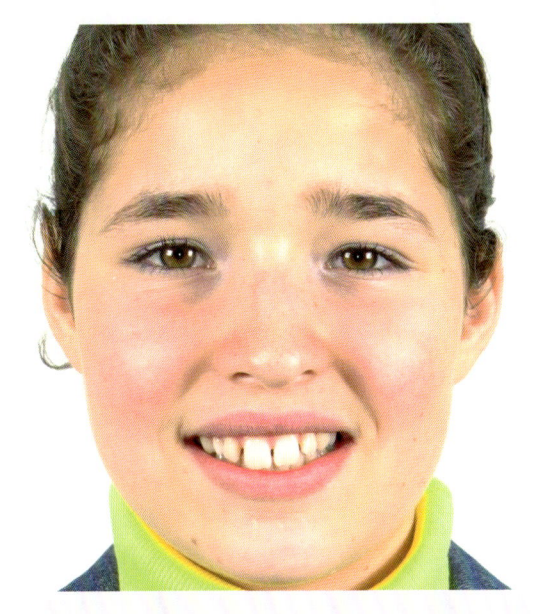

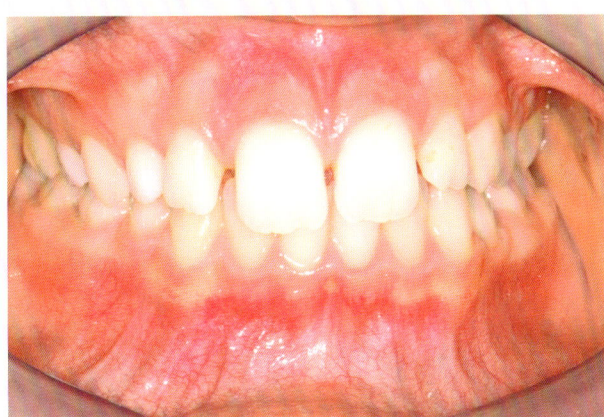

nachher

- Lückenstand der oberen Front

- beim Lachen wirken die Zähen eckig, durch den dunklen Mundinnenraum fallen die Lücken besonders ins Auge des Betrachters

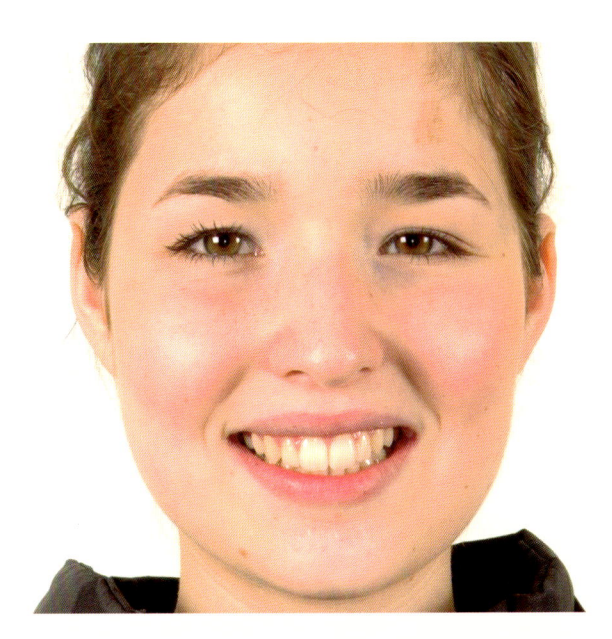

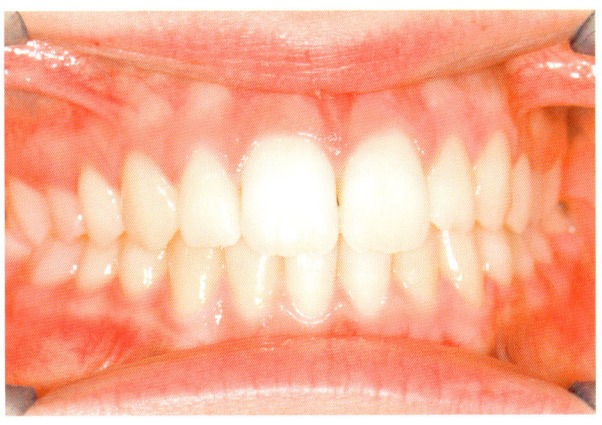

- Zustand nach kieferorthopädischer Therapie

- nach Einstellung des rechten Eckzahnes der Patientin wurden die Lücken geschlossen

- die Zahnformen erscheinen allein durch den Lückenschluss und die geringe Zahnachsenkorrektur einzelner Zähne harmonisch und abgerundet

8.117-8.120

9 Verbesserte Behandlungsmöglichkeiten

- In den letzten Jahrzehnten hat es hinsichtlich der kieferorthopädischen Therapiemöglichkeiten große Fortschritte gegeben. Zahnregulierungen werden dadurch exakter vorhersehbar, schonender, zügiger, unauffälliger und für den Patienten angenehmer.

- Bei einigen Patienten wird durch die modernen Behandlungsmethoden eine Korrektur der Fehlstellungen überhaupt erst möglich.

- Die Mundhygiene sollte während der kieferorthopädischen Therapie sehr sorgfältig betrieben werden; fluoridierte Kleber und Zemente sowie die Oberflächenversiegelung der Zähne unterstützen hilfreich die Zahnpflege.

- So genannte Non-Compliance-Geräte werden fest eingesetzt und entfalten ihre Wirkung ohne Mitarbeit des Patienten.

- Die stetige Verbesserung der Ästhetik der kieferorthopädischen Behandlungsgeräte macht die kieferorthopädische Therapie für Erwachsene attraktiver (zahnfarbene Brackets, festsitzende Zahnspange an den Innenflächen der Zähne, „unsichtbare Zahnspange" in Form von durchsichtigen Schienen).

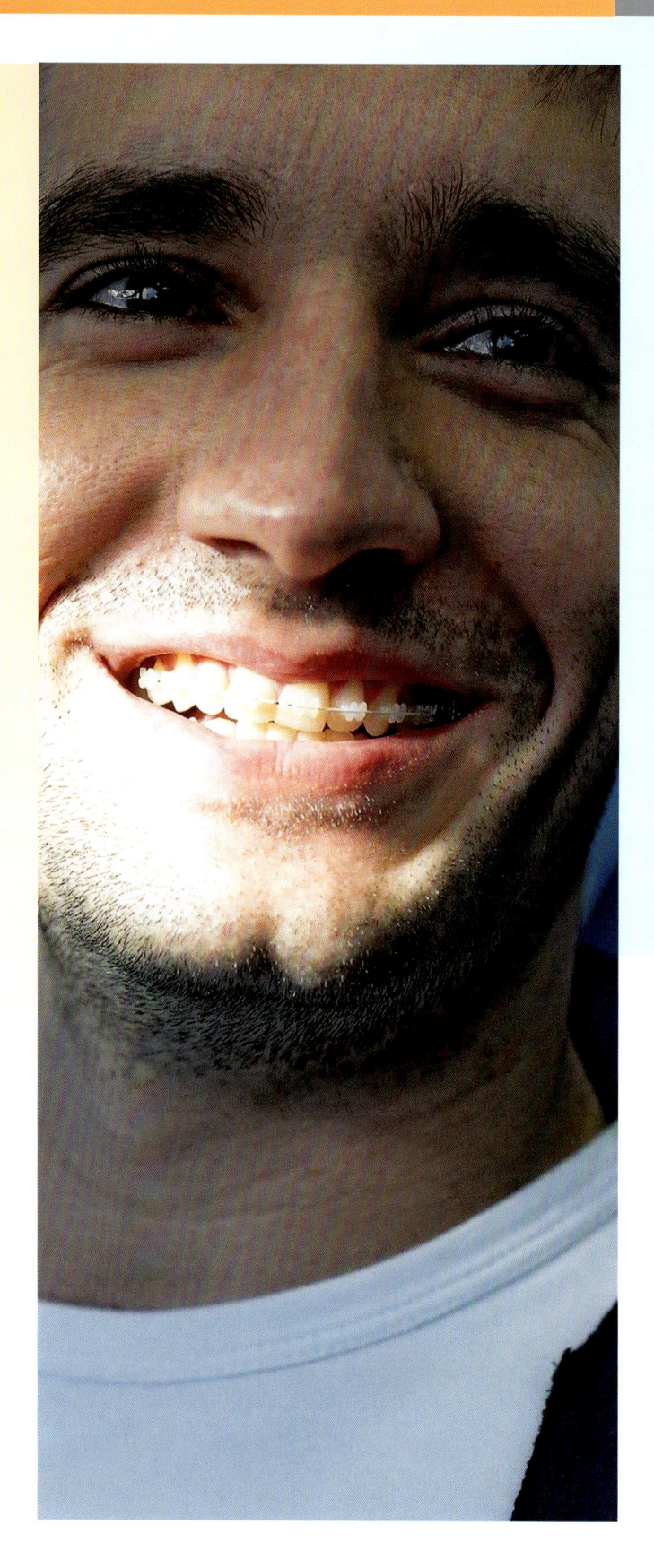

Verbesserte Behandlungsmöglichkeiten

9.1	Verbesserte Behandlungmethoden.	122
9.2	Optionierte Diagnostik	123
9.3	Optimierte Behandlung bei festsitzender Zahnspange	126
9.4	Gibt es Alternativen zur Außenspange oder zum Zahnentfernen?	133
9.5	Positioner - ein elastisches Gerät	144
9.6	Set up.	145

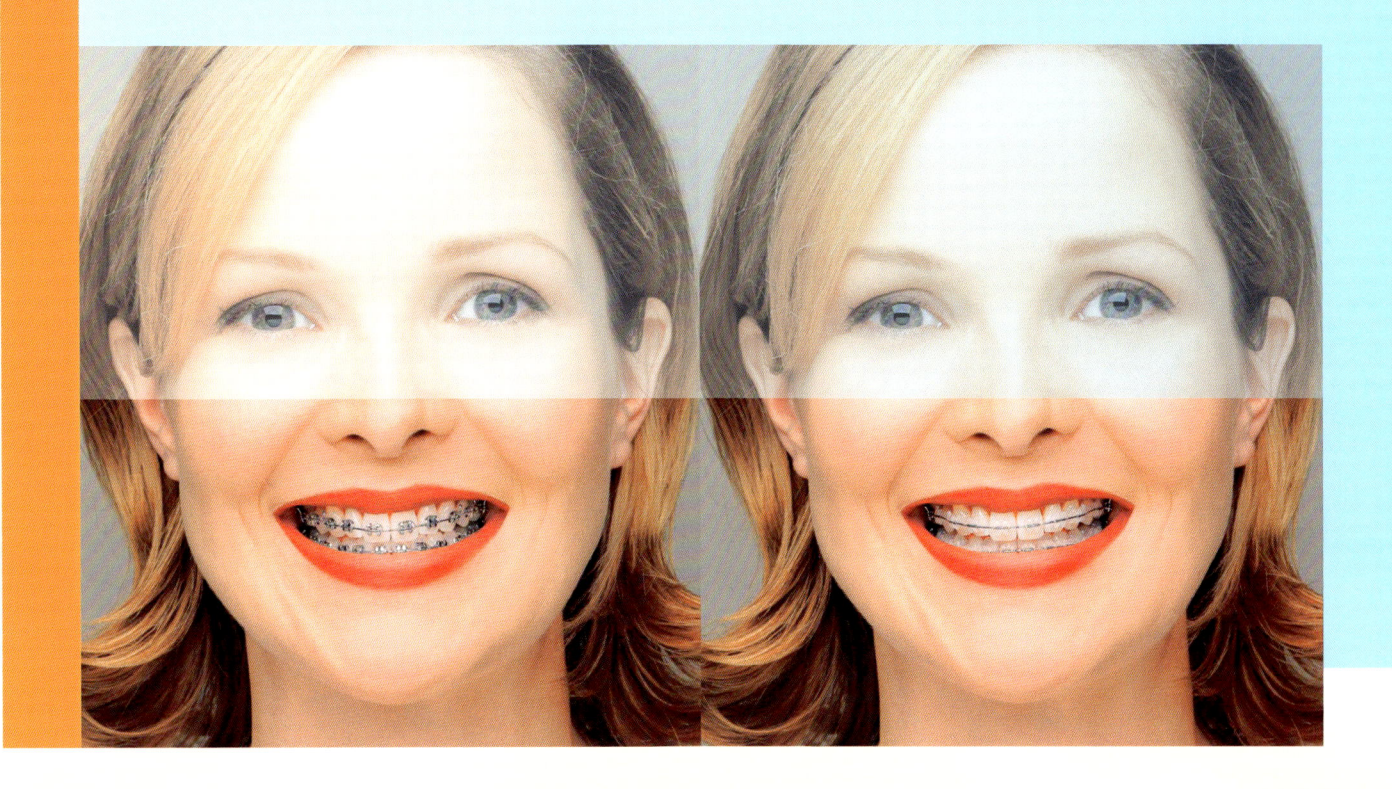

Verbesserte Behandlungsmethoden

Die Kieferorthopädie hat sich in den letzten Jahrzehnten rasant weiterentwickelt. Moderne Behandlungsmethoden, vor allem mit speziellen festsitzenden Geräten, sind aus den USA nach Europa verbreitet worden. Die Möglichkeit der Kieferorthopädie, auf das ästhetische Gesichtsbild des Patienten Einfluss zu nehmen, gewinnt zunehmend an Bedeutung. Die Kieferorthopädie hat bei Kindern und Erwachsenen längst ihren Schrecken verloren. Inzwischen freuen sich sogar viele Patienten auf ihre Zahnspange, berühmte Schauspieler dienen als Vorbild. Die Effizienz bei der Durchführung der kieferorthopädischen Behandlung sowie die Dauerhaftigkeit des erreichten Behandlungsergebnisses ist allen Beteiligten von besonderer Wichtigkeit. Die meisten Behandlungen erstrecken sich über einen Zeitraum von zwei bis vier Jahren. Aber auch danach ist es noch erforderlich, den erreichten Idealzustand zu festigen. Je nach Art der Gebissfehlentwicklung schließt sich eine unterschiedlich lange „Haltephase" (Retentionsphase) an.

Durch den Einsatz innovativer Materialien und optimierter Behandlungstechniken kann die kieferorthopädische Behandlung zügig, gewebeschonend und ohne ungünstige Nebenwirkungen gestaltet werden.

Nur beispielhaft sollen folgende Therapieverbesserungen vorgestellt werden, die auf den nachfolgenden Seiten eingehender behandelt werden.

Ziele neuartiger Behandlungsmethoden sind

- exaktere Diagnostik und Planung (mit speziellen Computeranalyseverfahren)
- bessere Vorhersehbarkeit des Behandlungsergebnisses
- besserer Schutz der Zahnoberfläche
- schonendere Behandlungsmethoden
- Verkürzung der Gesamtbehandlungszeit
- weniger Behandlungssitzungen
- Reduzierung unerwünschter Nebenwirkungen
- unauffällige Behandlungsgeräte mit angenehmem Tragekomfort
- dauerhafte Stabilisierung des Behandlungsergebnisses
- Erhalt der eigenen Zähne
- frühzeitige Prophylaxe, damit bestimmte Gebissfehlentwicklungen gar nicht erst entstehen können
- Verbesserung der Ästhetik des Lächelns und des Gesichtes

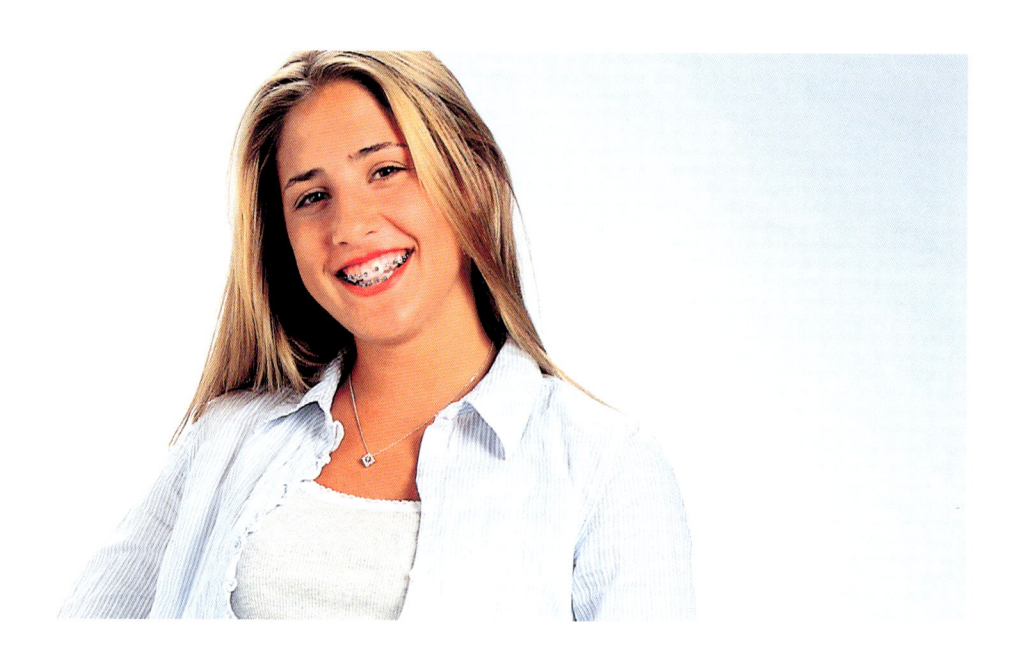

Optimierte Diagnostik

Eine umfassende und kontinuierliche Diagnostik ist der Grundstein eines optimalen Behandlungsergebnisses. Zur Überprüfung des Therapieverlaufes ist eine kontinuierliche Kontrolle der bisher erreichten Korrekturen sinnvoll.

Basisdiagnostik:

- Standard-Röntgen
- Zwei Gesichtsfotos
- Gipsmodelle

Optimierte Diagnostik

1. digitale Radio-Visiographie
2. Wachstums- und Behandlungsvorhersage (VTO)
3. umfangreiche Gesichts- und Mundinnenfotografien
4. weitere Gipsmodelle und Röntgenaufnahmen im Verlauf der Behandlung, umfangreiche Vermessungen und spezielle Analyseverfahren der Gipsmodelle und Röntgenaufnahmen
5. diagnostisches Set up
6. klinische Funktionsanalyse

    - manuelle Funktionsanalyse
    - instrumentelle Funktionsanalyse

1. Digitale Radio-Visiographie

An Stelle der erforderlichen Röntgenaufnahmen wird in modernen Praxen die digitale Visiographie angeboten, die die Strahlenbelastung im Gegensatz zu älteren Geräten um bis zu 80% reduzieren kann. Die Computerauswertung dieser Röntgenbilder optimiert zudem die Diagnostik des Behandlungsfalles und kann die Vorhersehbarkeit des Behandlungsergebnisses durch Computersimultion verbessern.

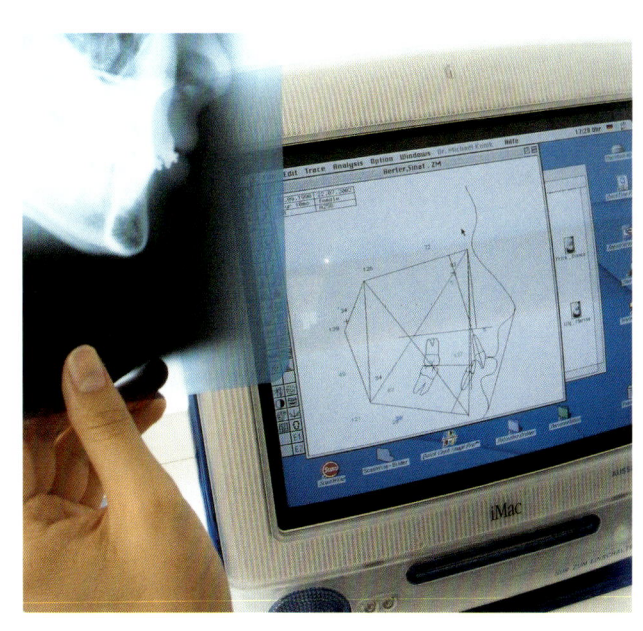

9.1 Das voraussichtlich zu erwartende Behandlungsergebnis kann am Computer simuliert werden.

2. Wachstums- und Behandlungsvohersage (VTO)

Mit einer speziellen, sehr aufwändigen Analyse des seitlichen Röntgenbildes werden wachstumsbedingte Veränderungen vorausberechnet. Daraus können sich wertvolle Informationen ergeben, die die Behandlungsplanung unterstützen.

3. Umfangreiche Gesichts- und Mundinnenfotografien

Gerade bei ausgeprägten Zahn- und Kieferfehlstellungen sind zusätzliche Gesichtsfotos und Mundinnenfotografien für eine optimale Behandlungsplanung und die Kontrolle des Behandlungsverlaufes wünschenswert. Durch diese Fotografien werden zugleich individuelle Zahnformen, Besonderheiten des Zahnschmelzes und die Zahnfarbe dokumentiert.
Überdies ist mit Hilfe der erstellten Fotografien die interdisziplinäre Zusammenarbeit und Kommunikation zwischen dem behandelnden Kieferorthopäden und den anderen beteiligten Spezialisten wie Hauszahnarzt, Hals-Nasen-Ohrenarzt, Orthopäde, Logopäde, Physiotherapeut, Kinderarzt und anderen Fachrichtungen wesentlich erleichtert.

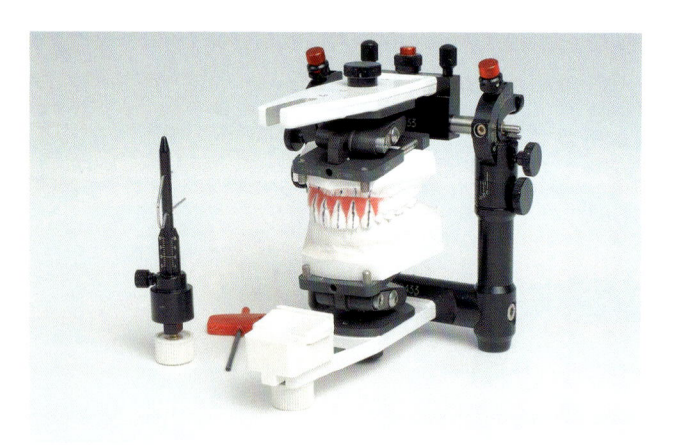

4. Herstellung und Analyse von Kiefermodellen

Eine fortlaufende und umfassende Diagnostik ist die Basis einer optimalen und zügigen kieferorthopädischen Behandlung. Individuelle Gipsmodelle sind für die Behandlungsplanung und für die Überprüfung des Therapieverlaufes unverzichtbar. Anhand des Gipsmodelles erfolgt die dreidimensionale Befunderhebung. Hierbei wird die Lage der Zahnbögen zueinander festgestellt, es werden die Zahnbreiten, die Länge und Breite des Zahnbogens und vieles mehr vermessen. Wichtig ist die exakte Feststellung der Platzverhältnisse. Modelle während der Therapie geben ein genaues Zwischenergebnis wieder. Auf diese Weise kann festgestellt werden, ob die therapeutischen Maßnahmen in dem erwünschten Maße Erfolg haben oder ob die Therapie umgestellt werden sollte.

5. Diagnostisches Set up

Bei einem diagnostischen Set up wird das angestrebte Behandlungsziel plastisch dargestellt. Dazu werden die aktuellen Gipsmodelle des Patienten vom Zahntechniker zerlegt und in die gewünschte Idealposition zusammengesetzt. Die durch diese Maßnahme zusätzlich gewonnenen Informationen können wichtige Fragen klären. Beispielsweise kann das Behandlungsergebnis nach einer Extraktion von Zähnen simuliert werden. So

Vorteile :

- geringere Strahlenbelastung
- bessere Vorhersehbarkeit des Behandlungsergebnisses
- optimale Behandlungsplanung durch umfassende und fortlaufende Diagnostik und damit bessere und kürzere Behandlung

Nachteile:

- kostenintensiver

Vor- und Nachteile der optimierten Diagnostik

liefert das diagnostische Set up nicht nur dem behandelnden Kieferorthopäden wertvolle Informationen, sondern es leistet auch einen wichtigen Beitrag zur Entscheidungsfindung des Patienten für den Behandlungsweg.

6. Klinische Funktionsanalyse

Vor einer kieferorthopädischen Behandlung ist es ratsam, in einer Basisuntersuchung die Funktion des Kausystems zu überprüfen. Ziel der Funktionsanalyse ist es, erkrankte Strukturen zu erkennen und die auslösenden Ursachen frühzeitig festzustellen, um sie zu eliminieren.

Die Diagnostik umfasst neben der Befragung des Patienten die so genannte manuelle Funktionsanalyse und die klinische Prüfung des Zusammenbisses bzw. der Funktion der Zähne. Hierbei lassen sich auch die vom Patienten bisher unbemerkten Erkrankungen durch spezifische Untersuchungstechniken erkennen. Wird eine Störung des Kausystems im Anfangsstadium erkannt, ist diese leichter zu beheben und ein Fortschreiten der Erkrankung kann verhindert werden.

Werden beim Patienten pathologische (= krankhafte) Befunde erhoben, kann eine weitere Diagnostik erforderlich sein. Möglichkeiten sind hier die erweiterte klinische Untersuchung, die instrumentelle Funktionsanalyse oder auch bildgebende Darstellungen der Kiefergelenke wie z. B. die Kernspintomographie (Magnetresonanztomographie, MRT).

Manuelle Funktionsanalyse

Die manuelle Funktionsanalyse beruht im Wesentlichen auf Untersuchungsmethoden aus der Orthopädie und der manuellen Therapie und kann grob unterteilt werden in die
- aktiven und passiven Bewegungen des Kiefergelenkes
- Überprüfung der Muskulatur durch Belastung und Palpation
- dynamischen Tests.

Nacheinander werden die einzelnen anatomischen Strukturen überprüft und eventuell vorhandene Erkrankungen des Kausystems erfasst. Das Prinzip dieser Untersuchung entspricht dem eines Belastungs-EKG´s. Bei einer vorliegenden Störung des Kausystems muss durch weitere Untersuchungen abgeklärt werden, welche schädlichen Einflüsse zu dieser Erkrankung geführt haben (z. B. falscher Biss, nächtliches Knirschen).

Instrumentelle Funktionsanalyse

Die instrumentelle Funktionsanalyse ist eine diagnostische Ergänzung der manuellen Funktionsanalyse. Gipsmodelle des Ober- und Unterkiefers werden in einem individuell einstellbaren Spezialgerät (Artikulator) montiert. Dabei können die Lage der Kiefer im Schädel und die Position der Kiefergelenke, und somit auch die Kaubewegungen und der Biss des Patienten, simuliert werden.

Der Vorteil der instrumentellen Funktionsanalyse besteht vor allem darin, die Lagebeziehung der Zähne und Zahnbögen zueinander unter direkter Sicht zu analysieren. Ursachen der Störungen im Gebisssystem lassen sich dadurch außerhalb des Mundes feststellen. Es ist dabei von besonderem Interesse, ob die erhobenen Befunde, wie beispielsweise Zwangsführungen oder Fehlbelastungen, mit den vom Patienten beklagten Beschwerden in Zusammenhang gebracht werden können.

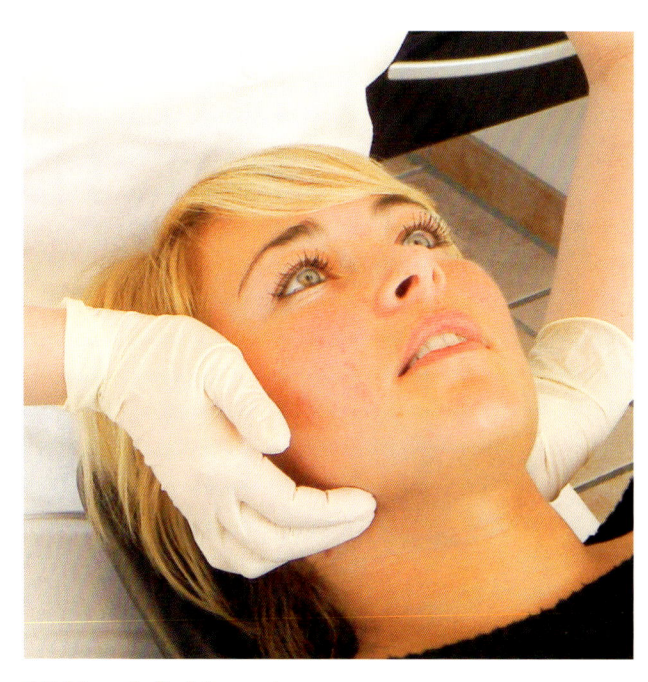

9.2 Manuelle Funktionsanalyse

Optimierte Behandlung bei festsitzender Zahnspange

Basisbehandlung:

- Standard-Metallbrackets
- Bögen aus Stahl

Optimierte Behandlung:

1. zahnfarbene oder transparente Brackets
2. nickelfreie Brackets (z.B. Titanbrackets)
3. Minibrackets
4. hochelastische Bögen, thermoelastische Bögen, zahnfarbene Bögen
5. Unterstützung der Mundhygiene:
   – fluoridhaltiger Kleber
   – Versiegelung des Bracketumfeldes
   – professionelle Zahnreinigung und Motivation
6. selbstligierende Brackets

1. Zahnfarbene oder transparente Brackets

Die „zahnfarbene Zahnspange" findet bei Kindern und Erwachsenen hohe Akzeptanz. Die modernen Brackets aus Keramik oder Saphir sind hygienisch, glatt und angenehm zu tragen. Sie verhindern allergische Reaktionen bei Metallunverträglichkeiten (z.B. gegen Nickel, Chrom). Dazu sind in der Anfangsphase weiße beschichtete Drahtbögen erhältlich.

2. Nickelfreie Brackets

Titan- oder Goldbrackets eignen sich besonders für Allergiker. Brackets aus Gold wirken überdies durch ihren warmen Farbton wie attraktiver Zahnschmuck.

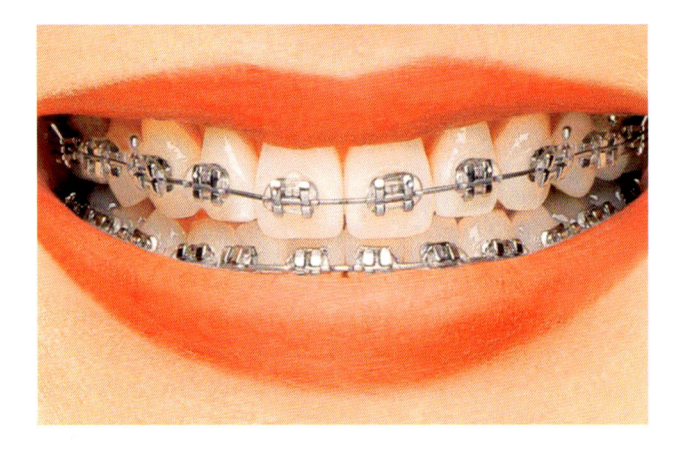

3. Spezialbrackets - Minibrackets

Sehr kleine Brackets sind weniger auffällig und lassen sich besser reinigen. Diese Spezialbrackets enthalten die notwendigen Informationen zur harmonischen Zahnkorrektur auf kleinstem Raum. Die korrekte Positionierung auf dem Zahn erfordert ein gutes Auge und manuelles Geschick des Behandlers.

4. Hochelastische Bögen

Moderne Bögen aus titanhaltigen Legierungen und deren Modifikationen übernehmen einen immer größeren Anteil bei den einzelnen Behandlungsphasen mit der festsitzenden Spange. Bei Verwendung dieser Bögen wird eine sehr geringe Kraft über einen größeren Zeitraum abgegeben. Zusätzlich kommt es beim

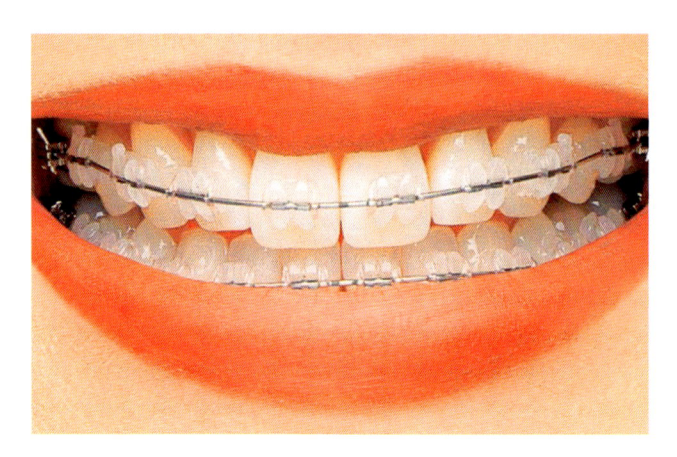

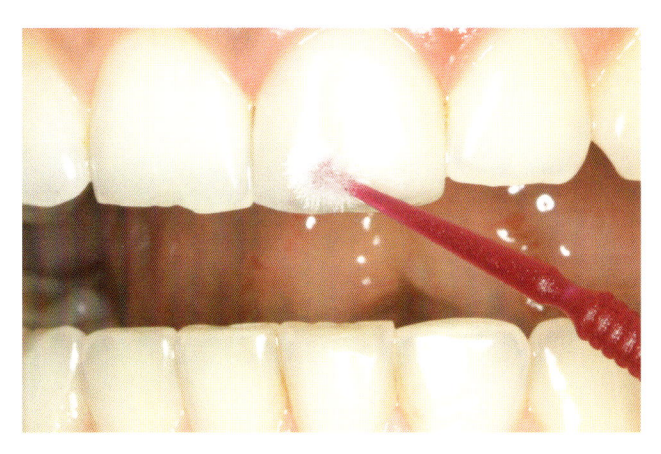

9.3 Um die Zähne während der Therapie zu schützen, werden sie mit Speziallack versiegelt - vor oder nach dem Aufkleben der Brackets.

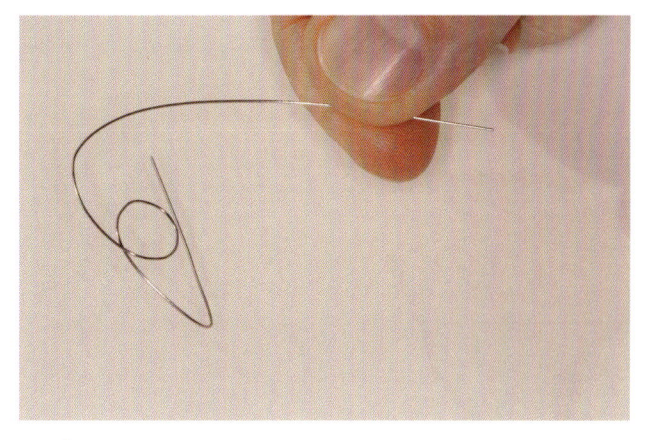

9.4 Superelastische Bögen - selbst bei ausgeprägten Biegungen wie in diesem Bild stellen sie sich durch Wärme (Körperwärme) in ihre Ursprungsform zurück.

Einsatz von thermoelastischen Bögen zu einer Aktivierung durch die Körperwärme des Patienten. Sie sind besonders schonend und für den Patienten angenehm zu tragen. Das Risiko schädigender Einflüsse auf die Zahnwurzel durch zu große Bogenkräfte wird mit diesen Materialien wirkungsvoll reduziert. Zudem ermöglicht die Verwendung hochelastischer Materialien in der Regel eine Verkürzung der Behandlungszeit.

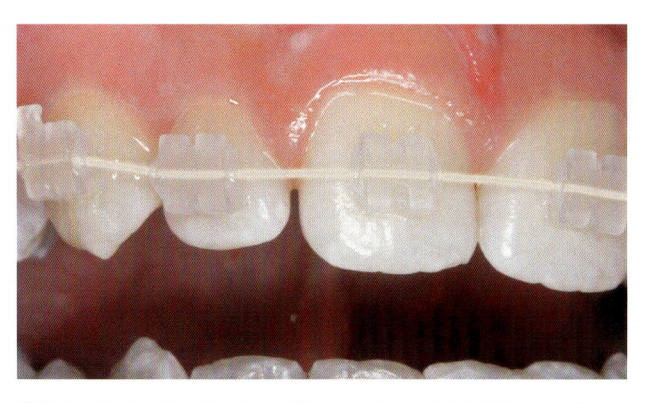

5. Unterstützung der Mundhygiene

Fluoridhaltiger Kleber

Brackets werden mit Kunststoff aufgeklebt oder mit Zement befestigt. Sehr gute Kleber und Zemente gewähren nicht nur guten Halt, sondern enthalten Fluoride, die den Zahnschmelz härten und vor bakteriell verursachten Säureangriffen schützen.

Versiegelung des Bracketumfeldes

Die Angst vor Entkalkungen nach der Behandlung mit einer festsitzenden Apparatur ist weit verbreitet. Verfärbungen und Entkalkungen der Zähne lassen sich jedoch selbst bei hoher Kariesanfälligkeit der Zähne vermeiden. Neben einer guten Mundhygiene gibt es die Möglichkeit, die Zahnflächen mit einem Versiegelungslack zu überziehen.

Mit dieser so genannten Bracketumfeldversiegelung wird ein transparenter Schutzlack vor oder nach dem Befestigen der Brackets auf die Zähne appliziert. Dieser Schutzfilm verhindert, dass Bakterien den Zahnschmelz um das Bracket herum an

9.5 Zahnfarben beschichtete Bögen machen die festsitzende Apparatur noch unauffälliger.

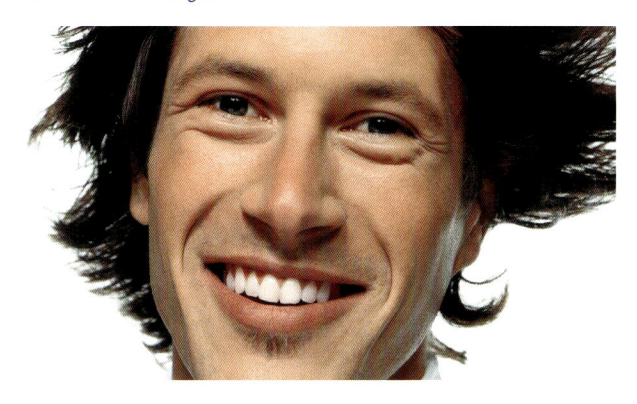

schwer zugänglichen Stellen schädigen können. Der Zahnschmelz wird auf diese Weise unsichtbar ca. ein Jahr geschützt. Einige Lacke enthalten Fluoride, die langsam an den Zahnschmelz abgegeben werden und ihn stärken.

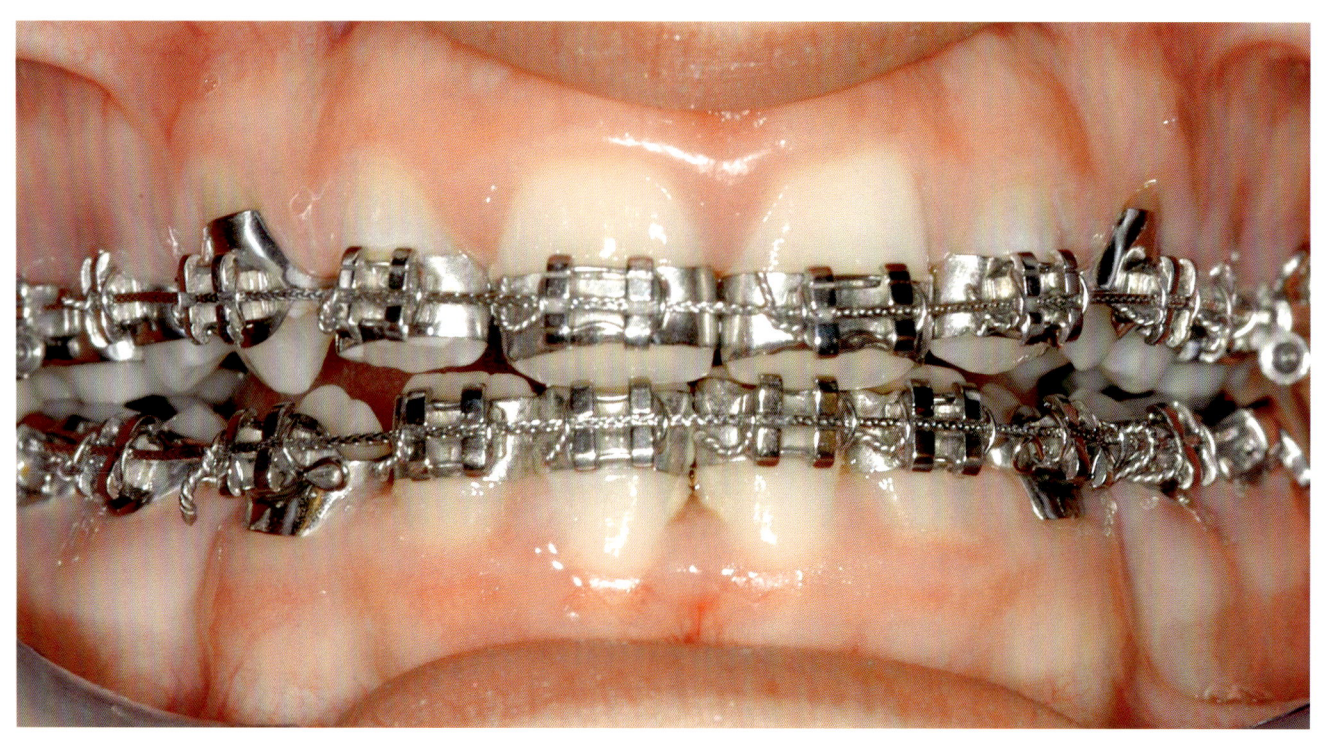

9.6 Veraltete Apparatur macht dem Patienten die Mundhygiene schwer - und das Lachen (zementierte Bänder).

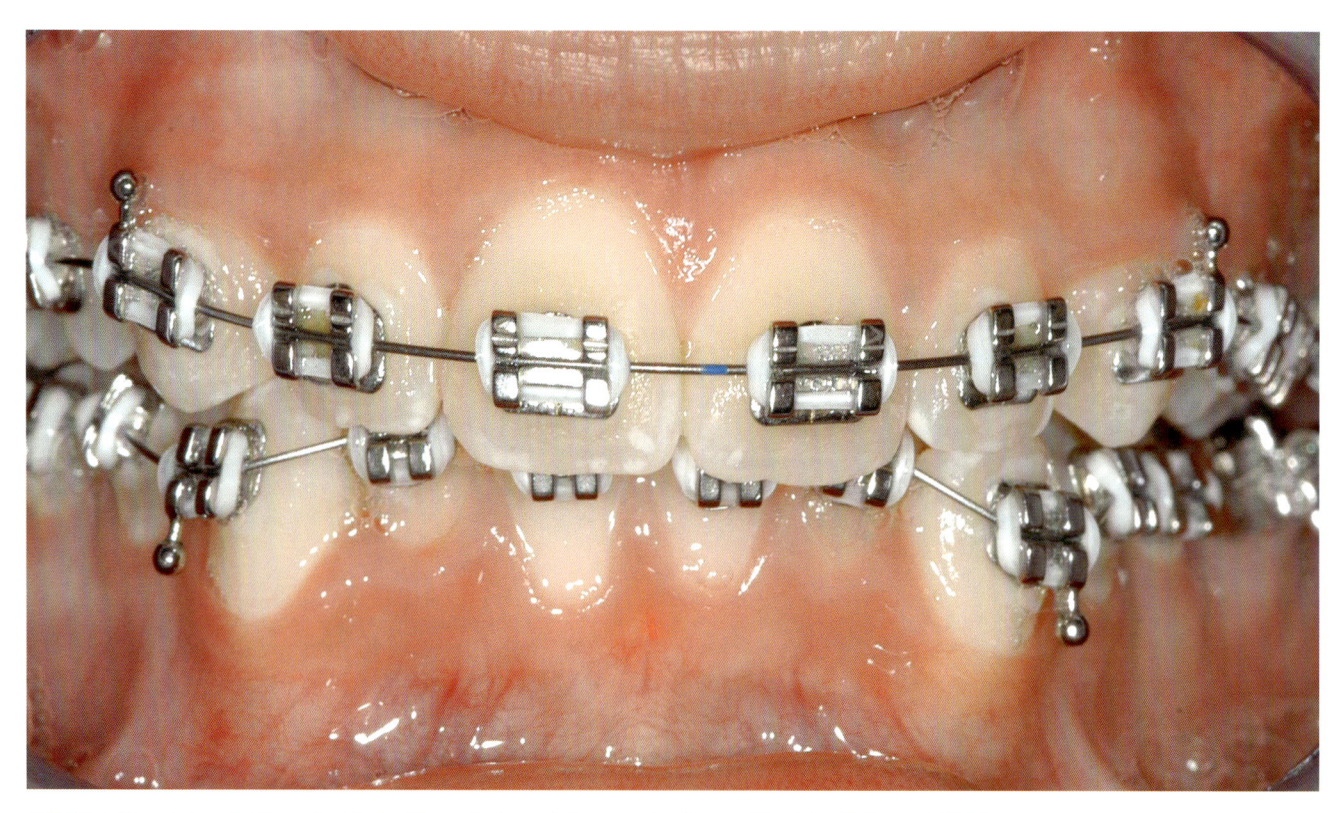

9.7 Metallbrackets - die Gummis, die den Bogen halten, sind auswechselbar und in vielen Farben erhältlich.

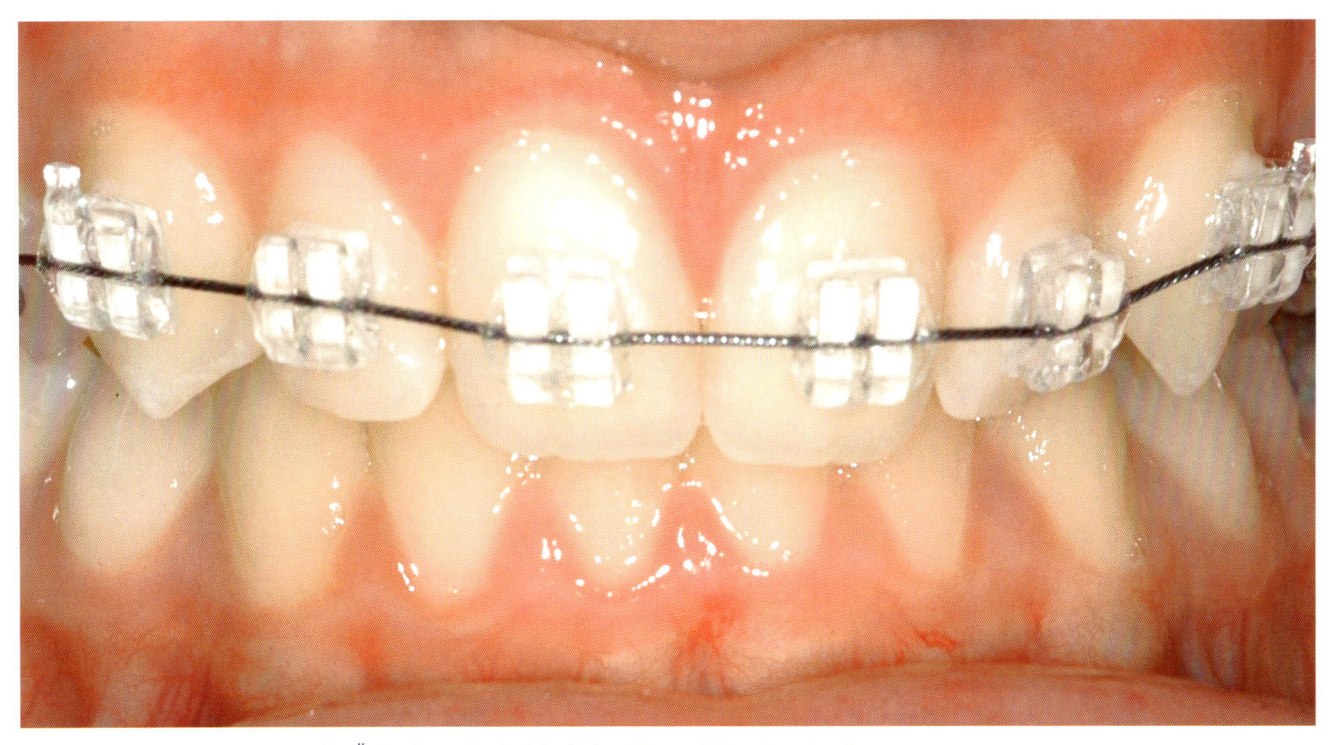

9.8 Transparente Brackets - großer Ästhetikgewinn bei der Behandlung mit festsitzenden Apparaturen

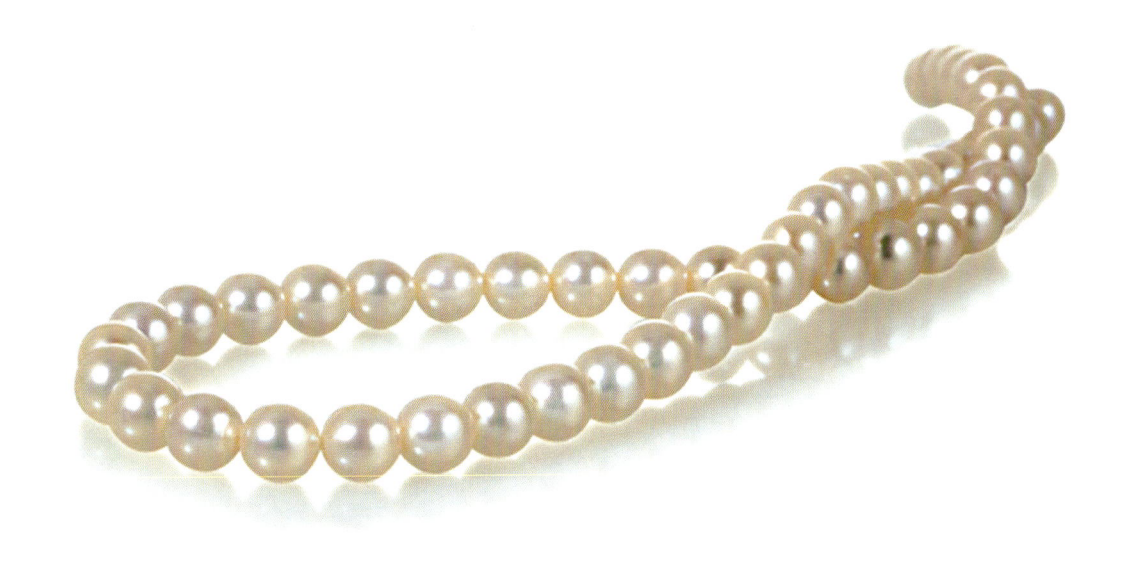

6. Selbstligierende Brackets

Revolutioniert wurde die Behandlung mit der festsitzenden Apparatur durch die Einführung einer neuen komfortablen Bracketgeneration (z.B. Speed, Smart-Clip, Damon, Quick, In-Ovation, etc.).

Bei diesen so genannten selbstligierenden Brackets wird, wie der Name schon aussagt, der Drahtbogen nicht wie üblich mit zusätzlichen Gummi- oder Drahtligaturen in die Brackets eingebunden, sondern mittels der in den Brackets selbst befindlichen Präzisions-Verschlussklappen oder Spezialclips gehalten.

Durch diesen sehr aufwändig gefertigten Verschlussmechanismus entsteht bei der kieferorthopädischen Zahnbewegung weniger Reibung zwischen Bracket und Bogen. Eine Blockierung des Bogens im Bracket wird verhindert und die Zahnbewegung kann deutlich schneller, schonender und mit geringerem Kraftaufwand erfolgen. Außerdem ist die tägliche Mundhygiene durch den Wegfall der zusätzlichen Befestigungsdrähte deutlich erleichtert.

In Kombination mit den neuesten Klebetechniken und den thermoelastischen Drahtbögen stellt die High-Tech-Therapie mit diesen selbstligierenden Brackets eine Behandlungsmethode auf höchstem medizinischen Niveau dar.

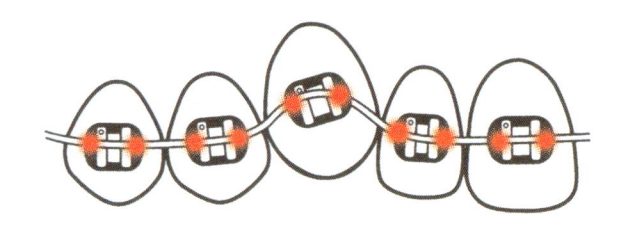

9.9 Ligaturen bewirken Reibung und hemmen die Beweglichkeit des Bogens, sie erhöhen damit den Kraftaufwand.

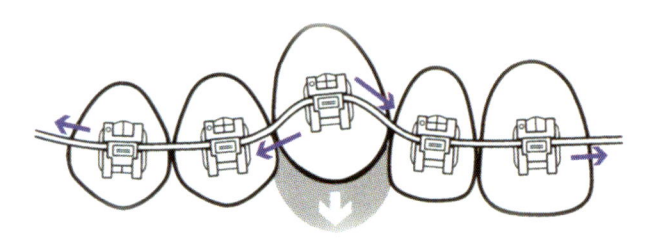

9.10 Die speziellen reibungsreduzierenden Brackets ermöglichen freie Beweglichkeit und damit schnelle Ergebnisse bei sanfter Kraftanwendung.

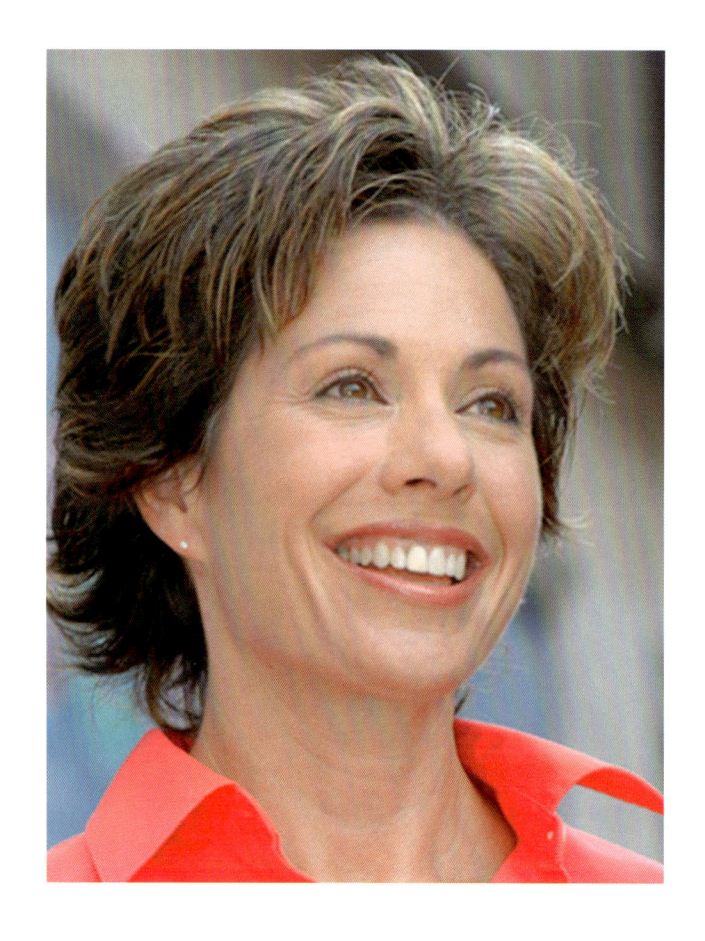

Speed®-Bracket

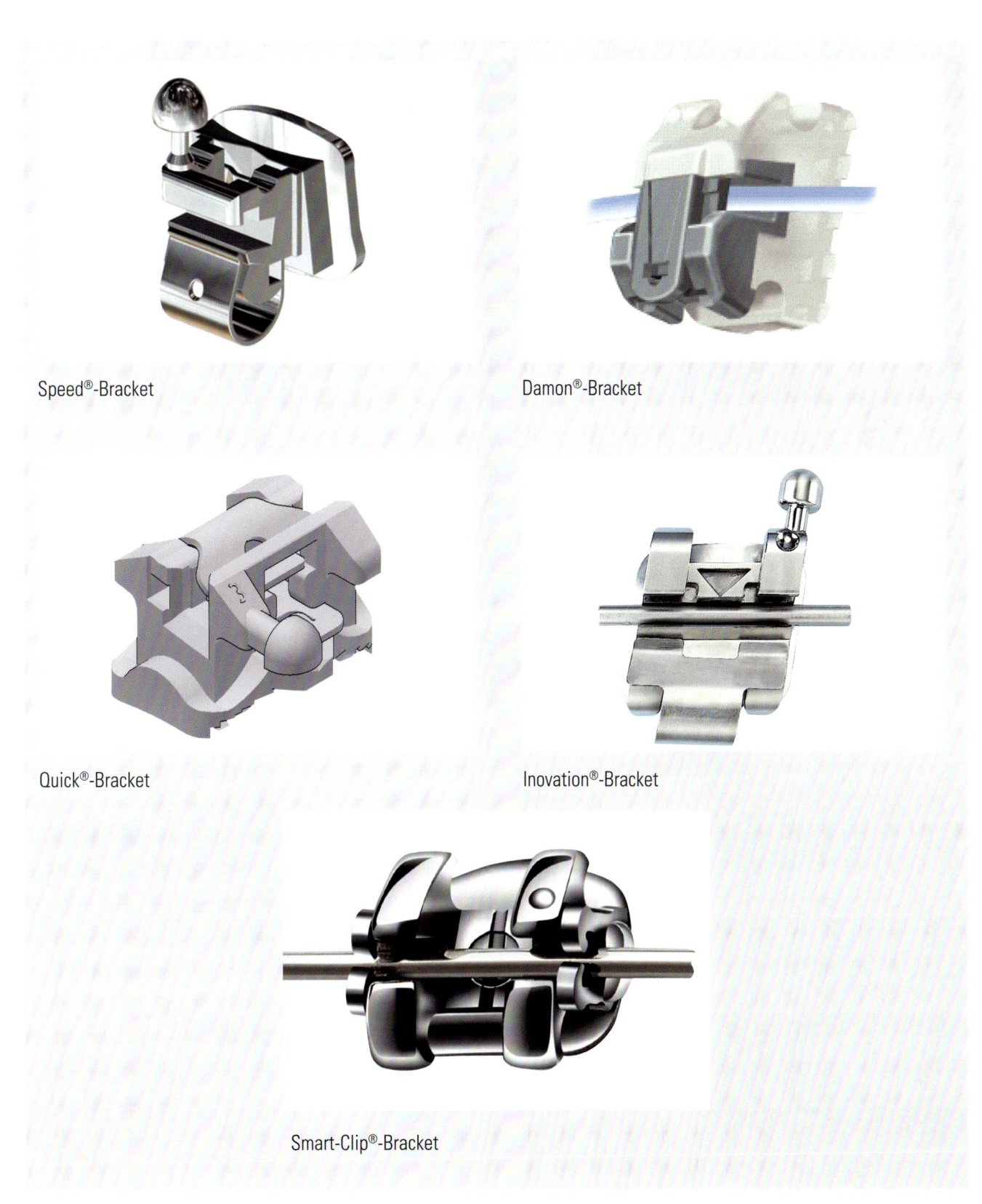

Damon®-Bracket

Quick®-Bracket

Inovation®-Bracket

Smart-Clip®-Bracket

9.11 Häufig verwendete selbstligierende Brackets

Vor- und Nachteile der optimierten Behandlung mit einer festsitzenden Spange

Vorteile:

- bessere Ästhetik
- kürzere Behandlungsdauer
- kürzere und weniger Behandlungstermine
- gewebeschonend
- geringere Empfindlichkeiten der Zähne und des umliegenden Gewebes
- geringere Krafteinwirkung auf die zu bewegenden Zähne
- biokompatible Materialien
- erleichterte Mundhygiene
- verbesserter Schutz gegen Karies

zusätzlich bei selbstligierenden Brackets:

- weniger Reibung
- keine störenden Drahtligaturen oder sich verfärbende Gummiligaturen
- geringere Reparaturanfälligkeit

Nachteile:

- kostenintensiv
- in der Regel wird die Behandlung nicht oder nicht in voller Höhe von den Krankenkassen übernommen

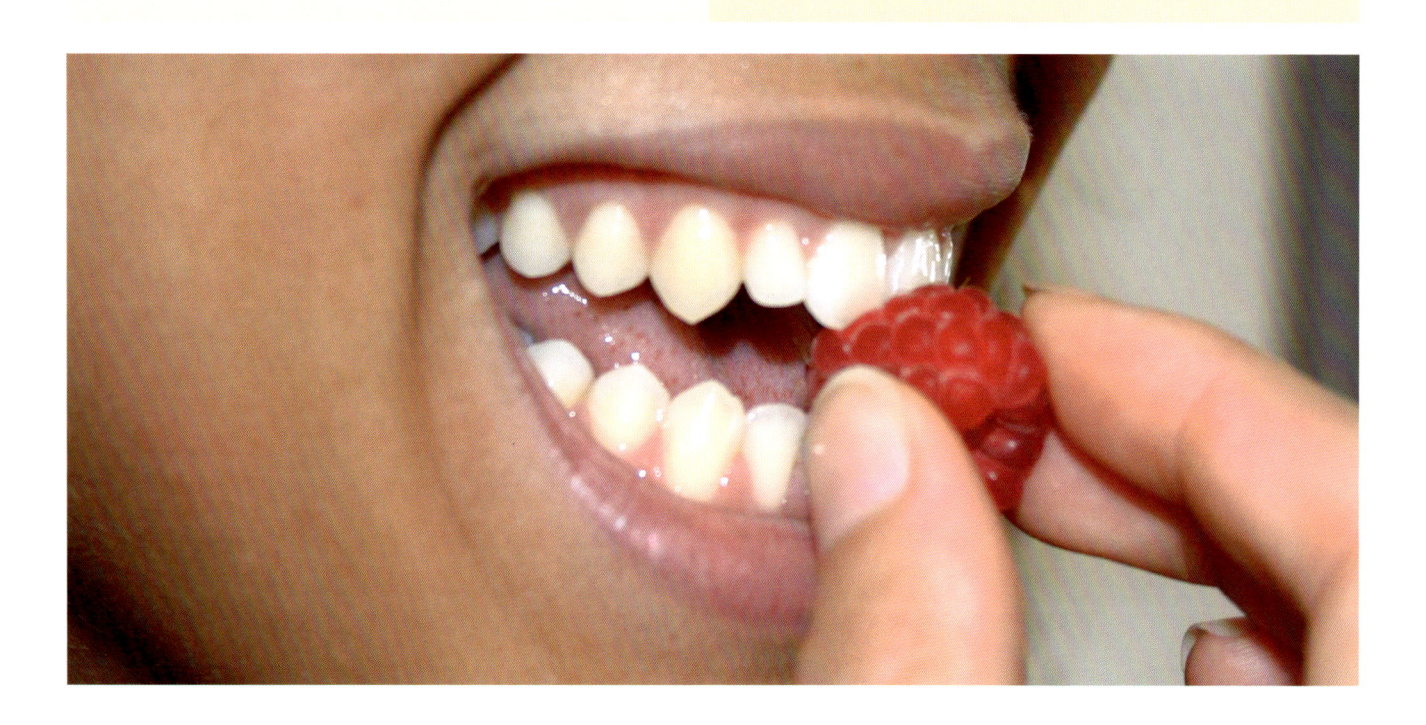

Gibt es Alternativen zur Außenspange oder zum Zahnentfernen?

Kleine, im Mund befestigte Apparaturen oder die Anwendung von kieferorthopädischen Implantaten können die ungeliebte Außenspange (Headgear) ersetzen. Es ist dadurch möglich, die kieferorthopädische Therapie unauffällig und damit für den erwachsenen oder jugendlichen Patienten angenehmer zu gestalten. Sie dienen der Verankerung von Zähnen, die bei der kieferorthopädischen Therapie nicht oder kaum bewegt werden sollen. Ihr Einsatz ist besonders bei Zähnen sinnvoll, deren Zahnhalteapparat geschwächt ist. Auf diese Weise werden Behandlungen möglich, die vor Jahren noch nicht oder nur mit einem weitaus größeren Aufwand möglich gewesen wären. Auch bei mangelnder Mitarbeit in Bezug auf die Tragezeit des Außenbogens durch den Patienten sind diese Geräte praktische Alternativen. Sie werden fest eingesetzt und können ihre Wirkung auch ohne die Mitarbeit des Patienten entfalten. Aus diesem Grund werden sie als Non-Compliance-Geräte bezeichnet. Dies bedeutet in der Regel eine Entlastung der Eltern, die dadurch nicht ständig die Einhaltung der Tragezeiten bei ihren Kindern kontrollieren müssen.

Die Mitarbeit des Patienten ist jedoch im Bereich der Mundhygiene weiterhin unbedingt erforderlich.

Da Non-Compliance-Geräte vorwiegend zur Verankerung von Zähnen, zur Platzbeschaffung oder zur Korrektur eines Rückbisses verwendet werden, sollen im Folgenden einige Möglichkeiten zur Erreichung dieser Ziele aufgeführt und erklärt werden. Die Apparaturen sind hierbei ihren Hauptverwendungsgebieten zugeordnet, sie können aber auch anderen Zwecken dienlich sein. So kann ein Palatinalbogen als Verankerungsgerät wirken, er ist nützlich zur Platzbeschaffung und er ist ein notwendiger Bestandteil einiger Apparaturen zur Therapie eines Rückbisses.

Die genannten Maßnahmen stellen nur einen Ausschnitt der vielen unterschiedlichen Behandlungsmöglichkeiten dar. Gerne ist Ihr Kieferorthopäde bereit, die individuellen Therapiekonzepte zu erläutern und eine angenehme und möglichst nebenwirkungsfreie Zahn- und Kieferregulierung in einem überschaubaren Zeitraum mit vorhersehbarem Erfolg durchzuführen.

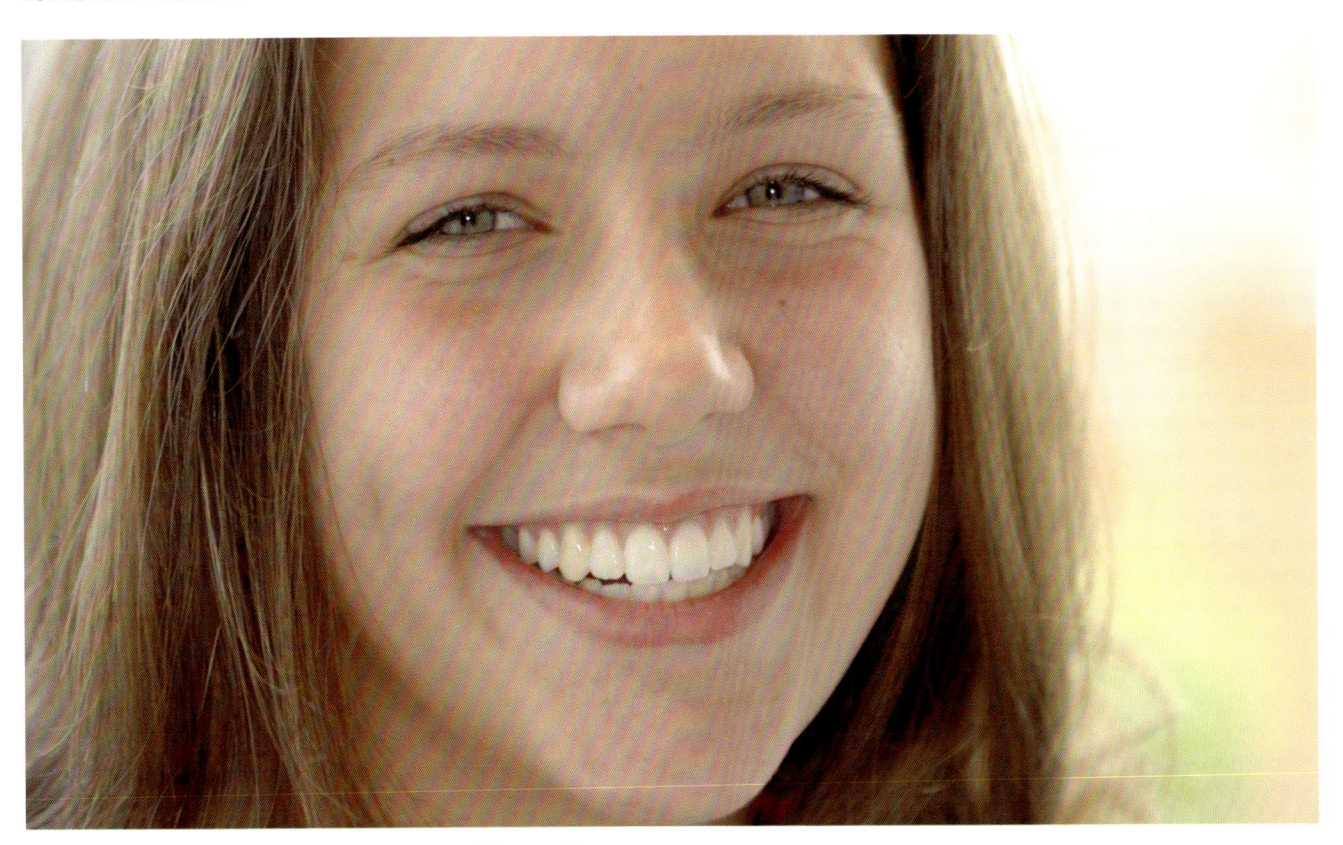

9.12 Ein gewinnendes Lachen dank ästhetischer Zahnregulierung

Platzbeschaffung

Sollen Zahnextraktionen im Kiefer vermieden werden, muss der Platz zur harmonischen Ausformung des Zahnbogens auf andere Weise entstehen. Eine Möglichkeit der Platzbeschaffung ist die so genannte Distalisierung der Seitenzähne. Hierbei werden die Backenzähne einzeln nach hinten verschoben, um mehr Platz im Zahnbogen zu erhalten.

Früher war diese Behandlung nur sehr mühselig mit Hilfe des Außenbogens (Headgear) zu erreichen. Insbesondere Erwachsene entschieden sich aus diesem Grund oft gegen eine kieferorthopädische Behandlung. Neuere Materialien und Techniken machen die Platzbeschaffung jedoch einfach und vor allem komfortabel für den Patienten. Es werden Behandlungen möglich, die vor Jahren noch nicht denkbar waren.

Basisbehandlung:

- Extraktion von Zähnen

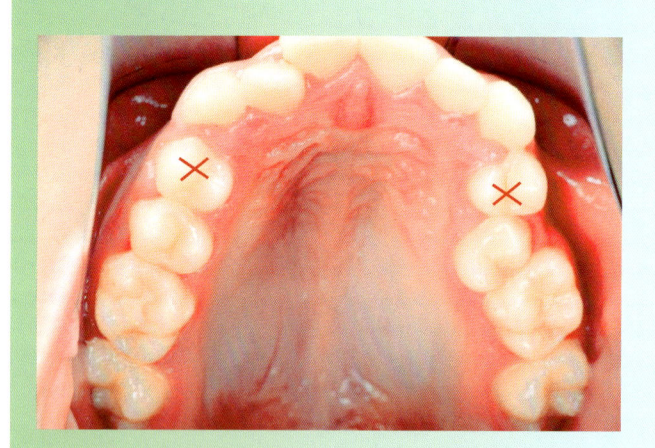

- Außenbogen (Headgear)
- Herausnehmbare Zahnspange
  (geringes Einsatzspektrum)

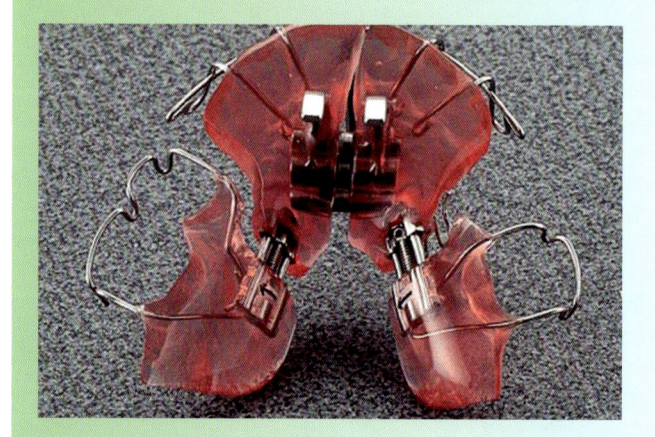

Verbesserte Behandlung:

1. Pendulum-Apparatur
2. Lipbumper
3. Distaljet
4. Mini-Implantat
5. Jones Jig
- Gaumennahterweiterungs-Apparatur
  (nur bedingt geeignet)
u.a.

1. Pendulum-Apparatur

Die Pendulum-Apparatur und verschiedene Modifikationen dieses Gerätes ermöglichen ebenfalls eine Bewegung der Seitenzähne zur Platzbeschaffung. Das Gerät wird im Labor hergestellt. Es wird an den Backenzähnen weitgehend unsichtbar befestigt. Es ist somit eine gute Alternative zu der unbeliebten Außenspange (Headgear).

Nach einer Abdrucknahme des Oberkiefers erfolgt die Anfertigung der Apparatur individuell für den einzelnen Patienten im zahntechnischen Labor. Nach Fertigstellung wird das Gerät durch den Kieferorthopäden fest in den Mund eingegliedert.

Durch die bei diesem Gerät verwendeten Spezialfedern werden die letzten Zähne im Zahnbogen nach hinten bewegt (distalisiert). Diese Bewegung ist sehr effektiv, da das Gerät fest eingegliedert ist und die Federn somit ununterbrochen aktiv sind.

Kombiniert mit einer Pendulum-Apparatur kommt es manchmal zum Einsatz eines Gaumenimplantates. Dieses Implantat ermöglicht dabei die stationäre Verankerung des Pendulum-Gerätes, eine noch bessere Wirkung und erlaubt eine grazilere labortechnische Herstellung und damit eine deutlich erleichterte Pflege.

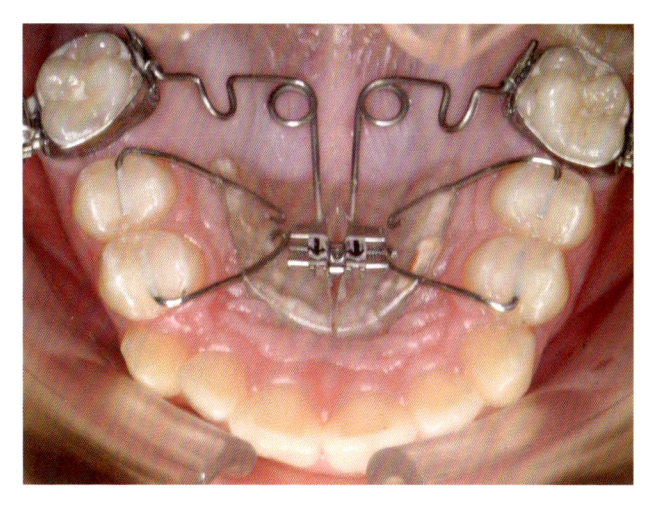

9.13 Pendulum-Apparatur

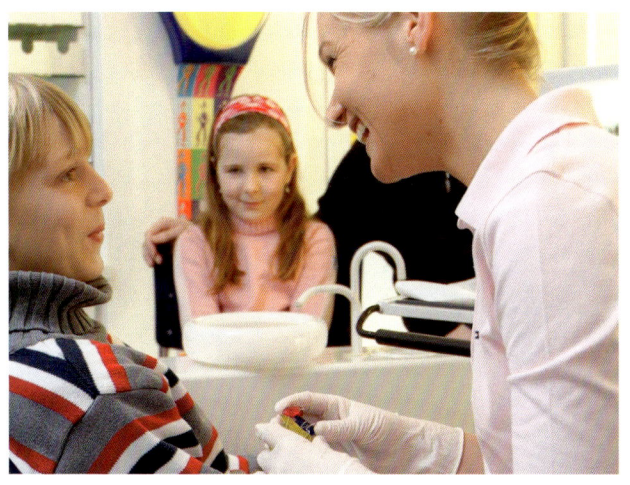

9.14 Nach Fertigstellung wird das Gerät durch den Kieferorthopäden eingesetzt.

2. Lipbumper

Der Lipbumper ist ein Bogen, der im Mundvorhof, zwischen Lippe und unterem Zahnbogen liegt. Dieser starre Bogen mit einer Kunststoffverkleidung im vorderen Bereich wird in Molarenröhrchen an den Mahlzähnen befestigt. Da die Kunststoffverkleidung (sog. Pelotten) des Lipbumpers einige Millimeter von den Zähnen abstehen, kann der Lippendruck therapeutisch genutzt werden. Der Lippendruck wirkt über den Bogen auf die Mahlzähne, an denen er befestigt wurde. Auf diese Weise können die Zähne in ihrer Position gehalten oder sogar nach hinten bewegt werden. In einigen Fällen ist eine Aufrichtung nach vorn gekippter Zähne möglich. Der Lipbumper kann zum Essen und Zähneputzen herausgenommen werden, es ist jedoch auch möglich, ihn mit Drahtligaturen fest einzubinden.

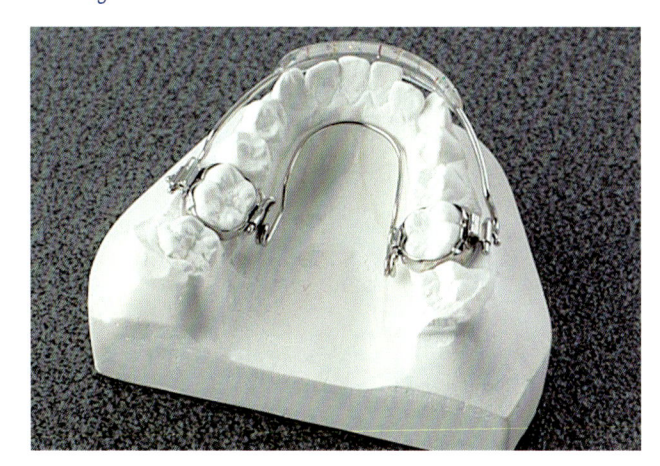

9.15 Lipbumper (Pfeil): durch den Lippendruck werden Seitenzähne in ihrer Position gehalten oder nach hinten bewegt.

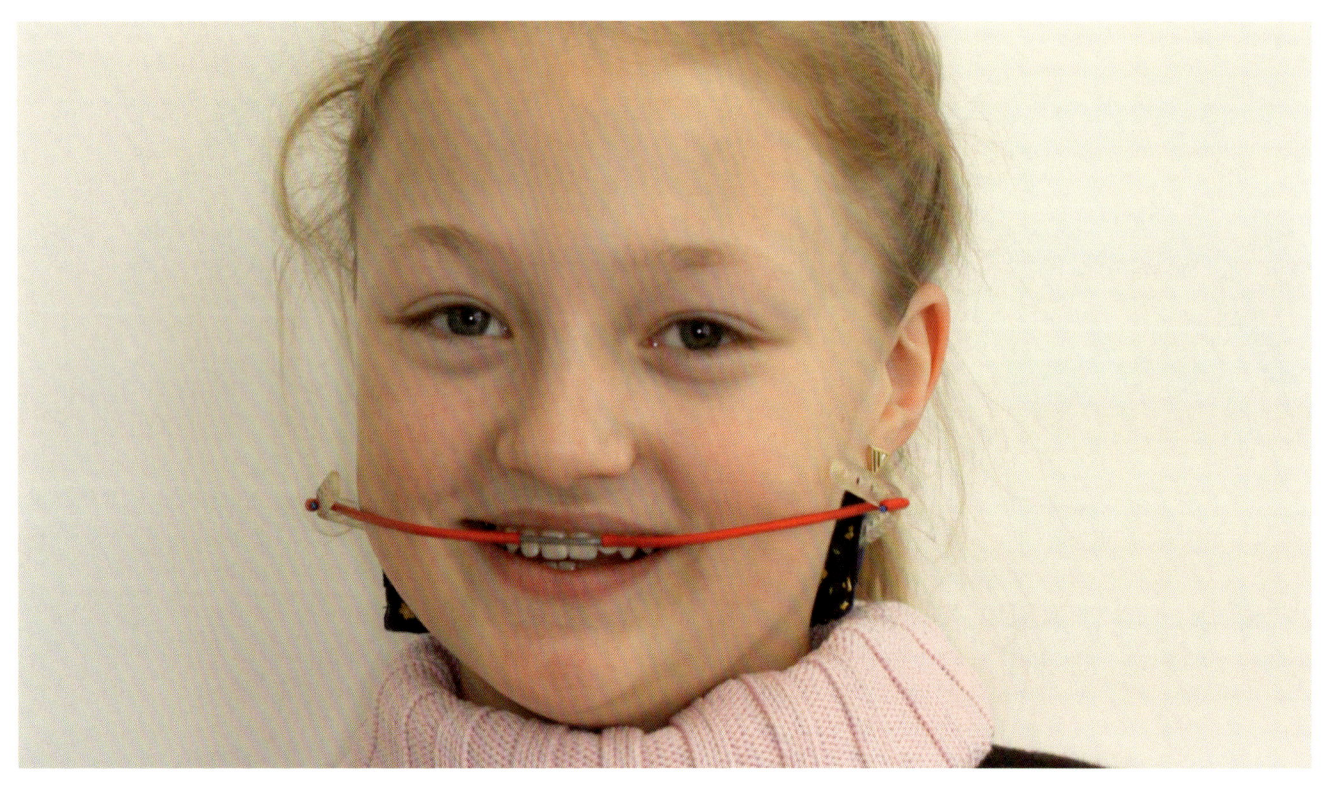

9.16 Der Außenbogen (Headgear) wirkt nur, wenn er viel getragen wird.

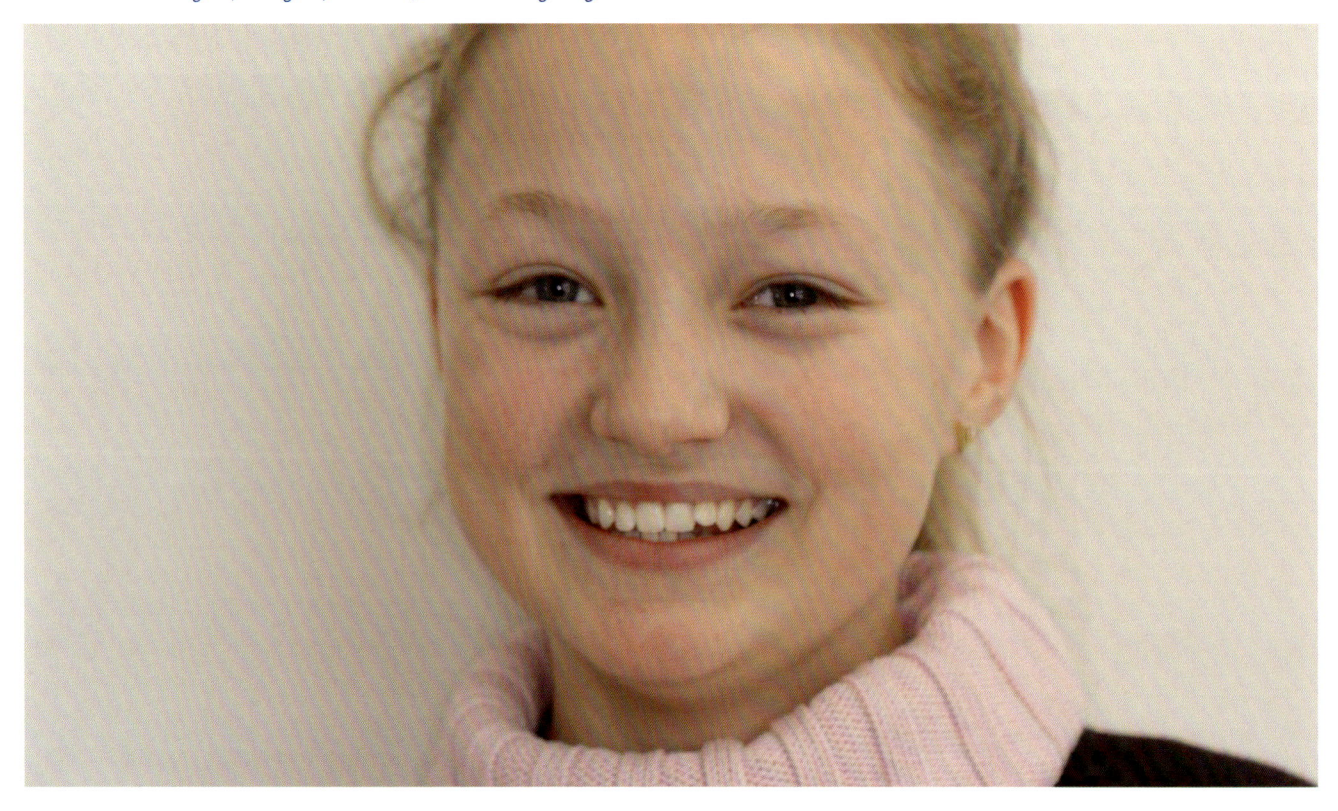

9.17 Ohne Außenbogen lässt es sich besser lachen. Die Alternative (hier: Pendulumapparatur) fällt kaum auf und arbeitet permanent im Mund.

Außenspangen-Ersatz

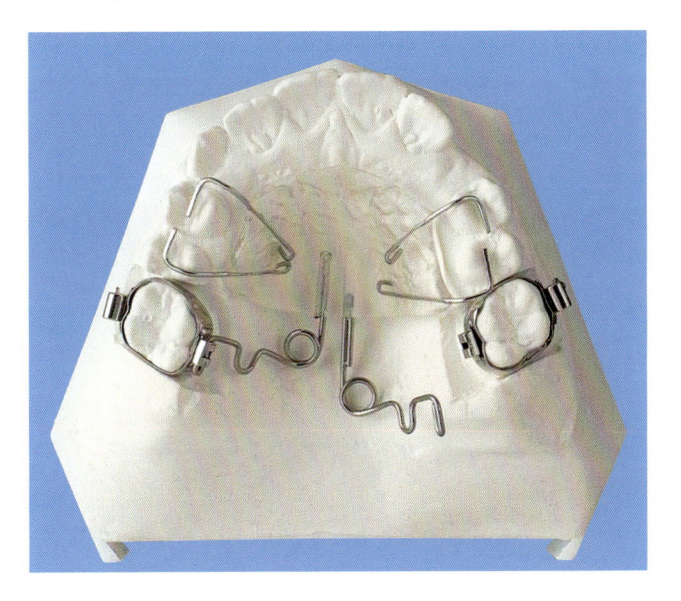

9.18 Pendulum - Apparatur: zur Platzschaffung im oberen Zahnbogen. Eine Extraktion von Zähnen kann damit oft umgangen werden.

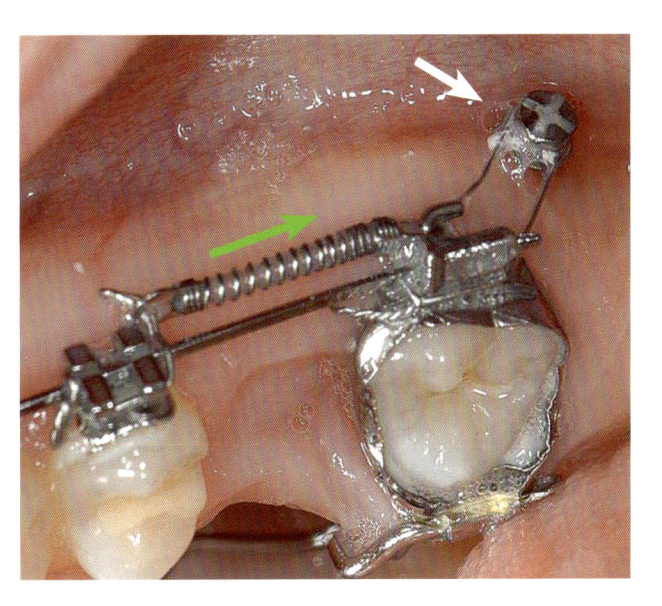

9.19 Mini-Schraube (weißer Pfeil): sie stabilisiert hier den letzten Zahn, die vorderen Zähne können mit einer Zugfeder nach hinten bewegt werden (grüner Pfeil).

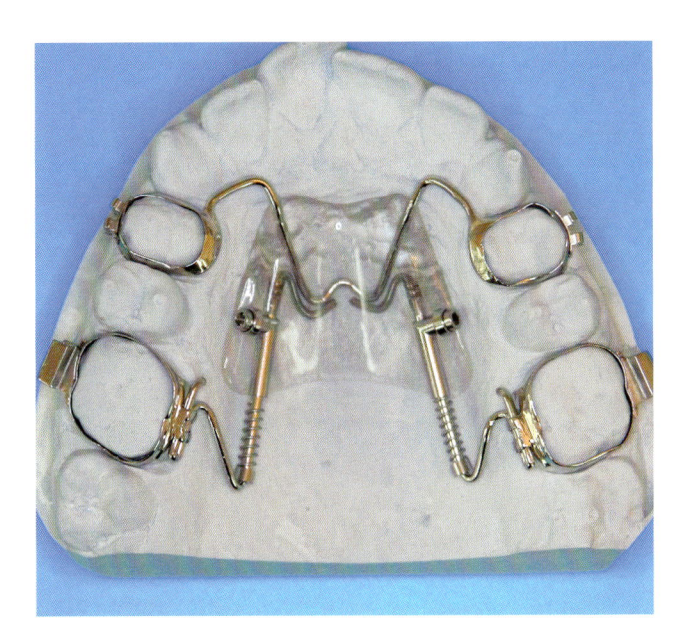

9.20 Distal-Jet: verankert mit einer Kunststoffplatte am Gaumen (Nance). Durch die Bewegung der großen Backenzähne nach hinten wird im vorderen Bereich des Kiefers Platz geschaffen. Auf diese Weise kann der Zahnbogen harmonisch ausgeformt und der Engstand behoben werden.

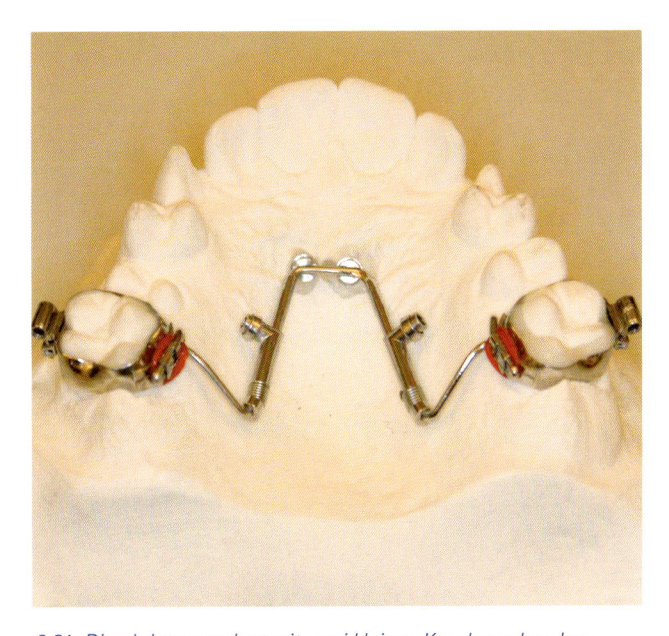

9.21 Distal-Jet: verankert mit zwei kleinen Knochenschrauben (Mini-Schrauben). Vorteil ist bei der Verwendung der Mini-Implantate, dass die Frontzähne mit dem vorderen weichen Gaumenknochen nicht als Reaktion auf die angewandte Kraft (Spiralfeder) nach vorne kippen können.

3. Distal-Jet-Apparatur

Die Distal-Jet-Apparatur ist ein effektives und zuverlässiges Gerät, um Seitenzähne im Oberkiefer körperlich nach hinten zu bewegen. Auf diesem Wege lassen sich Lücken ein- oder beidseitig im Seitenzahnbereich öffnen. Die dazu notwendige Kraft wird in der Regel durch eine Kunststoffplatte am Gaumen abgestützt (s. Nance-Bogen). Das Einbringen eines Gaumenimplantates statt der Verwendung einer Kunststoffplatte ermöglicht eine verbesserte Verankerung und verhindert unerwünschte Zahnbewegungen der Frontzähne. Hauptvorteile der Distal-Jet-Apparatur sind die hohe Patientenakzeptanz dieses Gerätes, die minimale Abhängigkeit von der Patientenmitarbeit und die leichte Aktivierung des Gerätes.

4. Mini-Schrauben

Durch kleine Titan-Mini-Implantate ist es möglich, den zeitlichen und apparativen Umfang der kieferorthopädischen Therapie zu reduzieren. In einigen Fällen ist es nicht mehr erforderlich, alle Zähne mit Brackets oder Bändern zu versehen, die Nebenwirkungen auf die Nachbarzähne werden reduziert und damit die Gesamtbehandlungszeit. Außerdem werden Behandlungen möglich, die vor einigen Jahren noch nicht denkbar oder nur mit sehr großem Aufwand durchführbar gewesen wären. Während konventionelle Implantate ein relativ umfangreiches Knochenangebot benötigen und die Befestigungspunkte damit begrenzt sind, bieten Mini-Implantate weitaus flexiblere Anwendungsmöglichkeiten. Vorteilhaft sind die einfache und schnelle Positionierung bzw. Entfernung, die sehr geringe Belastung für den Patienten, die gute Zugänglichkeit für die Mundhygiene, die verbesserte Ästhetik während der Behandlung und das günstige Kosten-Nutzen-Verhältnis (siehe Kapitel „Implantate in der Kieferorthopädie").

5. Jones Jig

Um Platz im Seitenzahnbereich zu schaffen, werden mit dieser Apparatur zunächst die großen Backenzähne nach hinten verschoben. Wichtig ist eine gute Abstützung durch eine Kunststoffplatte am Gaumen oder ein Mini-Implantat, damit die Frontzähne nicht im Gegenzug nach vorne gekippt werden.

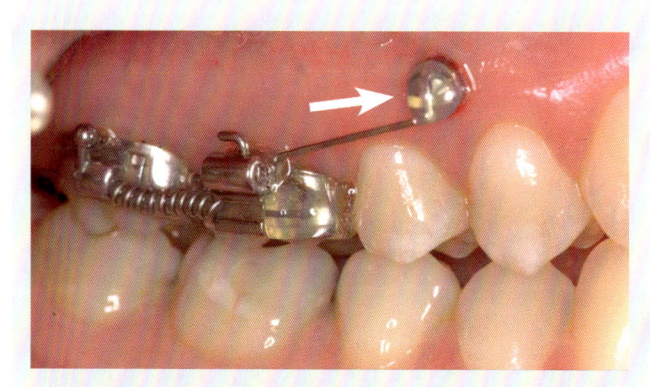

9.22 Mini-Schraube – die Nebenwirkungen auf die Nachbarzähne werden reduziert.

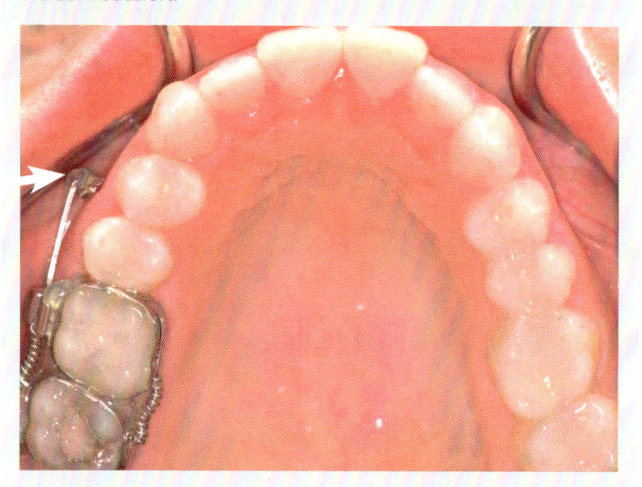

9.23 Mini-Schraube zwischen erstem und zweitem Backenzahn zur Unterstützung der isolierten Bewegung des letzten Backenzahnes nach hinten

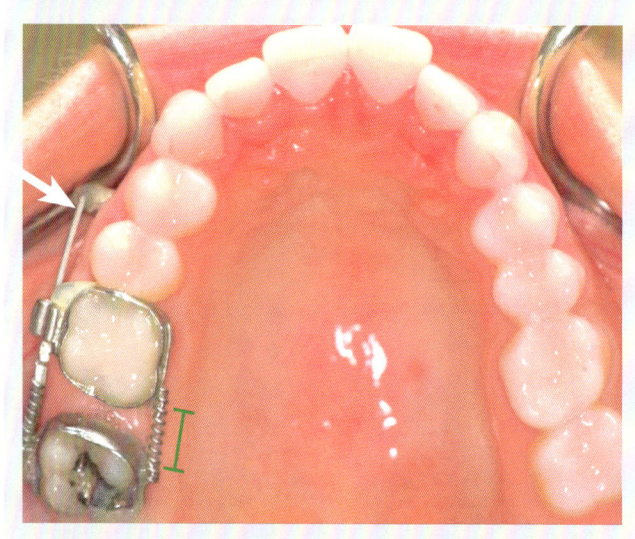

9.24 In wenigen Monaten ist Platz entstanden (grüne Markierung); wie gewünscht wurde lediglich der letzte Backenzahn bewegt.

Rückbissbehandlung

Ziel einer kieferorthopädischen Behandlung ist nicht nur, die Zahnbögen harmonisch auszuformen, sondern auch, eine perfekte Verzahnung zwischen oberem und unterem Zahnbogen zu erreichen. Liegt der untere Zahnbogen hinter dem oberen und greifen damit die Zähne nicht an der richtigen Stelle wie Zahnräder ineinander, so gibt es einige elegante Möglichkeiten, das erwünschte Ziel zu erreichen. Die nachfolgend aufgeführten, fest eingegliederten Behandlungsapparaturen ermöglichen durch die ständige Einwirkung (unabhängig von der Patientenmitarbeit) eine deutlich schnellere und zuverlässigere Vorgehensweise. Zudem sind diese Geräte oftmals komfortabler und ästhetisch ansprechender als die Geräte der Basisbehandlung. Durch das erweiterte Behandlungsspektrum kann häufig das Entfernen bleibender Zähne vermieden werden.

Basisbehandlung:

- herausnehmbarer Aktivator mit Außenbogen
- herausnehmbare Zahnspange (Aktivator, Vorschubdoppelplatte, Twinblock)
- Gummizüge zwischen Ober- und Unterkiefer

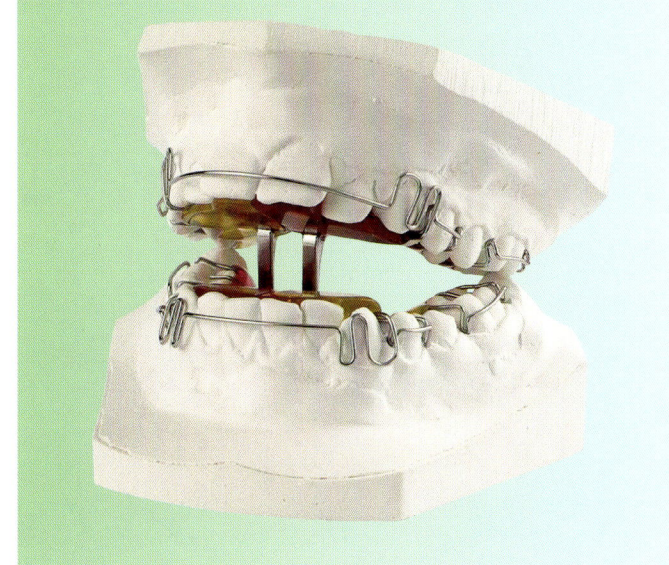

Optimierte Behandlung:

1. Herbst-Scharnier

2. Bite Jumper

    - Jasper Jumper

    - Forsus-Feder

    - Flex Developer

u.a.

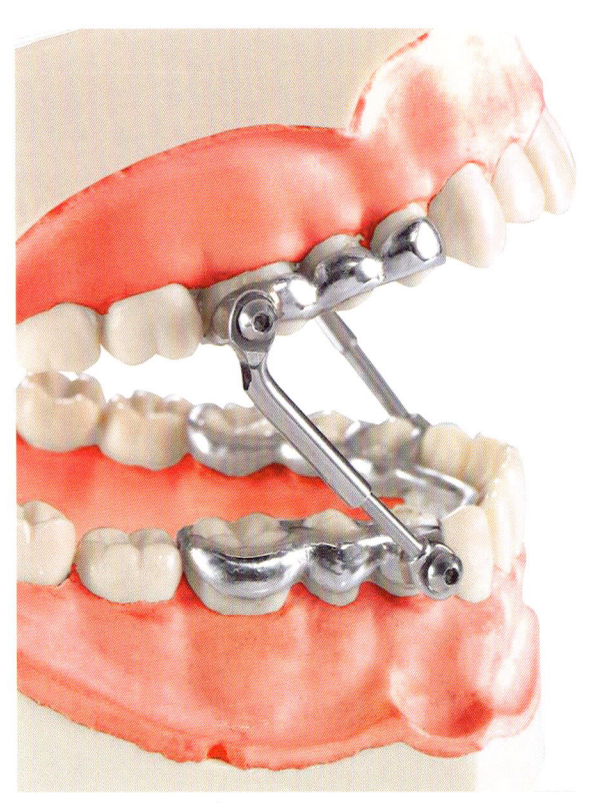

9.25 Herbst-Scharnier

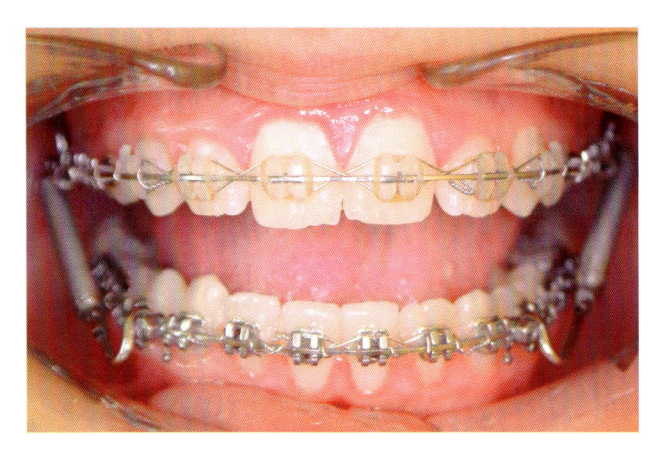

9.26 Bite-Jumper unterstützen die Bissverschiebung des Unterkiefers nach vorn.

1. Herbst-Scharnier

Das Herbst-Scharnier ist ein labortechnisch sehr aufwändig hergestelltes Gerät, bei dem teleskopartige Verbindungen zwischen festsitzenden Bändern im Ober- und Unterkiefer verlaufen. Alternativ können auch gegossene Schienen eingesetzt werden, die die Zähne umgreifen. Das Gerät wird nach Abdrucknahme individuell angefertigt und die Länge der Verbindungsstege wird für jeden Patienten angepasst. Mit eingesetzter Herbst-Apparatur wird der Unterkiefer in der vorderen angestrebten Idealposition gehalten, so dass durch Wachstum eine Anpassung der knöchernen Strukturen an die vorgegebene Position erfolgen kann.

Das Herbst-Scharnier wird in der Regel bei Patienten eingesetzt, die eine ausgeprägte Rücklage des Unterkiefers aufweisen und bei denen nur noch ein geringes Restwachstum vorliegt. Es kann aber auch erfolgreich angewendet werden, wenn andere Maßnahmen zur Rückbisskorrektur erfolglos geblieben sind, z.B. durch mangelnde oder wechselhafte Mitarbeit beim Tragen herausnehmbarer Behandlungsgeräte.

Durch die ständige Einwirkung der festsitzenden Apparatur (24 Stunden, unabhängig von der Patientenmitarbeit) ist eine rasche und stabile Vorverlagerung des Unterkiefers in ca. 6 bis 9 Monaten zu erreichen.

2. Bite-Jumper

Ähnlich wie das Herbst-Scharnier werden Bite-Jumper in vielen Modifikationen (z.B. Jasper-Jumper, Forsus-Feder, Flex-Developer, Sabbagh Universal Spring, Elasto-Harmonizer etc.) zur Bissverschiebung des Unterkiefers nach vorne eingesetzt. Statt starrer Teleskope wirken elastische Verbindungsstege zwischen Ober- und Unterkiefer. Im Gegensatz zum Herbst-Scharnier können die Bite-Jumper auch während der gleichzeitigen Behandlung mit festsitzenden Behandlungsgeräten eingesetzt werden, und es entfallen die Abdrucknahme und individuelle Anpassung im Labor. Nach einer Art Baukastenprinzip können die für den jeweiligen Patienten erforderlichen Einzelteile nach Größe ausgesucht und individualisiert werden. Neben der Rückbisskorrektur können durch den Einsatz dieser Geräte auch Zähne zur Platzbeschaffung verschoben werden. Die Verwendung der Bite-Jumper kann auch erforderlich werden, wenn die Gummizüge nicht ausreichend getragen werden. Eine rechtzeitige Umstellung ist in diesem Falle zum zügigen Erreichen des Behandlungsziels dringend anzuraten.

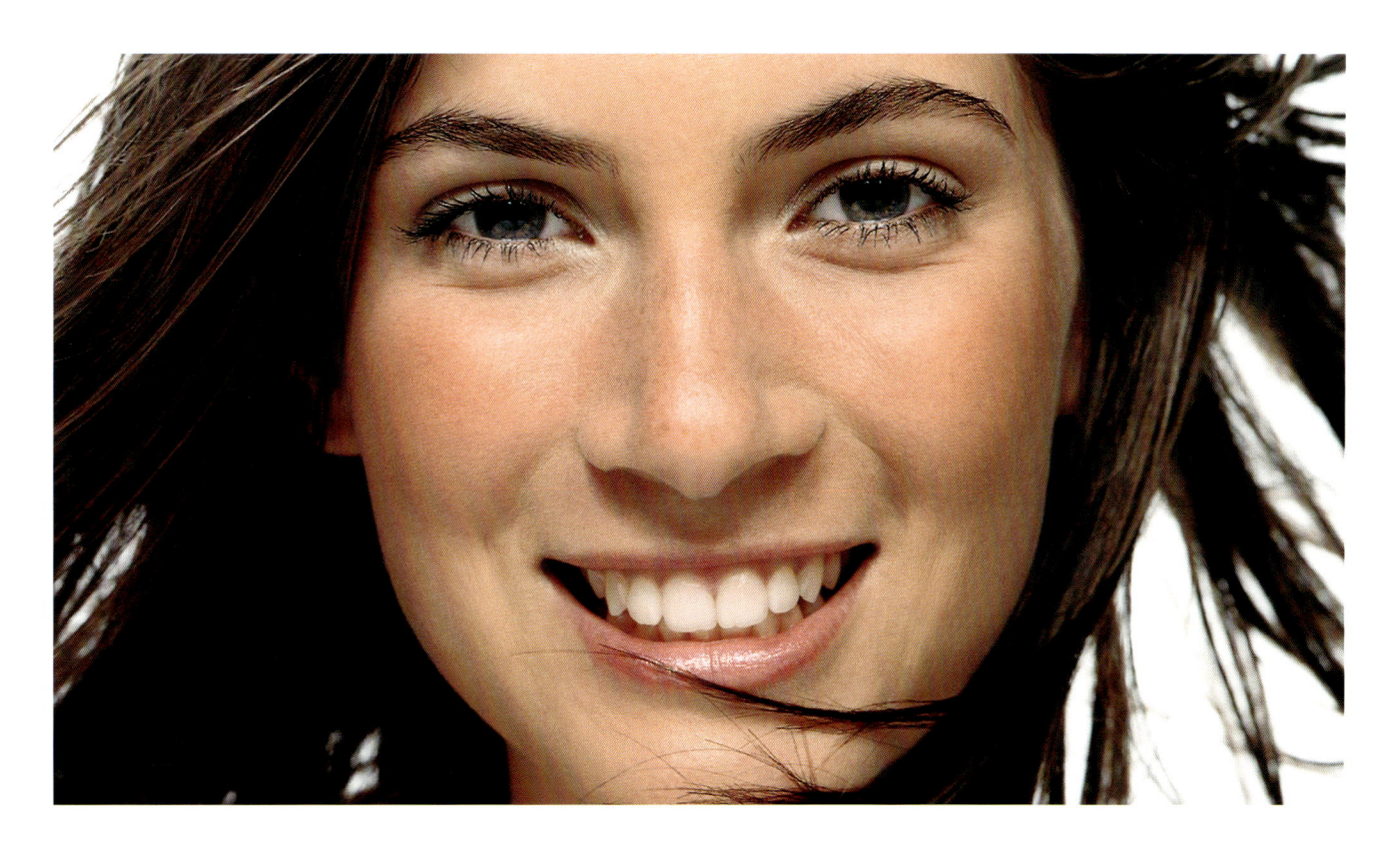

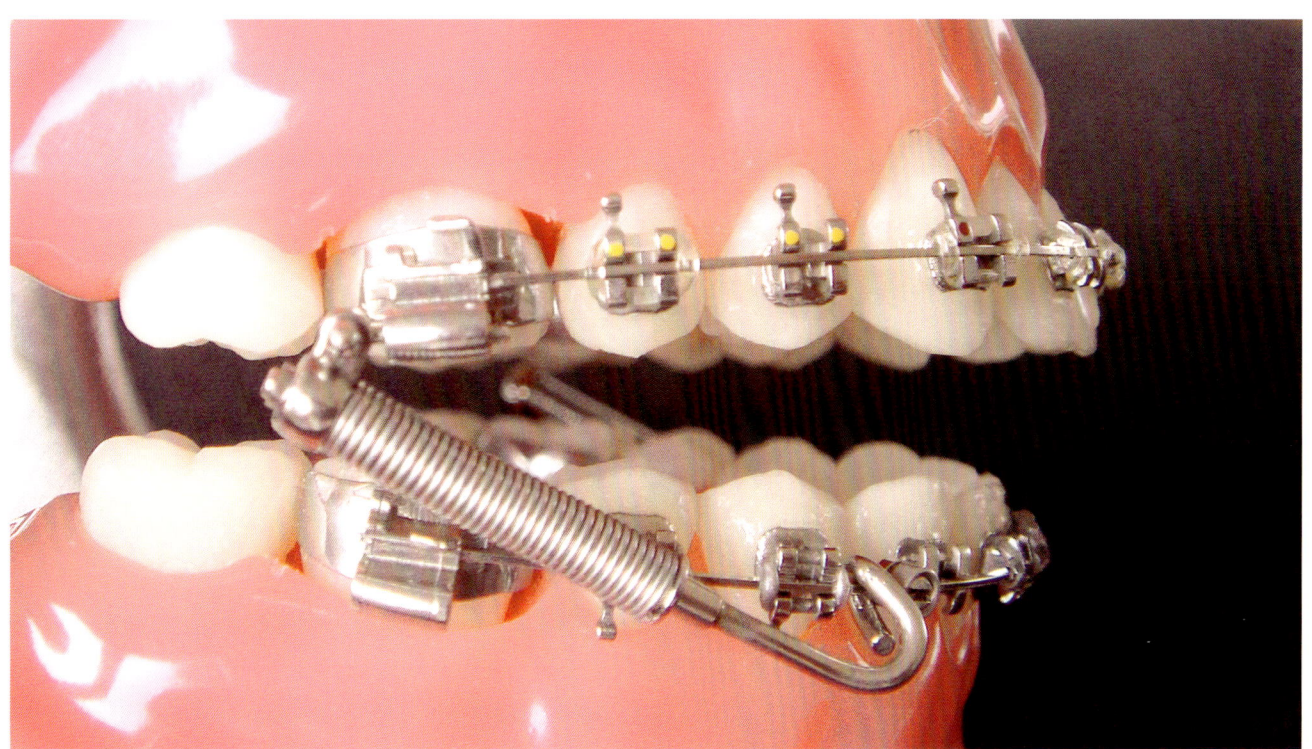

9.27 Forsus-Feder: durch flache Federstangen auf beiden Seiten kann die Rücklage des unteren Zahnbogens korrigiert werden.

Verankerung von Zähnen

Jede Kraft benötigt eine Gegenkraft. Will man einen einzelnen Zahn oder eine Zahngruppe in eine Richtung bewegen, ist es wichtig, die erforderlichen Kräfte durch eine entsprechende Verankerung aufzufangen. Die hierzu herangezogenen Zähne können sich als Folge der Krafteinwirkung jedoch ebenfalls bewegen. Ist dies nicht erwünscht, ist die Verankerung unzureichend. Es kommt zum so genannten Verankerungsverlust.
Besonders bei schwieriger Ausgangssituation, bei einer reduzierten Zahnzahl oder bei Erkrankungen des Zahnhalteapparates werden zusätzliche Verankerungshilfen benötigt.
Ein sehr bekanntes, bei den Patienten wegen der ästhetischen Beeinträchtigung eher ungeliebtes Verankerungsgerät ist der Außenbogen, auch Headgear genannt.

Alternative Behandlungsgeräte sind möglich. Sie sind meist von außen unsichtbar und lassen sich von dem Patienten nicht herausnehmen. Nicht zuletzt aus diesem Grunde ist die Behandlung zügiger und vorhersehbarer. Eine Mitarbeit von Seiten des Patienten ist nur noch im Bereich der Mundhygiene nötig. Leider werden die Kosten einer solchen Therapie von den gesetzlichen Krankenkassen nicht oder nur gering bezuschusst, da nur eine „ausreichende, wirtschaftliche und zweckmäßige Therapie" übernommen wird. Dies bedeutet entweder die Extraktion von Zähnen oder das Tragen eines Außenbogens.

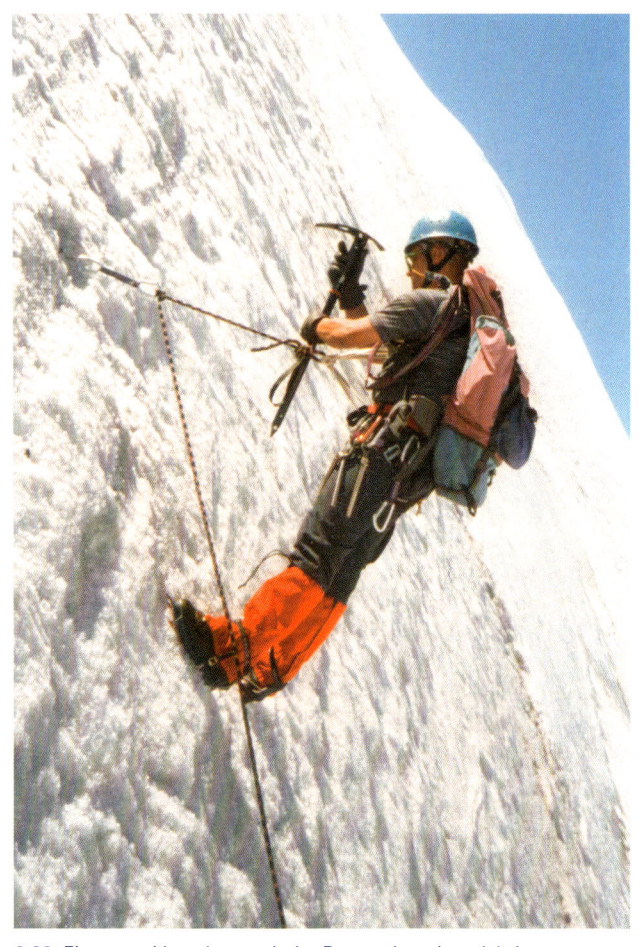

9.28 Eine gute Verankerung beim Bergsteigen ist wichtig.

Basisbehandlung:

- Außenbogen (Headgear)
- Zähne ziehen

Optimierte Behandlung:

1. Gaumenbogen
2. Lingualbogen
3. Nance-Apparatur
- Quadhelix
- (Mini-) Implantate

u.a.

142

1. Gaumenbogen

Der Gaumenbogen (Palatinalbogen) besteht aus einem Drahtbügel im Oberkiefer, der quer über den Gaumen von einem linken zum rechten Backenzahn verläuft. Hier wird er in Schlösschen fixiert. Mit Hilfe dieses Bogens ist die Verbreiterung oder Verschmälerung des Zahnbogens und ein Drehen der Zähne um ihre eigene Achse möglich. In geringem Maße ist durch den Zungendruck auf den Bogen sogar das Bewegen der Zähne in das Knochenfach möglich. Häufig wird der Gaumenbogen zur Verankerung der Zähne genutzt, um ungewünschte Zahnbewegungen zu verhindern.

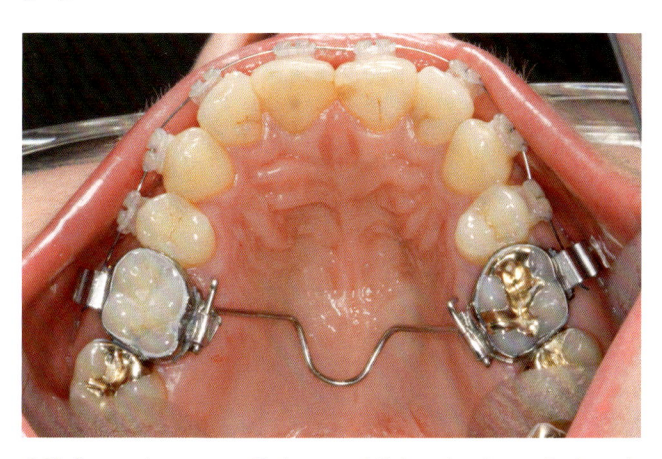

9.29 Gaumenbogen: zum Rotieren und Halten der oberen Backenzähne. Durch seine Anwendung kann sogar Platz geschaffen werden.

2. Lingualbogen

Der Lingualbogen besteht aus einem Drahtbügel im Unterkiefer, der an der Innenseite zweier Backenzähne befestigt ist und an den Innenflächen des Zahnbogens verläuft. Mit Hilfe dieses Bogens ist in geringem Ausmaß eine Aufrichtung von Zähnen und Erweiterung oder Verschmälerung des Zahnbogens möglich. Meist wird er jedoch zur Verankerung von Zähnen oder als Lückenhalter während des Zahnwechsels eingesetzt, um den im Zahnwechsel gewonnenen Platz (die Milchzähne sind im Seitenzahnbereich breiter als die permanenten Zähne) zur Ausformung der Front zu nutzen. Durch das rechtzeitige Einsetzen während des Zahnwechsels im Unterkiefer ließe sich in vielen Fällen ein Engstand der Unterkieferfrontzähne vermeiden. Der Lingualbogen ist unauffällig und kaum spürbar, die Mitarbeit des Kindes ist nicht notwendig.

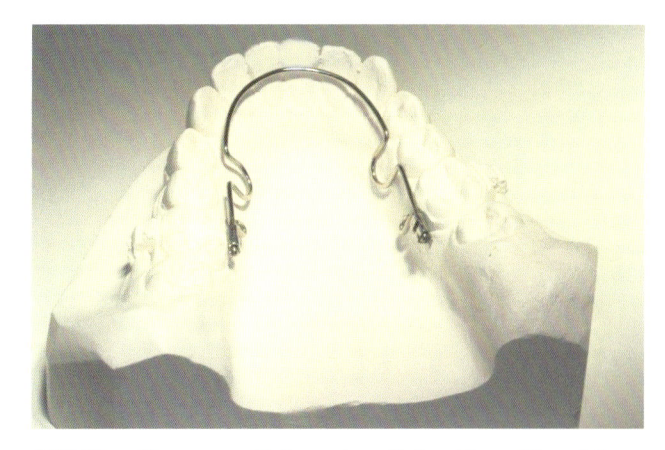

9.30 Lingualbogen: zum Halten unterer Seitenzähne während des Zahnwechsels. Durch rechtzeitiges Einsetzen dieses Bogens lässt sich in vielen Fällen eine spätere Engstandtherapie verhindern oder verkürzen.

3. Nance-Bogen

An der Innenseite der Mahlzähne im Oberkiefer ist ein Bogen angebracht, der diese mit einem kleinen Kunststoffplättchen am Gaumen abstützt. So sollen Zahnbewegungen möglich sein, ohne dass sich die verankerten Zähne, in diesem Fall die Mahlzähne, wesentlich bewegen. Nachteilig ist jedoch die verminderte Reinigungsmöglichkeit zwischen Kunststoffplättchen und Gaumenschleimhaut. Durch den Druck des Plättchens auf den vorderen Gaumen können die Frontzähne als Nebenwirkung gewünschter Zahnbewegungen nach vorne kippen.

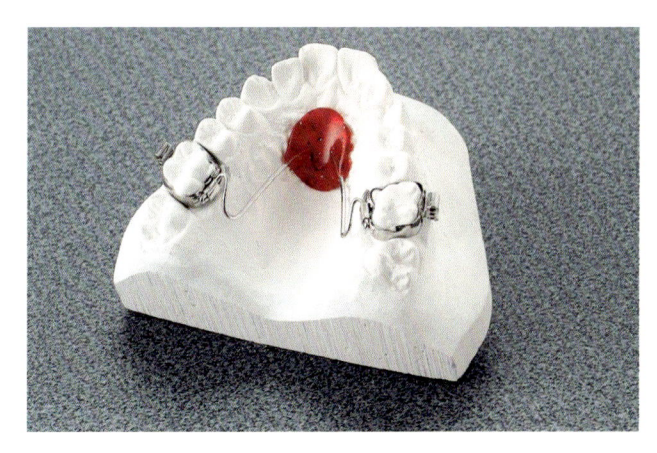

9.31 Nance-Bogen

Positioner – ein elastisches Gerät

Besonders nach einer Behandlung mit einer festsitzenden Zahnspange stehen die Zähne noch nicht stabil im Knochen. Das Behandlungsergebnis muss mit Hilfe geeigneter Geräte, so genannter Retentionsgeräte, stabilisiert werden.
Der Positioner ist ein Gerät, das die Zähne daran hindert, in ihre alte Position zurückzuwandern. Er besteht aus weichem Spezialkunststoff und ähnelt einem Boxer-Mundschutz. Die oberen und unteren Zahnreihen sind umfasst und das gummiartige Material sorgt dafür, dass sich die Zähne nicht in die falsche Richtung bewegen, während sie sich im Knochen festigen.

Zudem ist es mit dem Positioner möglich, eine Feineinstellung der Zähne vorzunehmen. Dieses so genannte „Finishing" sorgt für eine bessere Stabilität des Behandlungsergebnisses. Hierbei ist eine instrumentelle Funktionsanalyse notwendig, um die funktionelle Beziehung zum Kiefergelenk berücksichtigen zu können. Zur Herstellung eines Positioners dienen die an einem Gips-Kiefermodell umgestellten, idealisierten Zahnreihen (siehe „Set up").

Beim Einbeißen werden die Zähne in die vorgegebenen Aussparungen des Positioners gedrückt und führen sie durch den Druck des gummi-elastischen Materials in die gewünschte Idealposition.

Wichtig zu beachten:

- wird das Gerät nicht regelmäßig getragen, können sich Zähne und Kiefer sehr schnell wieder verschieben

- Positioner in der richtigen Position tragen. Bei Druckstellen oder Schmerzen umgehend mit dem Kieferorthopäden einen Termin vereinbaren

- Muskelübungen unterstützen und beschleunigen die Wirkung des Positioners (Zähne fest in den Positioner pressen, bis die Muskeln ermüden, danach entspannen. Diese Übung möglichst häufig wiederholen)

- Positioner nach dem Gebrauch unter lauwarmem Wasser mit Zahnbürste und Zahnpasta reinigen

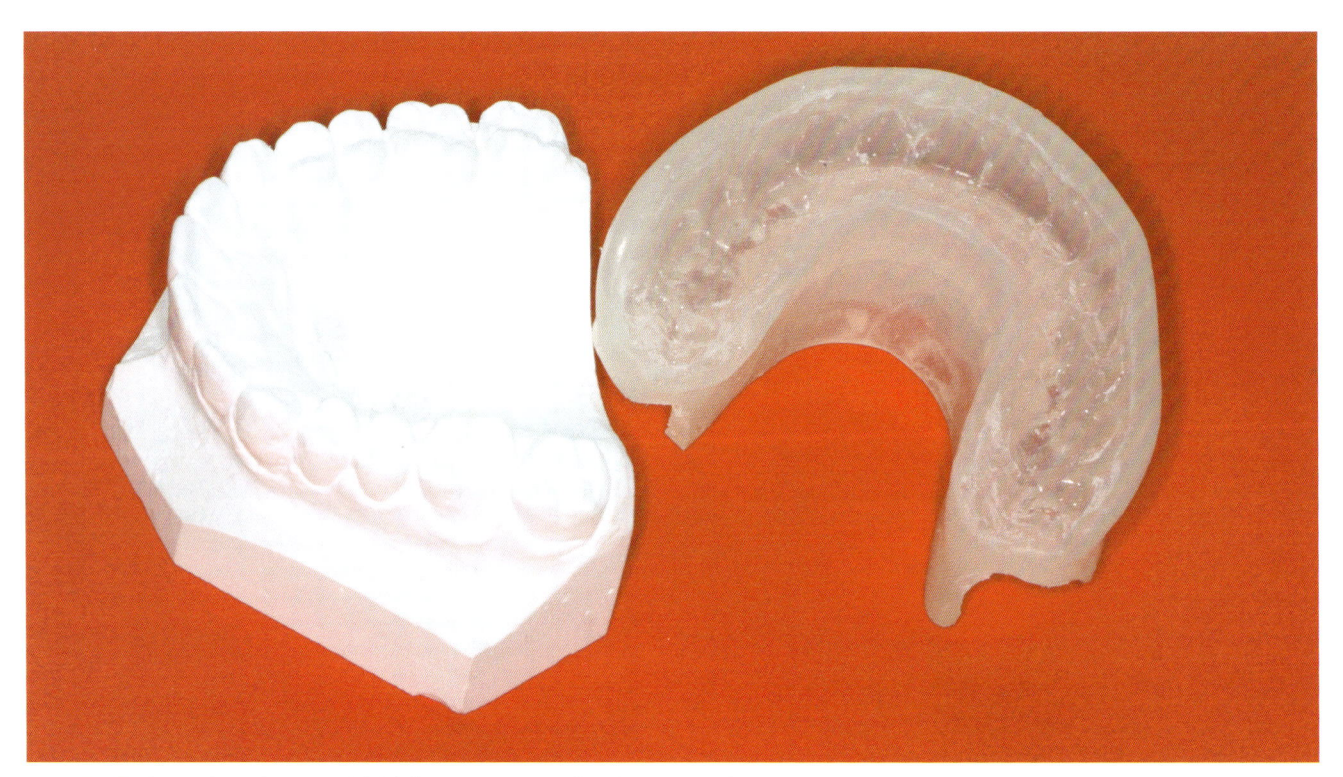

9.32 Der Positioner besteht aus weich bleibendem Kunststoff; er hält die erreichte Zahnstellung und sorgt für die Feineinstellung der oberen und unteren Zähne, gelegentlich auch für die Feineinstellung einzelner Zähne.

Set up

Unter einem Set up versteht man eine Simulation geplanter Zahnbewegungen durch das Umstellen der Zähne im Gipsmodell, das aus den Abdrücken des Ober- und Unterkiefers angefertigt wird. Aus dem Gipsmodell werden die Zähne dabei herausgesägt und mit Wachs in der neuen idealen Position befestigt.

Anhand dieser individuell korrigierten Zahnumstellung kann nicht nur dem Patienten das mögliche Behandlungsergebnis plastisch dargelegt werden, es können auch dem Kieferorthopäden wertvolle Informationen bei der Behandlungsplanung geliefert werden. So lassen sich vor einer kieferorthopädischen Behandlung die Auswirkungen am Modell überprüfen.

Mit Hilfe dieses dreidimensionalen Simulationsmodells ist die Auswahl der verschiedenen Therapiemöglichkeiten erleichtert. Es können die Beziehung der oberen zu den unteren Zähnen, die Achsenstellungen und die Ausformung der Zahnbögen individuell konstruiert werden.

Damit die neue Zahnstellung den Bewegungsabläufen des Kiefergelenkes entspricht, werden die Kiefermodelle in einen „Artikulator" montiert. Dieses Gerät ermöglicht es, jede Kiefer- und Kaubewegung nachzuahmen und damit die individuellen Bewegungsabläufe mit der gewünschten, idealen Positionierung der Zähne abzustimmen.
Ein diagnostisches „Set up"-Modell empfiehlt sich bei

- Platzmangel im Zahnbogen

- Platzüberschuss im Zahnbogen (Lücken im Zahnbogen)

- reduzierter Zahnzahl durch z. B. nicht angelegte Zahnkeime, karies- oder unfallbedingtem Zahnverlust

- geplanten Extraktionen, besonders bei Extraktionen nur auf einer Zahnbogenseite (asymmetische Verhältnisse!)

- Extraktionen von Schneidezähnen

- komplizierten Behandlungsplanungen

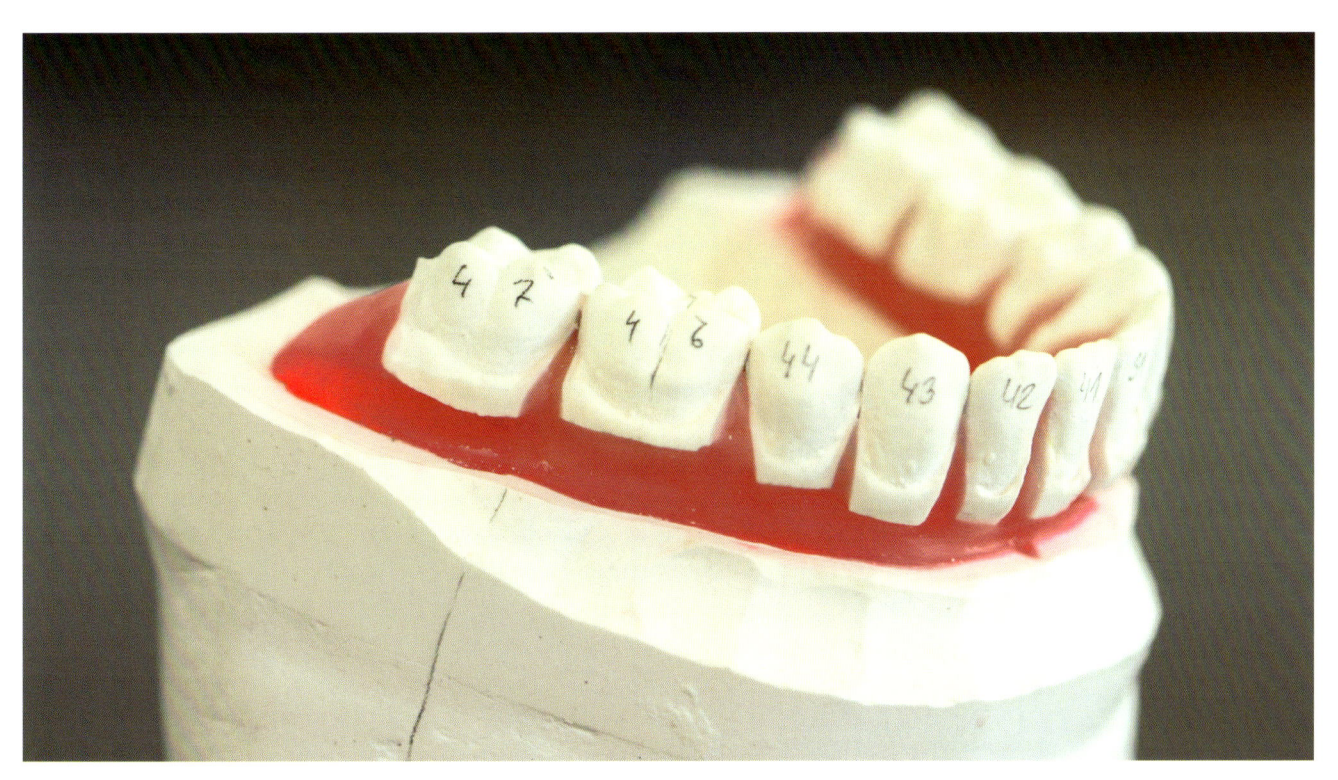

9.33 Set up: Simulation geplanter Zahnbewegungen durch Umsetzen der Zähne auf dem Modell in Modellierwachs.

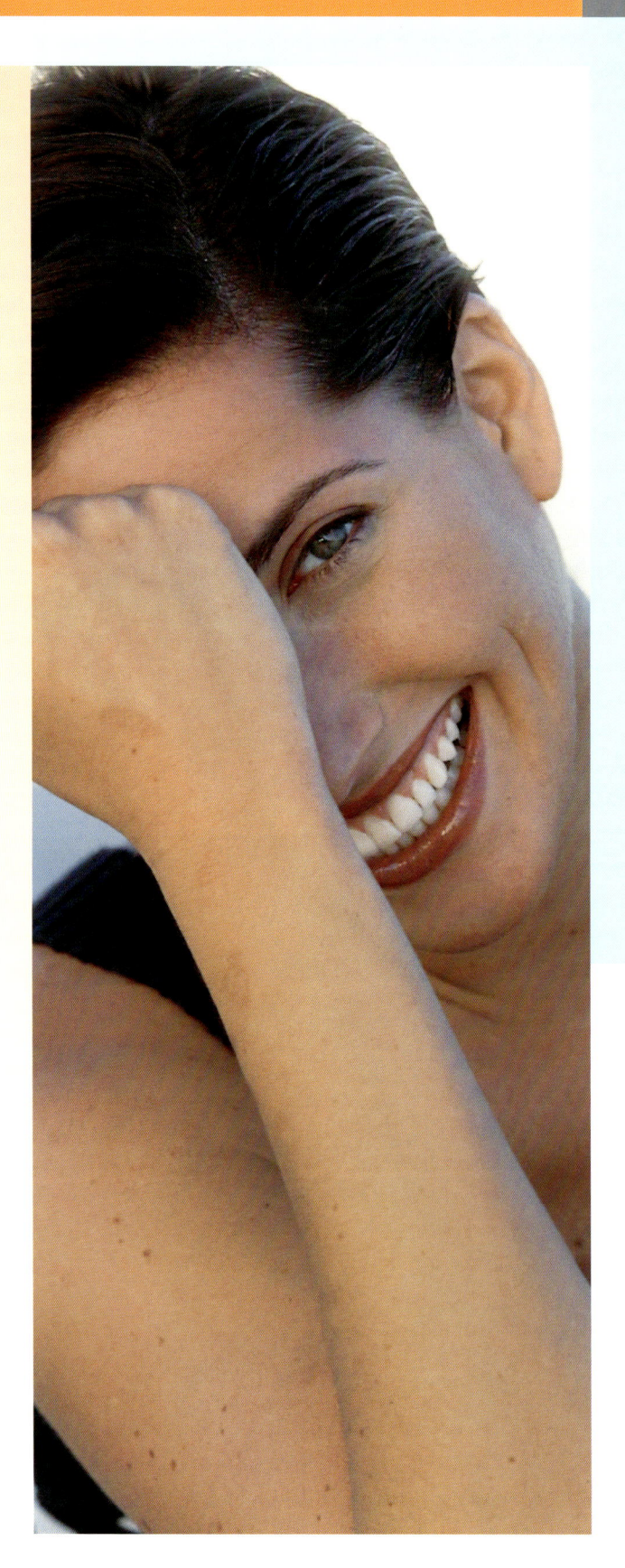

10 Implantate in der Kieferorthopädie

- Immer mehr Kieferorthopäden nutzen Implantate in vielen Variationen für die Zahn- und Kieferregulierungen.

- Vorteilig sind eine zielgenauere Therapie, der hohe Tragekomfort, die verbesserte Ästhetik während der Therapie (der Außenbogen wird erspart) und vieles mehr.

- Durch kieferorthopädische Implantate werden viele Behandlungen erst möglich, sie erleichtern die Therapie.

- Orthodontisch-prothetische Implantate werden zunächst als Verankerungselement genutzt, anschließend dienen sie als Pfeiler für den Zahnersatz.

- Mini-Schrauben und Gaumenimplantate werden nach der kieferorthopädischen Therapie wieder entfernt.

Implantate in der Kieferorthopädie

10.1	Implantate	148
10.2.	Orthodontisch-prothetische Implantate	149
10.3.	Orthodontische Implantate	150

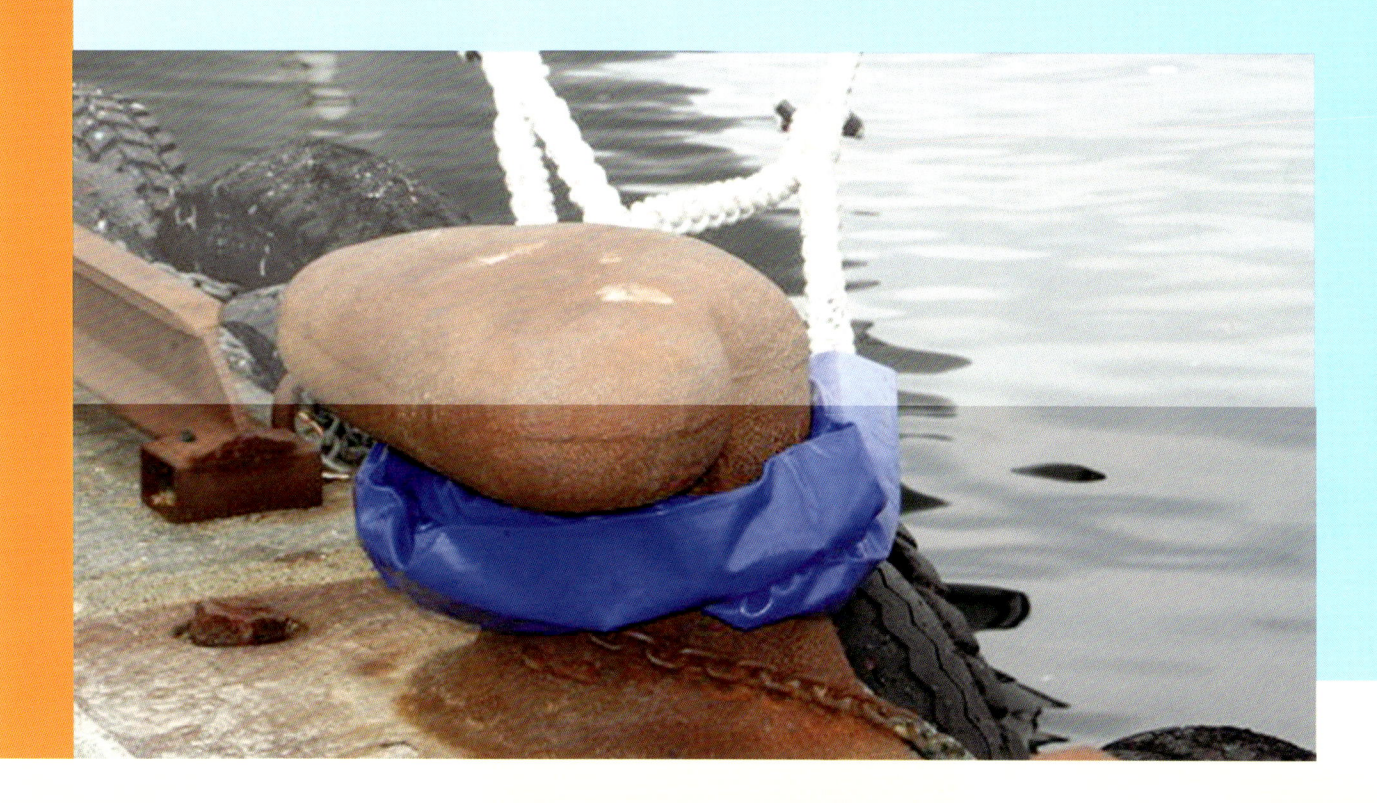

Implantate

Wenn man sich in einem Boot sitzend in eine Richtung ziehen möchte, so ist es ratsam, das Tau an einem feststehenden Ort wie einem Steg oder einen Anker festzubinden. Schwieriger ist es, an einem beweglichen Ort, wie z. B. einem Nachbarboot verankert zu sein und sich dann in die gewünschte Richtung zu ziehen. Alle Kräfte lösen Gegenkräfte aus (actio = reactio). So wird im letzteren Beispiel zwar auch eine Bewegung in die gewünschte Richtung erfolgen, aber ebenso wird sich das andere Boot in unsere Richtung bewegen. Der Weg, den unser Boot zurücklegt, ist abhängig von der Größe des anderen Bootes.

Diese physikalischen Gesetze gelten auch in der Kieferorthopädie. Will man einen einzelnen Zahn oder eine Zahngruppe in eine Richtung bewegen, ist es nötig, die erforderlichen Kräfte durch eine entsprechende Verankerung (den Bootssteg) aufzufangen. Die zur Verankerung herangezogenen Zähne können sich als Folge der Krafteinwirkung ebenfalls bewegen, es kommt zum so genannten Verankerungsverlust.
Die Verankerung durch Zähne ist schwierig, da diese im Knochen bewegt werden können. Insbesondere bei einer reduzierten Zahnzahl oder bei Erkrankungen des Zahnhalteapparates werden zusätzliche Verankerungshilfen benötigt.

Unbeliebt wegen ihres auffälligen Erscheinungsbildes sind Apparaturen wie Headgear (hier wird der Nacken oder Hinterkopf als Anker verwendet) und Gesichtsmaske. Selbst die Verankerungen im Mund, wie z.B. Abstützungen an Gaumen oder Gegenkiefer sind häufig mit unerwünschten Nebeneffekten verbunden.

Als elegante kieferorthopädische Lösung haben Implantate in den letzten Jahren als Verankerungselemente an Bedeutung gewonnen.

Die Position des im Knochen befestigten Implantates ändert sich nicht bei Zug oder Druck, d.h. es tritt kein Verankerungsverlust ein. Somit stellt das Implantat ein ideales, von der Mitarbeit des Patienten unabhängiges Verankerungelement dar. Nach dem Erreichen des kieferorthopädische Ziels kann das Implantat einfach entfernt werden. Der Knochen und die Schleimhaut heilen schmerzlos ab.

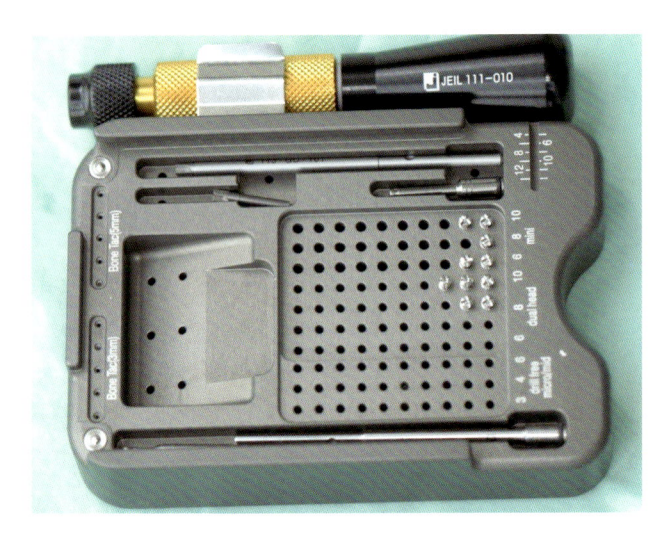

10.1 Das Schraubenset für die Mini-Schrauben

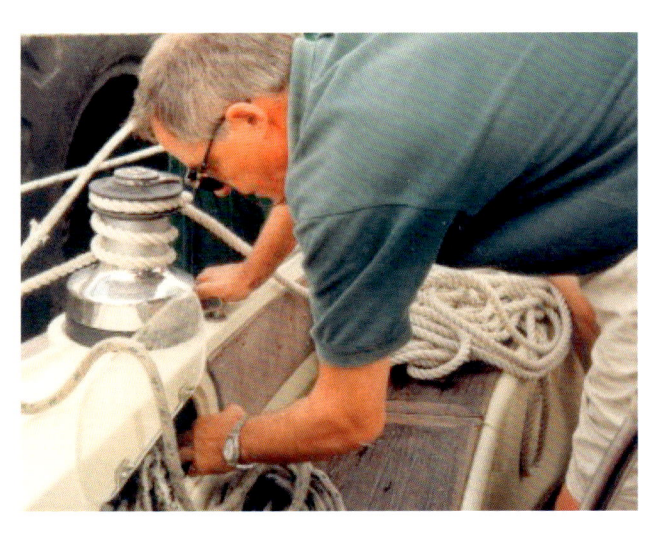

10.2 Winsche auf einem Segelboot – Halt für die Taue der Segel

Orthodontisch-prothetische Implantate

Fehlen bei dem (erwachsenen) Patienten bereits Zähne, so kann man ein gut durchdachtes System zur Anwendung bringen. Die in den Knochen gesetzten Implantate werden vorübergehend als Verankerung zur kieferorthopädischen Therapie benutzt, anschließend können sie als Pfeiler für einen prothetischen Zahnersatz genutzt werden. Das heißt, zunächst besitzt das fest im Knochen steckende Implantat einen Aufsatz mit einem Bracket oder kieferorthopädischen Befestigungselementen, später wird dieser Aufsatz durch einen künstlichen Zahn ersetzt und somit doppelt genutzt. Diese Implantate werden vom Hauszahnarzt oder Kieferchirurgen eingesetzt.

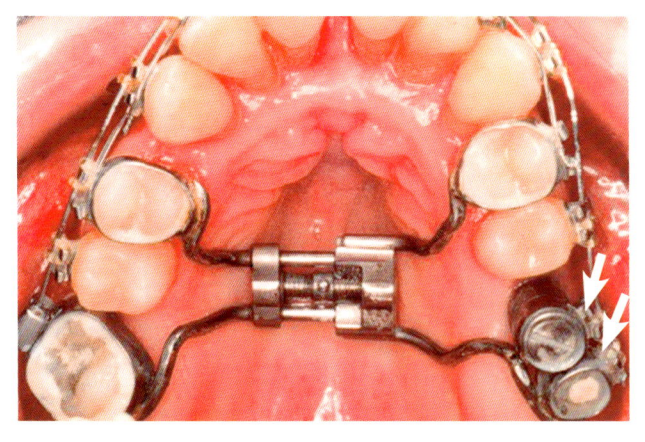

10.3 Orthodontisch-prothetische Implantate (Pfeile) dienen erst als Verankerung für die kieferorthopädischen Zahnbewegungen, später können sie für den prothetischen Zahnersatz genutzt werden.

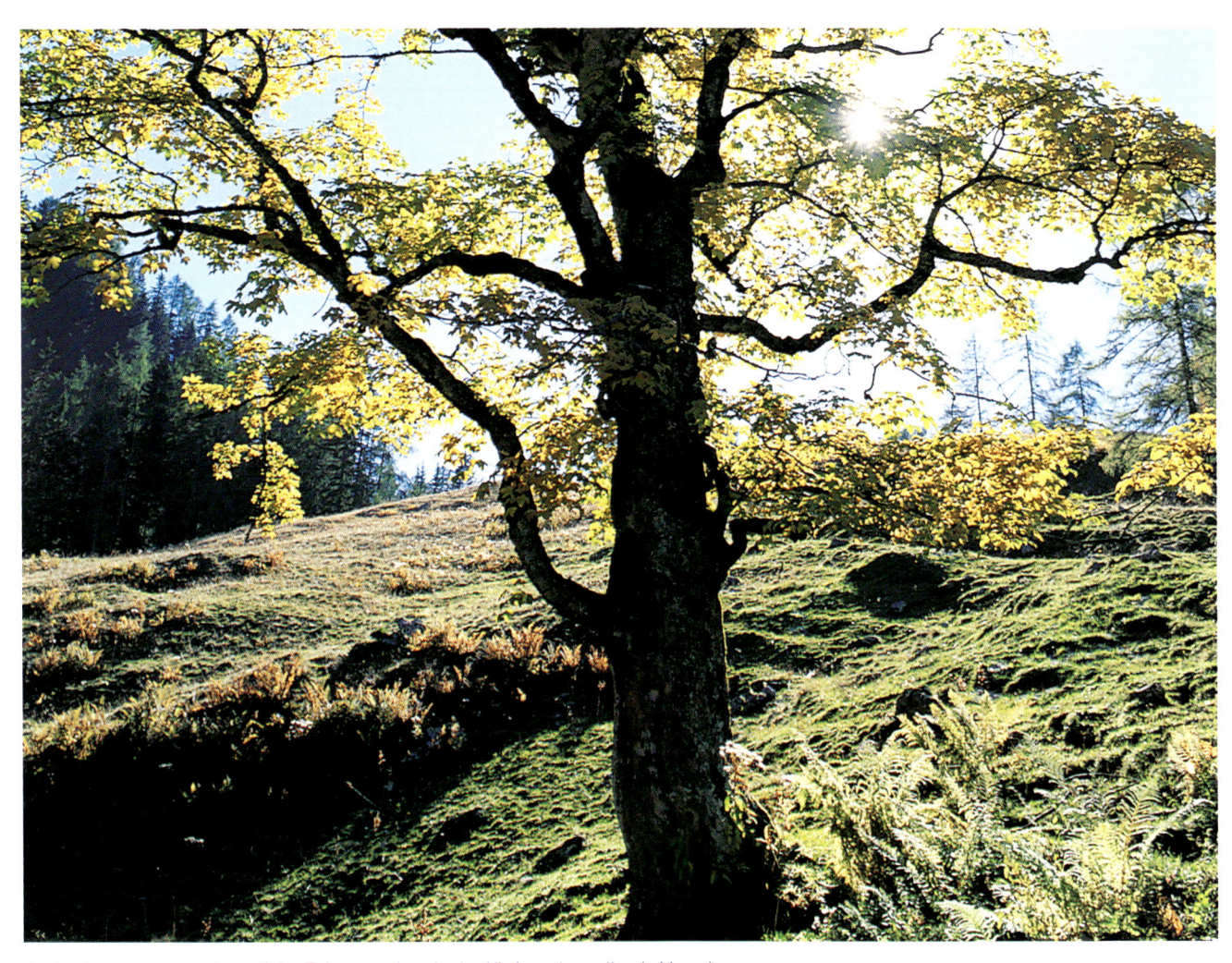

Implantate dienen als künstliche Zahnwurzeln – in der Kieferorthopädie als Verankerung.

Orthodontische Implantate

Orthodontische Implantate werden ausschließlich als Verankerungspfeiler bei der Korrektur der Zahnfehlstellungen benutzt, im Anschluss daran werden sie wieder entfernt. Die meisten orthodontischen Implantate bestehen aus Titan und können zwischen den Zahnwurzeln, hinter den Zahnreihen in Ober- und Unterkiefer, über den Oberkieferfrontzähnen oder am Gaumen fixiert werden.

Zwei der am häufigsten kieferorthopädisch genutzten Implantate sollen hier näher erläutert werden.

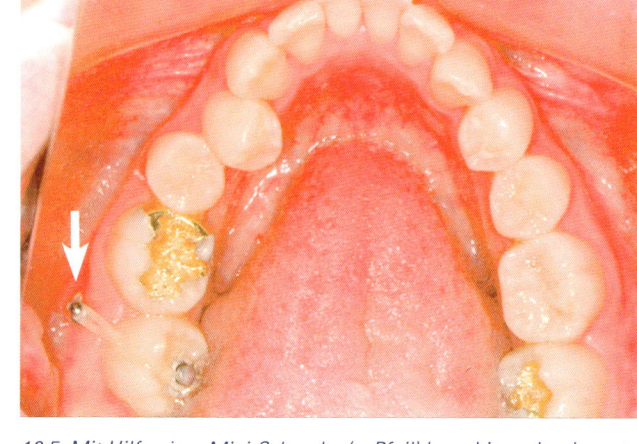

10.5 Mit Hilfe einer Mini-Schraube (s. Pfeil) kann hier sehr elegant ein einzelner Zahn nach außen bewegt werden.

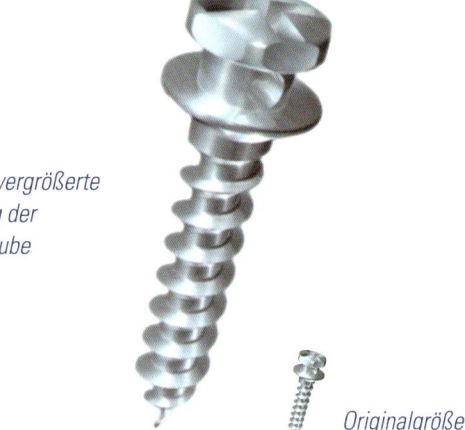

10.4 Stark vergrößerte Darstellung der Mini-Schraube

Originalgröße

Mini-Schrauben

Der Durchmesser dieser Schraube variiert zwischen 1-2 mm, die Länge variiert je nach Einsatzgebiet. Nach sorgfältiger Planung lassen sie sich relativ problemlos in den Kiefer schrauben. Nach der Nutzung sind sie ebenso einfach durch Herausdrehen wieder zu entfernen. Gelegentlich kommt es vor, dass sich die Mini-Schraube löst. In diesem Fall muss das gelockerte Mini-Implantat in einem anderen Bereich durch ein neues ersetzt werden. Durch den Einsatz von Implantaten hat sich das kieferorthopädische Behandlungsspektrum erweitert. Implantate sind sehr stabile Verankerungen. In einigen Fällen, wie beispielsweise verminderter Zahnzahl und bei geschwächten Zahnhalteapparaten, werden kieferorthopädische Therapien überhaupt erst möglich. Die anfangs höhere finanzielle Belastung wird durch eine reduzierte Behandlungszeit und einen geringeren Aufwand an Behandlungsmitteln oftmals ausgeglichen.

Gaumenimplantate

Ein Teil des Gaumenimplantates besteht aus einem Schraubenanteil mit einer angerauhten Oberfläche, der in dem Knochen befestigt wird. Der glatte Halsteil ist nach der Befestigung von Schleimhaut umgeben. Auf diesem wird ein Aufsatz befestigt, der einen Gaumenbügel oder andere Befestigungen fassen kann. Der Durchmesser des Implantates beträgt 3,5 mm, die Länge liegt zwischen 4-10 mm.

Durch die geringen Maße des Implantates ist sowohl das Einbringen als auch die Entfernung unproblematisch. Durch die angerauhte Oberfläche des im Knochen befindlichen Teils und die dadurch sehr enge Verbindung zum Knochen ist jedoch die Entfernung des Implantates etwas schwieriger als bei den Minischrauben.

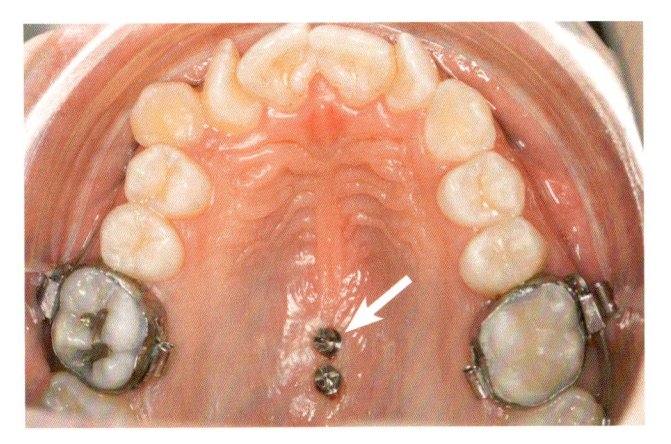

10.6 Mini-Schrauben, die im Gaumen unblutig eingesetzt werden, ...

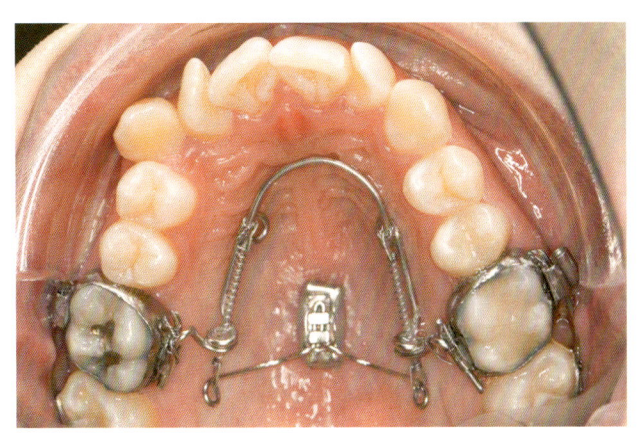

10.7 ...können als stabile Anker für Apparaturen zur Platzbeschaffung verwendet werden; sie ersetzen dadurch den unliebsamen Außenbogen.

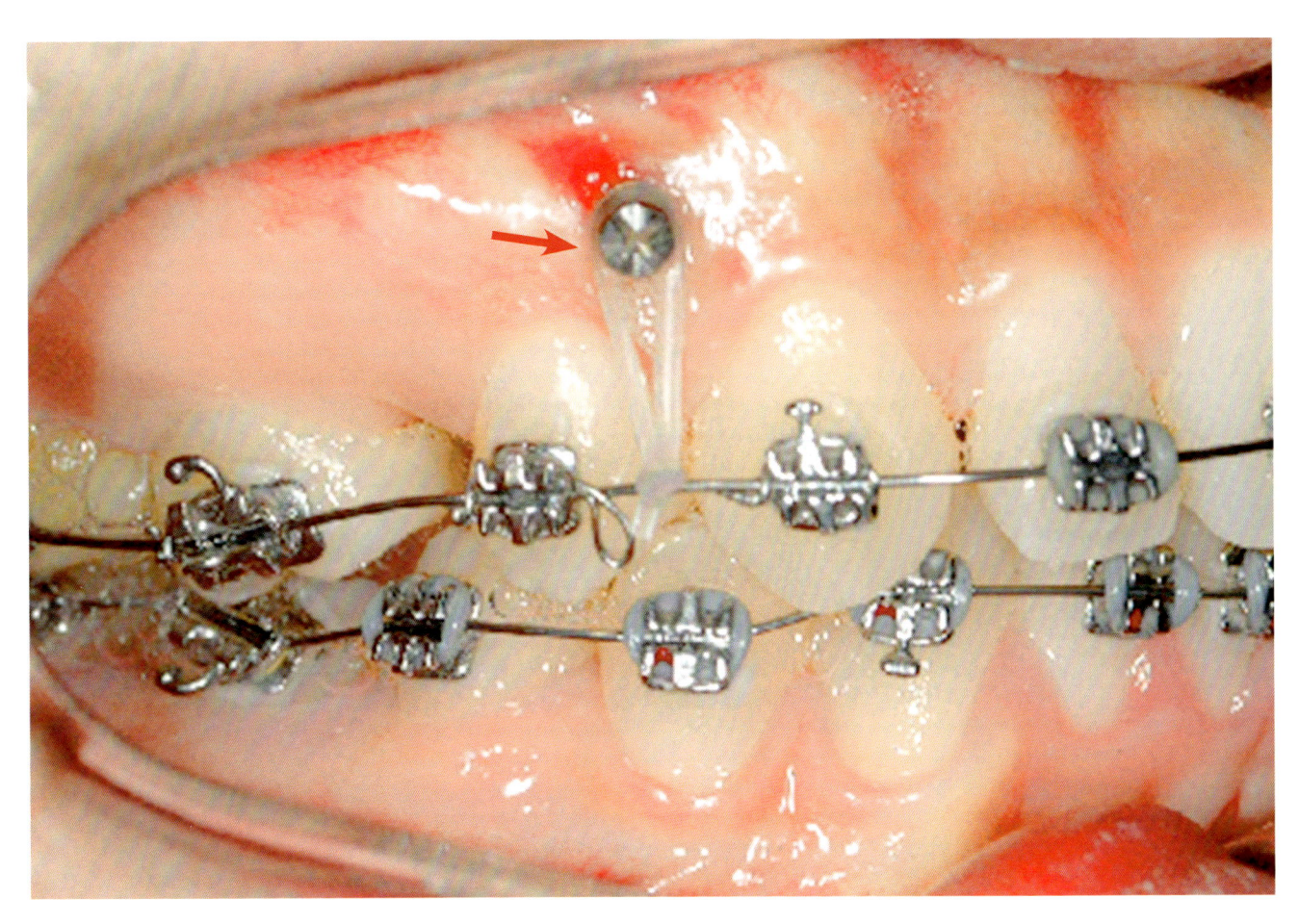

10.8 Mini-Schraube als Unterstützung während der Behandlung mit fester Zahnspange

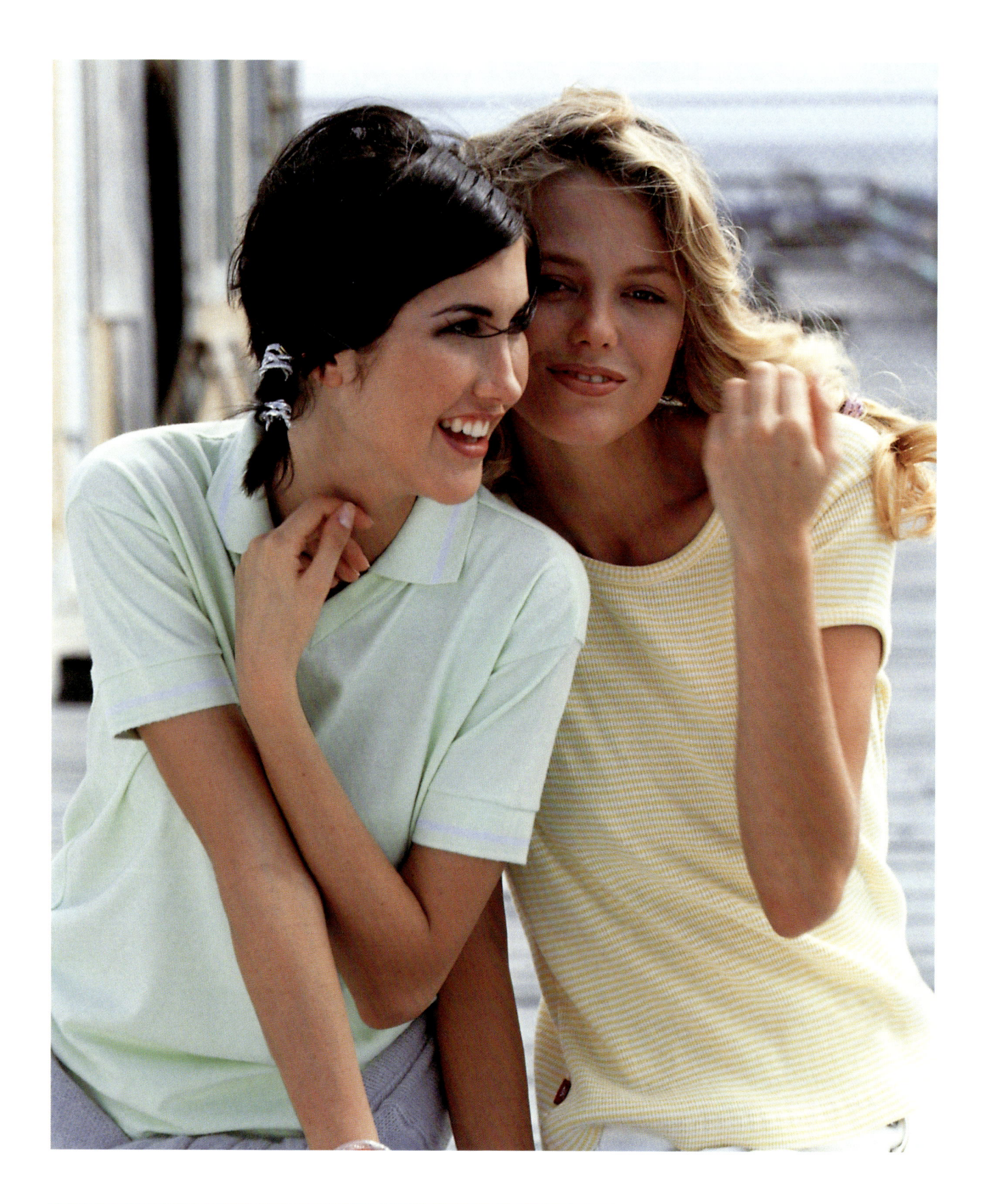

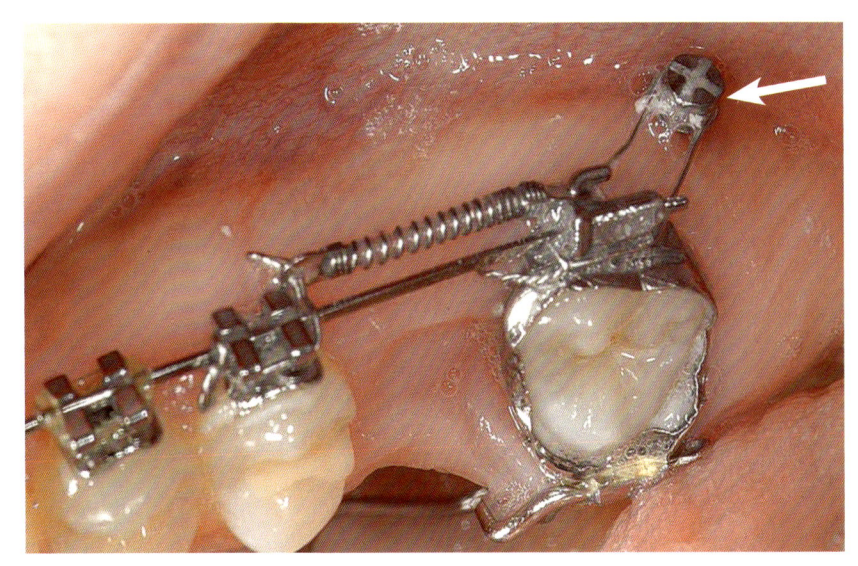

10.9 Mini-Schraube im Kieferknochen verankert

Vorteile :

- besseres Aussehen während der kieferorthopädischen Behandlung
- unveränderte Aussprache
- hoher Tragekomfort
- Vermeidung von Zahnextraktionen möglich
- Schmerzfreiheit
- kürzere Behandlungsdauer
- zielgenaue Therapie, es werden keine Zähne zur Abstützung für die gewünschte Zahnbewegung benötigt
- ersetzt zum Teil aufwändigere Behandlungsmittel wie z. B. den Gesichtsbogen (Headgear), Kunststoffabstützungen am Gaumen, Brackets auf den Frontzähnen usw.
- gute Zugänglichkeit für die Mundhygiene
- hohe Erfolgsrate und Zuverlässigkeit
- es kann in einigen Fällen zunächst nur mit einer Teilapparatur gearbeitet werden, um die ästhetischen Beeinträchtigungen während der Behandlung auf ein Minimum zu reduzieren

Nachteile:

- Zusatzkosten
- kleiner chirurgischer Eingriff

Patientenfall Mini-Schrauben

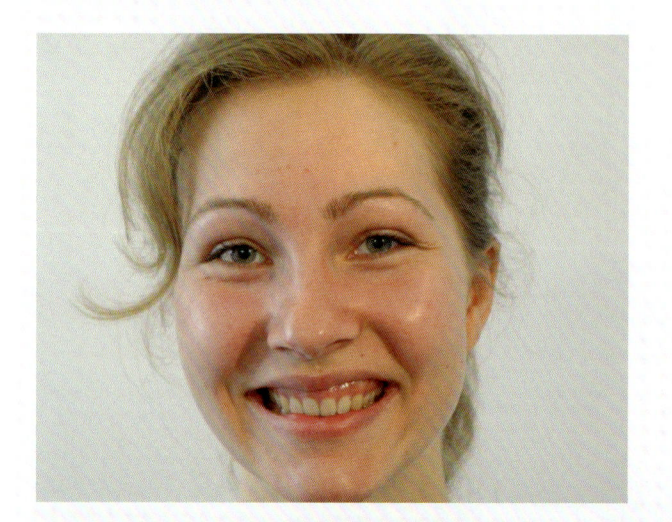

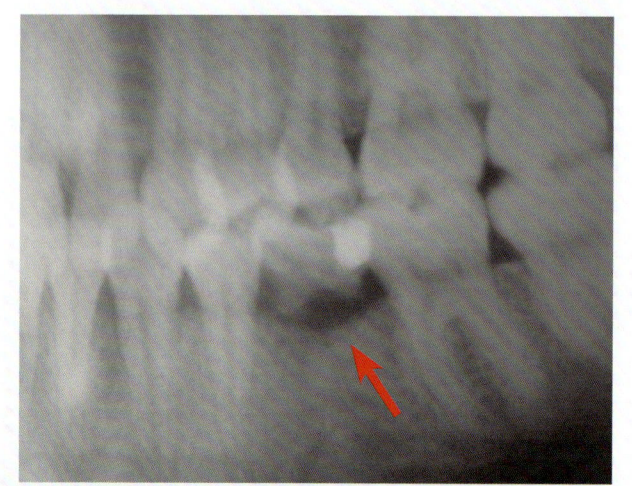

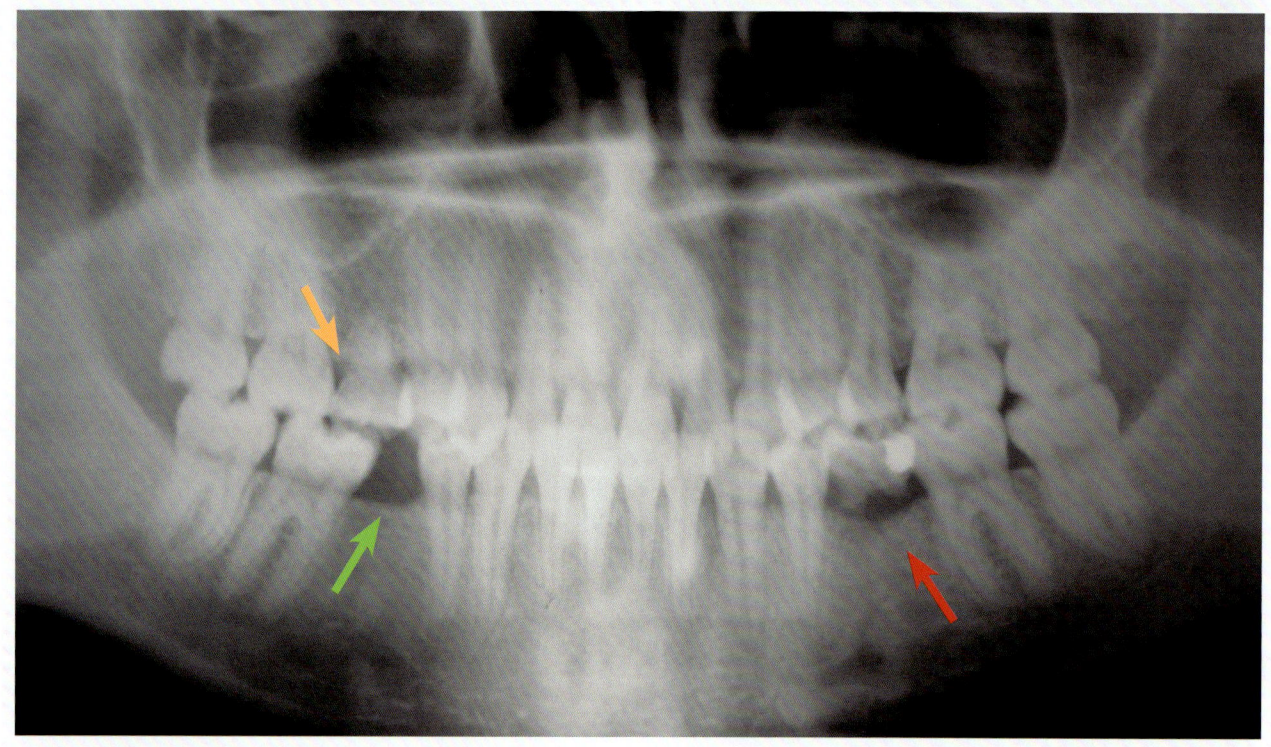

- erwachsene Patientin mit drei fehlenden Zahnanlagen
- im Oberkiefer fehlt rechts der bleibende erste kleine Backenzahn der Patientin, an dieser Stelle steht noch der Milchzahn (s. gelber Pfeil)
- im Unterkiefer fehlen beide ersten kleinen Backenzähne; auf der linken Seite der Patientin ist der kaum mehr im Knochen verankerte Milchzahn zu erkennen (roter Pfeil), seine Wurzeln sind nahezu aufgelöst

- um das Profil der Patientin und das Lachen zu erhalten, war es bei dieser Therapie wichtig, die Lücken nur durch die Bewegung der hinteren Zähne nach vorne zu schließen
- um die Frontzähne in ihrer Position nicht zu verändern ist eine sehr gute Verankerung der Zähne unerlässlich

10.10-10.12

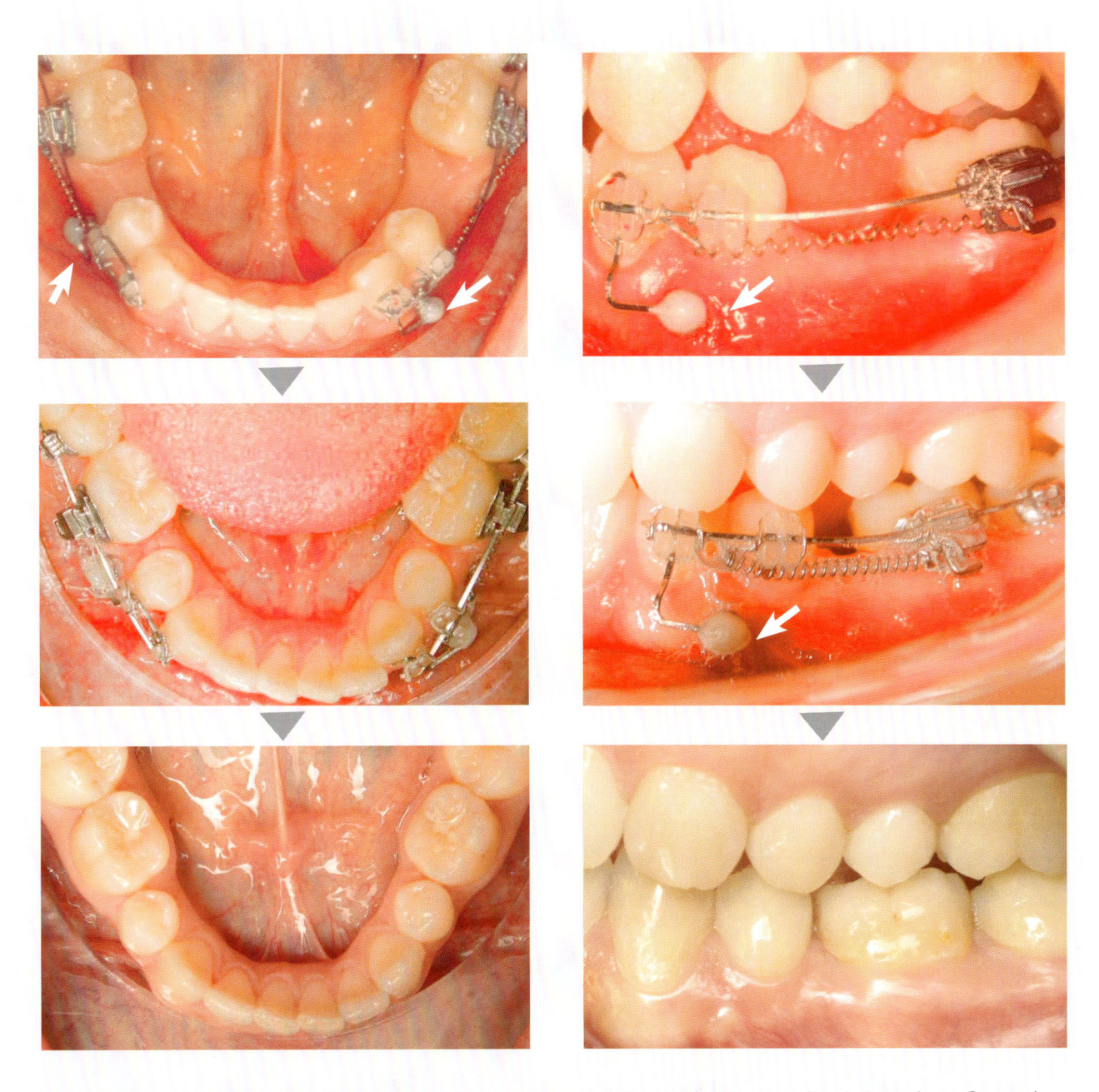

Einsatz von zwei Mini-Schrauben (Pfeile) zur Stabilisierung und Verankerung der vorderen Zähne.

Auf diese Weise konnten mit reduzierter fester Spange (nur im Seitenzahnbereich) die Zähne nach vorne bewegt und die Lücken geschlossen werden. Die zusätzliche Verankerung hat bewirkt, dass die vorderen kleineren Zähne nicht nach hinten gewandert oder gekippt sind.

10.13-10.18

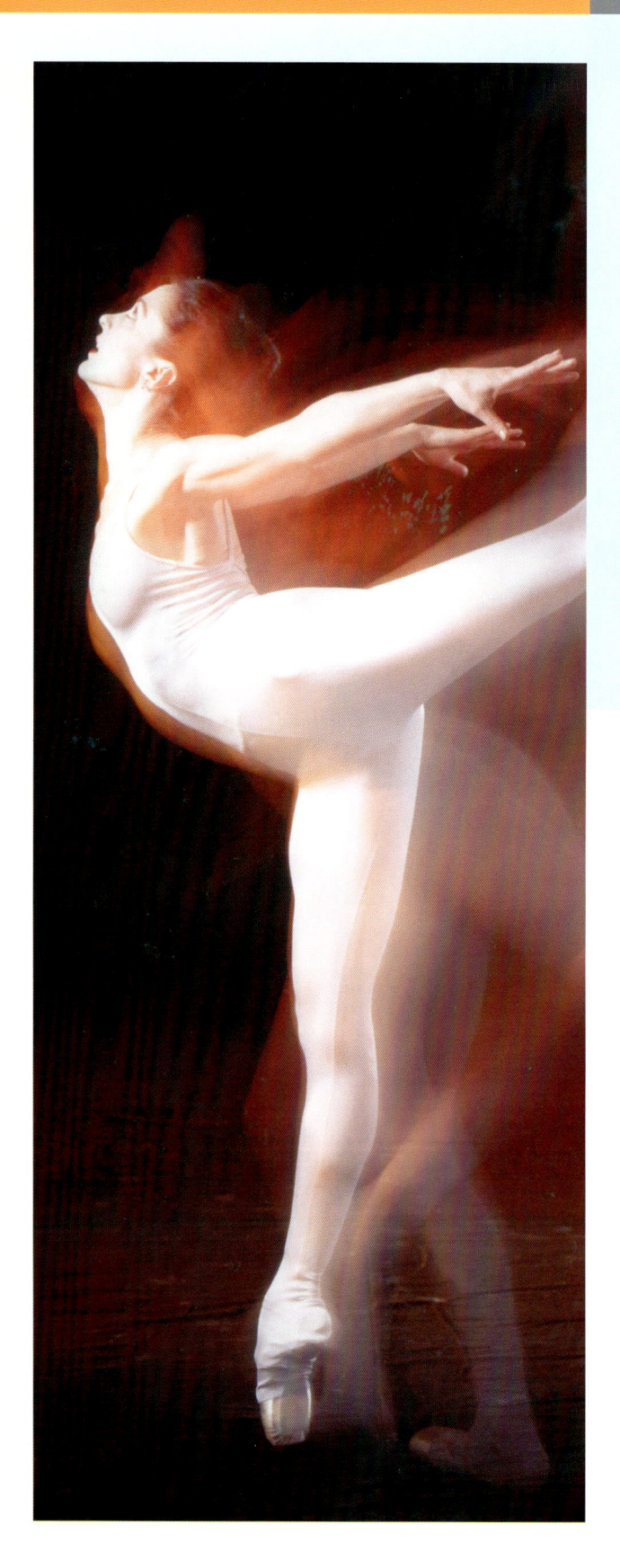

11 Ästhetik in der Kieferorthopädie

- Die perfekte Ästhetik geht in der Regel mit einer optimalen Funktion der Zähne einher.

- Eine ästhetisch ansprechende Versorgung wird oft erst durch die kieferorthopädische Vorbehandlung möglich gemacht.

- Die Kieferorthopädie hat sich in den letzten Jahrzehnten immens weiterentwickelt; dezente oder unsichtbare Apparaturen machen die Entscheidung für eine kieferorthopädische Behandlung leichter.

- Durch neue kleine, im Mund einsetzbare Geräte (z.B. Mini-Schrauben) werden viele Behandlungen erst möglich und ersparen den ungeliebten Außenbogen (Headgear).

- Die feste Zahnspange muss nicht auf der sichtbaren Außenseite der Zähne angebracht werden; es besteht die Möglichkeit, sie innen auf die Zahnoberflächen zu befestigen: dies nennt man Lingualtechnik.

- Die „unsichtbare Zahnspange" besteht aus einer Serie von durchsichtigen Schienen, die die Zähne in kleinen Schritten von dem Anfangszustand in das gewünschte Endergebnis überführen.

Ästhetik in der Kieferorthopädie

11.1	Ästhetik in der Kieferorthopädie	158
11.2	Zahnfarbene Brackets	162
11.3	Die unsichtbare Korrektur	163
11.4	Lingualtechnik	169

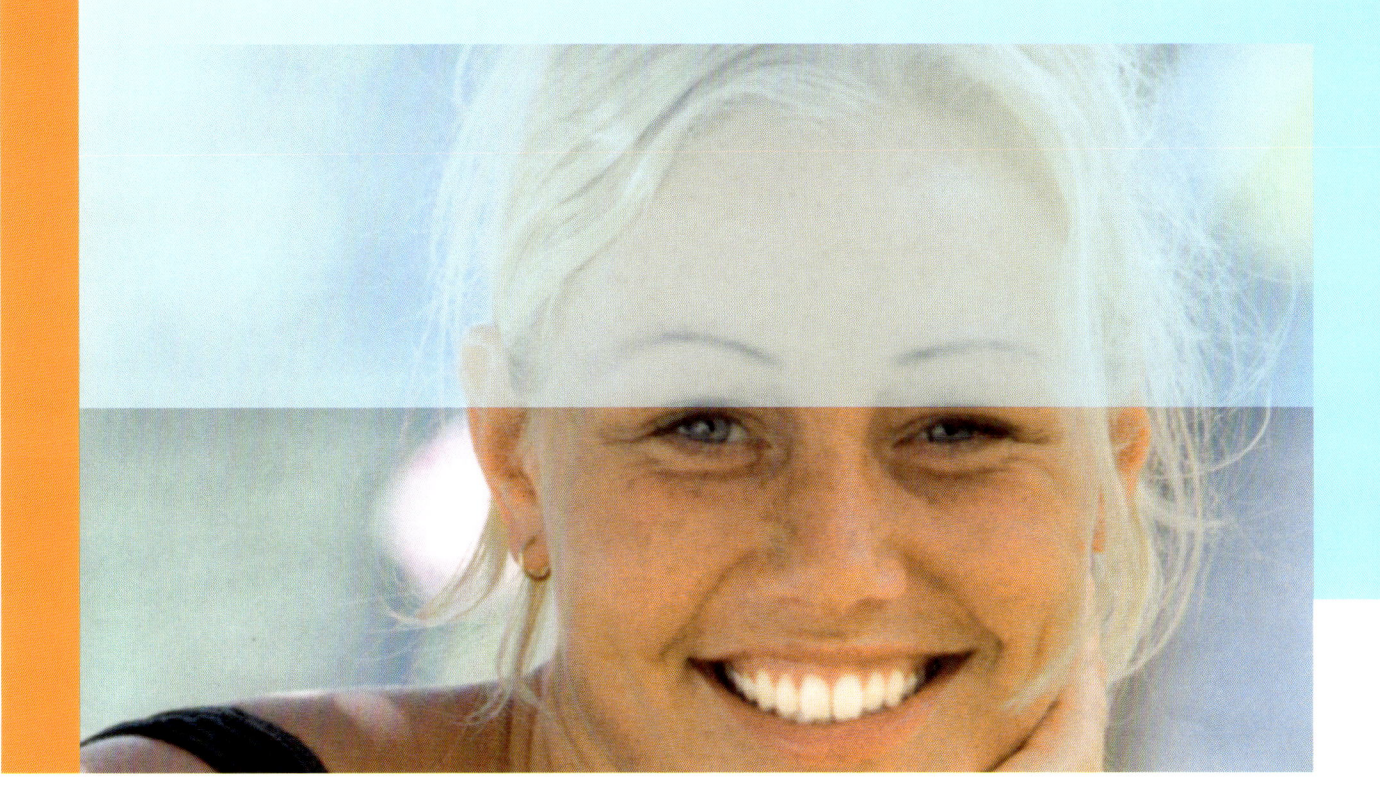

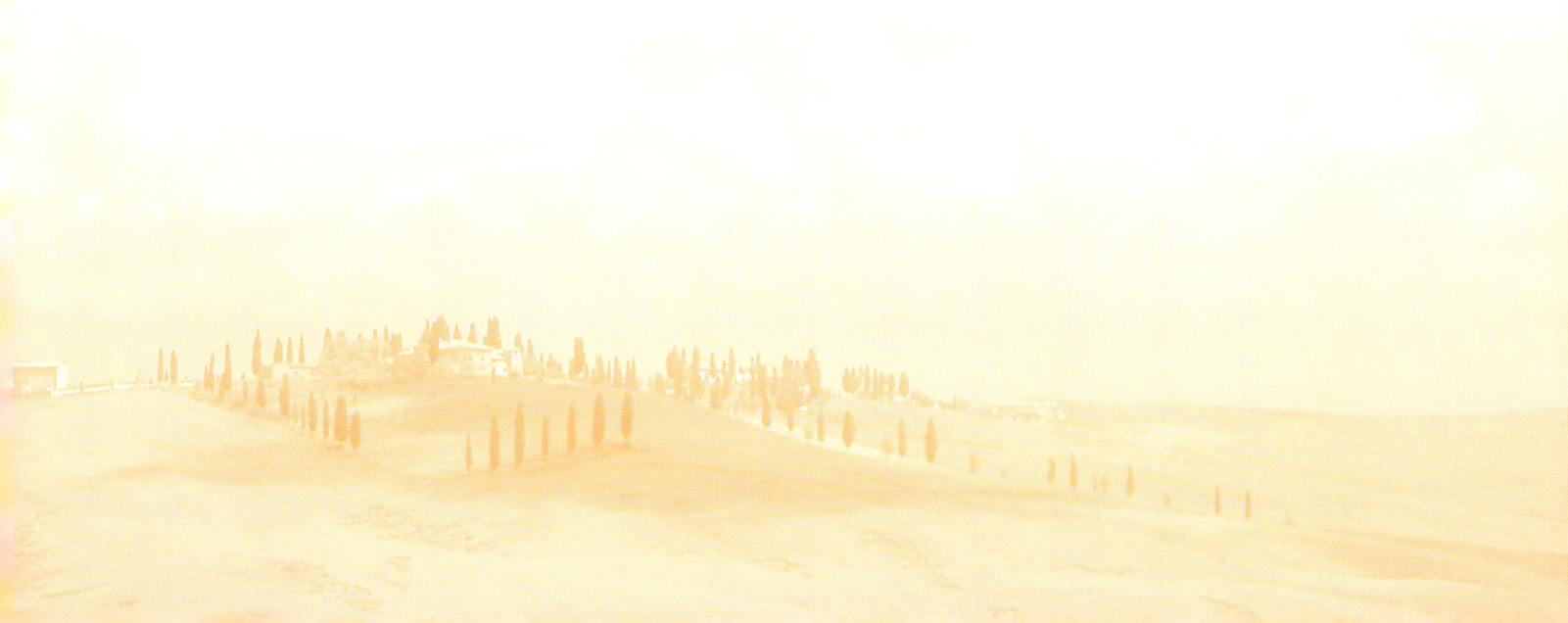

Ästhetik in der Kieferorthopädie

Nach Abschluss der Behandlung sollten Gesicht und Zähne des Patienten ansprechend aussehen. Das sehr umfangreiche Thema der Gesichtsästhetik soll hier nicht ausführlich abgehandelt werden, weil das Erscheinungsbild weitgehend vom Weichteilgewebe und Gesichtsschädel beeinflusst wird.

Dieses Kapitel widmet sich der Verwirklichung eines ästhetisch anspruchsvollen Zahnstellungsergebnisses.
Häufig haben Kieferorthopäde und Patient unterschiedliche Vorstellungen von zahnstellungsbezogener und gesichtsbezogener Ästhetik. Die Patienten haben möglicherweise eine vage Idee von der Bedeutung eines „guten Bisses" und dem Risiko späterer Gelenkprobleme; auch machen sie sich Gedanken über ein unharmonisches Gesichtprofil, insbesondere bei vorstehenden oberen Schneidezähnen. Wichtiger als alles andere ist ihnen jedoch das Lächeln, das attraktiv sein soll. Die Patienten sind enttäuscht, wenn am Ende der Behandlung die Frontzähne nicht ansprechend aussehen. Zu Beginn der Behandlung können die Frontzähne irreguläre Drehungen, Stufenbildungen oder eine ungünstige Position (Zahnhöhe) zur Lippe aufweisen, sie können zu groß, zu klein, ungünstig geformt und beschädigt sein oder sogar fehlen. All diese Unzulänglichkeiten muss der Kieferorthopäde im Sinne eines ästhetischen Lächelns bestmöglich beheben, häufig unter Mithilfe weiterer zahnärztlicher Spezialisten.

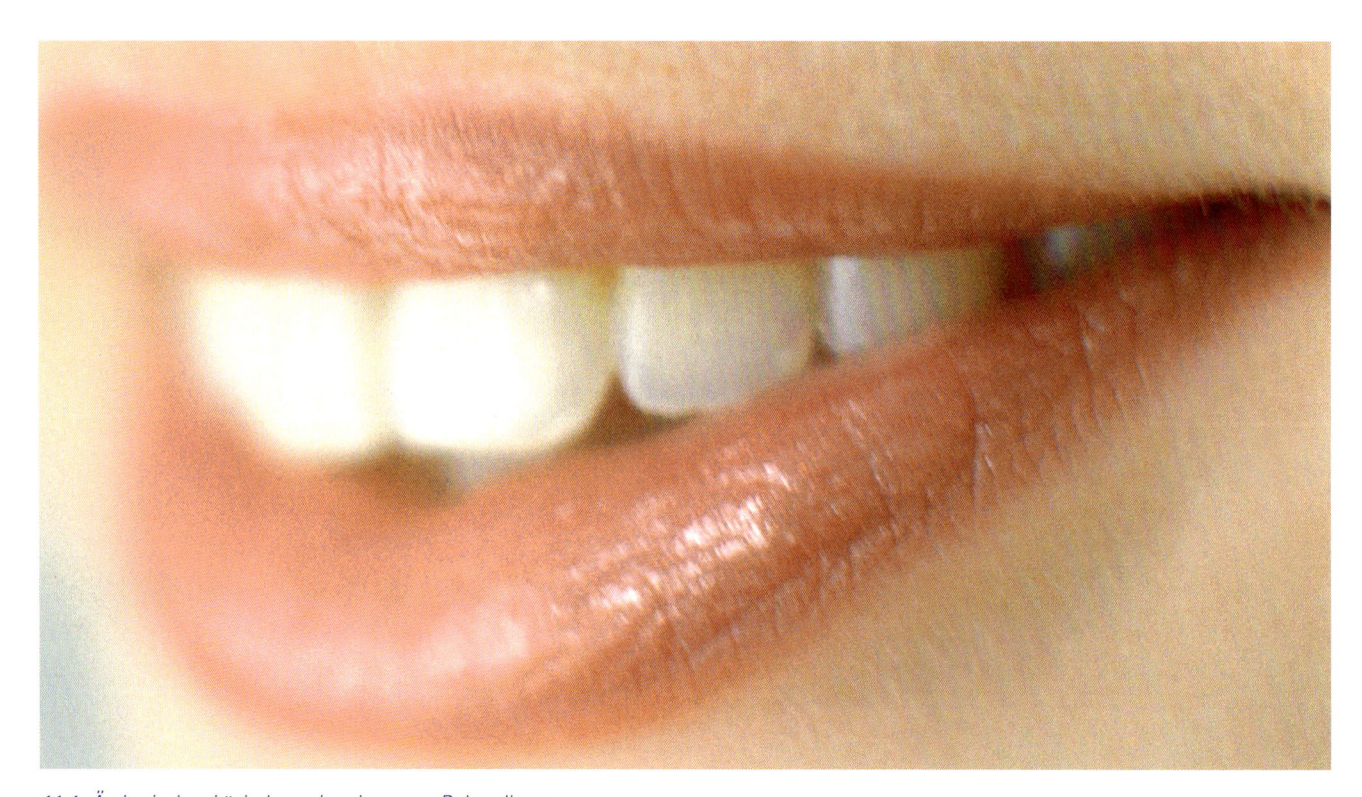

11.1 Ästhetisches Lächeln nach gelungener Behandlung

Obwohl sich Behandlungen mit einer festsitzenden Apparatur wachsender Akzeptanz erfreuen, schrecken manche doch vor einer Behandlung zurück. Es sind oft erwachsene Patienten, die es sich nicht vorstellen können, über ein bis zwei Jahre oder mehr mit deutlich sichtbaren Brackets und Drähten zu leben.

Für einige Problemstellungen gibt es mittlerweile jedoch ästhetisch ansprechende Lösungen, die sich auch bekannte Schauspieler (hier: Tom Cruise) gerne gefallen lassen, um eine Verbesserung des so wichtigen, ausdrucksstarken Lächelns zu erreichen. Diese sollen hier beschrieben werden.

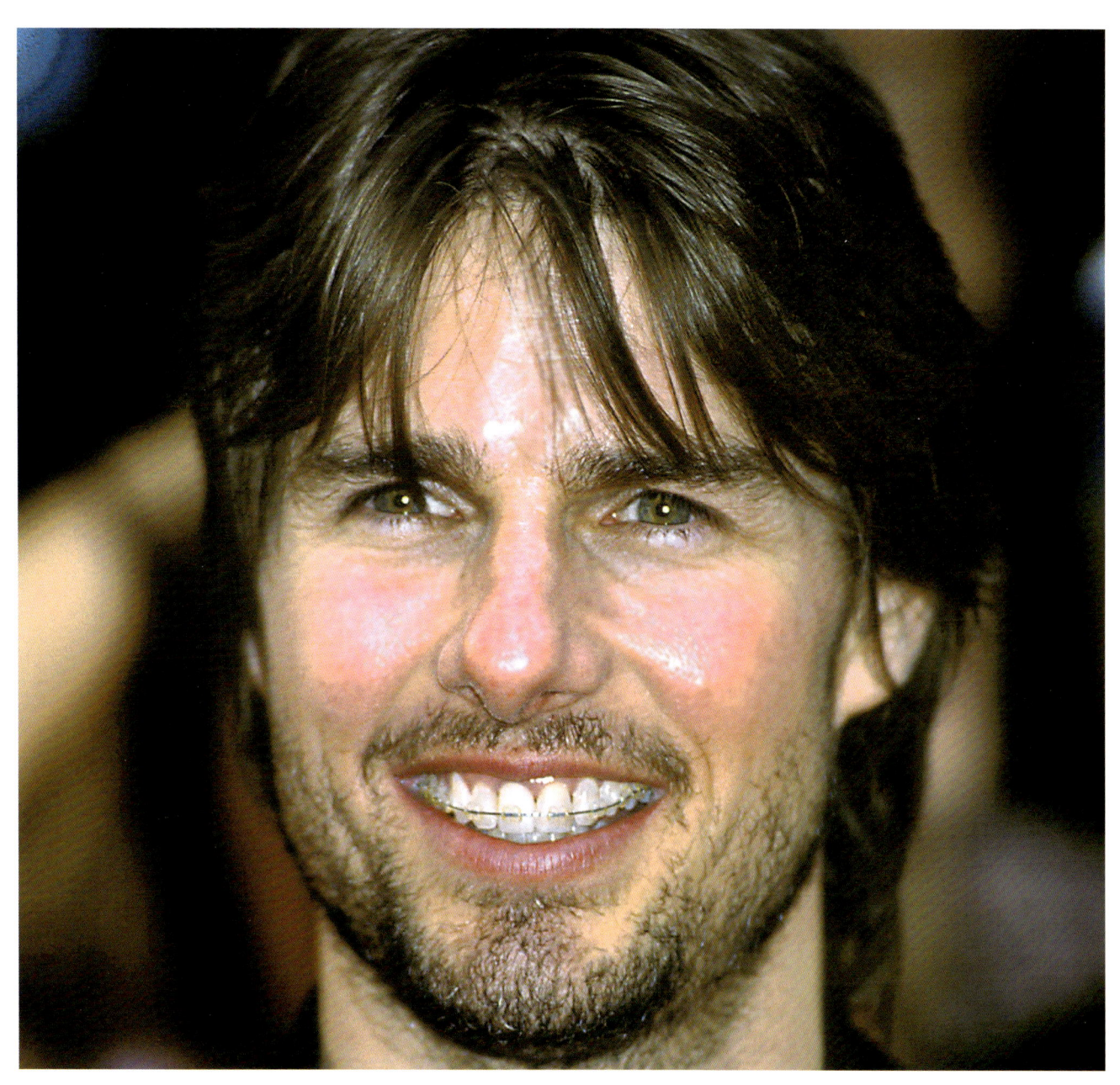

11.2 Tom Cruise mit Brackets - deutlich sichtbar ist die verschobene Oberkiefermitte.

Patientenfall Ästhetik

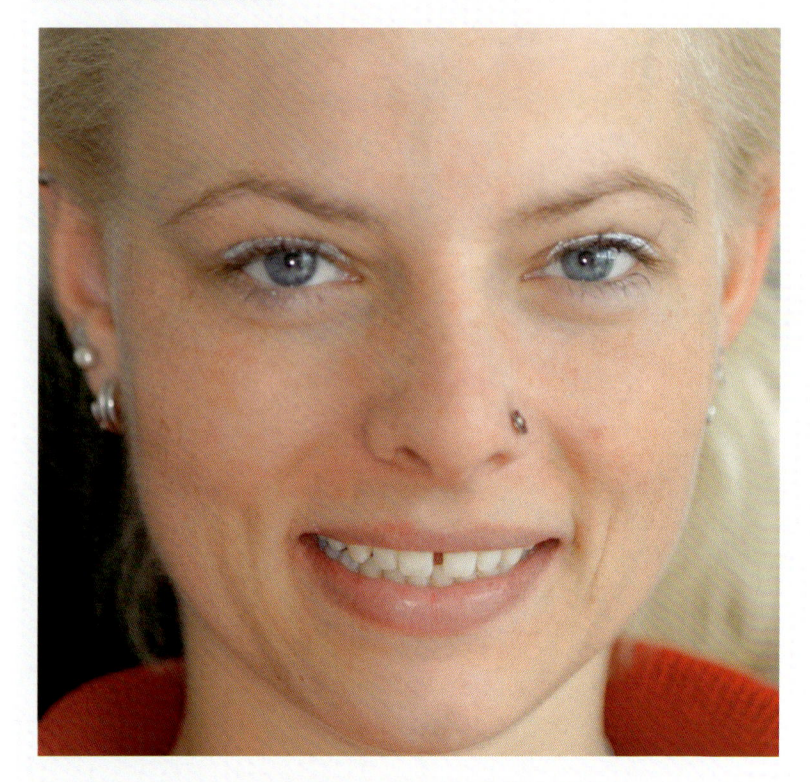

Patientin mit einer großen mittleren Zahnlücke (Diastema mediale)

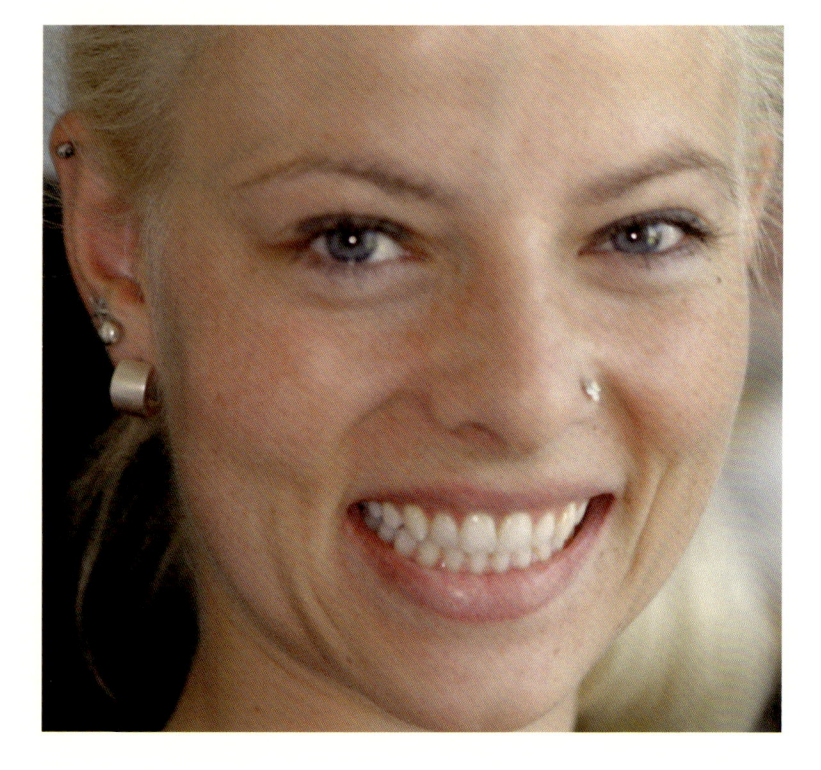

Strahlendes Ergebnis

11.3-11.4

Patientenfall Ästhetik

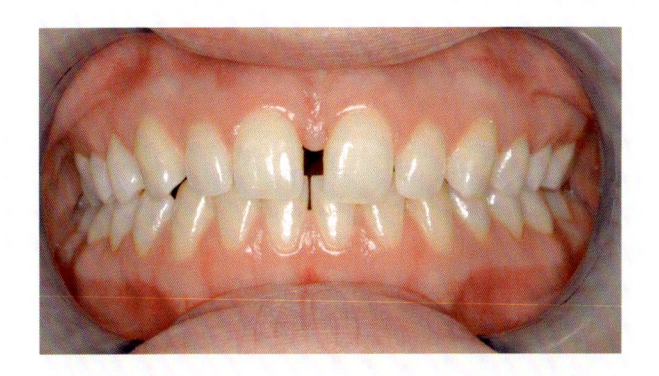

Ausgangszustand:

- große Zahnlücke bei ansonsten perfekter Verzahnung der oberen und unteren Zahnreihe

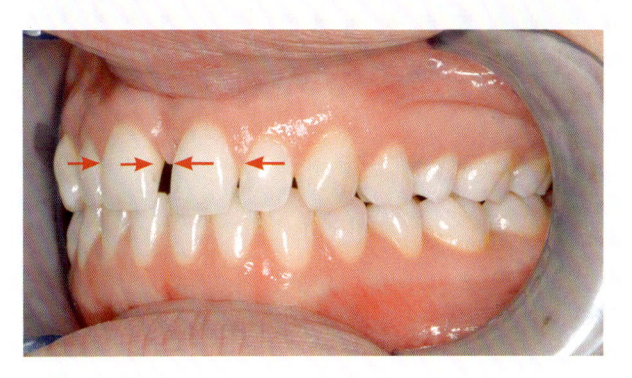

Kieferorthopädische Vorbehandlung:

- mit Hilfe einer herausnehmbaren Apparatur wurde die große Einzellücke zwischen allen Frontzähnen gleichmäßig verteilt

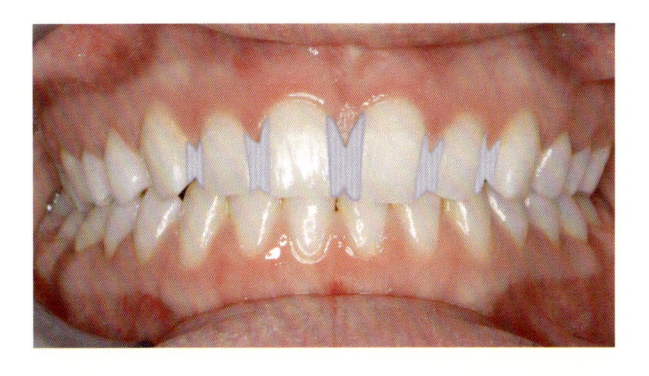

Zahnärztliche Behandlung:

- nach Schaffung gleichmäßig großer Lücken ist eine Versorgung der Zähne wie in diesem Fall mit speziellen Kunststoffaufbauten möglich

- die Zähne werden dafür nicht beschliffen

- es ist sogar später möglich, die Zähne durch vorsichtiges Abschleifen der Aufbauten in ihren Ursprungszustand zurückzuführen (blau markiert)

- alternative Lösung ist der Einsatz von Veneers (hauchdünne Keramikverblendschalen)

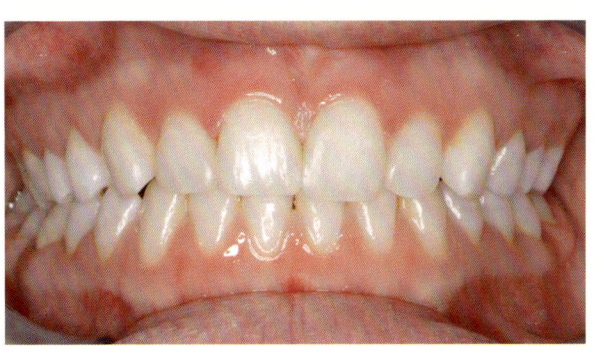

Perfektes Ergebnis einer kombinierten kieferorthopädisch-zahnärztlichen Korrektur:

- die Zähne wurden nicht beschliffen
- sie wirken lebendig
- das Verhältnis der Zahnbreiten zueinander stimmt
- der perfekte Biss bleibt bestehen

11.5-11.8

Zahnfarbene Brackets

Die Behandlung mit der festsitzenden Zahnspange muss nicht mit Metallbrackets erfolgen. Die auffälligen Brackets können gegen zahnfarbene Keramikbrackets ausgetauscht werden. Das Prinzip der Behandlung bleibt dasselbe. Einzig das Material und damit die Farbe der Brackets ändern sich. Der Patient sollte aber darüber aufgeklärt werden, dass die zur Zahnbewegung notwendigen Drähte meist sichtbar bleiben. Es sind jedoch auch weiß beschichtete Bögen erhältlich.

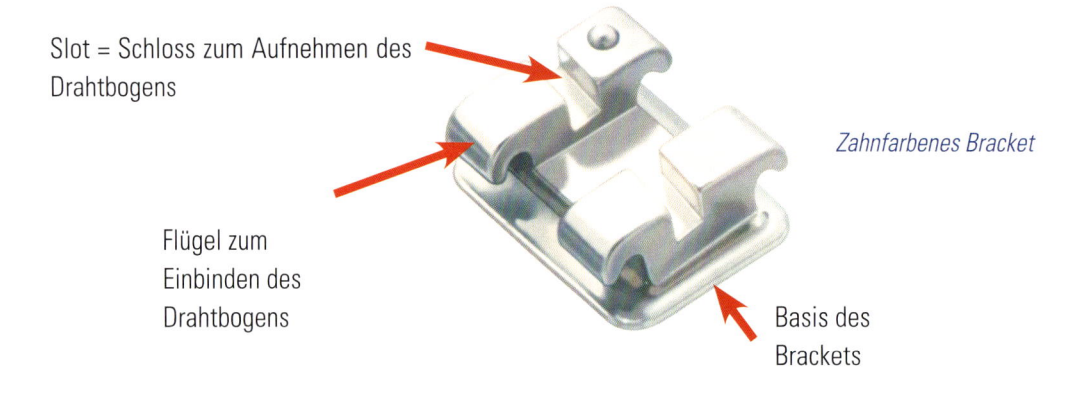

Slot = Schloss zum Aufnehmen des Drahtbogens

Flügel zum Einbinden des Drahtbogens

Basis des Brackets

Zahnfarbenes Bracket

Vorteile:

- kaum sichtbar
- jugendliches Image auf den zweiten Blick
- keine Wechselwirkung mit gegebenenfalls vorhandenen anderen Metallen wie Gold oder Amalgam (Vermeidung von Mundstrom)

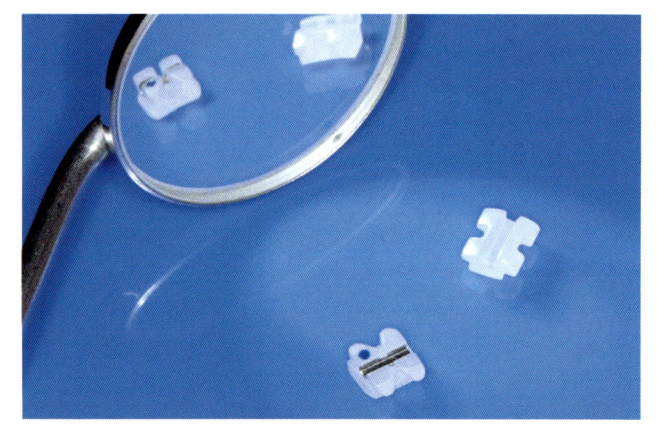

11.9 Brackets - dezent und zahnfarben

Nachteile:

- die Entfernung der Brackets ist etwas aufwändiger
- keramische Brackets sind reine Privatleistung

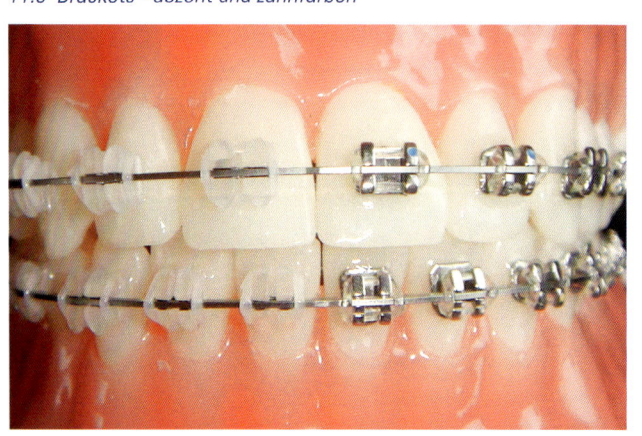

11.10 Deutlicher Unterschied zwischen Metall- und Keramikbrackets

Die unsichtbare Korrektur

Die Therapie mit durchsichtigen Schienen ist die Methode der unauffälligen und zugleich schonenden Zahnkorrektur. Hierbei werden transparente, herausnehmbare Schienen verwendet, die die Zahnfehlstellung ohne Metall und Drähte korrigieren können.

Es gibt verschiedene Techniken und Werkstoffe für diese unsichtbare Zahnkorrektur. So hat sich beispielsweise die Therapie mit „**Essix**®-Schienen" bewährt. Hierbei wird eine Schiene aus einem Spezialkunststoff in vielen kleinen Schritten von dem behandelnden Kieferorthopäden verändert, bis das Behandlungsziel erreicht wird. Die Fehlstellung der Zähne wird durch den Einsatz von Druckpunkten, Aufbissen, elastischen Gummizügen oder vergleichbaren Maßnahmen an den durchsichtigen Schienen gezielt und schonend korrigiert.

Bei der **invisalign**®-Technik wird ausgehend vom Ist-Zustand nach Abdrucknahme und Modellerstellung mit Hilfe eines speziellen Computergrafik-Verfahrens ein bestimmtes Behandlungsziel dreidimensional dargestellt und in die einzelne Behandlungsphasen unterteilt. Für jede dieser einzelnen Behandlungsphasen wird eine Schiene erstellt. So entstehen je nach Behandlungsumfang bis zu 30 Schienen, welche die Zahnbogenform „fließend" vom Ist-Zustand in den End-Zustand überführen. Jede Schiene wird ca. zwei Wochen lang getragen, in dieser Zeit werden die Zähne durch Druckausübung kontinuierlich in die vorher errechnete Richtung bewegt. Es folgen weitere Schienen, bis das gewünschte Behandlungsziel erreicht ist. Voraussetzung ist in jedem Fall die Bereitschaft, die Schienen fast durchgehend (mindestens 22 Stunden des Tages) zu tragen. Die Dauer der gesamten Behandlung liegt je nach Grad der Zahnfehlstellung in der Regel zwischen 9 und 15 Monaten.

Die Indikation für die Behandlung mit der durchsichtigen Schiene ist jedoch eingeschränkt. Es muss von Fall zu Fall entschieden werden, ob die vorliegende Zahnfehlstellung mit dieser Form der Behandlung zu therapieren ist.

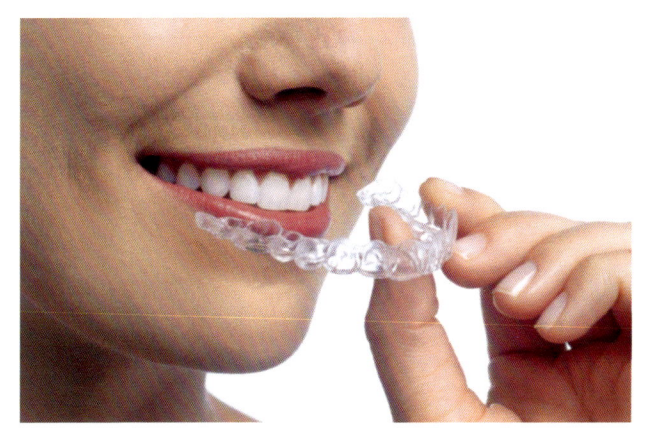

11.11 So wird die Schiene eingesetzt.

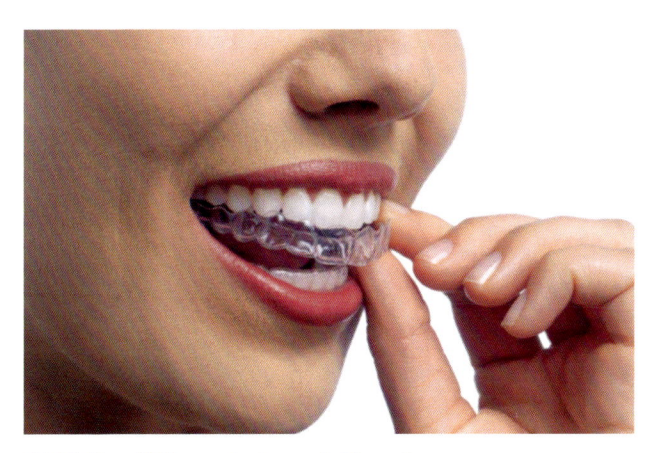

11.12 Unauffällige und schonende Therapie ...

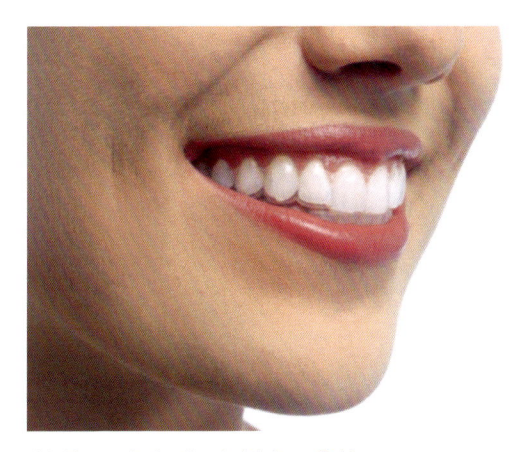

11.13 ... mit der durchsichtigen Schiene.

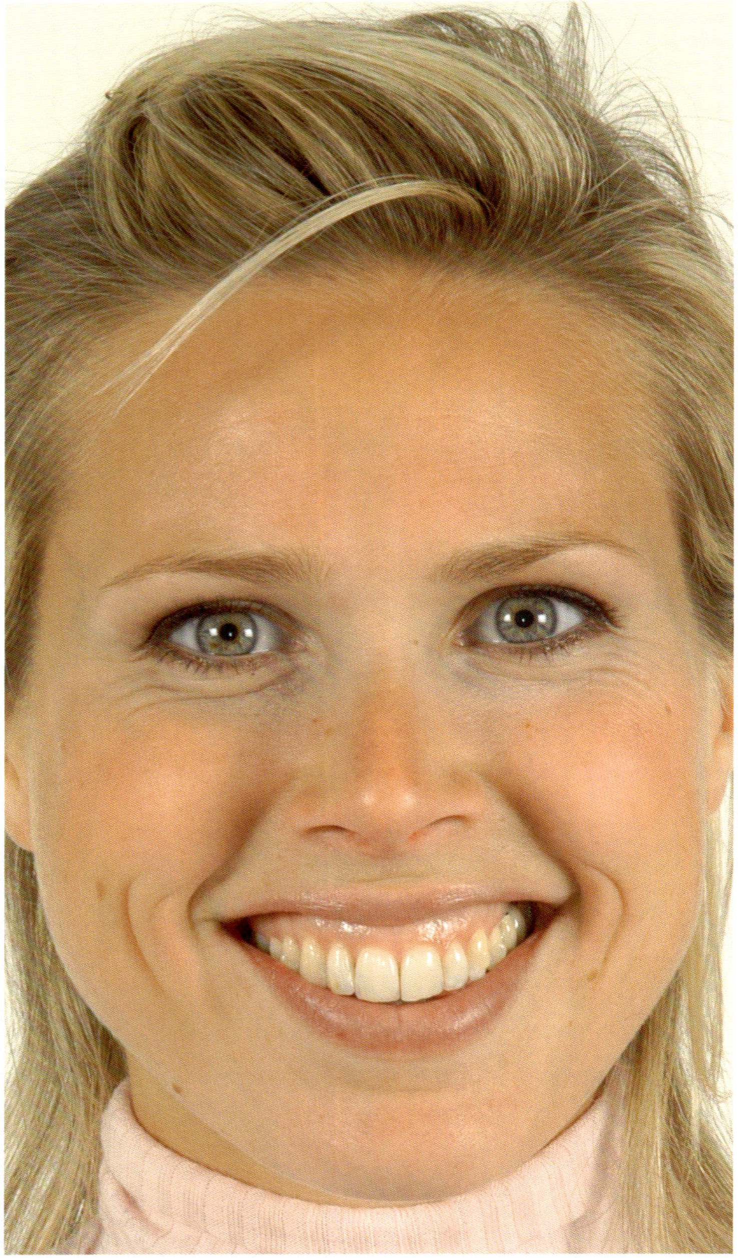

11.14 ohne „Zahnspange"

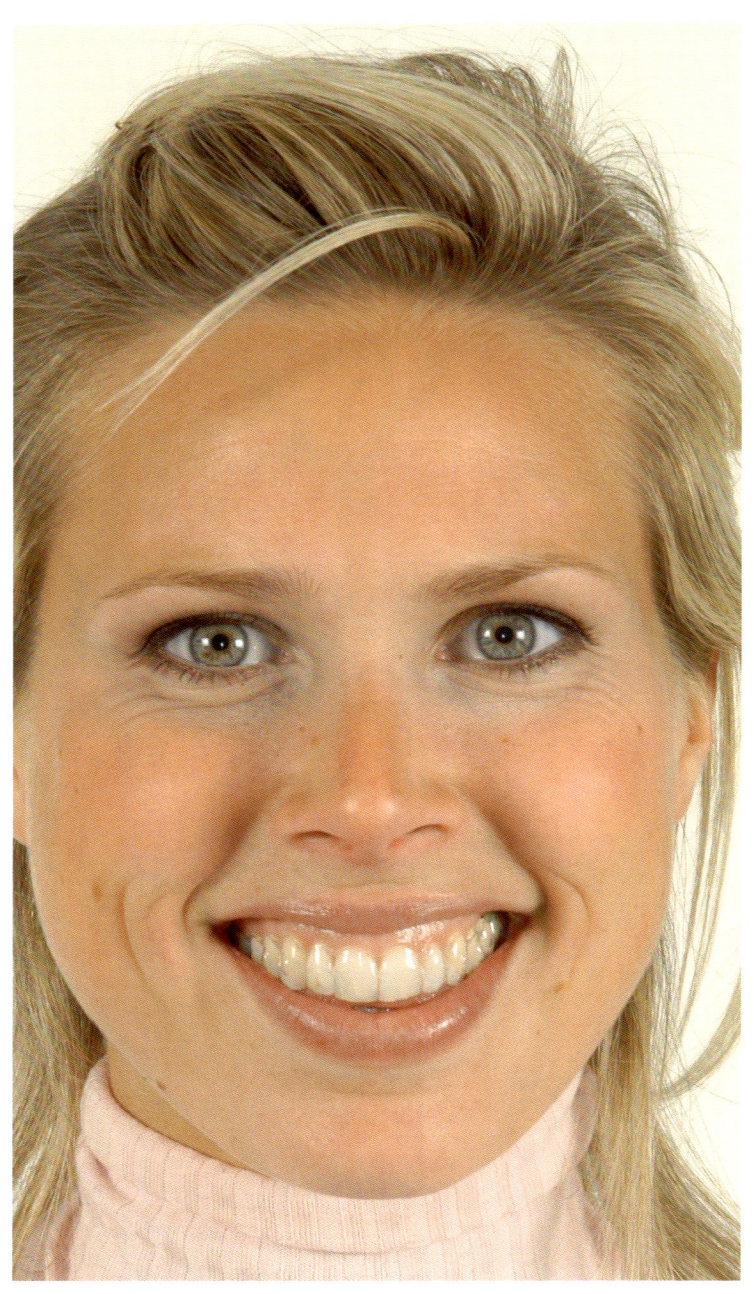

11.15 mit „Zahnspange" - kaum sichtbar

Woraus bestehen die Schienen?
Zur Herstellung der Schienen wird ein stabiler, transparenter medizinischer Qualitätskunststoff verwendet. Das Material ist auf den Zähnen nahezu unsichtbar. Wie die Kontaktlinse im Auge fällt die Schiene nur bei sehr genauem Hinsehen auf.

Ab welchem Alter ist die Therapie mit unsichtbaren Schienen möglich?
Während des Zahnwechsels und des Kieferwachstums ist diese Behandlungsform nicht empfehlenswert. Wenn alle Milchzähne durch bleibende Zähne ersetzt wurden, kann je nach Fehlstellung in der Regel eine Schienentherapie geplant und durchgeführt werden.

Ist die Behandlung schmerzhaft?
In den ersten Tagen nach dem Einsetzen einer neuen Schiene empfinden Patienten meist ein leichtes Druckgefühl. Dies ist ein Zeichen dafür, dass die Zähne aus ihrer ursprünglichen Position gelenkt werden und die Schiene ihren Zweck erfüllt. Das Druckgefühl verschwindet innerhalb von wenigen Tagen.

Beeinträchtigt das Tragen der Schiene die Aussprache?
Da die Schienen sehr dünn und unauffällig gestaltet sind, kann zwar durch das anfängliche Fremdgefühl bei einigen Patienten zunächst eine leicht veränderte Aussprache vorhanden sein. In der Regel ist dies jedoch nach ein bis zwei Tagen, also einer kurzen Eingewöhnungszeit, behoben.

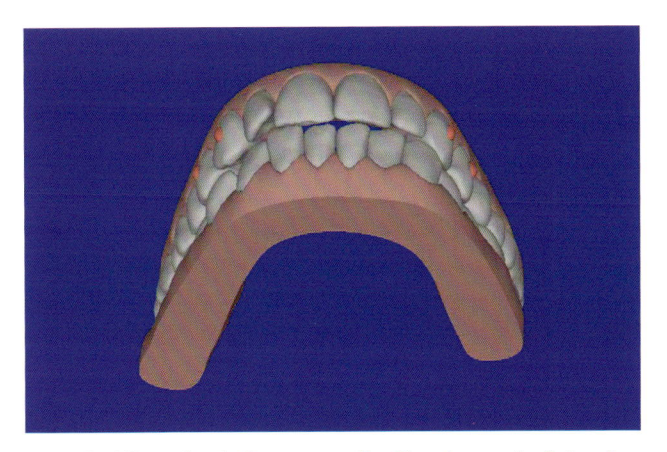

11.16 Dreidimensionale Computergrafik - Situation vor der Behandlung

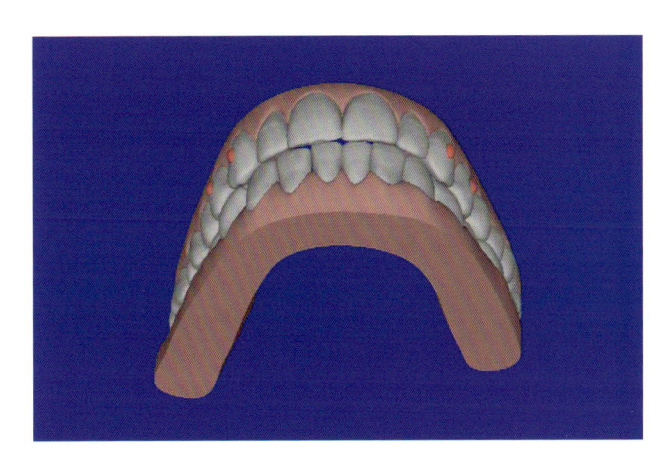

11.17 Computersimulation des vorher bestimmten Behandlungszieles

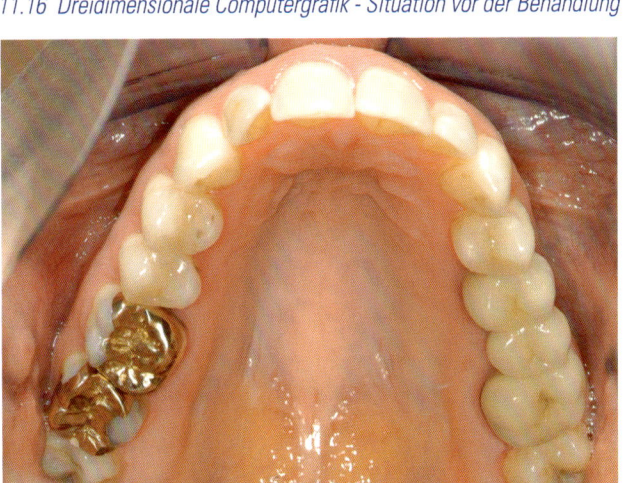

11.18 Ausgangsbefund mit einigen Dreh- und Kippständen der Schneidezähne

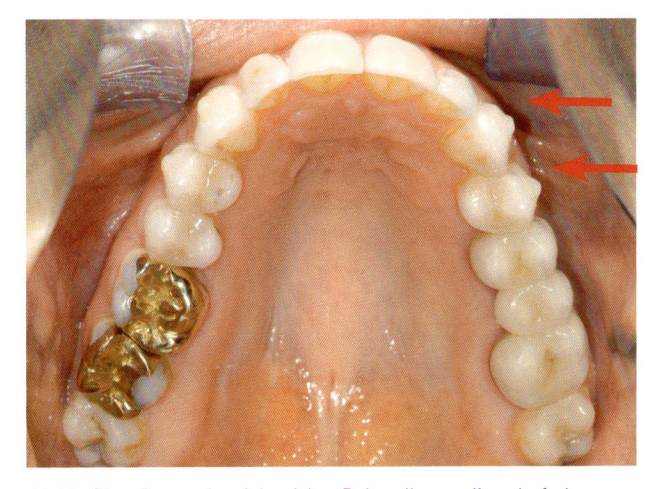

11.19 Situation nach erfolgreicher Behandlung - die zahnfarbenen Kunststoffattachments (Pfeile), welche die Behandlung unterstützen, sind leicht zu entfernen.

Was ist beim Essen und Trinken zu beachten?

Während der Behandlung kann der Patient alles essen und trinken, da die Schiene zu den Mahlzeiten herausgenommen werden kann. Vor dem Einsetzen der Schiene ist jedoch eine Zahnreinigung erforderlich. Mit eingesetzter Schiene darf lediglich Wasser getrunken werden.

Wie wird die Schiene gereinigt?

Die Schiene wird mit einer Zahnbürste unter lauwarmem Wasser gereinigt. Sie sollte dabei nicht mit Zahnpasta, sondern mit handelsüblichem Spülmittel gesäubert werden.

Vorteile:

- hervorragende Ästhetik (fast unsichtbar!)
- zum Essen und zur Zahnpflege herausnehmbar
- keine Brackets, Bänder und Drähte
- kein Metall
- komfortabel zu tragen, da keine scharfen Kanten vorhanden sind, die Entzündungen im Mund hervorrufen
- zusätzliche Applikation von Fluoriden und Karies reduzierenden Gelen mit der gleichen Schiene möglich
- bei der invisalign®- Technik ist es dem Patienten möglich, vor Beginn der Behandlung mit Hilfe einer computergestützten Methode zu sehen, wie die korrigierten Zähne nach der Behandlung aussehen werden

Nachteile:

- pro Tag 22 Stunden Tragezeit!
- nicht für alle Zahnfehlstellungen anwendbar
- je nach Behandlungsumfang höherer Kostenrahmen

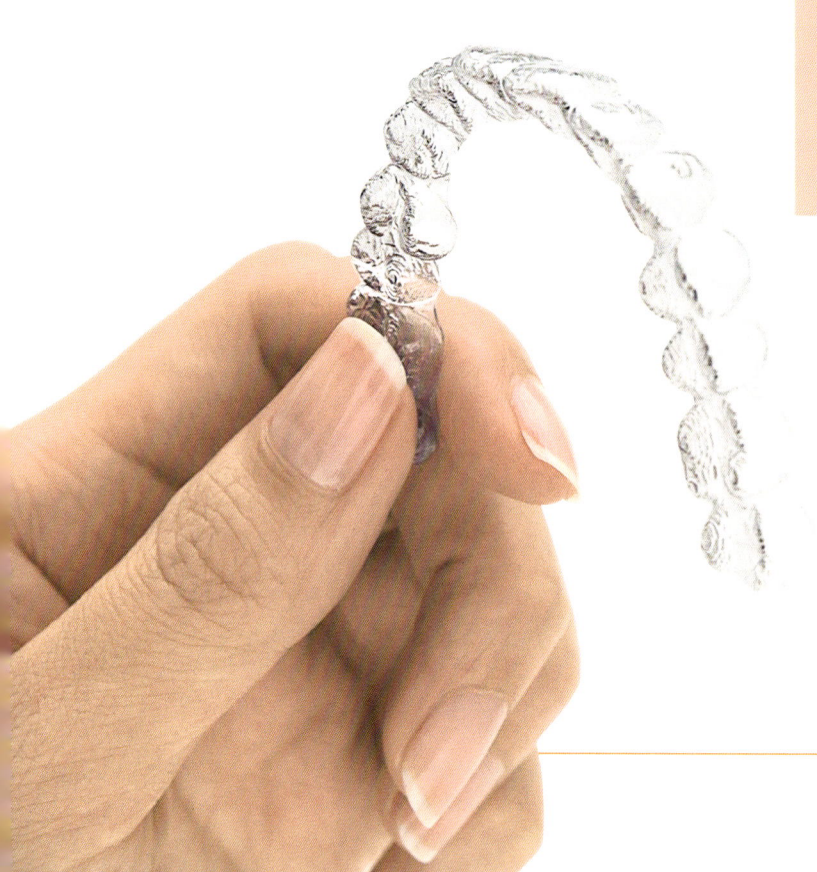

Patientenfall 1 - Schienentherapie (invisalign®)

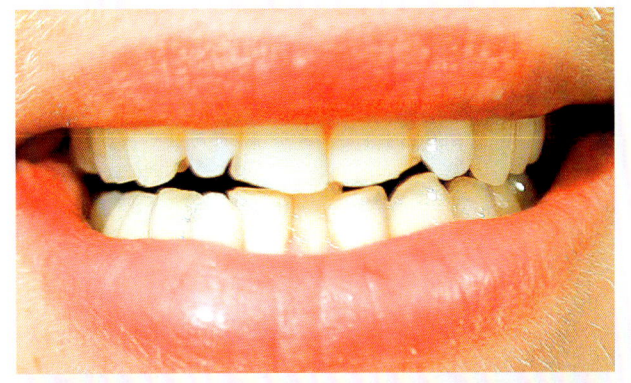

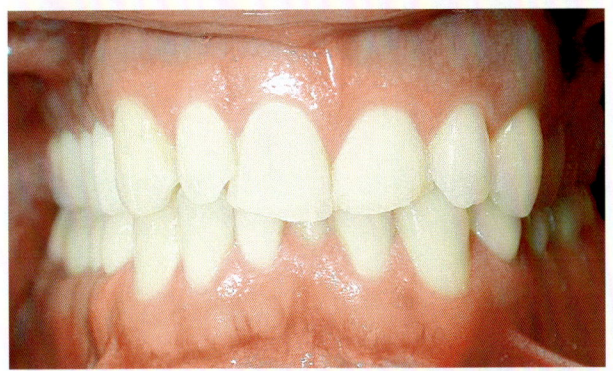

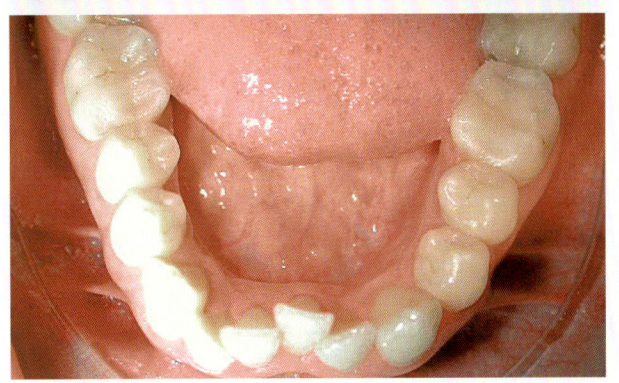

vorher

- eng stehende Ober- und Unterkieferfrontzähne - ästhetisch ungünstig und schwierig zu reinigen
- die Schneidekanten, insbesondere die oberen Frontzähne, sind uneben durch Kantenabbruch und nächtliches Knirschen
- der Zahnfleischverlauf der unteren Frontzähne weist durch die Verschachtelung große Höhenunterschiede auf

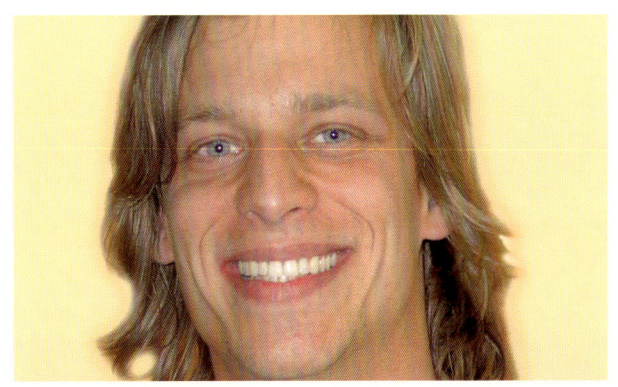

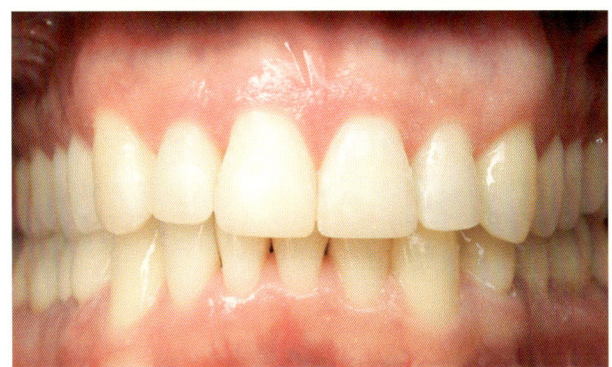

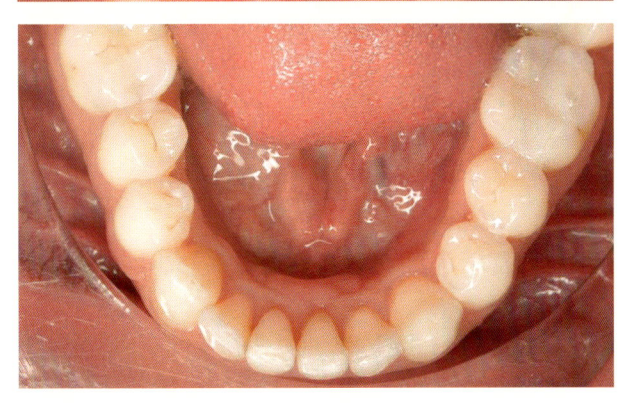

nachher

- mit Hilfe der durchsichtigen Schienen wurden der obere und untere Frontbogen ausgeformt, die Seitenverzahnung wurde belassen
- die Schneidekanten der oberen Frontzähne wurden mit einem Spezialkunststoff aufgebaut, dabei wurde keine Zahnhartsubstanz entfernt
- Ergebnis nach zehn Monaten Therapie: ein wunderschönes Lachen mit Hilfe der durchsichtigen Zahnspange

11.20-11.25

Patientenfall 2 - Schienentherapie (invisalign®)

vorher

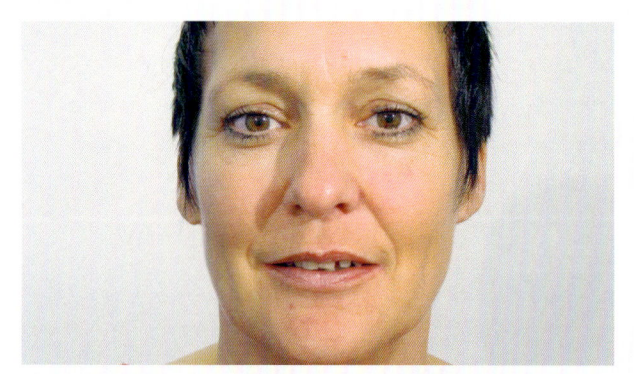

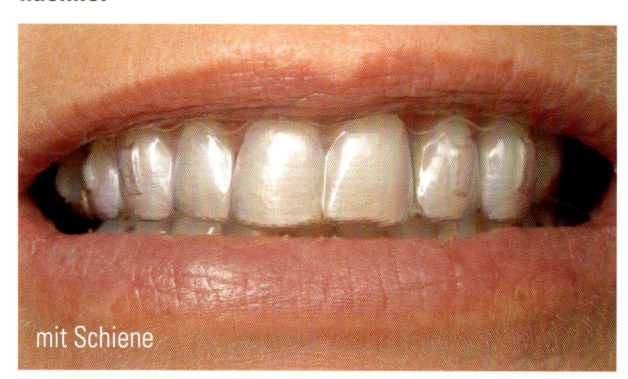

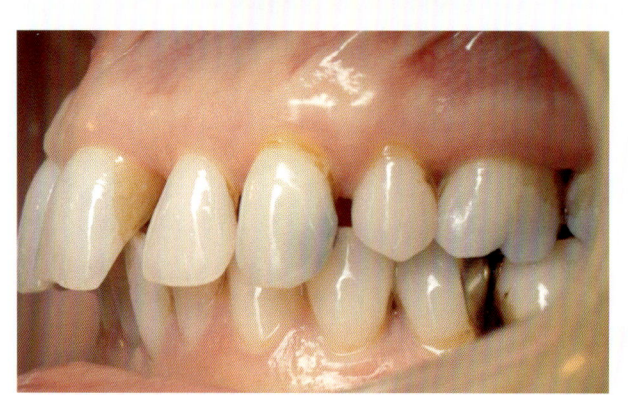

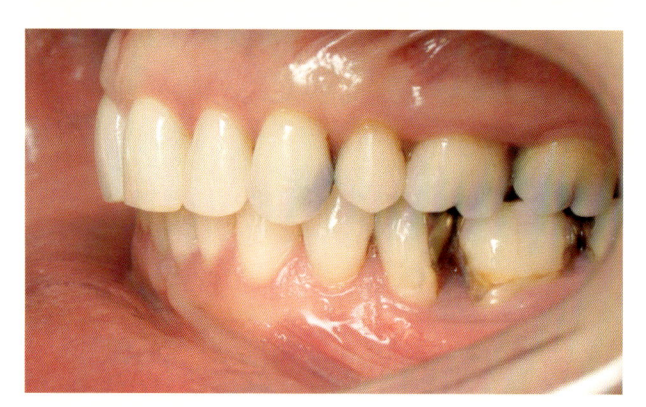

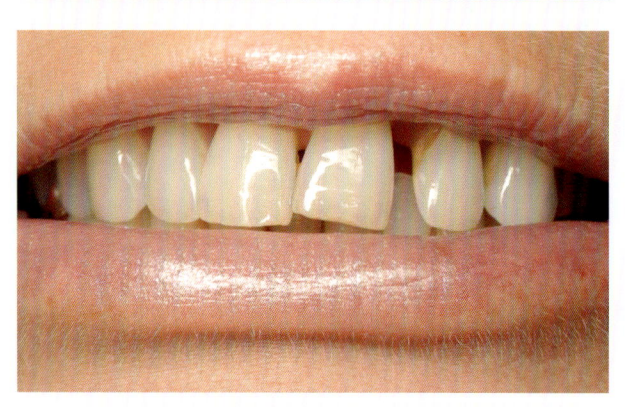

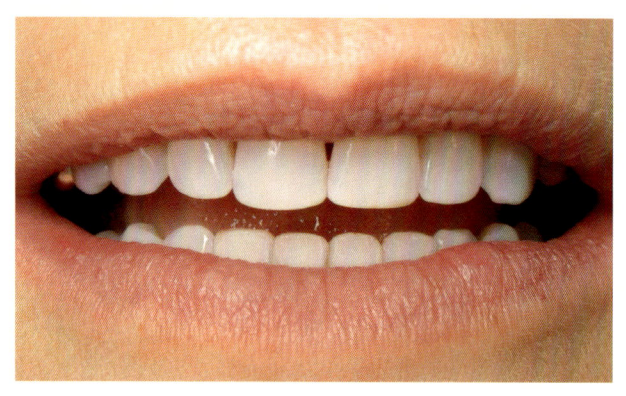

nachher

mit Schiene

- Lücken im oberen Zahnbogen durch eine generalisierte Zahnbetterkrankung (Parodontose)
- im Laufe der Zeit verlängerten sich die oberen Zähne und kippten dabei nach vorn
- die unteren Zähne beißen fast in die Gaumenschleimhaut
- obere und untere Zahnbogenmitte stimmen nicht überein

- die Behandlung mit den durchsichtigen Schienen konnte innerhalb von zwölf Monaten beendet werden (oben: die eingesetzte Schiene ist nur aus der Nähe zu erkennen)
- die Lücken sind geschlossen, die oberen Zähne greifen nicht mehr so tief über die unteren
- zum langfristigen Erhalt dieses schönen Ergebnisses wurde in jedem Kiefer ein Retainer (spezieller Edelstahlbogen) an der Innenseite der Zähne befestigt

Lingualtechnik

Für die Korrektur mancher Fehlstellungen besteht die Möglichkeit, die gesamte Behandlung mit geklebten Brackets auf der Innenseite (= lingual) der Zähne durchzuführen. Die feste „Zahnspange" ist dadurch von außen unsichtbar.
Die Lingualbrackets werden in einem speziellen Dentallabor auf dem Gipsmodell des Patienten optimal platziert. Diese Position aller Brackets wird mit Hilfe einer Spezialschiene auf den Patienten übertragen. Die Führungsbögen, an denen die Zähne in die richtige Position bewegt werden sollen, können schon zu Beginn der Behandlung im Dentallabor hergestellt werden.
Der ästhetische Vorteil ist jedoch mit Problemen der Eingewöhnung verbunden. Neben Irritationen der Zunge kann es anfänglich zu Sprechstörungen kommen. Innerhalb der ersten Wochen sind in der Regel diese ersten Schwierigkeiten beim Essen und Sprechen aber verschwunden.

In einigen Fällen ist durch das Anbringen der Lingualbrackets auf den Innenseiten ein Zusammenbeißen der Zähne nicht ganz möglich. Dies kann ein großer Vorteil während der kieferorthopädischen Therapie sein. Die Brackets wirken wie eine Schiene, die Zähne lassen sich leichter verschieben, sie werden nicht durch ständiges Zusammenbeißen oder -pressen in die alte Position zurückgedrückt. Zudem stört die Zunge nicht bei der kieferorthopädischen Therapie, da der Patient sie nach einer Eingewöhnungszeit nicht mehr zwischen oder gegen die Zähne drückt. Lücken können dadurch beispielsweise leichter geschlossen werden.

Bis auf die durch den zusätzlichen labortechnischen Aufwand bedingten relativ hohen Kosten bestehen für diese elegante Therapieform keine besonderen Nachteile. Die Kosten für eine solche Behandlung werden von den gesetzlichen Krankenkassen nicht übernommen. Die Behandlung mit dieser so genannten Lingualtechnik erfordert Erfahrung und manuelles Geschick von Seiten des Labors und des Kieferorthopäden. Nur wenige Kieferorthopäden verfügen über umfangreiche Erfahrung mit dieser Technik.

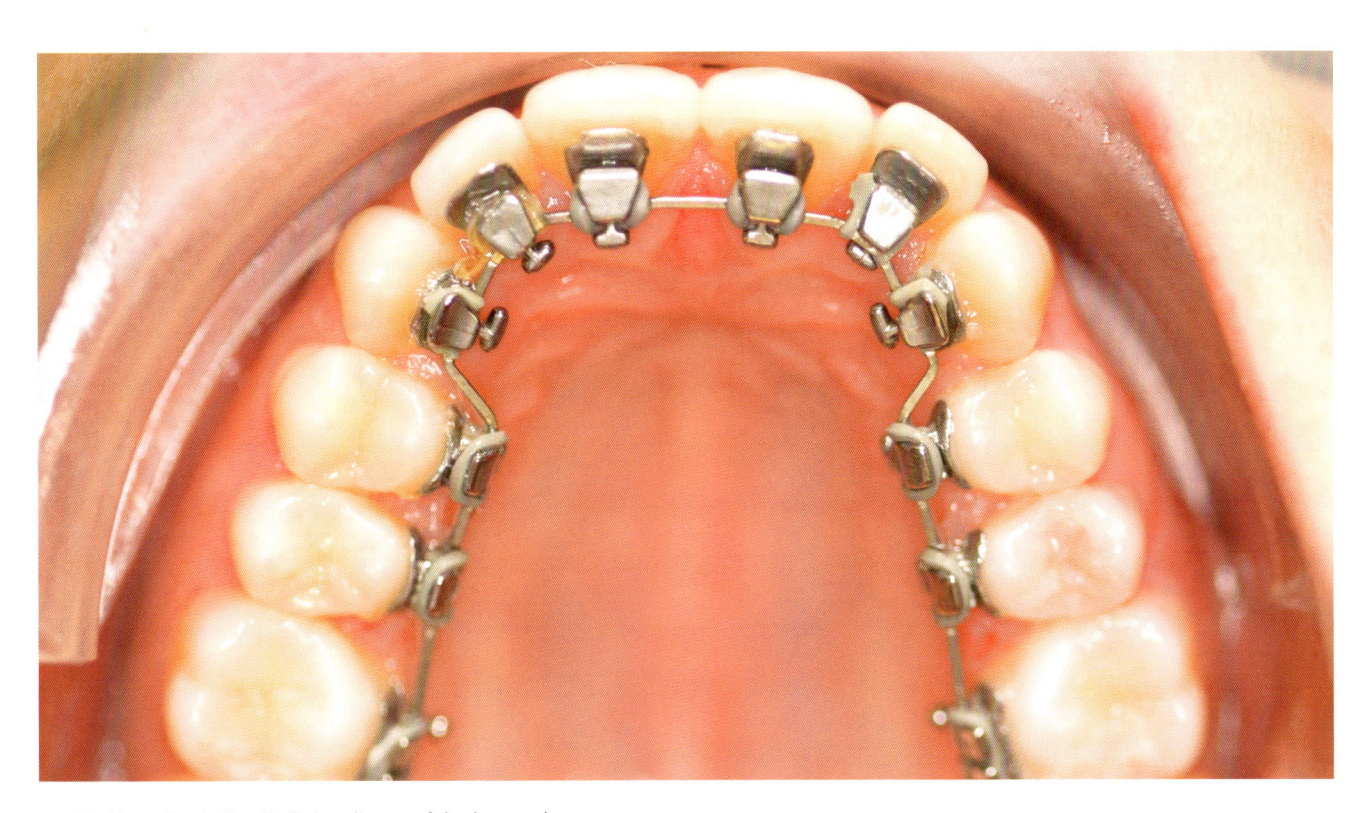

11.32 Lingualtechnik - die Behandlung auf der Innenseite

Kann man mit der Lingualtechnik jede Zahnfehlstellung korrigieren?

Mit der Lingualtechnik können nahezu alle Zahnfehlstellungen korrigiert werden. Im Gegensatz zu herausnehmbaren Zahnspangen und Schienen, mit denen nur einfache Zahnfehlstellungen korrigiert werden können, eignet sich die Lingualtechnik auch für die Korrektur extremer Zahnfehlstellungen. Gelegentlich ist es notwendig, insbesondere im Seitenzahnbereich, kleine, unauffällige Keramik- oder Kunststoffknöpfe oder -brackets zu befestigen, um die Behandlung schonender und zügiger zu gestalten. Bei schwierigen Fehlstellungen oder bei parodontal vorgeschädigten Zähnen (Zähnen, die nicht mehr mit ihrer gesamten Wurzel im Knochen verankert sind) kann es Sinn machen, ein unauffälliges Mini-Implantat zum Stützen der Zähne temporär zu nutzen.

Dauert die Behandlung länger als mit der sichtbaren festen Zahnspange?

Hier gibt es in der Behandlungsdauer keine Unterschiede zur herkömmlichen festsitzenden Apparatur. Die Ergebnisse sind genauso gut.

Ist die Behandlung schmerzhaft?

Wie bei der festen Zahnspange von außen bedarf es einer Eingewöhnungszeit. Bei den meisten Patienten macht sich die Zahnbewegung als mehr oder weniger starkes Druckgefühl bemerkbar. Zudem lockern sich die Zähne vorübergehend durch die Verschiebung im Knochen. Die Zähne festigen sich nach der Zahnbewegung jedoch in gleichem Maße wie vorher.

Ist die Aussprache beeinträchtigt?

Die Größe der Lingualbrackets hat sich in den letzten Jahren deutlich verringert. Die heutigen Brackets sind so dünn gestaltet, dass sie in der Anfangszeit kaum noch Zungenirritationen und Veränderungen in der Aussprache hervorrufen. Es kann jedoch sein, dass gerade in der ersten Zeit bei einigen Patienten die Aussprache in Form eines leichten Lispelns verändert ist. Durch Leseübungen gewöhnt sich die Zunge schon in den ersten zwei Wochen an die veränderte Mundsituation. Für einen Außenstehenden ist nun die Zahnspange von innen weder erkennbar noch hörbar.

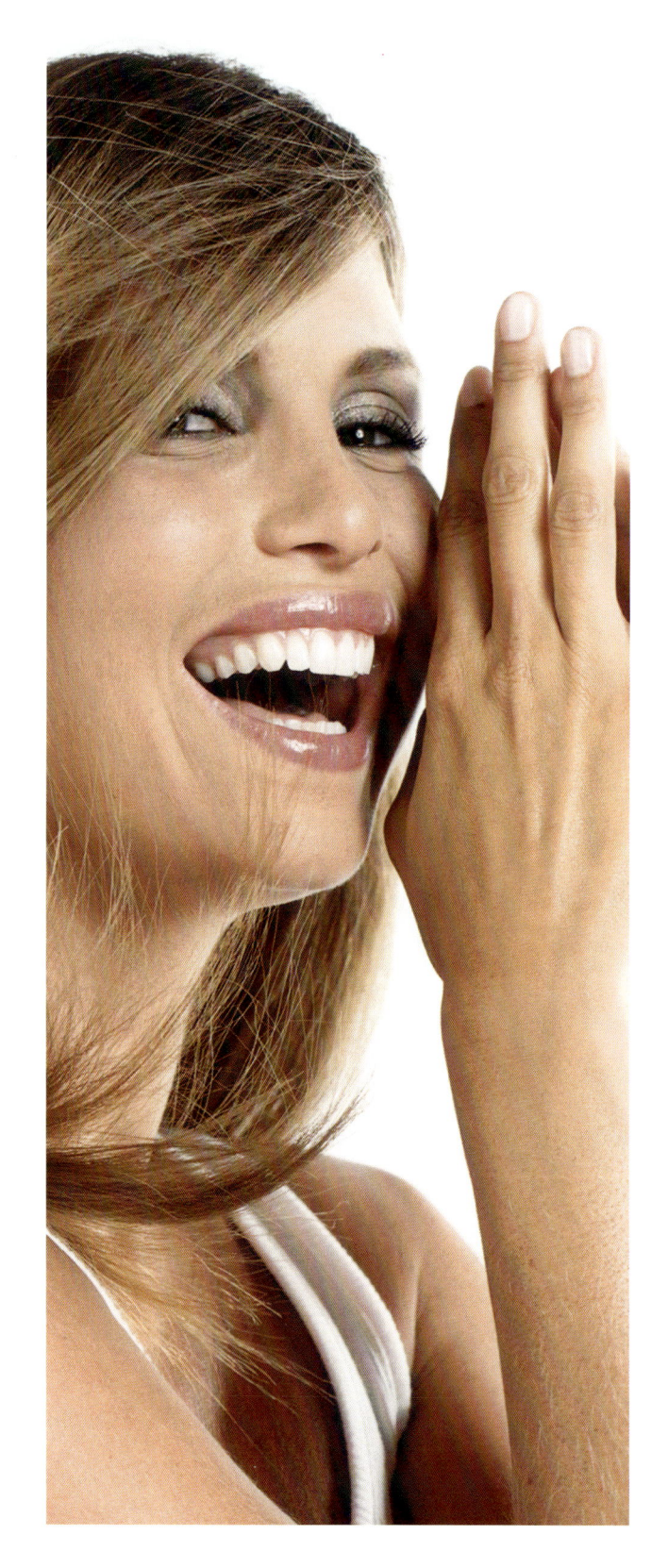

Lingualtechnik

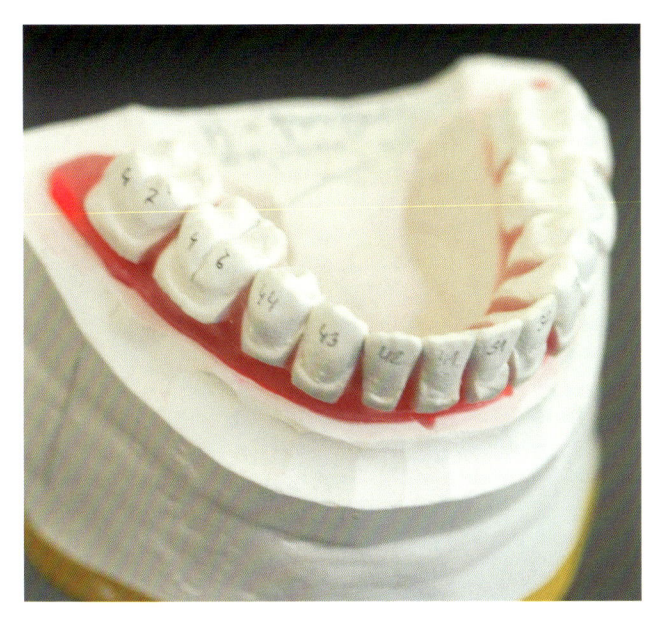

11.33 Set up: Das gewünschte Ergebnis wird im Ober- und im Unterkiefer simuliert; dabei werden einzelne Zähne in Spezialwachs aufgestellt.

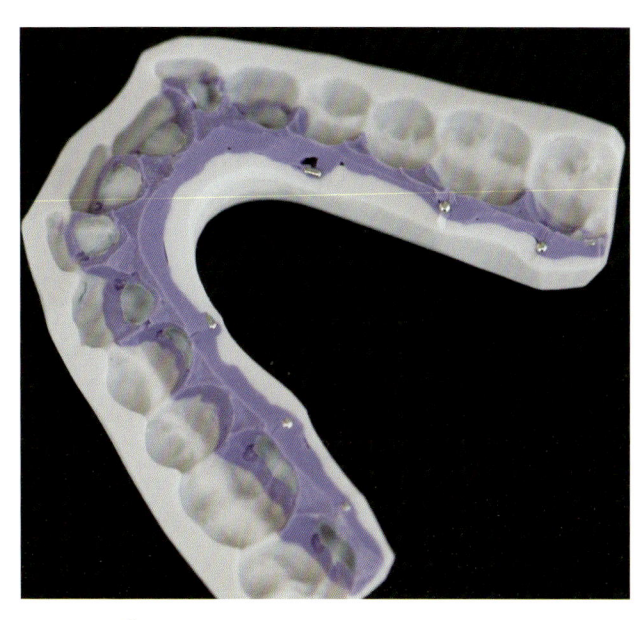

11.34 Eine Übertragungsschiene ermöglicht die präzise Positionierung der Brackets auf die Zahninnenflächen des Patienten.

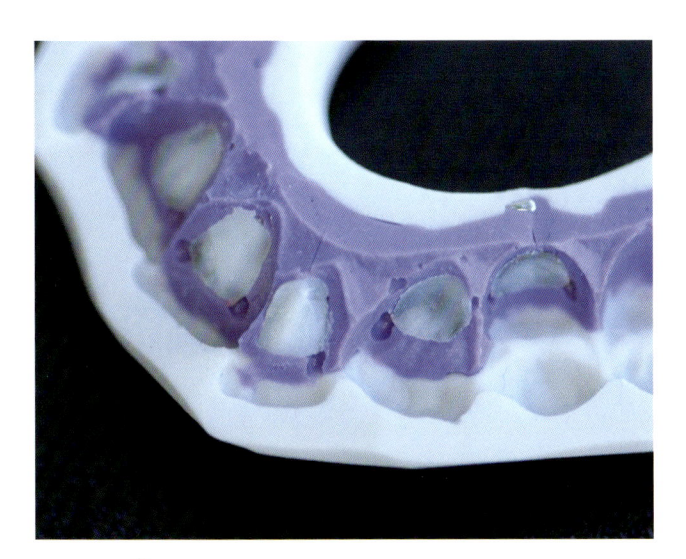

11.35 Die Übertragungsschiene enthält die bereits mit Kunststoff beschichteten Brackets, die im Labor exakt platziert wurden. Nach Säuberung der Zahninnenflächen können die Brackets auf den Zähnen befestigt werden.

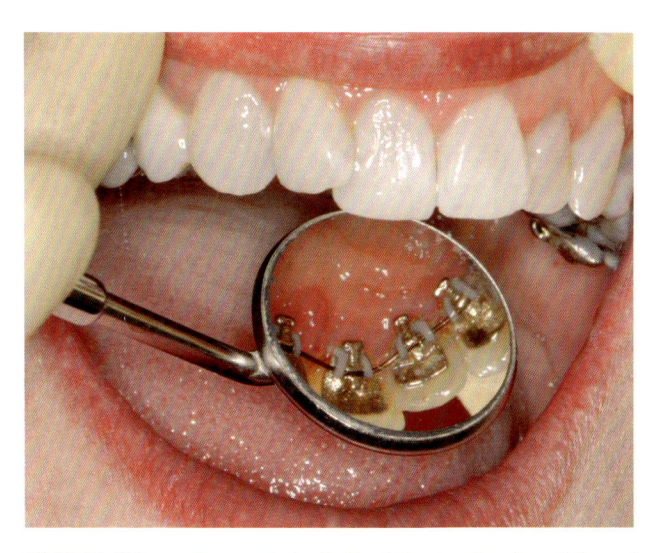

11.36 Ein Führungsbogen, der in die Brackets eingebunden wird, sorgt durch seine Rückstellung für die zur Zahnbewegung notwendige Kraft. Von Seiten des Kieferorthopäden werden spezielle Techniken angewendet, die schwierigere Zahnbewegungen unterstützen.

Patientenfall 1 - Lingualtechnik

vorher

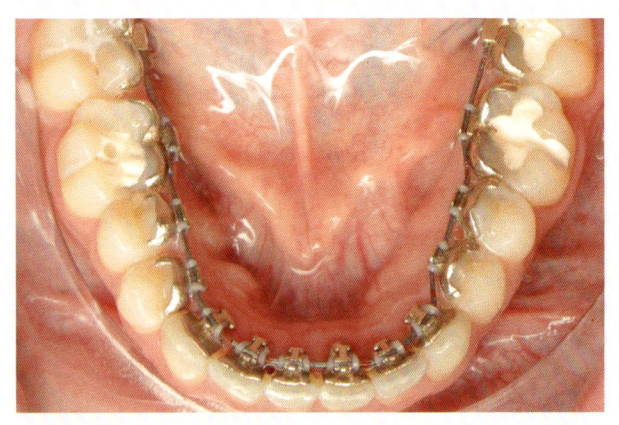

- Zahnspange auf der Innenseite der Zähne mit dünnen, individuell hergestellten Goldbrackets

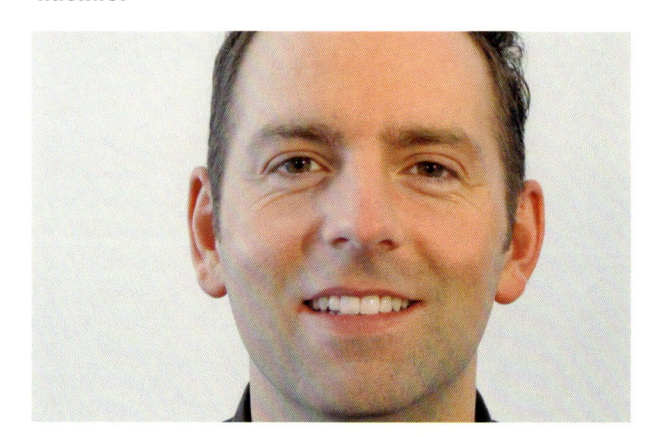

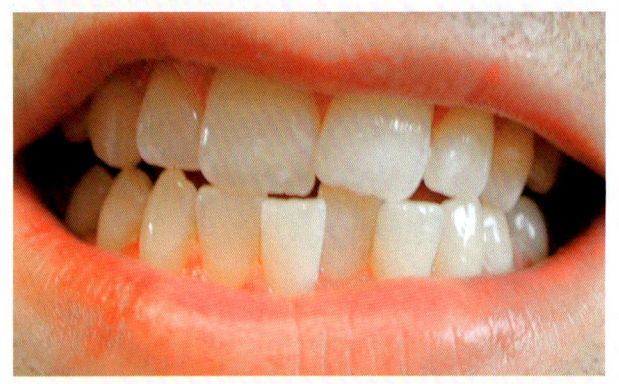

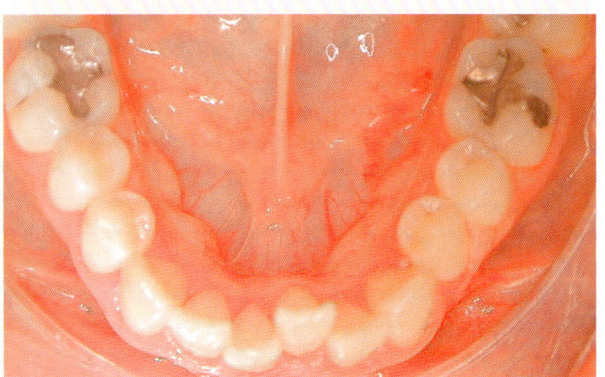

- Engstände in Ober- und Unterkieferfront
- im Laufe der Zeit war eine fortschreitende Verschachtelung der Zähne ineinander zu beobachten
- der Patient entschied sich für eine unauffällige Lingualapparatur (festsitzende Zahnspange an den Innenflächen der Zähne) im Ober- und Unterkiefer

nachher

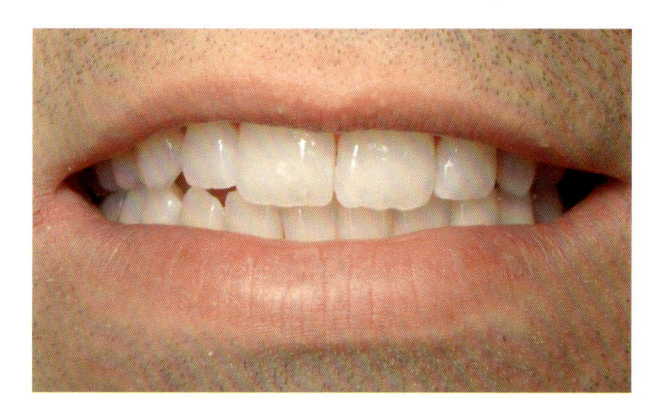

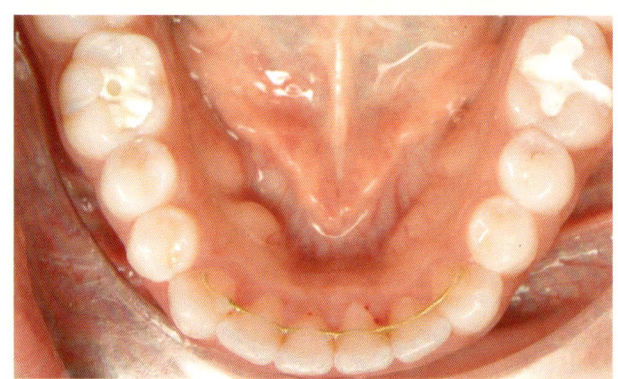

- ausgeformter Zahnbogen
- eine erneute Rückstellung der Zähne in die ursprüngliche, verschachtelte Position ist durch den festsitzenden Retainer (hier: Goldretainer) effektiv und unauffällig zu vermeiden

11.37-11.42

Patientenfall 2 - Lingualtechnik
vorher

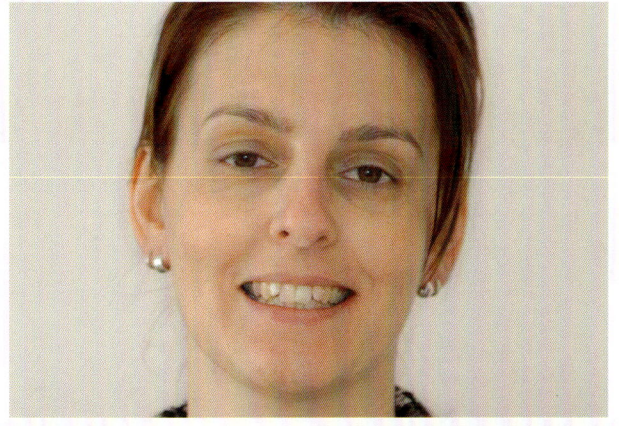

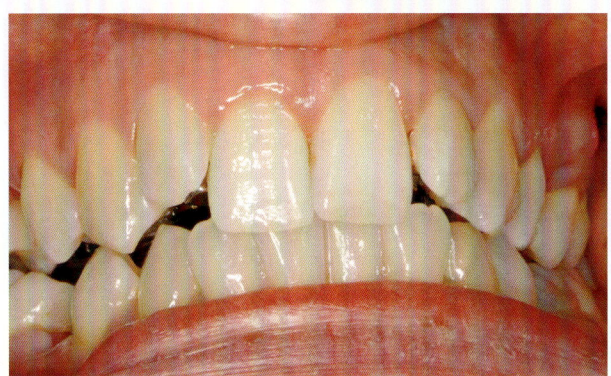

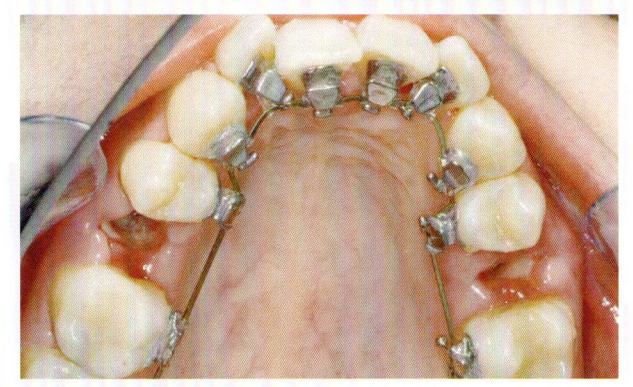

Zwischenergebnis

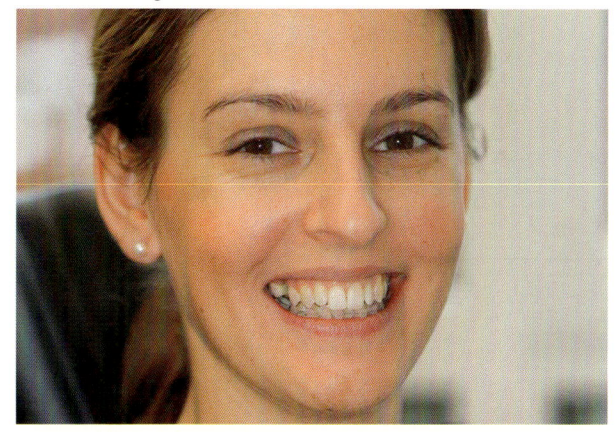

- erwachsene Patientin
- Steilstand der oberen mittleren Frontzähne
- verschachtelte Frontzähne, besonders im Oberkiefer
- hier: direkt nach dem Einsetzen der Lingualapparatur und nach der Extraktion von vier kleinen Backenzähnen

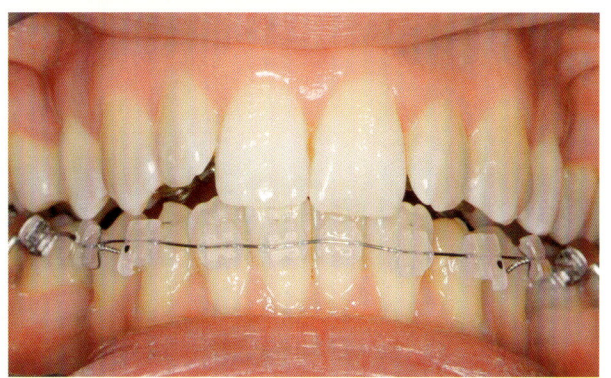

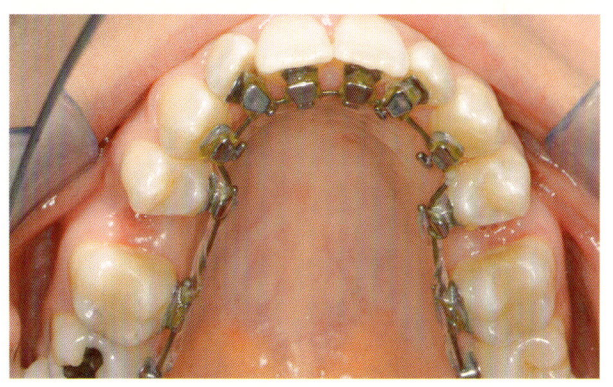

- schon nach 1,5 Monaten
- die Extraktionswunden sind gut verheilt und die Lücken bereits etwas geschlossen
- die Schneidezähne stehen schon nach dieser kurzen Zeit fast in ihrer korrekten Position
- die Lücken werden noch vollständig geschlossen
- die unauffällige Zahnspange wird nach der Korrektur der letzten Zahnfehlstellungen entfernt, die Patientin ist begeistert

11.43-11.48

Patientenfall 3 - Lingualtechnik
vorher

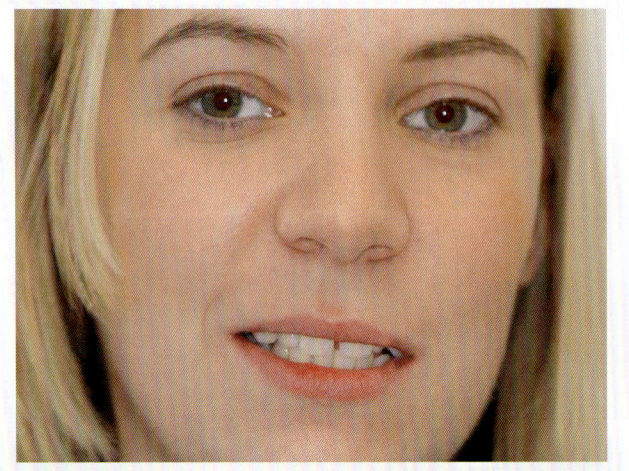

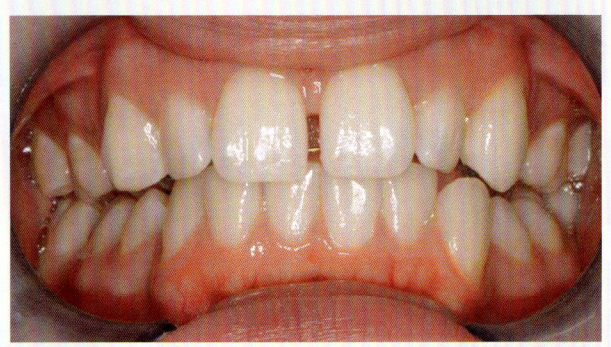

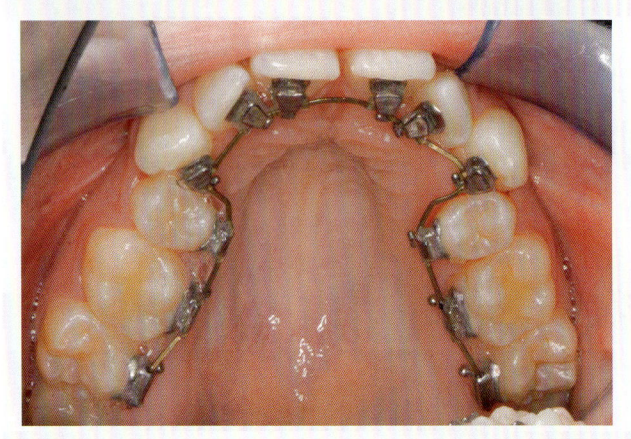

Zwischenergebnis

- Patientin mit Frontlücke und diversen gedrehten und gekippten Zähnen

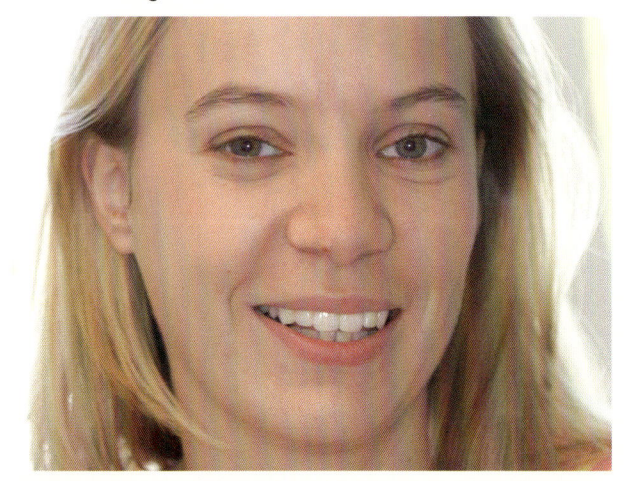

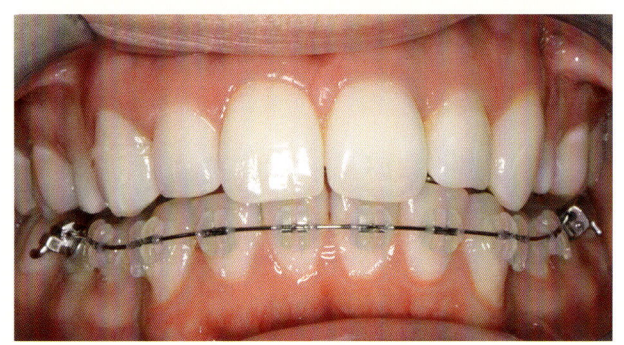

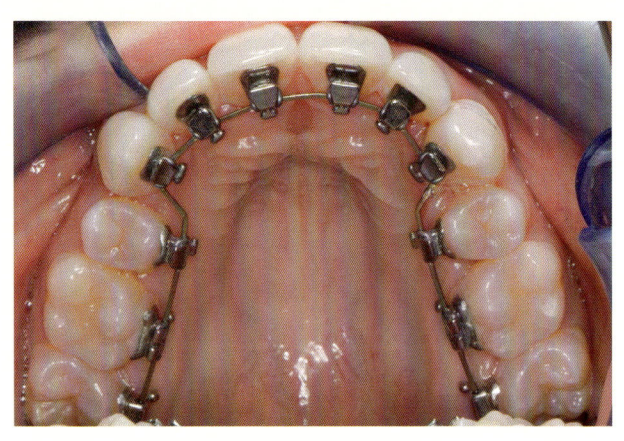

- Zwischenergebnis nach 4 Monaten
- kombiniert mit einer unteren festen Zahnspange von außen konnte schon in kurzer Zeit ein gutes Ergebnis erzielt werden
- nach dem so genannten „Finishing", dem Beheben der letzten Fehlstände und dem korrekten Einstellen der Verzahnung kann die Zahnspange entfernt werden

11.49-11.54

Patientenfall 4 - Lingualtechnik
vorher   nachher

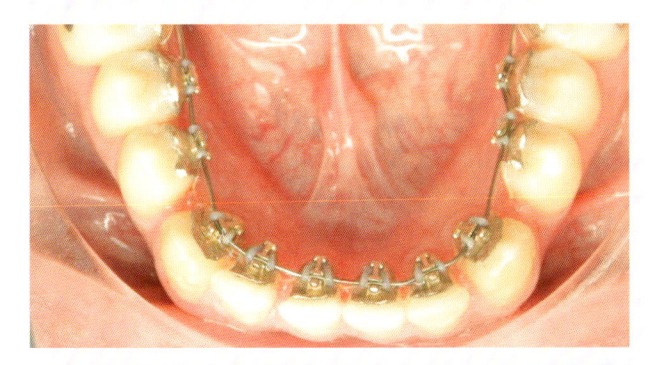

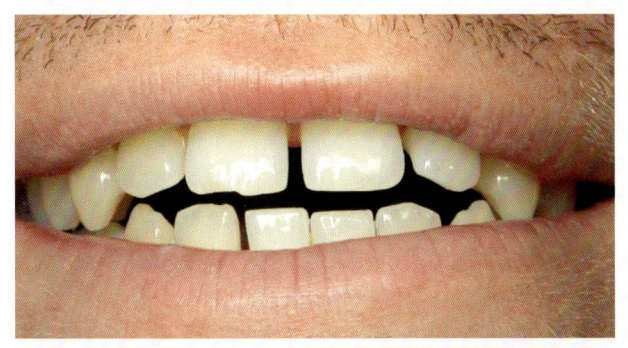

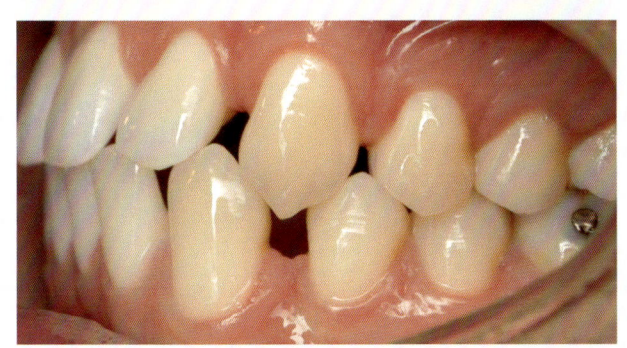

- erwachsener Patient mit Lücken im Ober- und im Unterkiefer
- obere und untere Schneidezähne sind stark nach vorne gekippt
- eine Zahnspange von außen kam für den Patienten nicht in Frage
- die Lingualapparatur mit speziell gefertigten Goldbrackets wurde eingesetzt

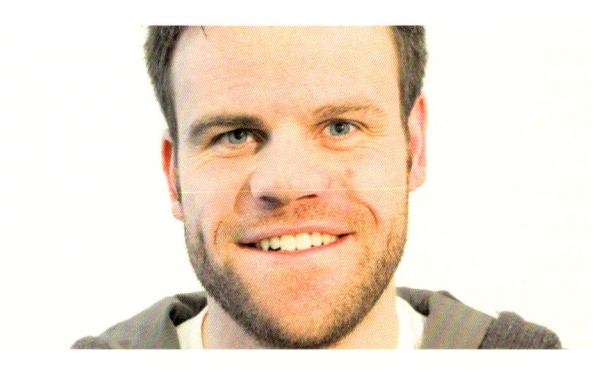

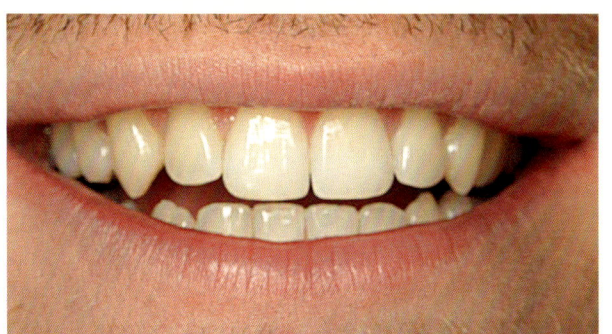

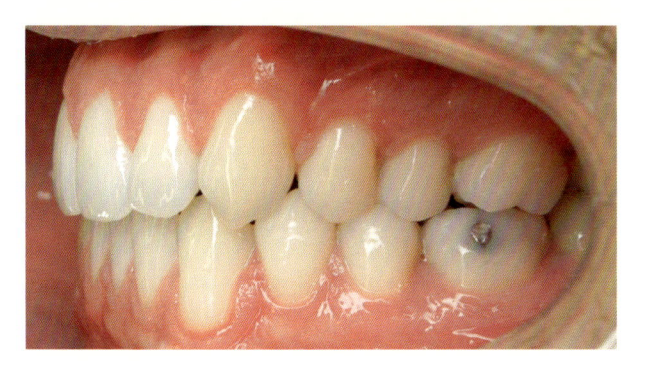

- im Ober- und Unterkiefer wurden die Lücken geschlossen
- die Zähne greifen wie Zahnräder ineinander
- die Frontzähne stehen in ihrer Achse korrekt und werden langfristig mit dezenten Spezialdrähten (Retainern) an der Innenfläche der Zähne in dieser Position gehalten
- der glückliche Patient

11.55-11.60

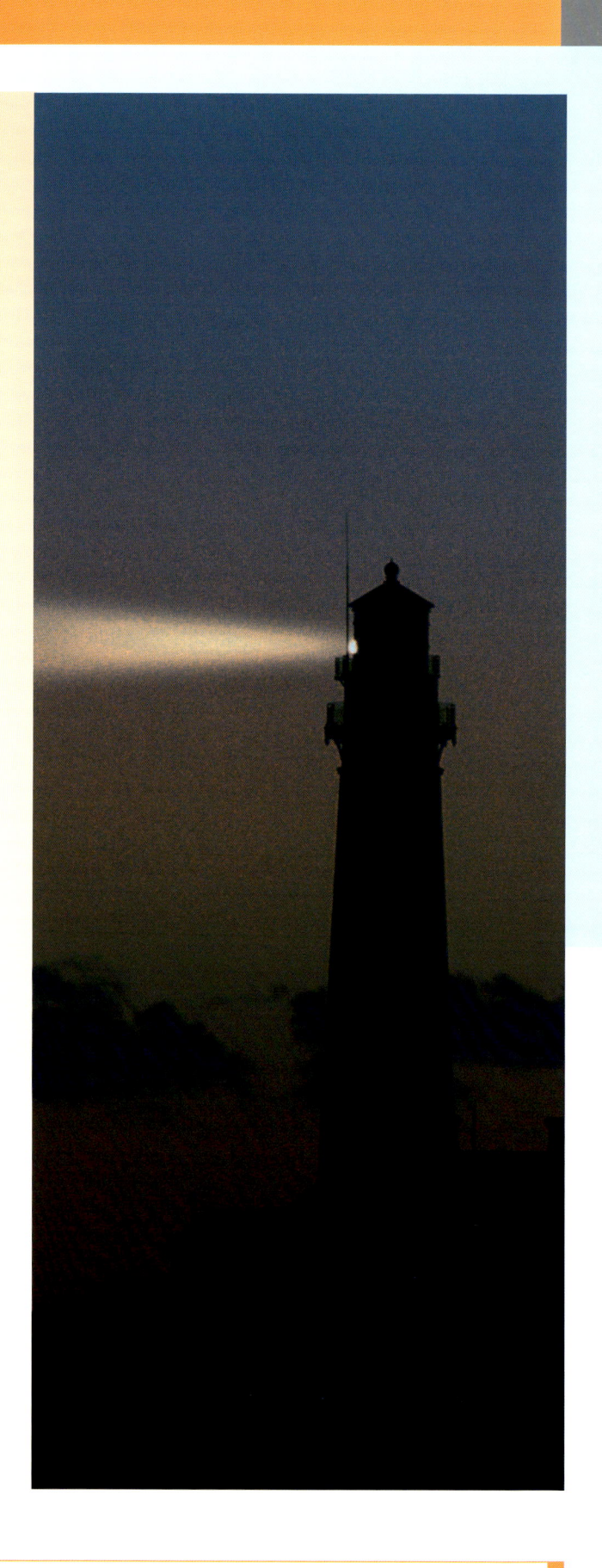

12 Lebenslang gerade Zähne

- Ein Rückfall nach Abschluss oder Unterbrechung der Behandlung in die ursprüngliche Zahnfehlstellung (Rezidiv) kann viele Ursachen haben.

- Der Retainer, ein spezieller Bogen, wird nach der kieferorthopädischen Behandlung an der Innenseite der Zähne angebracht, er schützt die Zähne sicher und unsichtbar vor Rückwanderungen.

- Herausnehmbare Apparaturen können ebenfalls die Zähne in der erlangten Position halten, dies erfordert jedoch eine kontinuierliche Mitarbeit des Patienten.

- Zur Vorbeugung von Zahnwanderungen eignet sich die alleinige Entfernung von Weisheitszähnen nicht.

- Neue Sportarten wie Rollerbladen, Skateboarding oder Mountainbiking führen zu einer Zunahme der Verletzungen im Gesichtsbereich.

- Ein spezieller Sport-Mundschutz reduziert das Risiko einer Verletzung der Zähne drastisch.

Lebenslang gerade Zähne

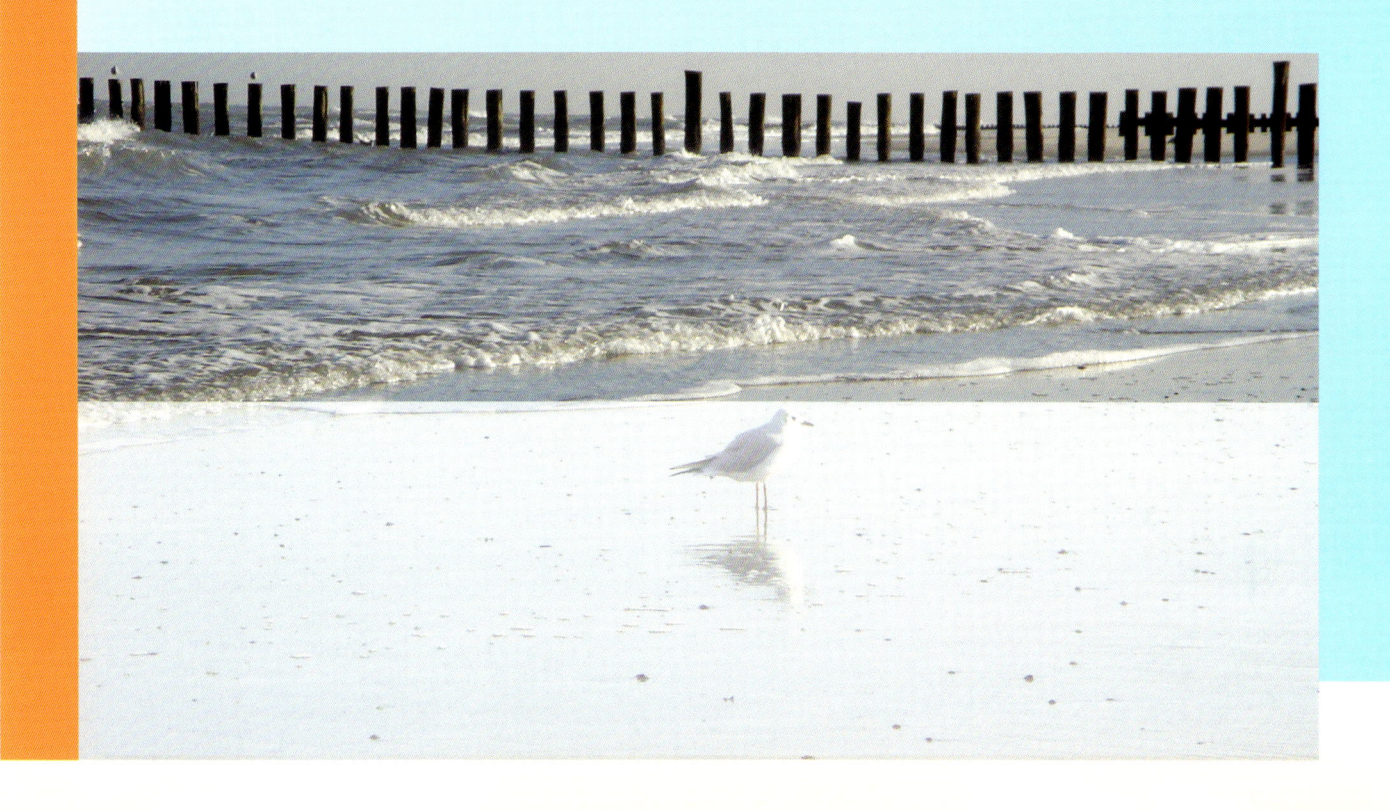

12.1	Langfristig gerade Zähne	178
12.1	Weisheitszähne	182
12.1.	Sport-Mundschutz	184

Langfristig gerade Zähne

"Wie lange muss ich noch die Spange tragen?"

Dies ist eine der meist gestellten Fragen in der Praxis. Die Antwort des Kieferorthopäden schockiert üblicherweise den Patienten: Die Garantie gerader Zähne hat man nur bei einem lebenslangen Tragen einer Zahnspange.

Wie Leder und Holz „arbeiten" auch Zähne in ihrem biologischen Umfeld ein Leben lang.
Auch nach erfolgreicher kieferorthopädischer Therapie ist es möglich, dass Zähne in ihre alte Stellung zurückwandern. Je nach Ausgangsbefund besteht in einigen Fällen sogar zeitlebens eine Rückfalltendenz.

Rezidiv: Rückfall nach Abschluss oder Unterbrechung der kieferorthopädischen Zahn-/Kieferregulierung in die ursprüngliche Stellung

Ein Rezidiv entsteht durch

- Wachstum
- Einflüsse der Muskelkräfte (Wangendruck, Zungendruck, Lippendruck und Kaudruck)
- die so genannte Mesialdrift der Seitenzähne, also den Wanderungsdruck der Seitenzähne nach vorne
- die durch die Zahnbewegung gedehnten, am Zahn befestigten Fasern, insbesondere die elastischen Fasern zwischen Zahnfleisch und Zahn
- Durchbruch der Weisheitszähne
- fehlende Stabilität des Gebisses

Besonders stark ist die Gefahr der Rückstellung bei anhaltendem Wachstum und unausgewogenen Muskelkräften. Ein sehr geringer Dauerdruck reicht aus, um einen scheinbar fest verankerten Zahn im Kiefer zu verschieben.

Wurden therapeutisch der Oberkiefer gedehnt, Zähne gedreht oder in das Knochenfach bewegt, ist ein Rezidiv eher möglich. Dies ist oft auf die gedehnten Gewebe zurückzuführen, ein Umbau der Fasern hat noch nicht vollständig stattgefunden.

Zur Vermeidung von Rezidiven ist eine sorgfältige Behandlungsplanung und -durchführung wichtig. Die Zahnbögen sollten im Idealfall nach der Therapie optimal ausgeformt sein und einwandfrei ineinander greifen. Ebenso ist es wichtig, das Behandlungsergebnis langfristig zu sichern. Dies kann mit herausnehmbaren oder aber festsitzenden Apparaturen erfolgen.

Bei herausnehmbaren Geräten genügt es in der Regel, diese in der Nacht zu tragen. Der Patient hat die Möglichkeit, sich langsam aus der Therapie „heraus zu schleichen". Nach Abschluss der kieferorthopädischen Behandlung trägt er zunächst jede Nacht, nach einiger Zeit nur noch jede zweite Nacht, dann nur noch jede dritte Nacht und so weiter. Sobald der Patient jedoch merkt, dass die Apparatur ungewöhnlich stramm im Mund sitzt, so erkennt er die Wanderung der Zähne in einem frühen Stadium. In diesem Falle empfiehlt es sich, das Retentionsgerät wieder in jeder Nacht zu tragen.
In der Praxis kommt es jedoch häufig vor, dass die Patienten sehr schnell das Tragen der Zahnspange vergessen. Nicht selten wird die Zahnspange erstmals im Urlaub vergessen. Nach dem Urlaub sitzt die Apparatur durch leichte Rückstellung der Zähne nicht mehr, und meist vergeht nun noch einige Zeit, bis der Patient die Zahnspange von dem Kieferorthopäden anpassen lässt oder er vergisst es ganz. Leider ist nach Rückstellung der Zähne oft wertvoller Platz im Zahnbogen verloren und es ist eine erneute kieferorthopädische Therapie notwendig.

Leichter und sicherer ist es, sich einen kleinen festsitzenden Spezialdraht (Retainer) unauffällig auf die Innenflächen der Frontzähne befestigen zu lassen. Das lästige nächtliche Tragen einer Zahnspange entfällt auf diese Weise und das Risiko eines Rezidivs der Zähne wird deutlich reduziert.

Stört der Retainer bei der Zahnpflege?

Nein. Bei der sorgfältigen Befestigung des Retainers werden die Zahnzwischenräume frei gelassen, so dass weiterhin Zahnseide oder kleine Bürstchen für die Reinigung verwendet werden können.

Befestigung eines Retainers

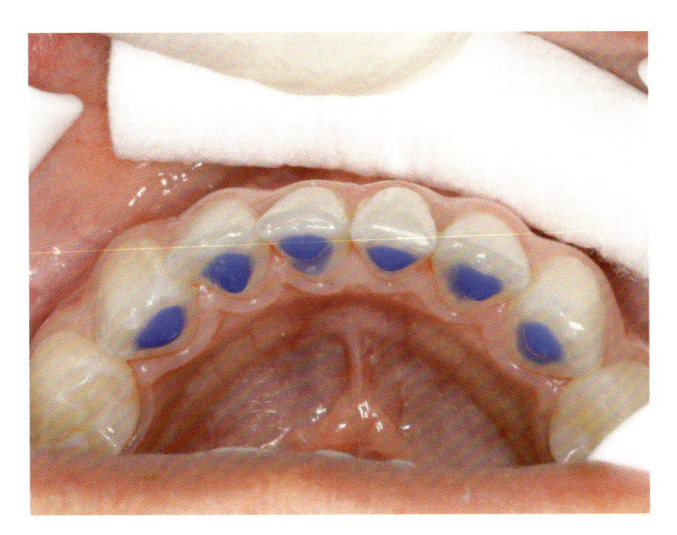

12.1 Die Innenflächen der Zähne werden gereinigt und für einen besseren Verbund zwischen Zahn und Kunststoff mit einem Gel leicht angerauht.

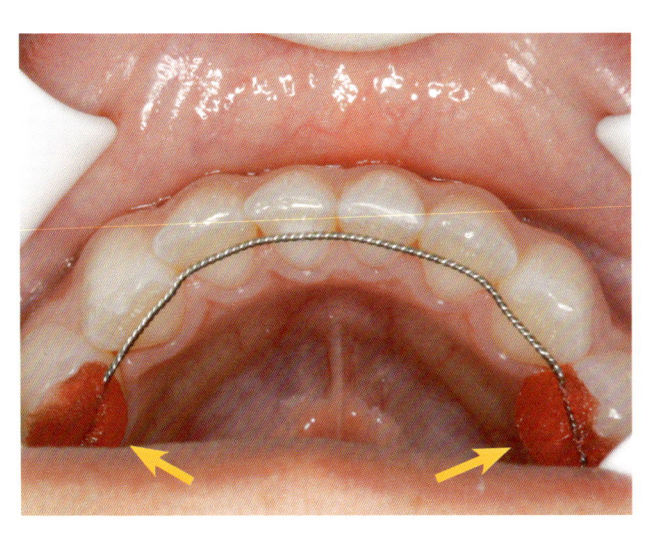

12.2 Der im Dentallabor vorbereitete Retainer wird genau positioniert. Er liegt möglichst nah und passiv an den Innenflächen der Zähne. Die hier erkennbaren Kunststoffabstützungen (Pfeile) auf den ersten kleinen Backenzähnen sorgen für die sichere Positionierung und präzise Befestigung des Bogens.

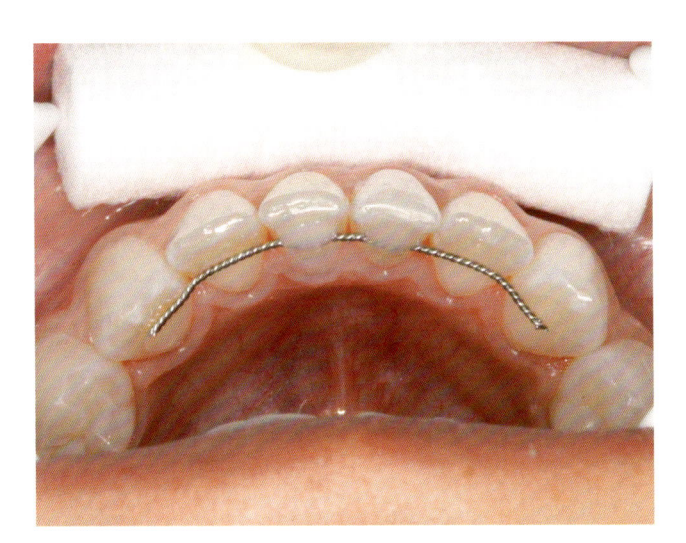

12.3 Nach Befestigung an zwei Frontzähnen und Entfernung der Kunststoffabstützungen

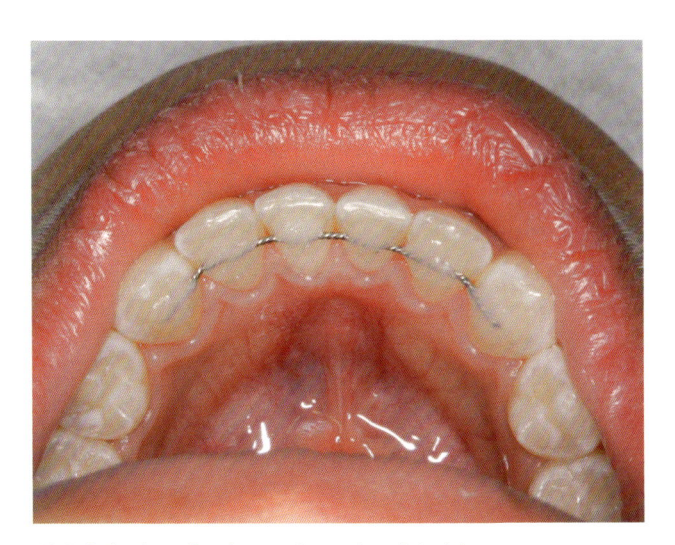

12.4 Befestigter Retainer: er kann über viele Jahre getragen werden und gibt damit die Garantie langfristig gerader Zähne.

Sind die Zähne anfälliger für Karies?

Die Zähne sind durch einen Retainer nicht anfälliger für Karies. Im Gegenteil: der spezielle Edelstahlbogen sorgt für einen stabilen Halt der Zahnstellung und verhindert die für die Mundhygiene schwierig zugänglichen Zahnverschachtelungen.
Zudem sind die Zahninnenflächen, insbesondere in der Unterkieferfront, fortwährend von Speichel umspült. Die Zunge sorgt durch ihren ständigen Kontakt mit den Innenflächen für die Selbstreinigung der Zähne. In der Region des befestigten Retainers werden nur selten kariöse Defekte beobachtet. Bei einigen Patienten ist eine erhöhte Zahnsteinbildung auffällig, die aber durch regelmäßige professionelle Zahnreinigung vonseiten des Hauszahnarztes und/oder aber durch eine verbesserte Mundhygiene verhindert werden kann.

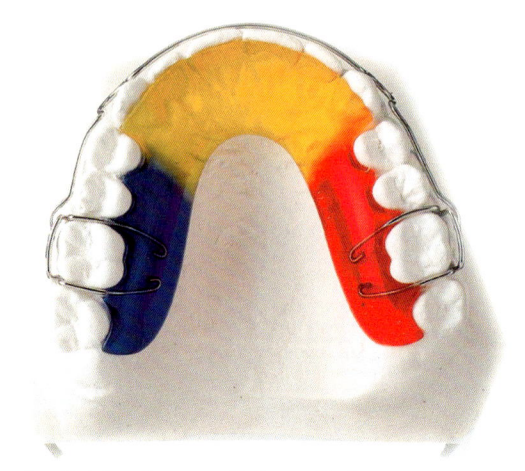

12.6 Hawley-Retainer: herausnehmbares Gerät

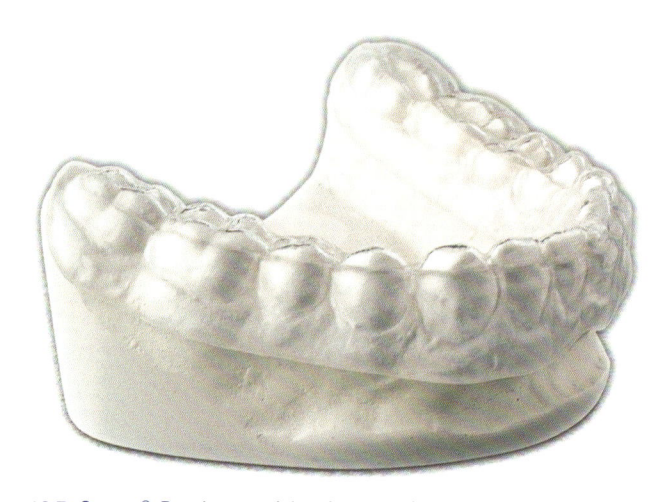

Beeinträchtigt der Retainer die Sprache oder stört er im Mund?

In der ersten Woche ist der Retainer noch ein Fremdkörper im Mund des Patienten. Die von Natur aus neugierige Zunge wird wie bei einer neuen Zahnfüllung immer wieder den Retainer ertasten wollen. Doch spätestens nach einer Woche gehört der Bogen zum Mundinnenraum. Da er beim Sprechen, Kauen und in der Ruhestellung nicht stört, gewöhnt sich der Patient sehr schnell an dieses kleine, sinnvolle Zusatzelement.

12.7 Osamu®-Retainer: weiches herausnehmbares Haltegerät

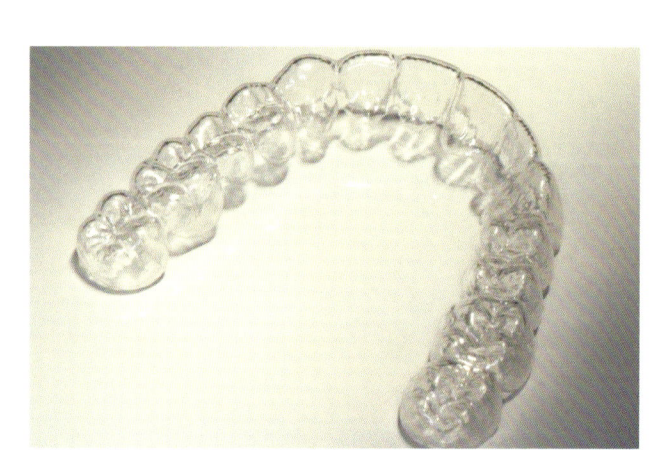

12.5 Essix-Schiene: abnehmbare Folie

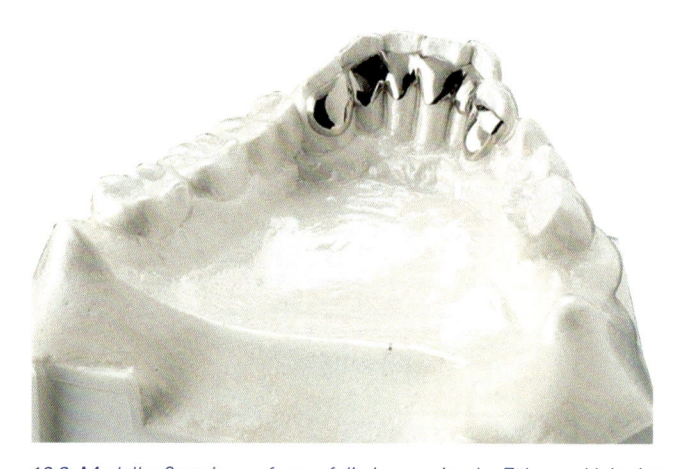

12.8 Modellgußretainer – fest auf die Innenseite der Zähne geklebt, ist er besonders geeignet bei vergrößertem Lockerungsgrad der Zähne.

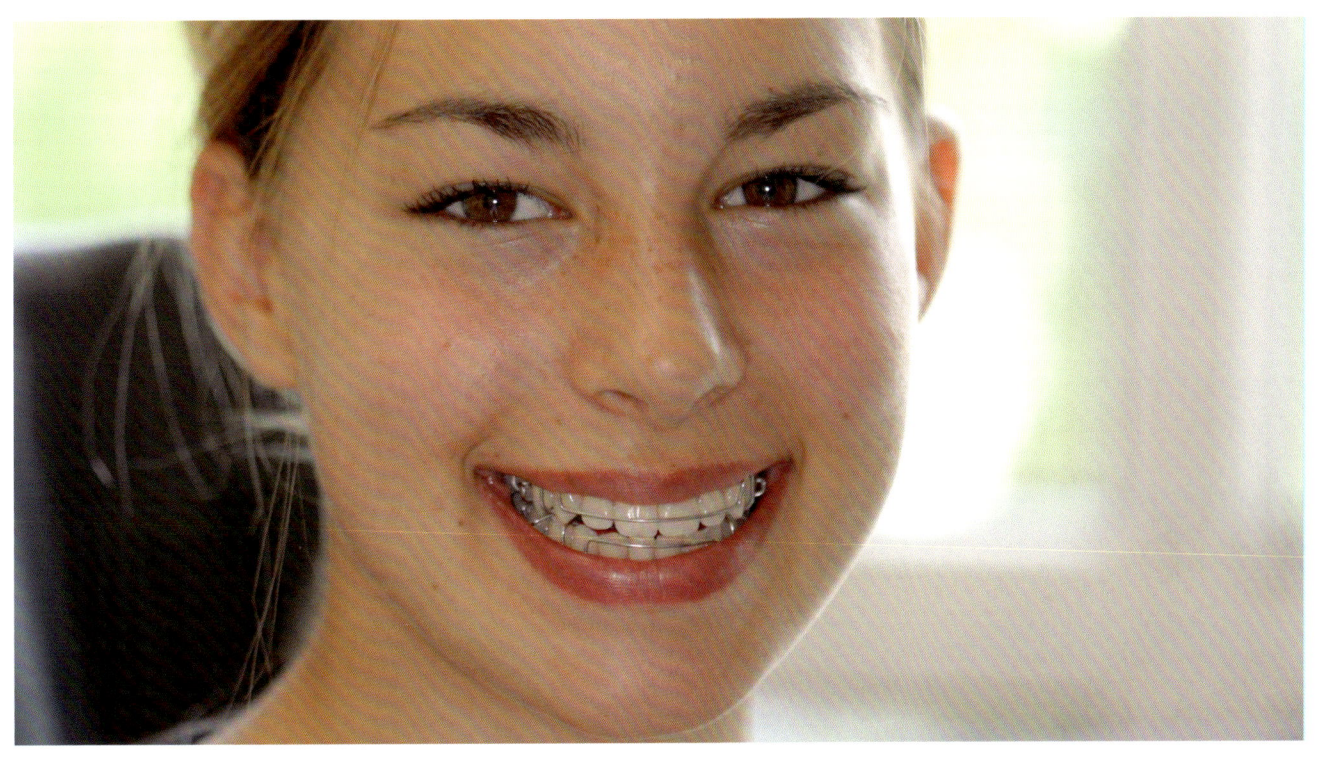

12.9 Nachts hält die herausnehmbare Zahnspange für den Ober- und Unterkiefer die Zähne in ihrer Position.

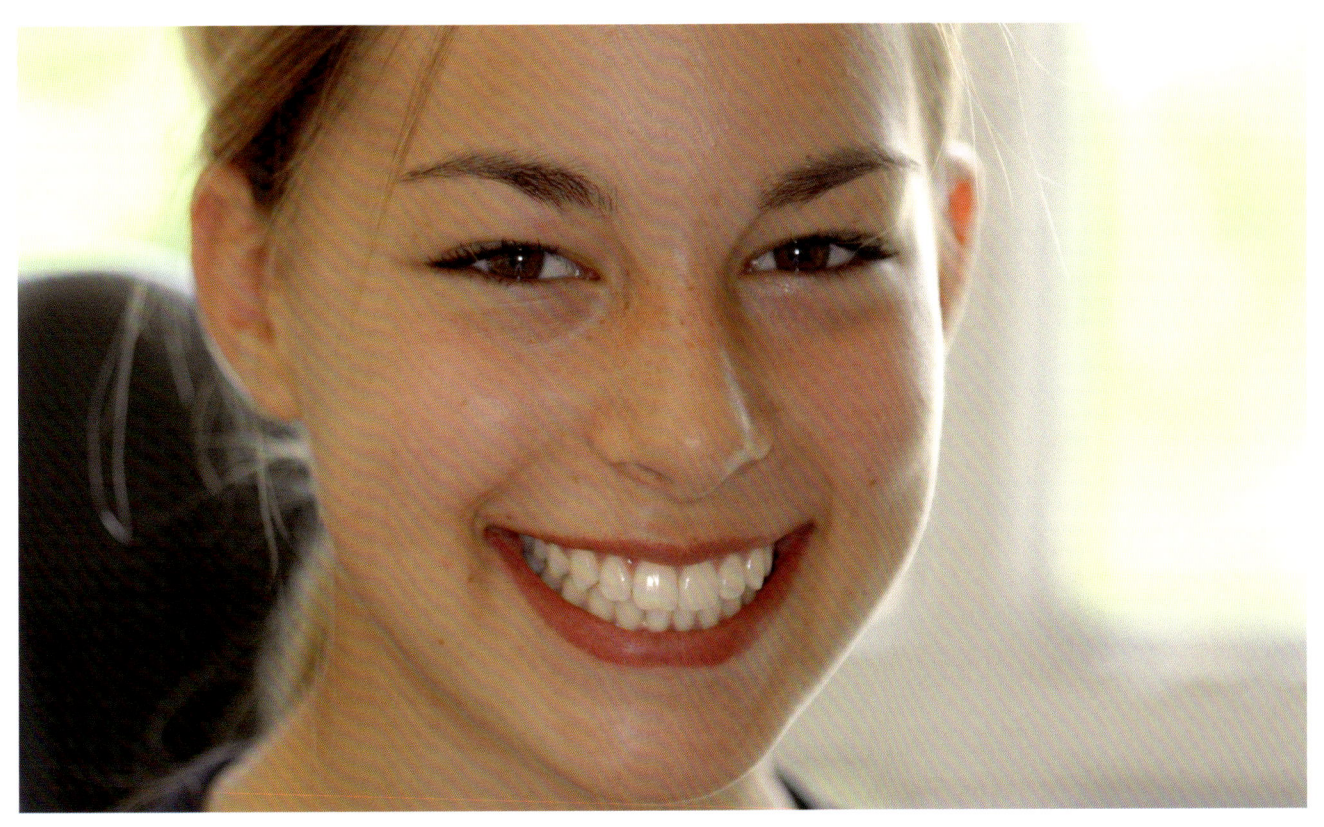

12.10 Ein strahlendes Lachen mit schönen geraden Zähnen

Weisheitszähne

Auch heute noch ist der Glaube, dass sich die Zähne aufgrund der in die Mundhöhle durchbrechenden Weisheitszähne verschieben, weit verbreitet.

Grund für diese vorherrschende Meinung ist der zeitliche Zusammenhang der Entstehung einer eng stehenden Front mit dem Durchbruch der Weisheitszähne. Es erschien offensichtlich, dass die um ihren Platz im Zahnbogen kämpfenden letzen Zähne Druck auf den Zahnbogen ausüben und damit einen Engstand der Schneidezähne verursachen. Um diesem Engstand vorzubeugen, erschien der Zeitpunkt der chirurgischen Entfernung der vermeintlichen Übeltäter im Anschluss an die kieferorthopädische Behandlung günstig.

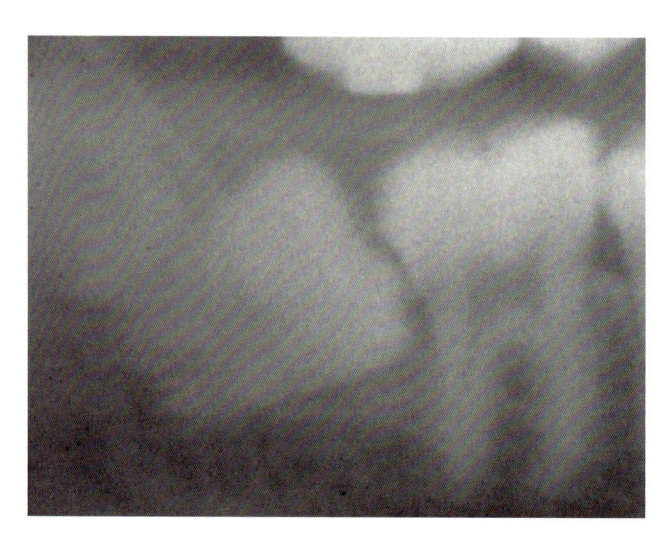

12.11 Wird dieser verkeilte Weisheitszahn in der Zahnreihe nicht mehr benötigt, empfiehlt sich hier die operative Entfernung.

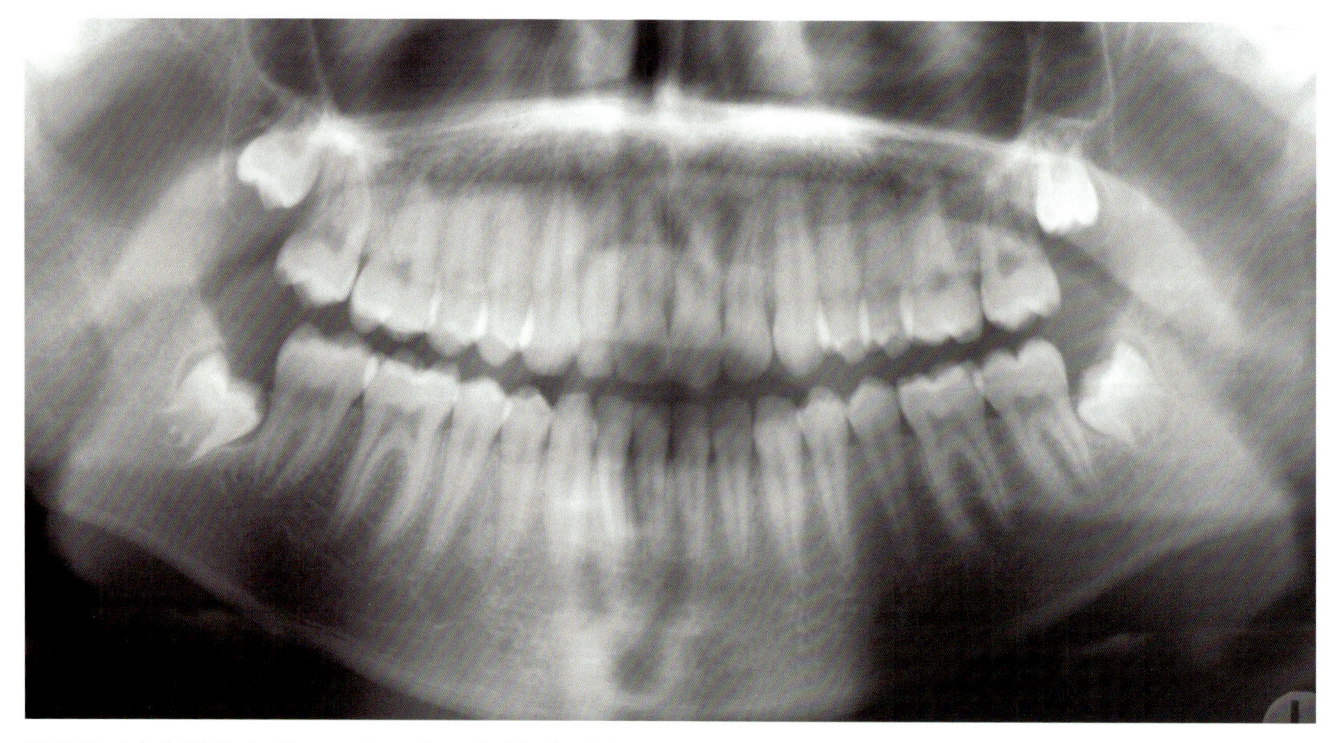

Die vorbeugende Entfernung der Weisheitszähne macht jedoch nur dann Sinn, wenn der Durchbruch der Weisheitszähne tatsächlich die Ursache des Engstandes in der Front ist. Dies wird kontrovers diskutiert. Es wurde beobachtet, dass sich selbst bei den Patienten, bei denen bereits eine Weisheitszahnentfernung erfolgt

12.12 Es sind alle Weisheitszähne angelegt - eine endgültige Entscheidung über das Schicksal dieser vier Zähne sollte erst in 1-2 Jahren getroffen werden.

war oder bei denen sich erst gar keine Weisheitszähne entwickelt hatten, ein Engstand der Front einstellte. Es ist zudem nicht möglich, durch die Weisheitszahnentfernung den Engstand der Front zu reduzieren oder gar zu beheben.

Einige Gründe für den Engstand im jungen Erwachsenalter (tertiärer Engstand):

- Wanderungstendenzen aller Seitenzähne nach vorne, Richtung Kiefermitte

- anhaltendes Unterkieferwachstum auch während das Oberkieferwachstum bereits zum Stillstand gekommen ist

- ungünstige Belastung der Eckzähne bei seitlichen Bewegungen des Unterkiefers

- fehlender Abrieb der Zähne durch weiche Nahrung

In vielen Fällen können die Weisheitszähne im Knochen belassen werden. Eventuell mögliche Veränderungen (z. B. die seltene Bildung einer Zyste) können im Abstand von einigen Jahren röntgenologisch überprüft werden.

Gründe einer Weisheitszahnentfernung aus kieferorthopädischer Sicht können sein:

- ausgeprägter Platzverlust für den Weisheitszahn

- im Rahmen einer kieferorthopädischen Therapie: geplante Platzschaffung durch das Bewegen der Zähne in die Richtung der Weisheitszähne

- unterschiedliche Zahnzahl, wenn die Weisheitszähne keine Zahnabstützung im Gegenkiefer haben. Hier besteht die Gefahr der Verlängerung des Zahnes und damit ein Hindernis bei vielen Kieferbewegungen und einer Schleimhautreizung im Gegenkiefer

- bei Durchbruchsbehinderung oder Schädigung des vor dem Weisheitszahn liegenden Backenzahnes (12-Jahres-Molar)

Auch nach einer kieferorthopädischen Behandlung, in der aufgrund eines Platzmangels Zähne entfernt wurden, ist die Gefahr eines späteren Engstandes der unteren Front möglich und oft sogar wahrscheinlich.
Die Meinung der Kieferorthopäden ist: Wer die Garantie lebenslanger schöner Zähne haben möchte, sollte ein Leben lang eine Zahnspange tragen. Wesentlich komfortabler und sicherer ist der Einsatz kleiner festsitzender Retainer.

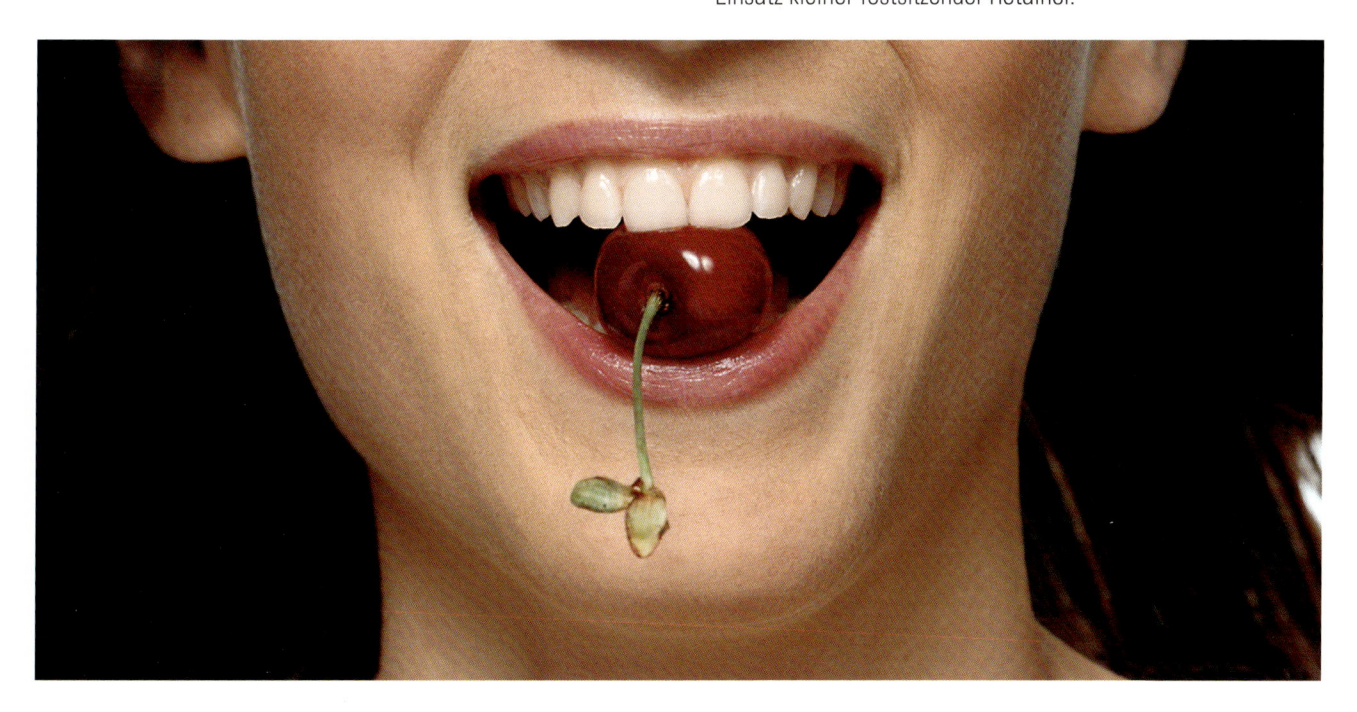

Sport-Mundschutz

Knie- und Ellbogenschützer sind bei vielen Sportarten selbstverständlich. Doch wie sieht es mit unserem Lachen aus?

Ein großer Teil der Zahn- und Mundverletzungen ist auf Sportunfälle zurückzuführen. Meist sind dabei die Schneidezähne betroffen. Durch die Schlag- oder Stoßwirkung können Zähne völlig verloren gehen, Wurzeln frakturieren oder aber Zahnkronen ganz oder nur teilweise abgeschlagen werden. Ebenso ist ein Bruch des Kiefers, insbesondere des beweglichen Unterkiefers, in allen Ebenen möglich. Die zahnärztliche oder chirurgische Therapie kann schmerzhaft und teuer sein, das schöne Lachen, zumindest vorübergehend, vergehen.
Das Tragen eines individuellen Mundschutzes ist eine einfache und wirkungsvolle Schutzmaßnahme, das Risiko von nachhaltigen Verletzungen des Kiefers und der Zähne um ein Sechzigfaches reduziert. Mit Hilfe des Mundschutzes wird die einwirkende Kraft elastisch abgefangen.

Konfektionierter Mundschutz
Diese im Sportgeschäft erhältlichen standardisierten Gummischienen sind durch Zusammenbeißen der Zähne während der sportlichen Aktivität festzuhalten. Sie sind recht kostengünstig, werden allerdings aufgrund ihres schlechten Tragekomforts und der Beeinträchtigung von Atmung und Sprache selten getragen. Überdies bieten sie erfahrungsgemäß durch die fehlende individuelle Anpassung den geringsten Schutz gegen eine Verletzung.

Individuell angepasster Mundschutz
Bei dem individuell angepassten Mundschutz werden konfektionierte Schienen aus Thermoplastik nach dem Erwärmen speziell den Zähnen des Sportlers angepasst. Der Verletzungsschutz ist hierbei wesentlich größer als bei dem konfektionierten Mundschutz.

Individuell hergestellter Mundschutz
Dieser Mundschutz wird individuell nach Abdrucknahme des Ober- und Unterkiefers und der Herstellung eines so genannten „Konstruktionsbisses" im Dentallabor hergestellt. Er besteht aus Silikon, ist besonders elastisch und liegt je nach Sportart mit 2-4 mm dickem Aufbissrelief zwischen den Zahnreihen. Die perfekte Anpassung an Zähne und Schleimhaut bieten den besten Verletzungsschutz bei sehr hohem Tragekomfort. Die Anpassung an festsitzende kieferorthopädische Geräte oder an das Wechselgebiss des Jugendlichen ist bedingt möglich.

Empfehlenswert ist laut der Deutschen Gesellschaft für Zahn-, Mund- und Kieferheilkunde (DGZMK) das Tragen eines Mundschutzes bei folgenden Sportarten:

> **American Football, Baseball, Basketball, Boxen, Eishockey, Feldhockey, Fußball, Geräteturnen, Handball, Inline-Skating, Kampfsport, Radsport (insbes. Mountainbiking), Reiten, Rugby, Skate-Boarding, Wasserball, Trampolinspringen u. a.**

Insbesondere bei Kindern, die organisierten Sport mit Körperkontakt, Sturzgefahr oder Benutzung von Sportgeräten betreiben, sollte auf das Tragen eines Mundschutzes geachtet werden.

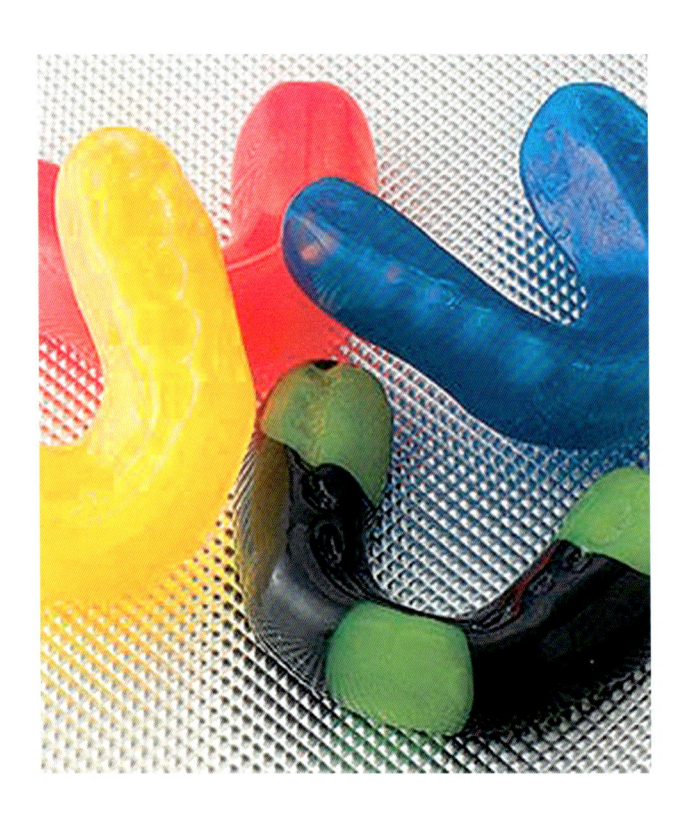

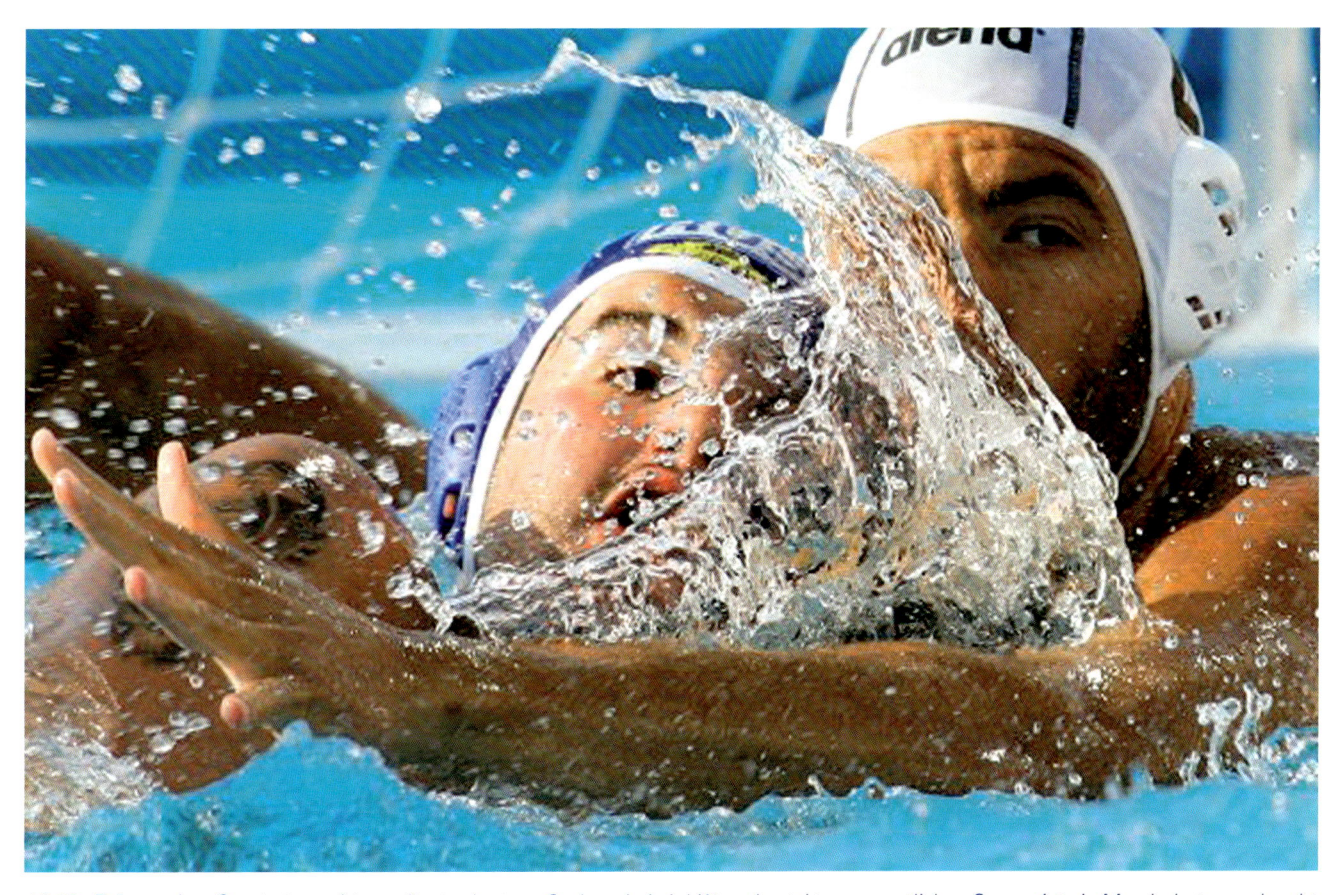

12.13 Bei manchen Sportarten geht es mitunter hart zur Sache – bei viel Körperkontakt zum sportlichen Gegner ist ein Mundschutz angebracht.

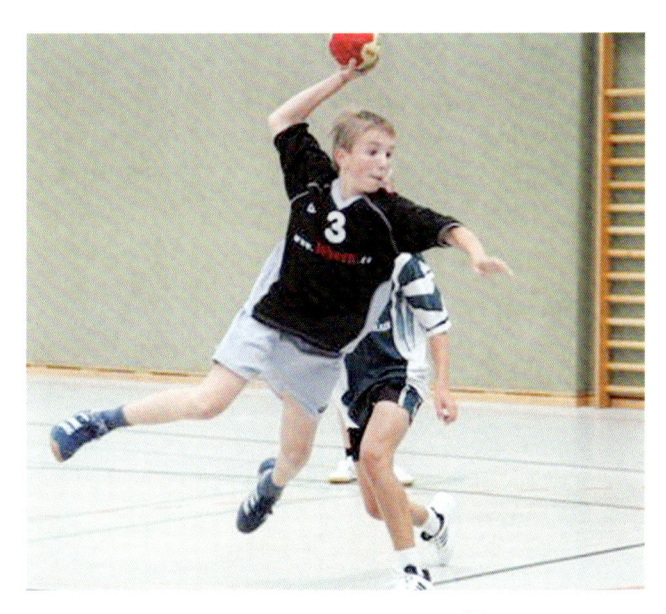

12.14 Schnell ist der Mund ungeschützt einem Schlag ausgesetzt.

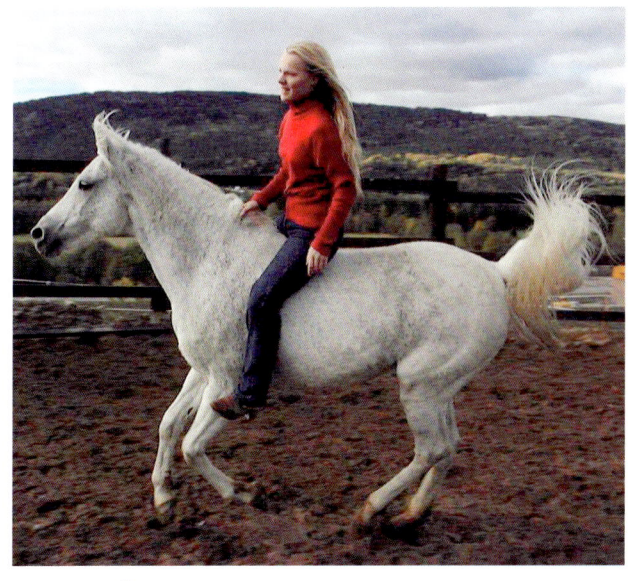

12.15 Aus Übermut und Lebensfreude unterschätzt man manchmal, dass bei einem Sturz auch Zähne beschädigt werden können.

13 Kieferorthopädische Therapie bei Kopfschmerzen

- Kopfschmerz wurde lange als eine undifferenzierte Erkrankung hingenommen – es sollte durch einen Zahnarzt oder Kieferorthopäden abgeklärt werden, ob in diesem Fachbereich Gründe für den Kopfschmerz zu finden sind.

- Oft sind Beschwerden wie Verspannungen, Kopfschmerzen und Kiefergelenkschmerzen Folge einer fehlerhaften Verzahnung oder eines fehlerhaften Funktionierens des Gebisssystems.

- Stress und psychoemotionale Spannungszustände in Kombination mit einem falschen Biss bestimmen häufig das Krankheitsgeschehen.

- Eine Basisuntersuchung dauert nicht lange; es kann dabei festgestellt werden, ob das Problem in den zahnärztlichen Bereich fällt oder ob andere ärztliche Fachrichtungen (z. B. Orthopädie) dafür zuständig sind.

- Störungen der Zähne oder ein falscher Biss führen aufgrund der hohen Anpassungsfähigkeit der Gewebsstrukturen nicht zwangsläufig zu einer Funktionsstörung des Kausystems.

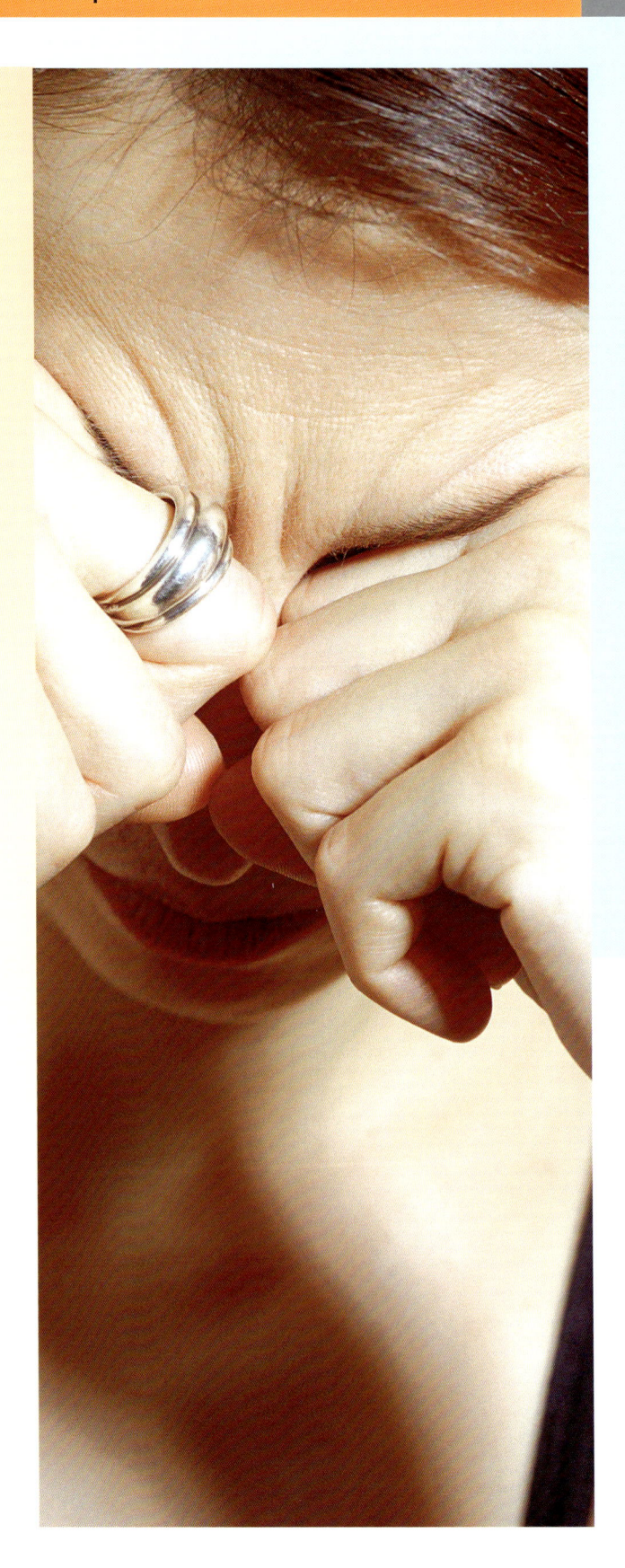

Kieferorthopädische Therapie bei Kopfschmerzen

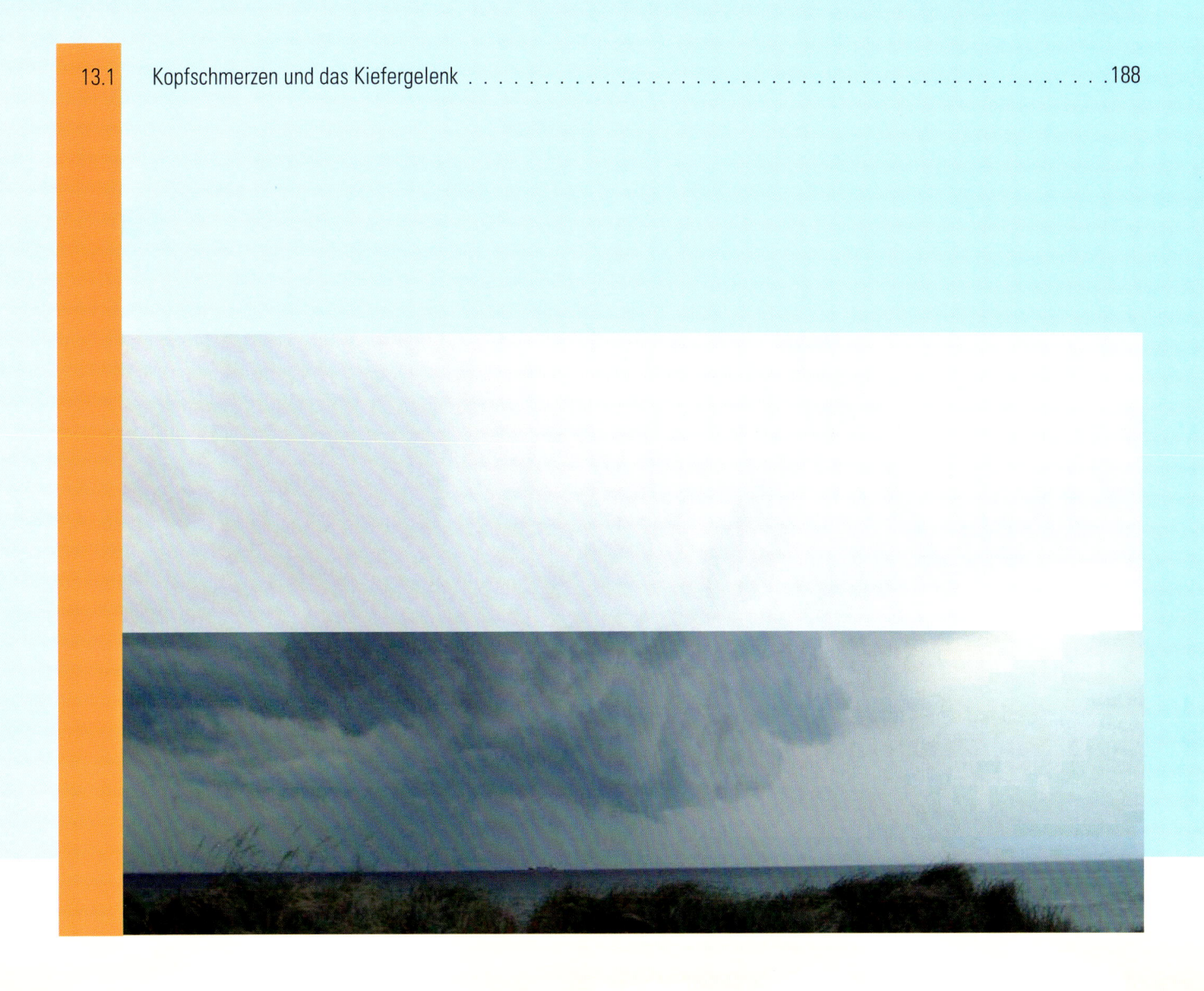

13.1 Kopfschmerzen und das Kiefergelenk 188

Kopfschmerzen und das Kiefergelenk

Das Kiefergelenk ist in seinen Bewegungen sehr komplex aufgebaut. Es ist häufig Auslöser verschiedener Beschwerden. Hierunter fallen unter anderem Kopf- und Gesichtsschmerzen sowie Schmerzen im Bereich der Hals- und Brustwirbelsäule. Aber auch Probleme mit der Lendenwirbelsäule, ein Beckenschiefstand oder eine scheinbare Beinlängendifferenz können mit einer Fehlfunktion der Kiefergelenke einhergehen. Häufig werden diese Zusammenhänge nicht erkannt.

Umgekehrt kann eine Kiefergelenkstörung auch Folge von anderen Belastungen sein, wie zum Beispiel einer ungünstigen Lage der Kiefer zueinander oder aufgrund von Stress, der häufig zum Zähneknirschen führt.

Neben den Kopfschmerzen können auch Ohrgeräusche (Tinnitus) und weitere Symptome auftreten. Ein Gebissfehlstand überlastet das Kiefergelenk, das sich nur wenige Millimeter vom Innenohr entfernt befindet. Da das Kiefergelenk zunächst sehr anpassungsfähig ist, macht sich das Problem häufig zuerst im Innenohr bemerkbar. Es kommt zu einem Tinnitus, der nach der korrekten Einstellung der Zähne häufig von selbst wieder verschwindet.

Bei Kiefergelenkproblemen ist daher meist eine Zusammenarbeit zwischen dem Fachzahnarzt für Kieferorthopädie, dem Hals-Nasen-Ohrenarzt, häufig auch dem Orthopäden oder Krankengymnasten bzw. Osteopathen erforderlich. Ganzheitliche Therapieansätze sind meist sehr wirkungsvoll.

Das Kiefergelenk ist glücklicherweise anpassungsfähig. Daher führen nicht sämtliche Funktionsstörungen gleich zu unangenehmen Begleiterscheinungen.

Wenn jedoch mehrere Faktoren zusammen spielen, wie zum Beispiel eine ungünstige Kieferstellung, falsch stehende Zähne und gleichzeitig Stress und damit einhergehende Muskelanspannung durch das Knirschen, kann sich das System aufschaukeln, was dann häufig zu Kopfschmerzen führt.

Da Kiefergelenkprobleme oftmals nicht erkannt werden, werden häufig auch andere gesundheitliche Beschwerden nicht mit dem Kiefergelenk in Verbindung gebracht. Wer denkt beispielsweise bei Kniebeschwerden an das Kiefergelenk und eine möglicherweise nötige Therapie durch den Kieferorthopäden?

In diesem Zusammenhang ist die Betrachtung der gesamten Körperstatik wichtig. So kann bereits eine kleine Veränderung im Bereich des Beckens eine Instabilität im Bereich der Kiefergelenke und umgekehrt auslösen.

Zudem wird unter ganzheitlichem Therapieansatz auch eine Störung der Akupunkturleitbahnen, die das Kiefergelenk versorgen und Auswirkungen auf den gesamten Energiehaushalt haben, angenommen.

Das komplexe Krankheitsbild der Kiefergelenkstörungen wird heute zusammengefasst als Craniomandibuläre Dysfunktion (CMD) bezeichnet. Dies stellt eine Sammeldiagnose dar, und die behandelnden Therapeuten müssen ihre Befunde anschließend differenzieren, um zu einer spezifischen Therapie zu gelangen.

Beim Kauvorgang spielen verschiedene Strukturen ineinander: Der Kauvorgang wird durch das Gehirn eingeleitet, anschließend ziehen sich die Kaumuskeln zusammen und bringen die Zahnreihen aufeinander.

Nur wenn Kiefergelenk, Zähne des Oberkiefers und Zähne des Unterkiefers sowie die Kaumuskulatur optimal zusammen arbeiten, funktioniert das System einwandfrei. Sobald Störkontakte durch schief stehende Zähne, Zahnlücken oder ungünstige Kiefergelenkpositionen auftauchen, müssen die Kaumuskeln zusätzliche Arbeit aufbringen. Da die Kaumuskeln wiederum an anderen Stellen des Kopfes wie auch zum Beispiel den Schläfen ansetzen, können hier vorhandene Verspannungen zu entfernten Bereichen weitergeleitet werden. Dadurch kommt es häufig zu einem Spannungs-Kopfschmerz. Dieser wirkt sich umso stärker

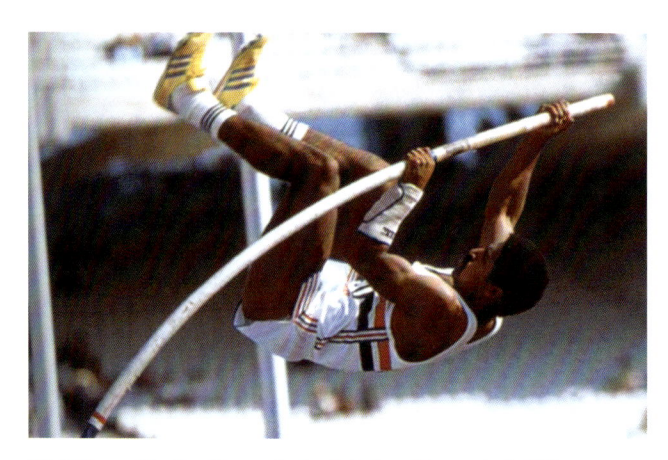

13.1 Einem Hochspringer, der im falschen Moment die Zähne zusammenbeißt, fehlen entscheidende Zentimeter. Die richtige Gebissstellung ist sogar für das Handicap beim Golfspiel wichtig: Eine gerade Wirbelsäule ist für den richtigen Schwung des Golfschlägers entscheidend.

aus, je mehr die betroffene Person ohnehin zu Kopfschmerzen neigt, beispielsweise durch Wetterfühligkeit oder Migräne. Durch eine korrekte Zahnstellung kann der Kieferorthopäde in solchen Fällen die Kaumuskulatur entlasten, indem der Kauvorgang effizienter wird. Gleichfalls kann der Kieferorthopäde durch die Art, wie die Zähne eingestellt werden, Einfluss auf die Position des Kiefergelenks nehmen. So kann durch eine korrekte Zahnstellung die Lage der Kiefergelenke verbessert und dadurch der Druck im Kiefergelenk reduziert und Kopfschmerzen vorgebeugt werden.

Im Zusammenhang mit Muskelverspannungen muss auch berücksichtigt werden, dass Muskeln, die über längere Zeit fehl belastet werden, so genannte Triggerpunkte ausbilden können. Dabei handelt es sich um punktförmig verhärtete Muskelpartien. Triggerpunkte wiederum können Schmerzen in anderen Regionen auslösen. Die Triggerpunkte sind selbstverständlich nicht auf die Kaumuskulatur beschränkt, sondern können überall im Körper auftreten. Das bedeutet für den Bereich der Zähne, dass beispielsweise Zahnschmerzen entstehen können, ohne dass der Schmerz vom Zahn ausgeht. In solchen Fällen spricht der Fachmann vom Projektionsschmerz. Nur eine umfangreiche und richtige Diagnostik kann hier weiter helfen.

Pro Minute schlucken wir etwa 2-3mal. Die Zähne berühren sich normalerweise nur beim Kauen und Schlucken. Ansonsten sollten Ober- und Unterkieferzähne keinen Kontakt zueinander haben. Diesen Zustand nennt der Kieferorthopäde Ruhelage, das heißt der Unterkiefer schwebt in Ruhe.

Bereits der Volksmund kennt den Zusammenhang von Kausystem und Psyche, wenn davon gesprochen wird, „die Zähne zusammen zu beißen". Leider hat dieses Zähnepressen neben dem entstehen von Triggerpunkten weitere Nachteile: Durch die große Kraft des Knirschens kann der Zahnschmelz verletzt werden und ein Abrieb von Zahnsubstanz erfolgen. Durch diesen Zahnabrieb wiederum senkt sich die Bisshöhe im Laufe der Zeit, so dass der Kiefergelenkkopf durch die Muskulatur in die Gelenkpfanne nach oben gezogen und gepresst wird. Dadurch verspannen sich die Muskeln weiter, ein Teufelskreis ist entstanden. Aufgabe einer ganzheitlichen Kieferorthopädie muss es sein, nicht nur die Kaufunktion wieder herzustellen und vorhandene Symptome zu beseitigen, die durch Kiefergelenksstörungen auftauchen. Es sollten auch die weiteren Funktionen des Kauorgans wie das Sprechen und Lachen sowie die Mimik zur Verbesserung der Selbstheilungskräfte des Menschen berücksichtigt werden.

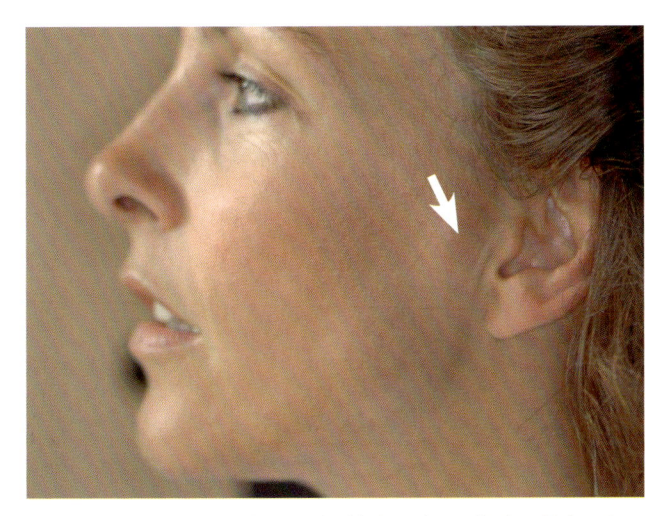

13.2 Vor einer zahnärztlichen oder kieferorthopädischen Behandlung ist eine Basisuntersuchung der Kiefergelenke erforderlich. Hier deutlich zu sehen: das Kiefergelenkköpfchen, das sich herausdrückt.

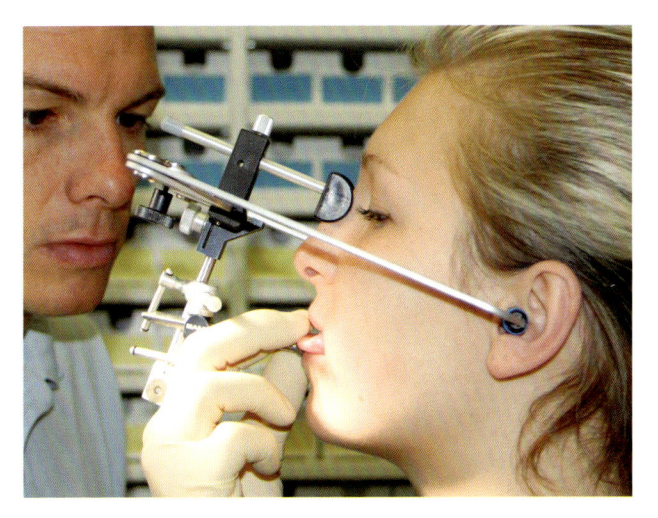

13.3 Kiefergelenkregistrierung

14 Schnarchen macht einsam

- Schnarchgeräusche entstehen durch die verringerte muskuläre Straffung des Gewebes im Bereich des Rachens.

- Schnarchlaute können die Lautstärke eines Presslufthammers erreichen.

- Schnarchen ist in häufigen Fällen eine ernst zu nehmende Krankheit: die fortwährende Minderversorgung der Organe mit Sauerstoff kann schwerwiegende Auswirkungen auf den Organismus haben.

- Die so genannte Schlaf-Apnoe kann zu Tagesmüdigkeit (Risiko z. B. im Straßenverkehr) und steigendem Schlaganfall- und Herzinfarktrisiko führen.

- Nach eingehender Untersuchung kann in vielen Fällen mit Hilfe einer Schiene das Schnarchen reduziert oder sogar vollständig beseitigt werden.

- Schnarcherschienen verlagern den Unterkiefer in der Regel nach vorn, um die Gewebe des Rachenraumes zu straffen und somit eine Weitung der oberen Atemwege zu erhalten.

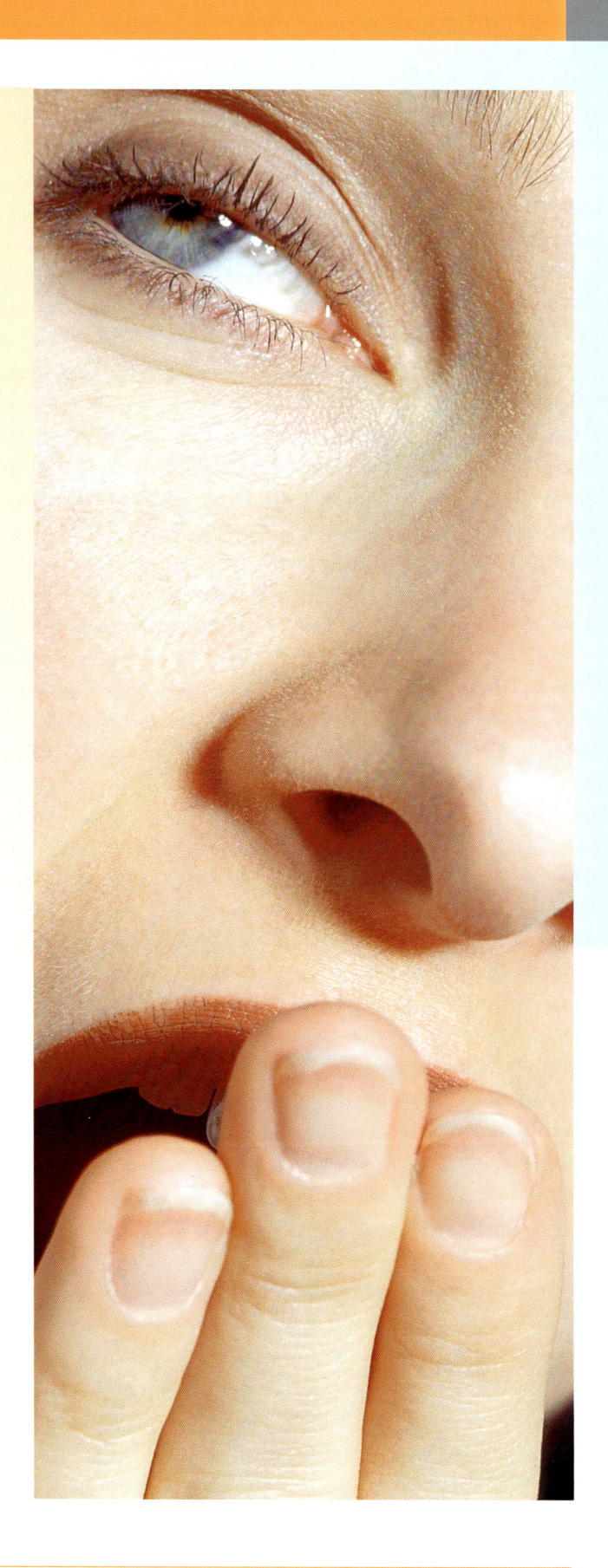

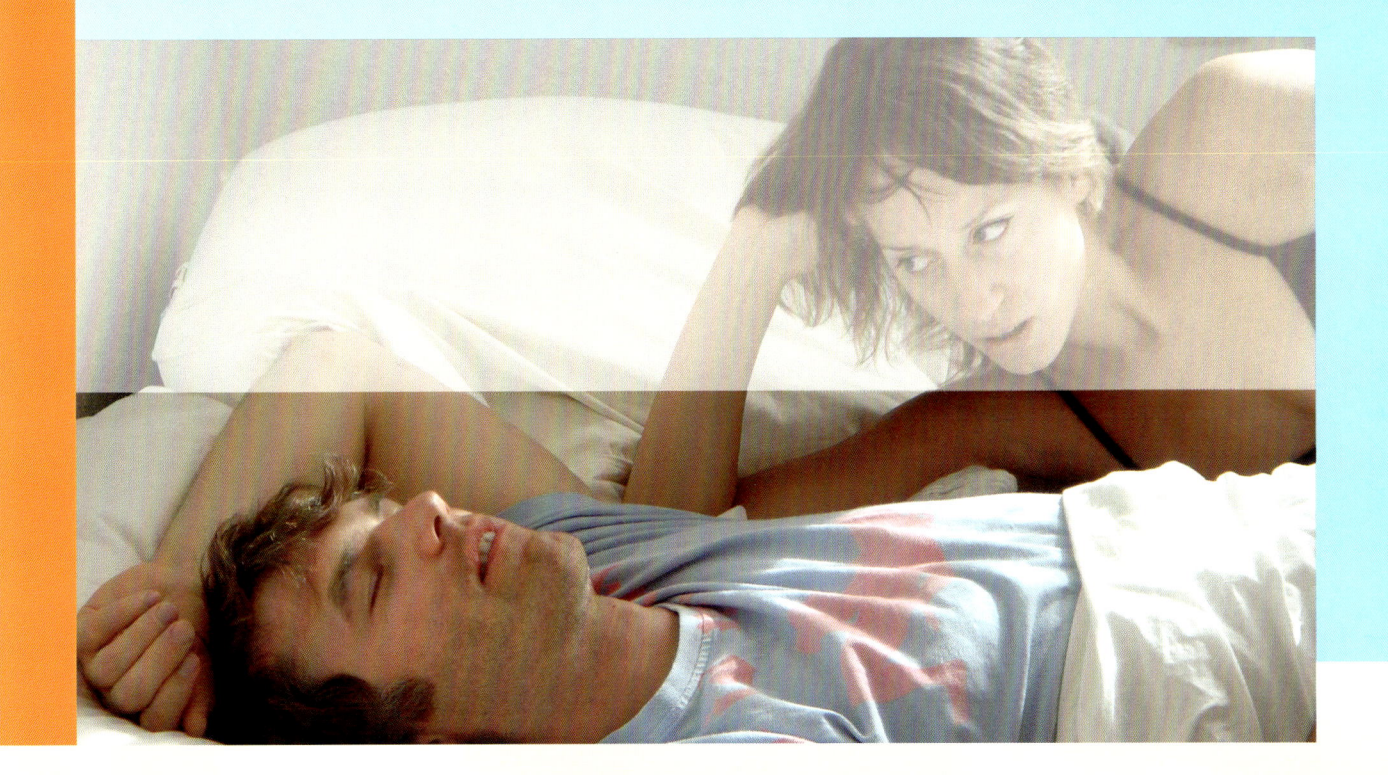

Schnarchen macht einsam

14.1　Schnarchen macht einsam 192

Schnarchen macht einsam

Wie entsteht Schnarchen?

Gesunder Schlaf ist eine lebensnotwendige Ruhefunktion des Körpers. Beim Schlaf wird die Atmung langsamer, Blutdruck und Herzfrequenz sinken und die Muskelspannung des Körpers lässt nach.

Schnarchlaute entstehen durch die verringerte muskuläre Straffung des Gewebes im Bereich des Halses. Der Rachen verengt sich und das benötigte Atemvolumen muss mit höherer Geschwindigkeit durch die Rachenenge geatmet werden. Dadurch entsteht ein Flattern der entspannten Weichteile und erzeugt die klassischen Schnarchlaute. Schnarcher erzeugen hierbei Lautstärken von bis zu 90 Dezibel. Dies entspricht der Lautstärke eines Presslufthammers.

Bei den 30-Jährigen schnarchen ca. 30% der Männer und 10% der Frauen, mit 60 Jahren schnarchen bereits durchschnittlich 60% der Männer und 40% der Frauen. Bei Kindern liegt der Anteil der Schnarcher bei 8%.

Schnarchen ist nicht gleich Schnarchen

Man unterscheidet zwischen einem harmlosen Schnarchen und einem krankmachendem Schnarchen.

Bei harmlosem Schnarchen mit regelmäßigen Atemzügen entsteht keine Störung der Atmung, die Schlafqualität (des Schlafenden) ist nicht beeinträchtigt, Herz- und Kreislaufsystem werden nicht gestört. Doch auch bei diesem vermeintlich harmlosen Schnarchen leiden die Patienten unter Trockenheit des Rachenraumes, Schluckbeschwerden, Heiserkeit und Schwellungen im Hals. Weitaus schwieriger ist für den Schnarcher jedoch meist die psycho-soziale Problematik. Schlafstörungen des Bettpartners können erhebliche Folgen im persönlichen Bereich haben: Es kann zu Beziehungsproblemen, Isolation und sogar Depressionen kommen. Nicht selten ist sogar die Urlaubsplanung von der Schnarchproblematik bestimmt (z.B. Camping, Wanderhütten, etc.).

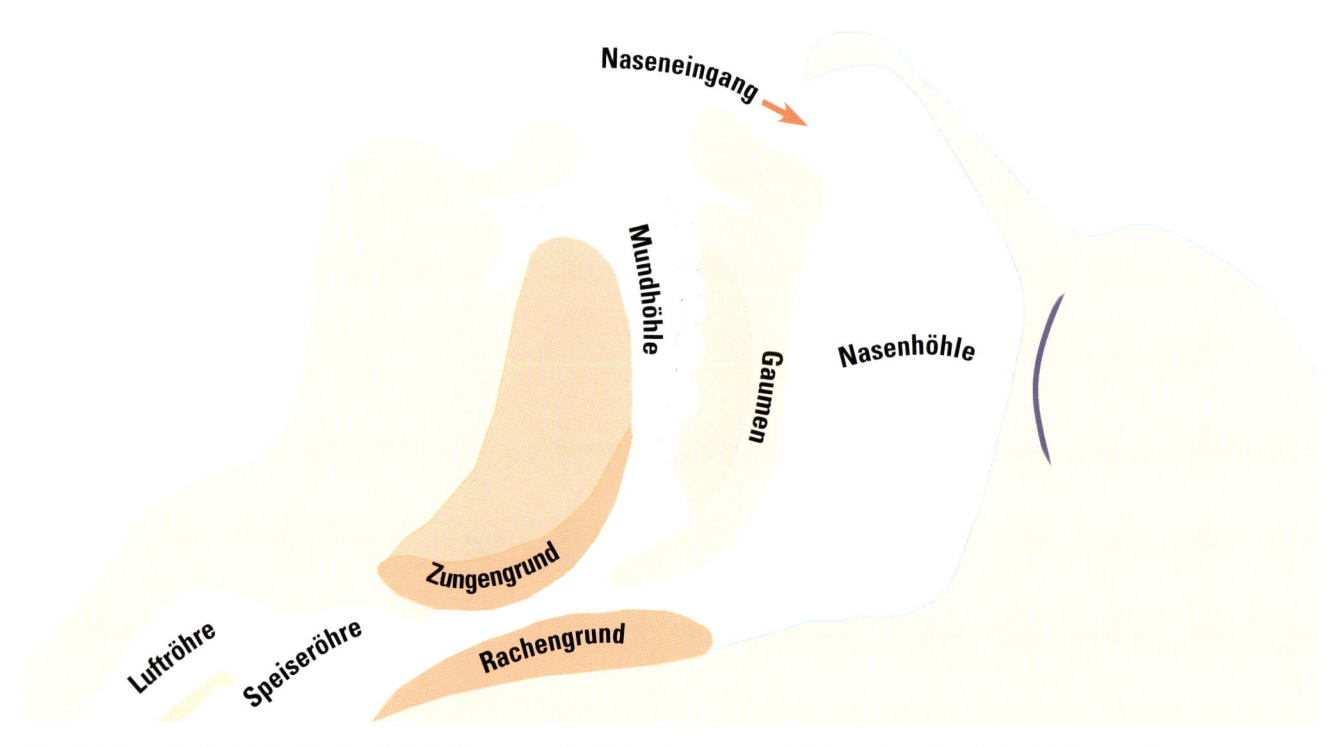

14.1 Auf dieser Grafik hat der Schlafende freie Atemwege, das Schnarchen entsteht bei Zungenkontakt mit dem Rachengrund.

Ab einem gewissen Grad ist das Schnarchen eine ernstzunehmende Krankheit. Kommt es im Schlaf zu periodisch wiederkehrenden Atemaussetzern (Apnoe) und sind diese länger als zehn Sekunden, so spricht man von einem Schlafapnoe-Syndrom. Hierbei besteht kurzzeitig ein Atemstillstand. Der Sauerstoffgehalt des Blutes sinkt und es findet solange keine Sauerstoffzufuhr der Organe wie beispielsweise Lunge und Gehirn statt, bis das Gehirn durch eine automatische, unbemerkte Weckreaktion diese Situation beendet. Der Patient nimmt dabei explosionsartig geräuschvoll die Atmung wieder auf. Diese Apnoen können bis über 600-mal pro Nacht auftreten, ohne dass der Betroffene es merkt, und dauern durchschnittlich 30-50 Sekunden bis hin zu zwei Minuten. Durch die vielen Weckreaktionen wird ein gesunder, erholsamer Schlaf verhindert. Der erholsame Tiefschlafanteil ist reduziert oder fehlt.

Die Minderversorgung der Organe mit Sauerstoff, die großen Blutdruckunterschiede während des Atemaussetzers und des anschließenden reflexartigen Atmens sowie die chronischen Schlafstörungen können schwerwiegende Auswirkungen auf den Organismus haben.

Die Schlaf-Apnoe kann nicht nur zu Tagesmüdigkeit mit den entsprechenden Risiken (z. B. im Straßenverkehr) führen, sondern auch zu ernsten Gefäßerkrankungen (steigendes Schlaganfall- und Herzinfarktrisiko) und geringerer Lebenserwartung.

Der Übergang vom Schnarchen zur Schlaf-Apnoe ist fließend. Er wird von dem Schnarcher nicht wahrgenommen. Schnarchen ist oft ein Frühwarnsystem für eine lebensbedrohliche Nachfolgeerkrankung, die Schlafapnoe.

Behandlungsmöglichkeiten beim Zahnarzt

Mit Hilfe eines kleinen Messgerätes (z.B. microMESAM) kann ggf. auch der Zahnarzt eine grobe Risikoeinschätzung für den Patienten vornehmen. Das Gerät zeigt, ob es sich um einen Schnarcher ohne gesundheitliches Risiko handelt oder ob ein Verdacht auf größere krankhafte Atmungsstörungen besteht.

Die Einschaltung fachärztlicher Spezialisten, wie HNO-Arzt, Pneumologe, Internist oder eines Schlaflabors ist in jedem Fall zu empfehlen. Hier wird die Ursache und Ausprägung des Schnarchens untersucht. Bereits bestehende Erkrankungen werden behandelt und die optimale Therapie zusammen mit dem Patienten festgestellt. In einigen Fällen ist die Verwendung eines Überdruckbeatmungsgerätes oder eine operative Therapie erforderlich.

Schnarchtherapiegeräte

So genannte Unterkieferprotrusionsschienen gewinnen bei der Behandlung von Schnarchern zunehmend an Bedeutung. Diese Geräte verlagern den Unterkiefer nach vorn, um eine Öffnung des oberen Anteils der Atemwege zu erreichen. Hierbei erweitert sich der Querschnitt der oberen Atemwege und die Geschwindigkeit der eingeatmeten Luft verringert sich und damit das Schnarchen. Eine Therapie mit der Schnarcherschiene ist bei leichtem Schnarchen und bei leichter Schlafapnoe sinnvoll. Die Erfolgsquoten liegen hierbei laut vieler wissenschaftlicher Studien sehr hoch. Bei fast allen Patienten konnte mit Hilfe eines

Erkennungszeichen eines Schlafapnoe-Syndroms

- unruhiger Schlaf
- Tagesmüdigkeit
- gesteigerte Reizbarkeit
- Konzentrationsschwäche
- (morgendliche) Kopfschmerzen
- Mundatmung
- nächtliches Schwitzen
- häufiges Wasserlassen in der Nacht
- Depression
- Sodbrennen
- Hypermobilität und Wachstumsstörungen bei Kindern

solchen Gerätes das Schnarchen reduziert oder sogar vollständig beseitigt werden.

Auch bei mittleren und schweren Schlafapnoen kann der Einsatz der Schnarcherschiene erforderlich sein, wenn Patienten eine andere Therapieform, wie beispielsweise die Überdruckbeatmung, nicht tolerieren. In jedem Fall ist die fachmedizinische Diagnostik und die Zusammenarbeit zwischen den ärztlichen Fachdisziplinen Voraussetzung einer erfolgreichen Therapie.

Wie wird die Schiene hergestellt?

Nach einer ausführlichen klinischen, instrumentellen und röntgenologischen Diagnostik werden zur Herstellung der Schnarchtherapiegeräte vom Kieferorthopäden Abdrücke der Zähne beider Kiefer genommen. Es wird ein Wachsbiss oder eine spezielle Bissgabel benötigt, mit der die Position festgelegt wird, in der sich die Kiefer während des Einsatzes des Therapiegerätes zueinander befinden sollen.

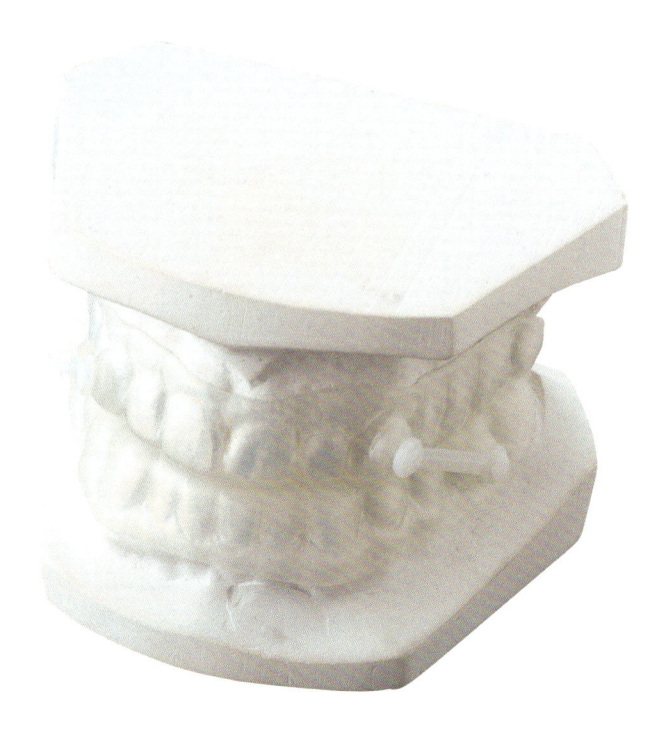

14.2 Silensor® - transparente Schienen für Ober- und Unterkiefer sind durch zwei Kunststoffstege miteinander verbunden.

Die Schnarchtherapiegeräte werden individuell im kieferorthopädischen Fachlabor gefertigt. Es werden hierbei einteilige Geräte von den komfortableren zweiteiligen Geräten unterschieden. Die zweiteiligen Geräte umfassen mit einem Teil die Zähne des Oberkiefers und mit dem anderen Teil die des Unterkiefers. Beide Teile sind beweglich miteinander verbunden. Die Schienen sollten klein gestaltet sein, um den nötigen Komfort für den Patienten zu bie-

Allgemeine Vorsorgetipps bei Neigung zum Schnarchen:

- abendlichen Alkohol und üppige Mahlzeiten vermeiden
- Gewichtsreduzierung bei erhöhtem Körpergewicht
- keine Medikamente, die die Atmung beeinflussen können (z. B. Beruhigungs- oder Schlaftabletten)
- Rückenlage vermeiden
- Schlafen mit erhöhtem Oberkiefer (25-30°)

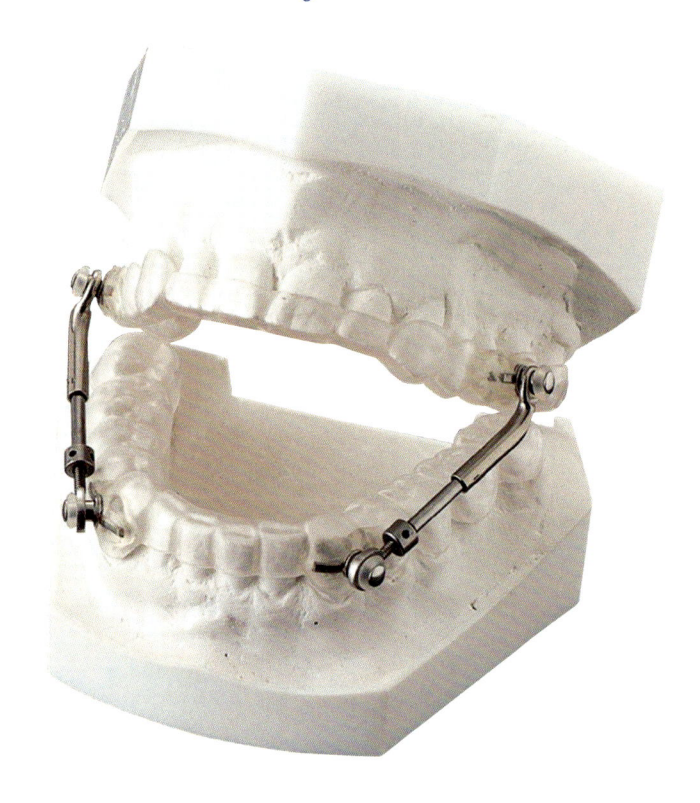

14.3 IST-Gerät® - bewirkt eine Vorverlagerung des Unterkiefers durch Metallstege.

ten und gleichzeitig eine hohe Stabilität aufweisen, damit sie die gewünschte Wirkung entfalten können. Zudem sollte für den Patienten eine leichte Seitwärtsbewegung für die Kiefer möglich sein.

Je nach Gestaltung und Gerätetyp kann es zu vermehrtem Speichelfluss, Druckgefühl an den Zähnen und Muskelkater durch erhöhte Muskelspannung kommen. Nach längerem diszipliniertem Tragen gehen diese Symptome in der Regel zurück.

Je nach Ausgangssituation des Gebisses sind geringe Zahnstellungsänderungen und Kiefergelenkbeschwerden möglich. Sie werden durch regelmäßige zahnärztliche Kontrollen erfasst. Eine Risiko-Nutzen-Abwägung sollte in diesem Fall erneut erfolgen.

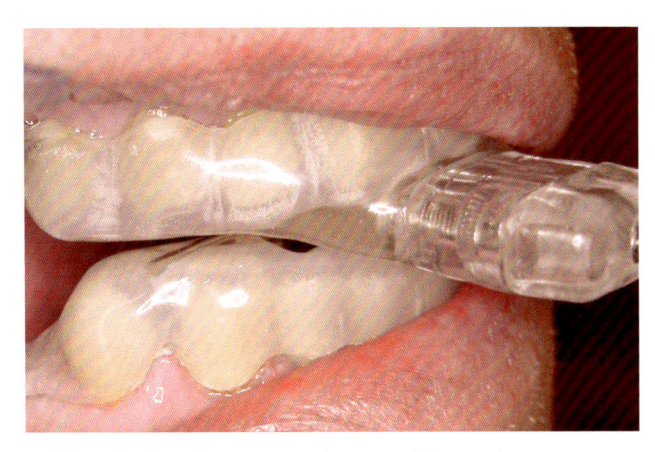

14.4 *Das Schnarchtherapiegerät (hier: TAP®-Schiene)...*

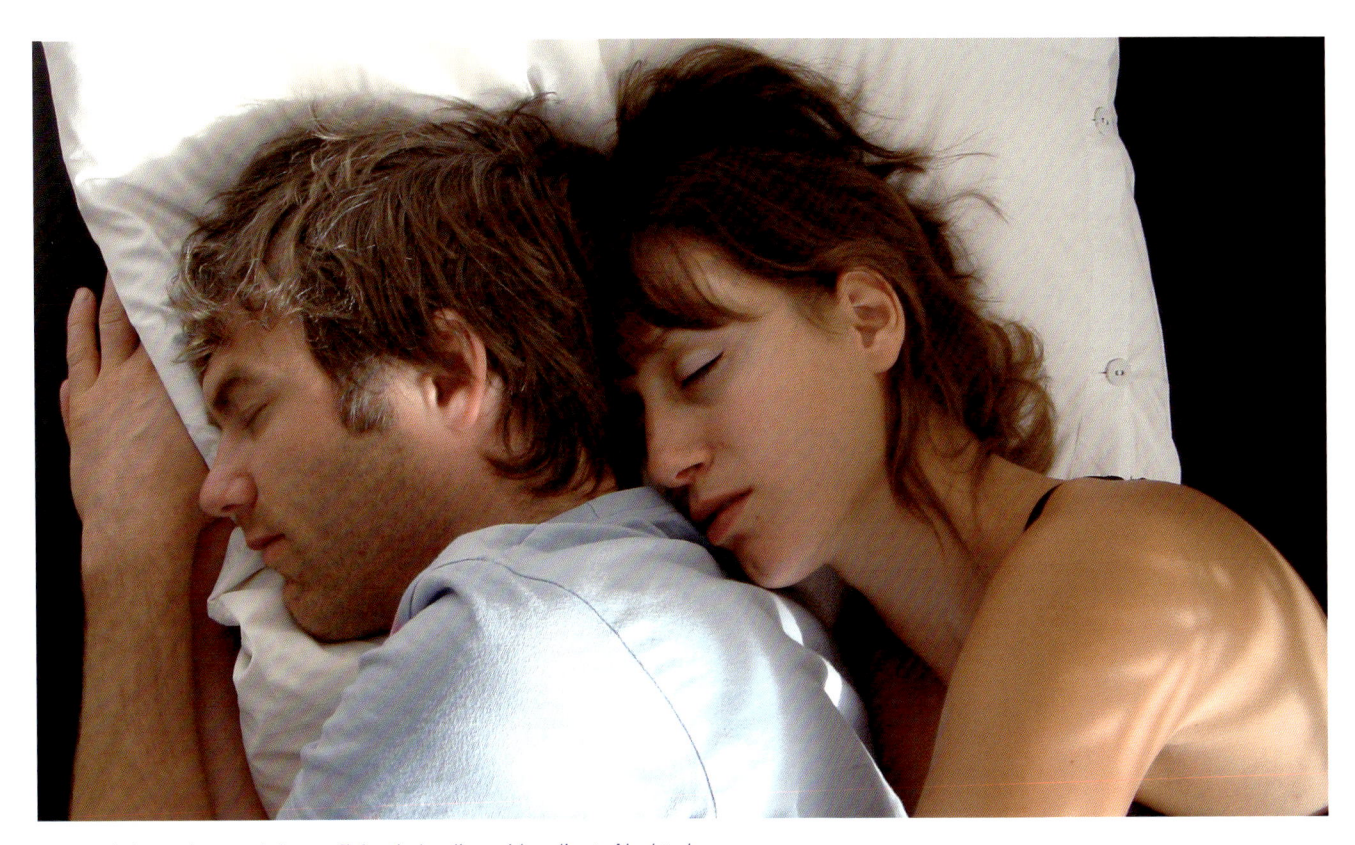

14.5 *... bringt schon nach kurzer Zeit wieder die wohlverdiente Nachtruhe.*

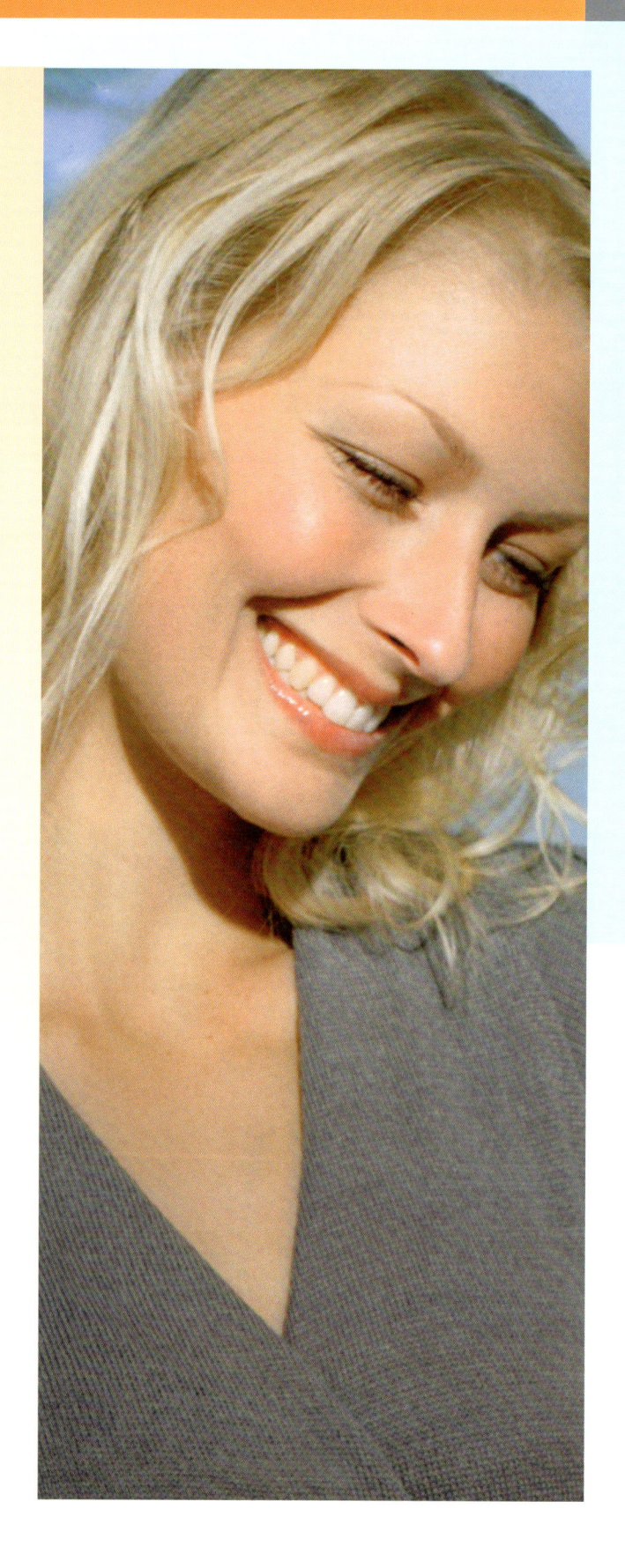

15 Ganzheitliche Kieferorthopädie

- Die Weichenstellung für ausgewogene Verhältnisse der Atmung, Ernährung und Bewegung geht vom Mund aus.

- Durch offene Mundatmung werden wichtige Mundfunktionen wie Atmen, Saugen, Kauen, Schlucken, Sprechen u. v. m. gestört.

- Das Stillen des Säuglings ist wichtig für die Entwicklung seiner Mund- und Kieferfunktionen, Aufrichtung und Geraderichtung des gesamten Körpers.

- Ganzheitlich orientierte Kieferorthopädie stimuliert und steuert Mundbewegungen.

- Bionator = loses Behandlungsgerät übernimmt kieferorthopädisch-funktionelle Aufgaben.

- Schöne Zähne sind meist auch gesunde Zähne.

- Begleittherapien haben zum Ziel, die natürlichen Kräfte der Eigenregulation zu stimulieren, erfordern Einsicht und Kooperation.

- Ganzheitlich orientierte Kieferorthopädie setzt an den Ursachen an und ermöglicht dauerhafte Ergebnisse.

Ganzheitliche Kieferorthopädie

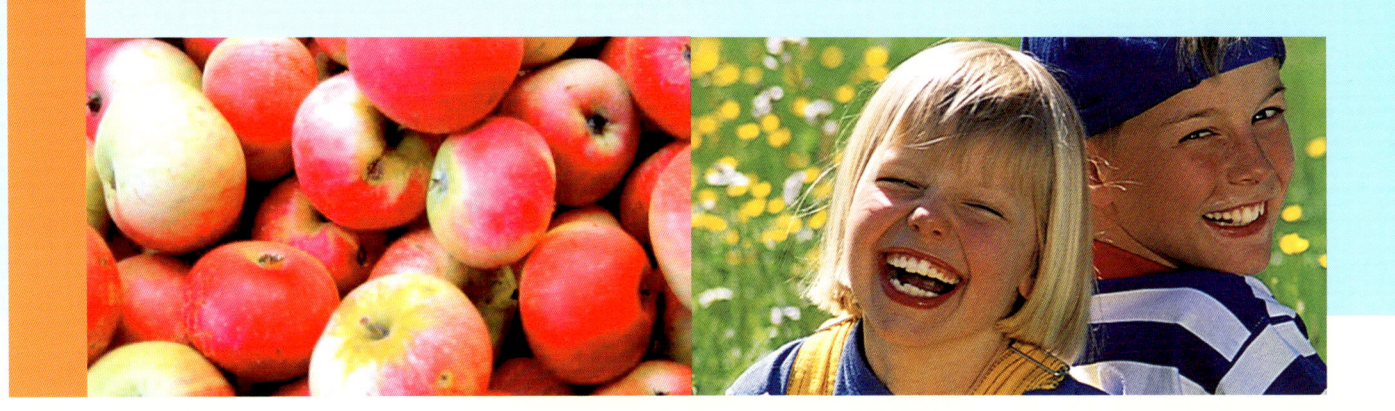

15.1 Gesund geginnt im Mund 198
15.2 Begleittherapie 204

Gesund beginnt im Mund

Schon in der Antike wurde der schöne, gesunde Körper idealisiert und in Form von Skulpturen plastisch zum Ausdruck gebracht. Die Gesichter des altgriechischen Ideals zeigen optimale Proportionen im Zahn-, Mund- und Kieferbereich sowie ebenmäßige Gesichtszüge. Ein strahlendes Lächeln mit gleichmäßigen Zahnreihen verkörpert auch heute nicht nur Schönheit, sondern steht auch für intakte Biss- und Kauverhältnisse. Aber auch für die Sprachbildung ist eine entsprechende Stellung der Zähne im Mund wesentlich. Der Mund mit seinen Zähnen dient weiterhin auch als Atmungsorgan, was bei großen körperlichen oder psychischen Beanspruchungen jedem Menschen deutlich wird. Liegen nun Zahnfehlstellungen und Gebissanomalien vor, kann die normale und gesunde Nasenatmung zur Mundatmung im wahrsten Sinne des Wortes abflachen. Die Atmung und die damit verbundene Aufnahme von Sauerstoff ist eine der mächtigsten und empfindlichsten Grundfunktionen des Organismus zugleich. Ihre Störung gehört zu den verbreitetsten und dennoch am wenigsten beachteten Krankheitsfaktoren überhaupt.

Von der Entwicklung des Säuglings bis zum Erwachsenenalter sind alle Vorgänge des Wachstums, der Entwicklung und Reife – mehr als dem Einzelnen bekannt ist –, auf eine gesunde Atemfunktion angewiesen. Weitere Voraussetzungen für jede körperliche und geistige Entwicklung sind Ernährung und Bewegung.

Leben = Atmung + Ernährung + Bewegung

Die Weichenstellung für ausgewogene Verhältnisse der Atmung, Ernährung und Bewegung geht vom Mund aus. Der Säugling an der Mutterbrust zeigt, dass Atmen, Saugen und Schlucken fein aufeinander abgestimmte und voneinander abhängige Bewegungen sind. Wenn eine dieser drei Grundfunktionen gestört ist, werden auch die übrigen in Mitleidenschaft gezogen. Wiederkehrende Infektkrankheiten der Atem-/Verdauungswege können in den ersten Lebensjahren des Menschen in Verbindung mit einer Reihe anderer Komplikationen die Prozesse des Wachsens und Gedeihens beeinträchtigen. Die Atmung verlagert sich nach unten. Durch die Behinderung der oberen Luftpassage, der regelrechten Nasenatmung, wird die Mundatmung zur chronischen Gewohnheit. Typische Begleitsymptome der offenen Mundatmung sind die Schwächung bzw. Form- und Lageveränderung der Lippen-, Zungen- und Kaumuskulatur. In der Folge können alle Mundfunktionen, also Atmen, Saugen, Kauen, Schlucken, Sprechen und mimische Gebärden mehr oder weniger gestört werden.

Die Entwicklung normaler Kieferformen und die harmonische Ausrichtung und Angleichung der beiden Zahnreihen gerät durch das verschobene Kräftespiel der umgebenden Muskeln und Weichgewebe ebenfalls in Unordnung. Das ungenügende Stillen ist häufig der Beginn dieser Störungskette. Ohne Saugbewegungen werden die Mundmuskeln nicht trainiert. Der Vorschub des Unterkiefers und der Lippenkontakt werden behindert.

Weniger Stillen führt auch zu einem Mangel an Nahrungsqualität. Eine untrainierte Mundmuskulatur leistet weniger Kauaktivität und Magen- und Darmerkrankungen kann Vorschub geleistet werden. In dieser Folge kann auch das dem Darm angeschlossene Immunsystem geschwächt werden. Ohne Abwehr nehmen die Infekte wieder zu und der Kreis schließt sich. Der gemeinsame Nenner dieser Wechselbeziehung von Atmung und Ernährung ist die Bewegung. Die Folgerung lautet:

Nicht das Bewegen von Zähnen, sondern die Stimulation und Steuerung der Mundbewegungen sollte die Hauptaufgabe des Kieferorthopäden sein!

Gestörte Funktionen des Mundraumes führen zu gesundheitlichen Beeinträchtigungen des Gesamtorganismus. Es besteht ein unmittelbarer Zusammenhang. Mundatmung, schlaffe Mund- und Körperhaltung, verminderte Infektabwehr, Leistungsabfall, Lernprobleme, Konzentrationsschwäche, verminderte Abbeiß-, Kau- und Schluckfunktion und in der Folge Störung der Essgewohnheiten, der Verdauung, der Sprache und des Verhaltens sind typische Begleiterscheinungen. Eine fachübergreifende Zusammenarbeit von Kinderarzt, Hals-Nasen-Ohrenarzt, Hausarzt, Zahnarzt, Orthopäde und Kieferorthopäde findet selten statt.

Natürlich löst eine geordnete Mundfunktion nicht alle andere Gesundheitsprobleme. Der Umkehrschluss ist jedoch möglich:

Fehlt etwas im Mund, ist (ISST) der Mensch nicht ganz gesund! Der Mund ist (ISST) andererseits aber auch nicht alles, was die Gesundheit braucht.

Die Korrektur von Zahn- und Kieferfehlstellungen ist nur dann dauerhaft erfolgreich, wenn gleichzeitig die fehlerhaften Mundbewegungen in einen geordneten Ablauf geführt werden. Gelingt dieses nicht, werden die Wachstumskräfte bei der Gebissentwicklung fehlgeleitet. Mund – Erfolgsorgan der Psyche und des Erlebens. Psychologen lokalisieren die Psyche in den Mundraum. Ausdrücke wie

- ein bitterer Beigeschmack
- Haare auf den Zähnen
- das schmeckt mir nicht
- ins Gras beißen
- Junge, beiß die Zähne zusammen
- Zähneknirschend nachgeben
- verbissen um sein Ziel kämpfen

zeigen nur allzu deutlich, wie die Menschen ihre Gefühle mündlich ausdrücken (wie ihnen manches nicht schmeckt oder wie sie die Bitterkeit ihres Lebens erfahren müssen). Der eine gibt sich zähneknirschend geschlagen, während der andere mit Verbissenheit sein Ziel verfolgt.

Besonders die Haltung und Bewegung des Unterkiefers, der aktiv bewegliche Gebissanteil, spiegelt die Persönlichkeit im Hinblick auf das Verhältnis von Wollen und Können wieder. In der Abbeißstellung äußert sich die Bereitschaft zur Konfrontation, zum Ergreifen, während die betonte Rückbissstellung, die Zurückhaltung, eher das verhaltene und defensive Verhaltensmuster anzeigt. Empfindungen wie süß, salzig, sauer und bitter, weich und hart sind orale Urerlebnisse. Durch die Reifung des Menschen erlangen sie in eine ambivalente, das heißt körperliche und emotionale Sinnesbedeutung. Die Ernährung ist ein Urerlebnis, welches nicht nur Mund- und Bauchraum füllt, sondern auch die Bedürfnisse des Gemütes erfüllt. Nach der Geburt erlebt der kleine Säugling erstmals seine Mundbewegung als doppelte Sinnesbefriedigung:

- körperliche Versorgung = instinktive Suche und Andocken an der Mutterbrust und
- emotionale Umsorgung durch die innige Nähe zur Bezugsperson Mutter.

Bekannt ist, dass Bulimie und Magersucht – Erkrankungen mit gestörtem Essverhalten – häufig im Zusammenhang mit einer unbefriedigenden Beziehung zur Mutter und zu sich selbst stehen.

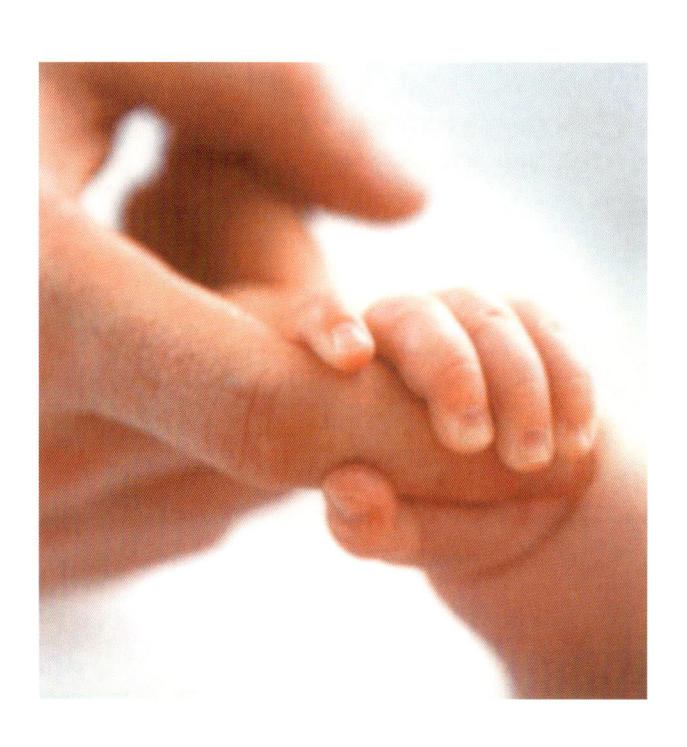

Die ganzheitlich ausgerichtete Kieferorthopädie befasst sich mit dem ganzen Menschen und seiner Entwicklung, wie die Aufrichtung und Reifung des Menschen vom Säugling zum Kind bis zum Erwachsenen hin gefördert wird. ANDRY hatte sich mit der nach ihm benannten Orthopädie zum Ziel gesetzt, das Kind und den Jugendlichen zur Mündigkeit zu erziehen, indem er es zum geraden Wachsen erzieht. Die BIONATOR Methode nach BALTERS setzt diesen Grundsatz um. Pädagogische und orthopädische Gesetzmäßigkeiten sollen dabei gleichermaßen Beachtung finden.

1. Räumliche Bedingungen schaffen, die eine optimale Entwicklung zulassen.
2. Anreize bieten, die Antriebskräfte freizusetzen.

Voraussetzung für Entwicklung und Reifung ist die Bereitstellung angemessener Raumverhältnisse. Daraus wird eine Aktivierung vorhandener Antriebskräfte ermöglicht. Die Kunst des orthopädischen Erziehens fordert aber auch:

1. Die Führung und Orientierung als Schutz und Begrenzung.
2. Das Halten und Stützen als Ausgleich von Fehlleistungen.

Wie durch Zulassen Räume und Freiheiten ermöglicht werden, durch Führung und Motivation aber auch Grenzen aufgesteckt werden, entscheidet der ganzheitlich orientierte einfühlsame Therapeut.

BIONATOR-Therapie

Im westeuropäischen Bereich gehen die meisten Zahnfehlstellungen und Kieferanomalien mit räumlicher Enge in der Mundhöhle einher. Aufgabe des Kieferorthopäden ist es, zunächst Raum zu schaffen. Der BIONATOR ist ein loses, im Mund zu tragendes, kieferorthopädisches Gerät ohne Klammerbefestigung an den Zähnen, das die vorher beschriebenen kieferorthopädisch pädagogischen Aufgaben übernimmt. Der BIONATOR bewegt keinen Zahn, aber verändert alle Mundbewegungen. Schon beim Einsetzen des Gerätes wird z. B. ein tiefer Überbiss ausgeglichen, indem der zurückliegende Unterkiefer in eine vorverlagerte (Abbeiß-)Stellung geführt wird. Diese Führung wird nicht zwanghaft erwirkt, sondern der Patient sucht sie selber auf, da das Gerät wie ein Trainingsgerät lose im Mund liegt.

Durch diese Verhaltensänderung wird eine Rückbisskorrektur und eine tiefe Bisslage kompensiert:

- Schneidezahnkanten des Unterkiefers nähern sich den oberen Schneidezähnen
- die Gaumenschleimhaut wird vor dem Einbiss der unteren Schneidekanten geschützt
- das Gerät führt den Unterkiefer in die gesunde Lagebeziehung zum Oberkiefer

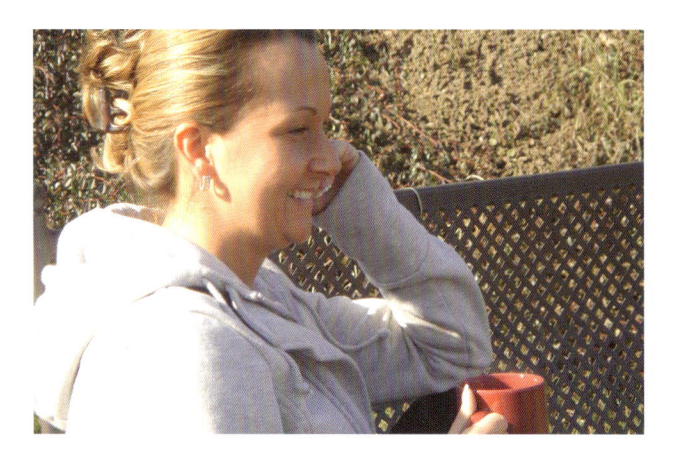

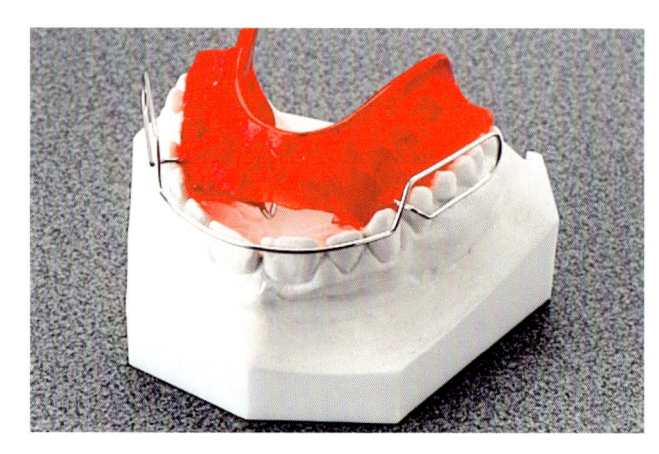

15.1 Gesund und im Einklang mit sich selbst

15.2 Der äußere Bogen des Bionators hat neben seiner Wirkung auf die Frontzähne die Aufgabe, Muskelaktivitäten von den Seitenzähnen abzuhalten.

Da gleichzeitig der seitliche Zahnkontakt beim eingesetzten Gerät aufgehoben wird, wird der Raum zwischen den Kauflächen für Wachstum und Entwicklung von Kiefer und Zähnen freigegeben.

Behebung der Schluckfehlfunktion

Bei zahlreichen, durch Enge bedingten Gebissfehlentwicklungen liegt eine Schluckfehlfunktion vor. Die Zunge verliert durch ein gestörtes Bewegungsmuster an Saugkraft. Beim tiefen Biss und der häufig anzutreffenden Rücklage des Unterkiefers steht nur noch ein schmaler Schluck- und Sograum zur Verfügung. Dadurch besteht ein Mangel an freiem Bewegungsraum und ein Mangel an freier Raumbewegung. Auch weitere Mundfunktionen wie Lippenkontakt für die Nasenatmung, Abbeißen, Kauen und Sprechen werden durch die reduzierten Raumbewegungen beeinträchtigt. Die Sogwirkung beim Schluckvorgang wird durch die Schwäche der vorderen und hinteren Schließmuskeln, das heißt der Lippen und des weichen Gaumens einschließlich Zungenrücken, vermindert. Das BALTERS´sche Heilprinzip besteht nun darin, die verminderten Mundraumfunktionen wieder aufzurichten.

Der BIONATOR besitzt des Weiteren auch Drahtelemente, die im Gegensatz zu der typischen Zahnspange nicht zur Befestigung des Gerätes an den Zahnreihen dienen. Die Form und Konstruktion der Drahtelemente bietet aber Anreize zum Kraftantrieb. Bewegung und Berührung wird stimuliert. Der Zungenbügel über dem Gaumen regt zum Kontakt zwischen Zunge und Gaumen an. Der Zungenmuskel entwickelt auf diese Weise das oft zu schmale Gaumengewölbe. Der Lippenbügel regt zum Lippenkontakt und Mundschluss an und ermöglicht somit eine korrekte Nasenatmung.

Bei regelmäßigem Tragen, besonders auch am Tage und nicht nur nachts, lernt der Patient auf diese Weise richtig zu schlucken, richtig zu atmen, effektvoller zu kauen und deutlicher zu sprechen. Der BIONATOR bewegt eine Sogkraftsteigerung auf die angrenzenden Weichgewebe der Mundhöhle und bewirkt eine bessere Durchströmung der zahlreichen Blut- und Lymphgefäße. Dies ist besonders wichtig, da alle Umbauprozesse von Knochen und Weichteilen unmittelbar auf den versorgenden und entsorgenden Fluss der Körpersäfte (inklusive des Speichels) angewiesen sind.

Mit der BIONATOR Methode wird das Geraderichten, das Sichaufrichten, das Kauen und Wachsen mit körpereigenen Kräften ohne Zwang gefördert und vom Patienten gleichsam selbst stimuliert.

Schöne Zähne und Gesundheit

Zahlreiche, wissenschaftliche Arbeiten zeigen, wie effektiv die ganzheitlich ausgerichtete Kieferorthopädie auf den Gesamtorganismus wirkt:

- Atemwegserkrankungen und Verdauungsstörungen treten seltener auf
- allergische Erkrankungen sind reduziert
- chronische Entzündungen des Hals-Nasen-Rachen-raumes, des Mittelohres, Bronchitiden und andere werden gelindert oder sogar ganz beseitigt

Die ganzheitlich ausgerichtete Kieferorthopädie nimmt positiven Einfluss auf Erkrankungen des Haltungs- und Bewegungsapparates, auf Muskeln, Knochen und Gelenke, auf Störungen im geistig emotionalen und Nervenbereich. Zahlreiche, heranwachsende Kinder erfahren eine Beseitigung ihrer Konzentrationsschwächen, Lernprobleme oder unklaren Kopfschmerzen. Gedächtnisausdauer und Aufmerksamkeit können sich deutlich verbessern.

Die Kieferorthopädie kann wie keine andere Disziplin der Zahnmedizin auf den Gesamtorganismus positiv Einfluss nehmen, ihn fördern, entwickeln und gerade richten.

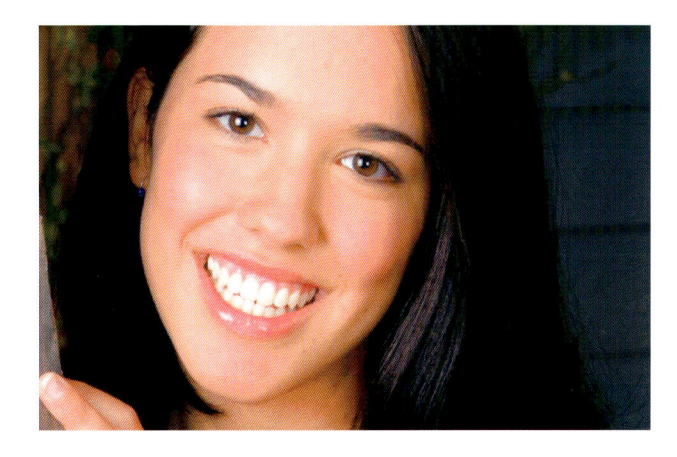

Kiefergelenkerkrankungen

Viele Kiefergelenkerkrankungen gehen mit eingeschränkten Mundraumfunktionen und behinderter Bewegung einher. Häufig sind solche Kiefergelenkserkrankungen für den Patienten auch schmerzhaft oder mit unangenehmen Geräuschen bis hin zum Tinnitus verbunden. Durch eine ganzheitlich ausgerichtete Kieferorthopädie werden die Kiefergelenke aufgerichtet, die Muskulatur gestärkt sowie eine Ausheilung der Fehlstellungen und Fehlhaltungen im Gebissbereich ermöglicht. Die Symptomatik solcher Erkrankungen verschwindet.

Erbfaktoren

Im Gegensatz zu der allgemeinen Meinung der Bevölkerung ist der weitaus größte Teil der Zahn- und Kieferanomalien nicht vererbt, sondern erworben oder eine Kombination daraus. BARNEMANN konnte zum Beispiel aufzeigen, dass eine traumatische Geburt die Kiefergesichtsregion bereits dauerhaft deformieren kann. BLECHSCHMID konnte mit seinen embryologischen Forschungen aufzeigen, dass Wachstum, Reifung und Entwicklung zwar im Erbgut wie auf einem Bauplan vorgeschrieben sind, aber das Werden im Leben den jeweiligen Umständen entsprechend ständig neu inszeniert werden muss. Zahn- und Kieferfehlstellungen sind also meistens nicht eine Folge des Erbgutes, sondern Ausdruckszeichen einer falschen Lebensentwicklung durch Einfluss von Störfaktoren. Häufig sind solche Störfaktoren erworbene Angewohnheiten wie zum Beispiel das Daumenlutschen oder das Nuckeln, wodurch sich genetisch nicht festgeschriebene Gebissfehlentwicklungen dann doch ausprägen.

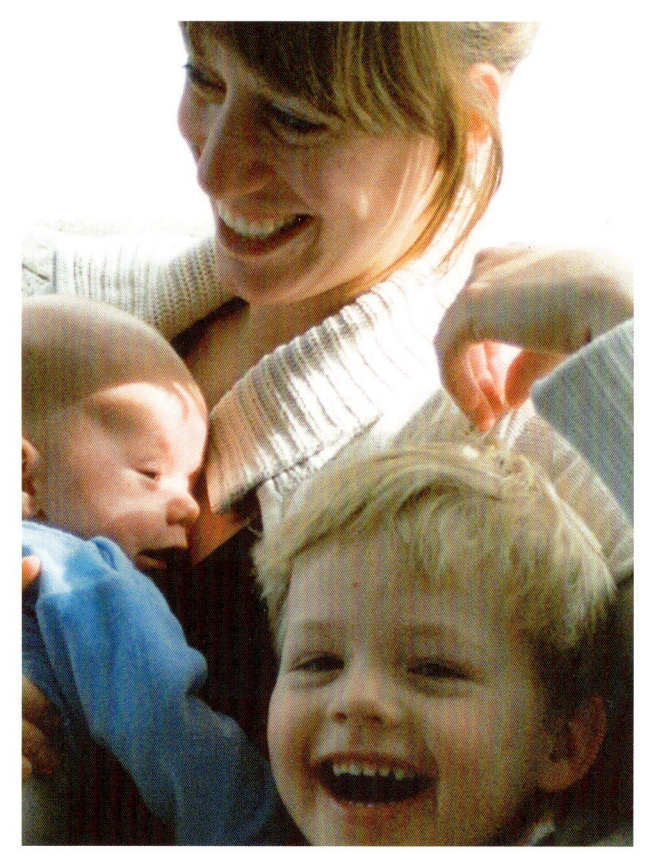

15.3 Durch Angewohnheiten (z.B. Daumenlutschen) können schwere Gebissverformungen entstehen.

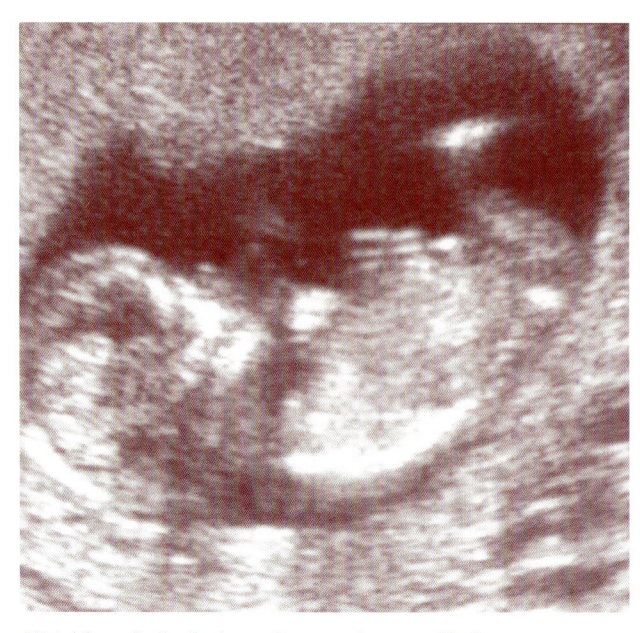

15.4 Ultraschallaufnahme eines ungeborenen Kindes

Auswirkung einer Kieferfehlstellung auf die Wirbelsäule - Therapie mit Bionator

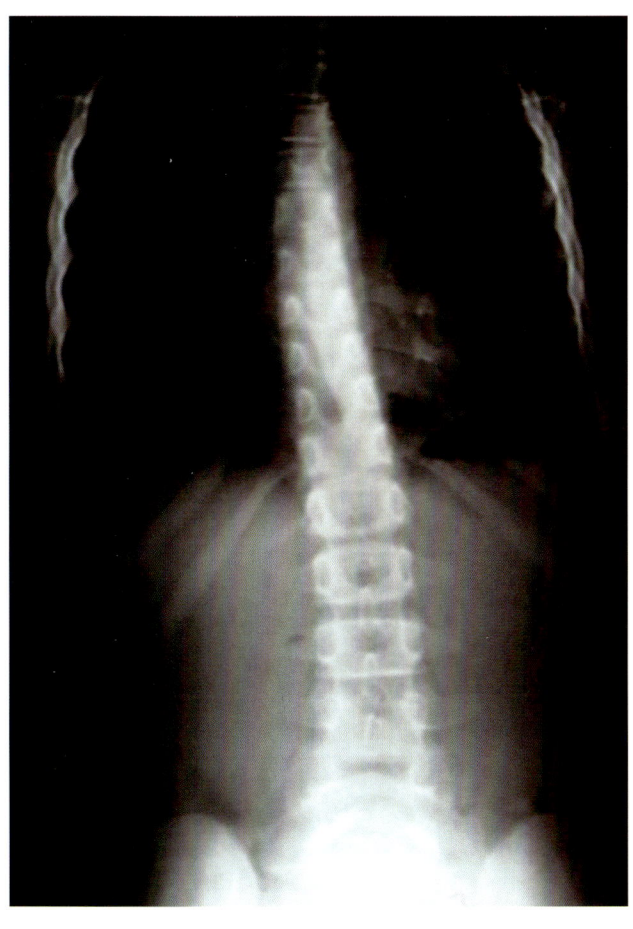

15.5 Patient, 9 Jahre, mit einem tiefen Biss und einer Rücklage des Unterkiefers. Eine Röntgenaufnahme des Orthopäden zeigt zwei Skoliosen, seitliche Verschiebungen der Wirbelsäule. Dieser Arzt bat um zahnmedizinische Untersuchung, die ergab, dass es sich um ein Problem mit absteigender Wirkung handelte (Ursache war die Fehllage des Unterkiefers).

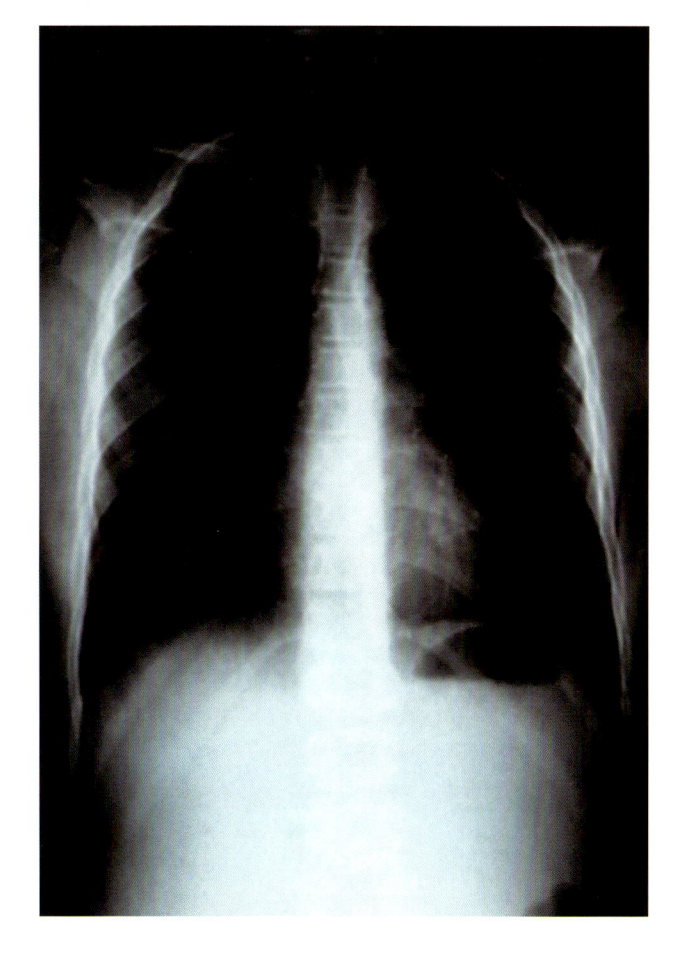

15.6 Die Fehlhaltung des Unterkiefers wurde mit Hilfe eines kieferorthopädischen Gerätes ausgeglichen. Ein neues Röntgenbild der Wirbelsäule ergab, dass mit der Korrektur des Kiefers auch eine Begradigung der gesamten Wirbelsäule erreicht wurde.

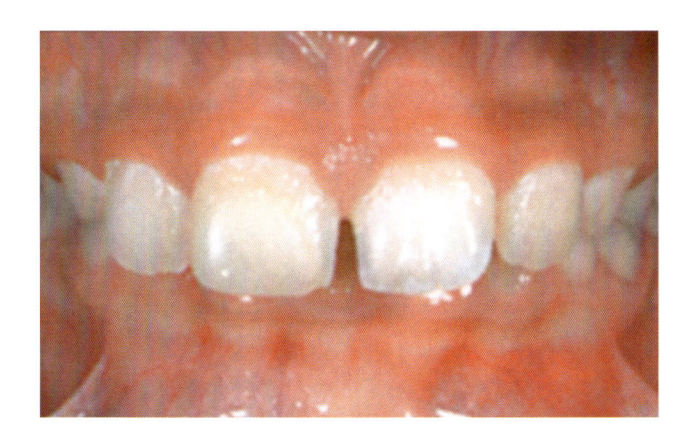

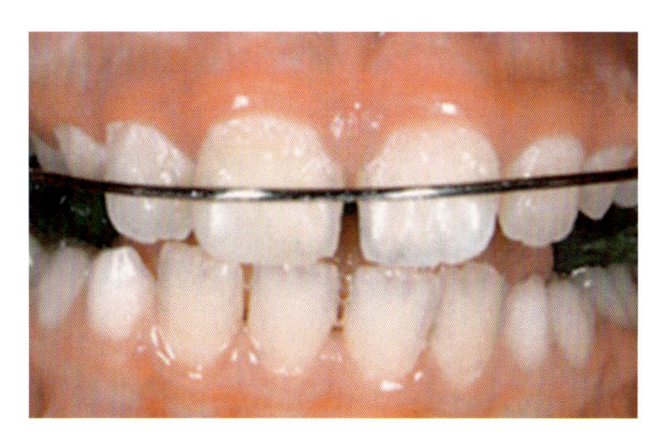

Begleittherapie

Die ganzheitlich orientierte Kieferorthopädie trennt die Zahngesundheit nicht von dem Gesamtorganismus ab. Es gibt nur eine Gesundheit, die durch weitere begleitende Therapien und Begleitmaßnahmen unterstützt oder erhalten werden kann.

1. Ordnung des sozialen Umfeldes

Von großer, gesundheitlicher Bedeutung sind zweifelsohne das soziale Umfeld des Menschen und seine Lebensgewohnheiten. Dies bezieht sich auf die familiäre Situation bis hin zum Schul- und Berufsalltag. Eine ungesunde Orientierung in diesen Bereichen hat körperliche und psychische Belastungen zur Folge.

2. Begleitende Heilmaßnahmen und kieferorthopädische Geräte

In der ganzheitlich orientierten Kieferorthopädie kommen neben dem BIONATOR auch andere, aber ähnlich wirkende, herausnehmbare Apparaturen, die sich häufig im gesamten Mundraum befinden, zur Anwendung. Die Prinzipien sind ähnlich wie beim BIONATOR. Zahn- und Kieferbewegungen werden durch Stimulierung der eigenen Muskulatur und Weichteile angestrebt. Zu diesen Geräten gehört der Funktionsregler nach FRÄNKEL, der Gebissformer nach BIMMLER, der Kinetor nach STOCKFISCH oder der Aktivator nach KLAMMT. Von diesen aufgeführten Geräten gibt es zahlreiche Abkömmlinge und Variationen, die je nach individueller Gebisssituation zur Anwendung kommen. Selbstverständlich kommen auch herausnehmbare, aktive Behandlungsgeräte zum Einsatz, die direkt Kräfte auf Zähne oder Zahnreihen ausüben, z. B. die sogenannten aktiven Kieferdehnplatten oder auch sogar festsitzende Apparaturen, Multiband- bzw. Multibracketapparaturen. Diese Geräte bewirken direkte Zahnbewegungen und Knochenumbauten, werden meist jedoch nur unterstützend für einen kürzeren Zeitraum eingesetzt.

Die CROZAT-Apparatur ist eine äußerst grazile und raumsparende Konstruktion und lässt sich für Kinder und Erwachsene angenehm tragen. Bei dieser herausnehmbaren Apparatur werden Sprache und Ästhetik nicht beeinträchtigt. Auch in Kombination mit einem BIONATOR können durch punktförmige Zahnberührungen und elastische Kräfte Kieferentwicklungen und Lückenöffnungen erreicht werden, die mit anderen Methoden nur schwer durchführbar sind. Mechanische Hilfsmittel, die also direkte Kräfte auf Zähne oder Zahnreihen ausüben, sind besonders bei schwierigen und körperlichen Zahnbewegungen vorzuziehen.

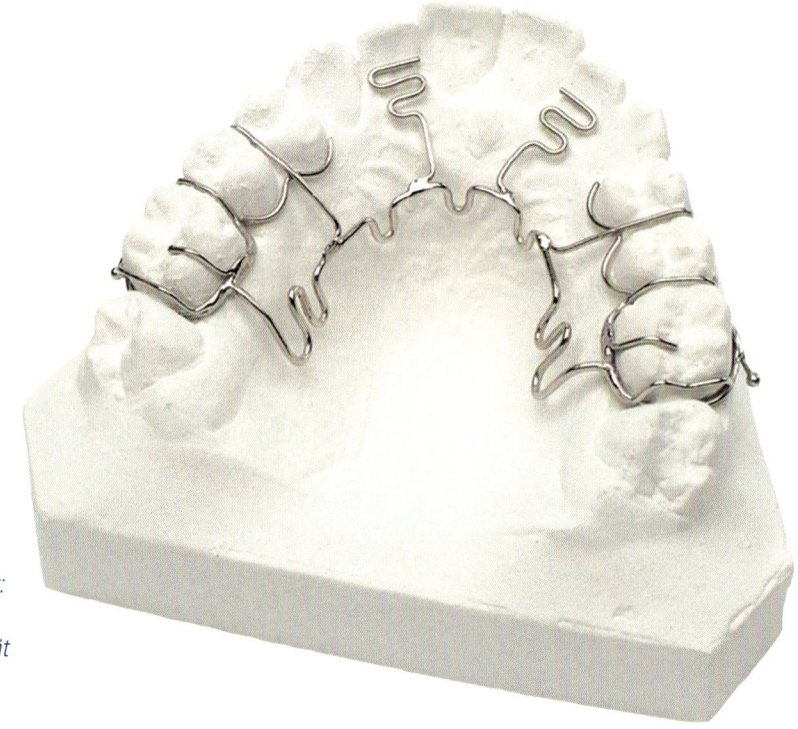

15.7 Modifiziertes Crozatgerät: ein sehr graziles und unauffälliges Behandlungsgerät

3. Förderung der Grundfunktionen Atmung, Bewegung und Stoffwechsel

Stoffwechsel und Bewegung lassen sich durch Lymphdrainagetherapien, z. B. nach VODDER (eine sanfte, massageähnliche, manuelle Therapie der Lymphbahnen), fördern. Die Durchblutung und der wachstumsstimulierende Flüssigkeitszustrom und -abstrom kann auch durch lymphaktivierende Präparate, Homöopathika und Phythotherapeutika gefördert werden. Die Elektroakupunktur nach VOLL, die Mundakupunktur nach GLEDITSCH oder auch die Magnetfeldtherapie haben sich als wirksame Begleittherapien bewiesen. Gymnastische Methoden wie z.B. nach BOBARTH, GARLINER, LEHNERT, SCHROTH, PADOVAN u.a. schulen und formen den Bewegungs-, Halte- und Stützapparat und bilden damit auch einen Reiz zur Ausbildung gesunder Gebissverhältnisse. Die neurofunktionelle Reorganisation nach PADOVAN eignet sich besonders, da sie mund- und körpermotorische Übungen im Ablauf der Reife- und Sprachentwicklung, d. h. aufbauend integriert. Bei vielen Gebissfehlentwicklungen ist eine begleitende Sprachtherapie und Logopädie sehr hilfreich und trägt auch dazu bei, dass Kinder in ihren schulischen Leistungen nicht zu weit zurück hinken. Eine ausgewogene Ernährung, eine adäquate Esskultur sollte von den Eltern stets vorgelebt werden.

Ganzheitlich orientierte Kieferorthopäden haben sich Kenntnisse angeeignet, die über ihre Universitätsausbildung hinausgehen. Grundvoraussetzung ist jedoch, dass auch der Patient die nötige Einsicht und Kooperation bietet und die erarbeiteten Therapien ernsthaft umsetzt. Ziel ist es, weniger mechanisch, also mit weniger Gewalt auf Zähne und Kiefer einzuwirken, und weniger fremd zu regulieren. Stattdessen sollen die natürlichen Kräfte der Eigenregulation stimuliert werden, um bessere und dauerhafte Behandlungsergebnisse zu erzielen.

Zusammenfassung

Die ganzheitlich ausgerichtete Kieferorthopädie ist bestrebt, die Entwicklungs-, Aufrichtungs- und Reifungsprozesse vom Mund und Gebiss aus für den ganzen Menschen zu nutzen und zu fördern. Körperaufrichtung und -haltung können durch gesunde Bissverhältnisse unterstützt werden und dem Bewusstsein mehr Halt, Sicherheit und Selbstvertrauen vermitteln. Natürlich soll der Patient auch besser kauen und abbeißen können. Ein gut funktionierendes Gebiss ist meistens auch ein schönes Gebiss. Der Patient kann es durch Eigenleistungen zusammen mit verantwortungsvollen Kieferorthopäden erwerben. Arzt und Patient übernehmen gleichermaßen Verantwortung und sind aufeinander angewiesen. Je besser der Therapeut motiviert, desto besser wird der Wunsch des Patienten zur Mitarbeit und desto anschaulicher sind die Erfolge.

Vorteile der ganzheitlich orientierten Kieferorthopädie

- angenehmeres Trageverhalten
- weniger Risiken bei körperlichen Aktivitäten im Sport und in der Freizeit
- wenigere und variablere Kontrolltermine
- geringere Rückfallquote aufgrund der angeregten Selbstregulation

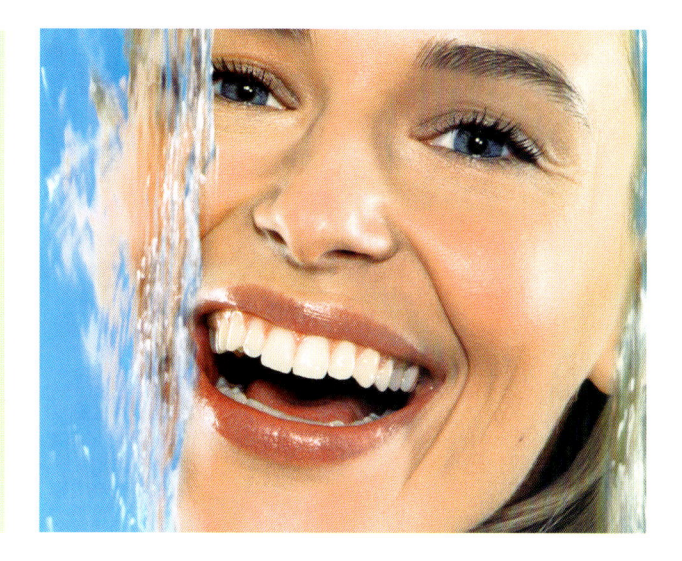

16 Risiken kieferorthopädischer Behandlung

- Wie bei jeder ärztlichen oder zahnärztlichen Behandlung können auch bei der kieferorthopädischen Behandlung unerwünschte Nebenwirkungen auftreten.

- Viele Unannehmlichkeiten können durch eine perfekte Zahnpflege vermieden werden.

- Kiefergelenkprobleme werden eher durch eine kieferorthopädische Behandlung beseitigt als ausgelöst.

- Schmerzen und Missempfindungen müssen ernst genommen werden; die Ursache muss gefunden und gegebenenfalls behoben werden.

- Geringe und gleichmäßige Kräfte reduzieren deutlich das Risiko von Abbauvorgängen an der Zahnwurzel.

- Es empfiehlt sich eine kurze Kiefergelenkuntersuchung zu Beginn und während der kieferorthopädischen Therapie. Auf diese Weise können vorhandene Kiefergelenkerkrankungen im Frühstadium erkannt und soweit möglich beseitigt werden.

- Das Zurückwandern der Zähne nach der Behandlung ist ein lebenslanges Problem. Grazile Haltegeräte können ein Zurückwandern der Zähne vermeiden.

Risiken kieferorthopädischer Behandlung

16.1	Schmerzen/Missempfindungen	208
16.2.	Risiken einer kieferorthopädischen Therapie	209
16.3.	Ästhetische Risiken	212

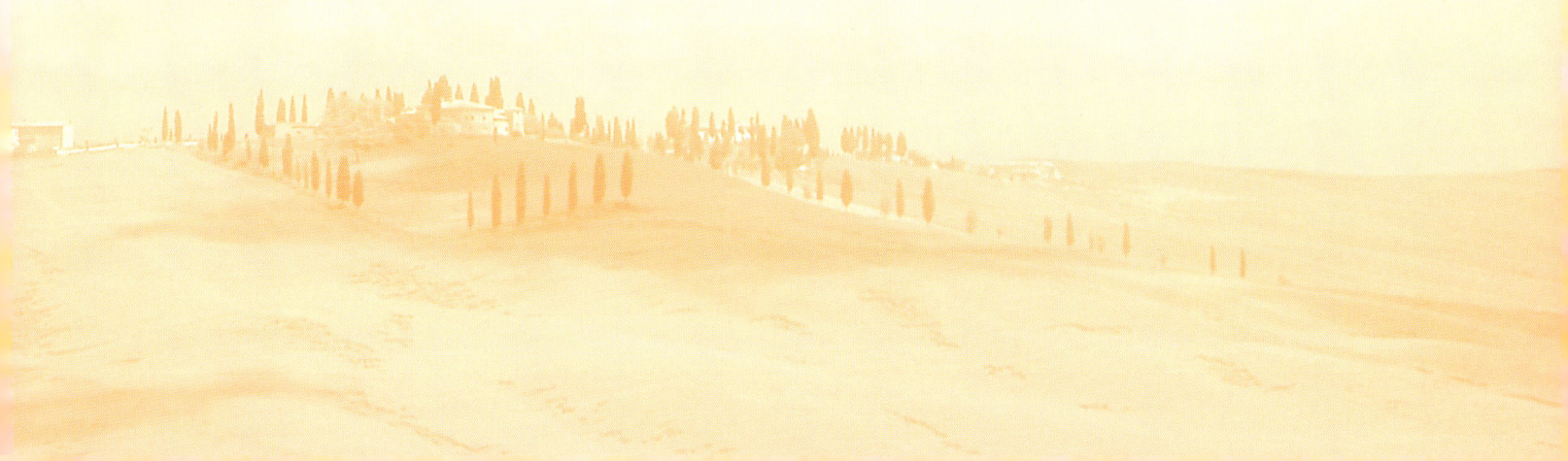

Schmerzen/Missempfindungen

Beißt man auf etwas Hartes, so melden die den Zahn umgebenden Nervenfasern dies dem Gehirn. Ebenso wird eine kieferorthopädische Zahnbewegung nicht einfach so hingenommen, sondern vom Körper registriert. Bei einigen Patienten macht sich dies mit einem leichten Druckgefühl bemerkbar, bei anderen wird ein Schmerz registriert. Die Behandlung mit einer festsitzenden wie mit einer herausnehmbaren Apparatur wird jedoch in der Regel nach einer kurzen Eingewöhnungsphase ohne größere Probleme toleriert.

Zu Beginn der Behandlung und bei Aktivierung der Zahnspange kann es für einige Tage zu einer erhöhten Sensibilität der Zähne kommen. Auch die Mundschleimhaut kann anfänglich durch die ungewohnte Apparatur entzündliche Stellen aufweisen. Gerade in der Anfangszeit und bei hartnäckigen Entzündungen kann ein Spezialwachs helfen, das die scharfen Kanten der Brackets und Bögen zeitweilig abdeckt.

Die vorübergehende Lockerung der Zähne wird von einigen Patienten als unangenehm empfunden, gehört aber zum normalen Behandlungsverlauf und ist kein Grund zur Beunruhigung. Wird ein Zahn im Knochen verschoben, erfolgt auf der Druckseite schneller der Knochenabbau als auf der Zugseite der Knochenaufbau. Der Zahn festigt sich nach der Zahnbewegung in gleichem Maße wie vorher.

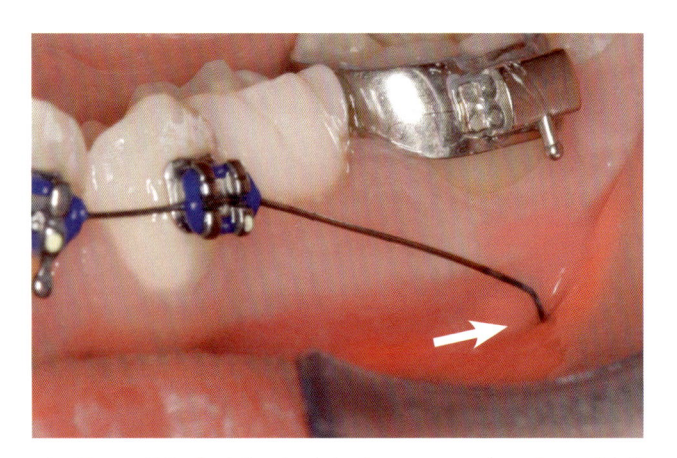

16.1 Entzündliche Reaktion durch den herausgerutschten Bogen (Pfeil)

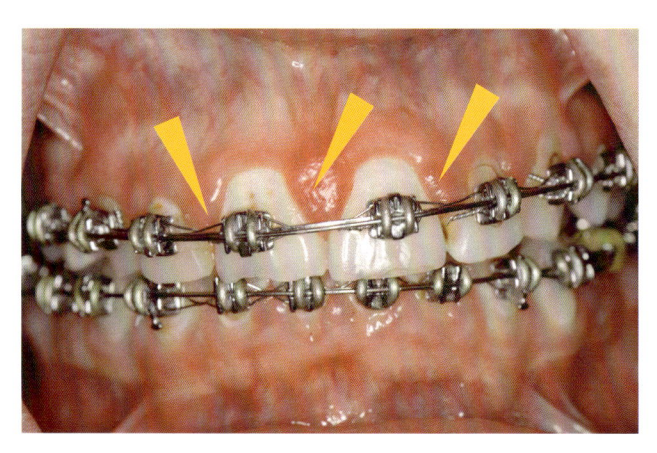

16.2 Schmerzhaft entzündetes Zahnfleisch (mangelhafte Mundhygiene)

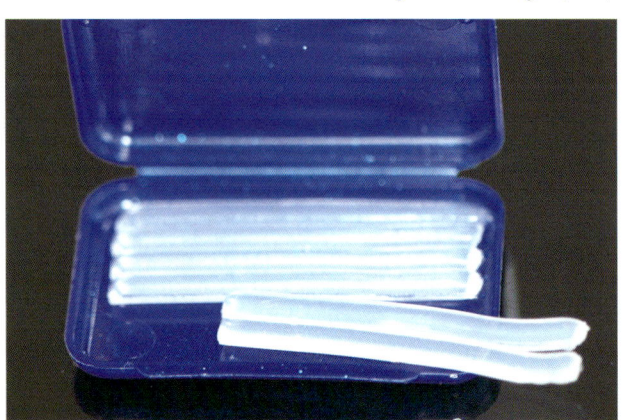

16.3 Mit Spezialwachs können scharfe Kanten bei Brackets und Drähten abgedeckt werden.

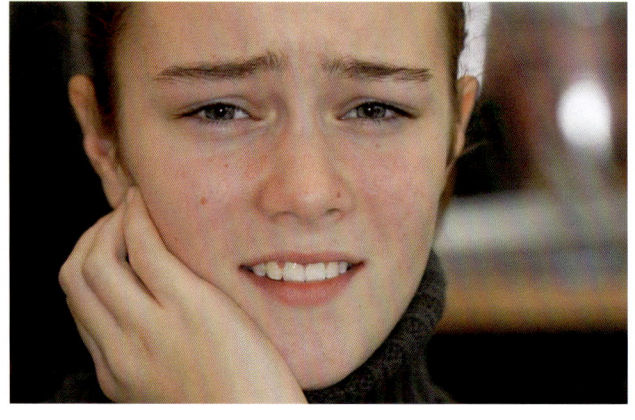

16.4 Bei Schmerzen ist oft schnelle Hilfe erforderlich, die Kieferorthopäden vergeben meist kurzfristige Notfalltermine.

Risiken einer kieferorthopädischen Therapie

Karies, Parodontopathien, Verfärbungen

Mangelnde Mundhygiene während der Behandlung kann zur Demineralisation (Entkalkung) der Zahnoberfläche führen. Manchmal treten irreversible (nicht umkehrbare) Verfärbungen und Defekte an den Zähnen auf. So ist insbesondere bei der Behandlung mit einer festsitzenden Apparatur die professionelle Zahnreinigung (PZR) eine sinnvolle Ergänzung der Prophylaxemaßnahmen. Daher raten verantwortungsvolle Kieferorthopäden ihren Patienten, regelmäßige Prophylaxemaßnahmen beim Hauszahnarzt vornehmen zu lassen.

Eine große Chance der kieferorthopädischen Behandlung sind die regelmäßigen Kontrolltermine in der Praxis. Der Patient kann auf eventuelle Schmutznischen oder Putzschwächen aufmerksam gemacht und regelmäßig motiviert werden. Auf diese Weise ist es (meist in Zusammenarbeit mit den Eltern und dem Hauszahnarzt) möglich, den Patienten in kleinen Schritten an eine sorgfältige Pflege der Zähne heranzuführen – von der richtigen Nutzung von Zahnbürste und Fluoriden bis hin zum Gebrauch der Zahnseide. So profitiert der Patient in der Regel auch nach der kieferorthopädischen Behandlung von dem deutlich verbesserten Zahnpflegebewusstsein. Dies ist eine gute Voraussetzung für langfristig schöne und gesunde Zähne.

Beschwerden im Kiefergelenk während der Behandlung

Durch die kieferorthopädische Behandlung werden Zahn- und Kieferposition deutlich verbessert. Dadurch können Kiefergelenkbeschwerden behoben oder verhindert werden. In seltenen Fällen können je nach Ausgangsbefund, Therapiemethode und -verlauf auch während der kieferorthopädischen Behandlung Kiefergelenkbeschwerden auftreten.

Durch eine Kiefergelenkuntersuchung vor der kieferorthopädischen Behandlung kann eine Verstärkung einer bereits bestehenden Kiefergelenkerkrankung im Anfangsstadium vermieden werden. Aus eben diesen Gründen empfiehlt sich auch während der Behandlung eine Kurzuntersuchung des Kiefergelenkes.

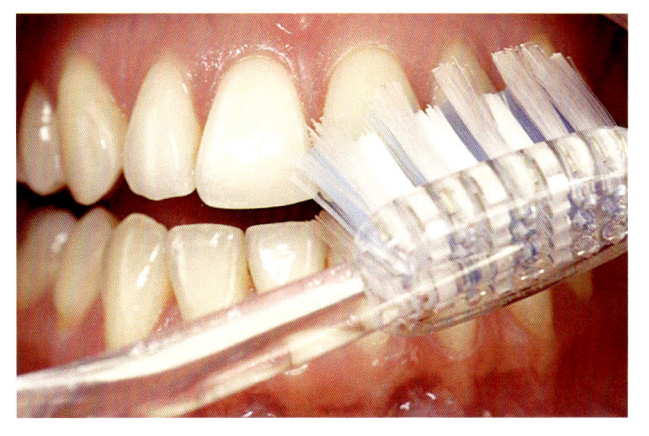

16.5 Eine gute Zahnpflege ist Grundvoraussetzung für eine kieferorthopädische Therapie.

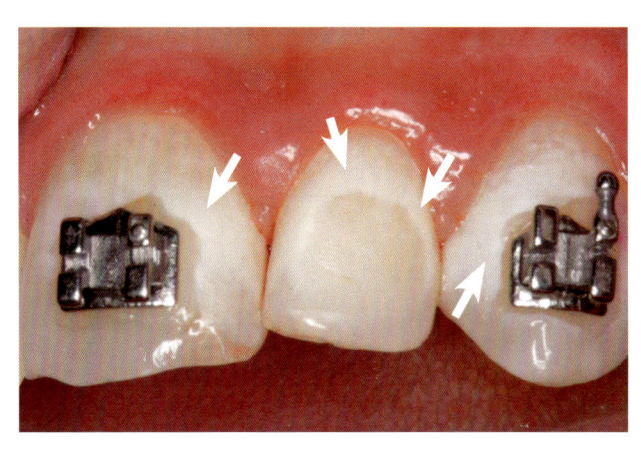

16.6 „Kreidige" Zahnschmelzentkalkungen an den Zähnen (Pfeile) können durch gute Mundhygiene verhindert werden. Diese Patientin mit schlechter Zahnpflege war nach Einsetzen der Apparatur 9 Monate nicht zur Kontrolle erschienen.

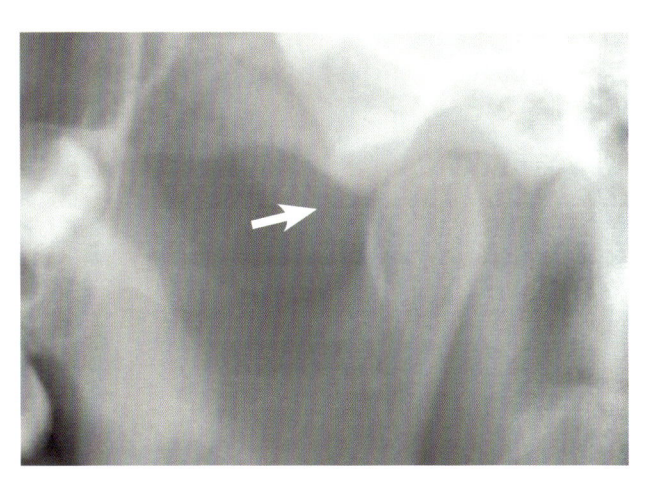

16.7 Röntgenaufnahme des Kiefergelenkes (Pfeil)

Wurzelresorption

Um die Position von Zähnen während einer kieferorthopädischen Behandlung verändern zu können, wird leichter Druck auf die Zahnwurzeln ausgeübt. Dieser Druck kann zu minimalen Abbauvorgängen der Wurzeln führen. In der Regel sind diese Änderungen unwesentlich und sogar teilweise reversibel, sie haben keinen Einfluss auf Lebensdauer oder Funktion der betroffenen Zähne. In sehr seltenen Fällen treten Wurzelverkürzungen stärkeren Ausmaßes auf, die nur durch regelmäßige Röntgenkontrollen entdeckt werden können. Im extrem Fall muss die Behandlung vor Abschluss des angestrebten Ergebnisses beendet werden.

Das Risiko der so genannten Wurzelresorption kann durch die Anwendung geringer und gleichmäßiger Kräfte deutlich reduziert werden. So lassen sich mit Hilfe moderner, hochelastischer Bögen und durch Verwendung reibungsreduzierender Brackets, sowie mit speziellen Behandlungstechniken gezielte und gleichmäßige Kräfte schonungsvoll auf die Zähne übertragen.

Der Patient sollte regelmäßigen Kontrollen nachkommen und seinem Kieferorthopäden Schmerzen oder andere Beschwerden mitteilen.

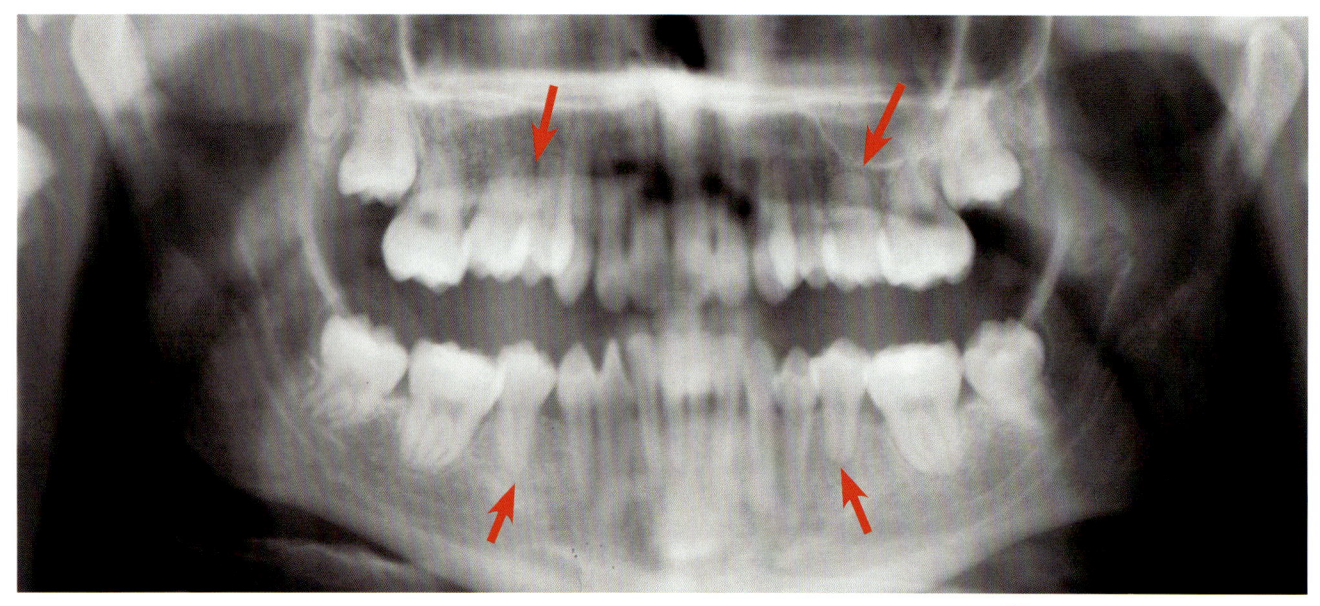

16.8 Wurzelverkürzungen (Pfeile) der Seitenzähne mit ungeklärter Ursache – von einer kieferorthopädischen Behandlung sollte man in diesem Fall absehen.

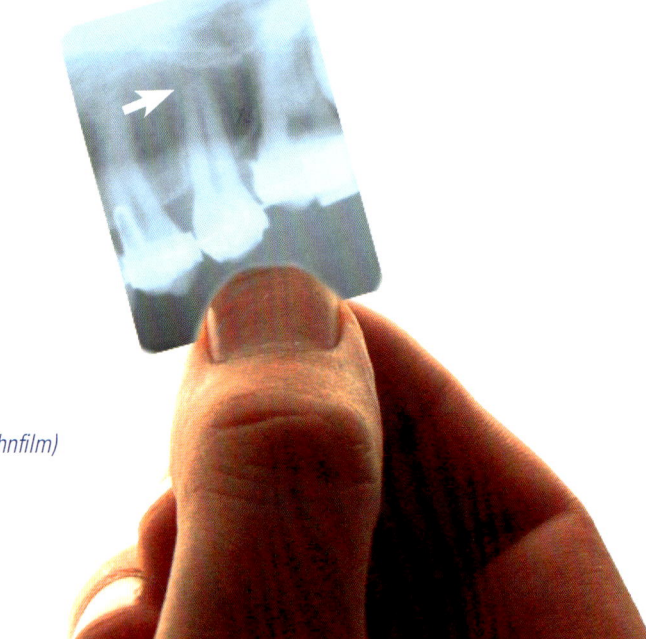

16.9 Beispiel für Wurzelresorption im kleinen Röntgenbild (= Zahnfilm)

Rückwanderung der Zähne (Rezidiv) und Weisheitszähne

Im Kapitel „Gerade Zähne ein Leben lang" wird auf die Tendenz der Zähne, an ihren ursprünglichen Standort zurückkehren zu wollen, hingewiesen. Die Zähne und der Halteapparat sind Bestandteil eines lebendigen Organismus und sind während des gesamten Lebens gewissen Umbau- und Erneuerungsprozessen unterworfen. Inwieweit sich eine neue Balance zwischen den neu positionierten Zähnen und den Weichgeweben einstellt, ist von Patient zu Patient unterschiedlich und lässt sich nicht vorhersagen. Aus diesem Grund muss dem Patienten klar sein, dass es keine Garantie für den Erhalt der nach Abschluss der Behandlung erreichten Position der Zähne gibt. Die Aussichten sind aber sehr gut, wenn die Abschlussgeräte zur Retention (z.B. Retainer) dauerhaft getragen werden, oberer und unterer Zahnbogen optimal verzahnt sind und verlagerte Weisheitszähne bei ausgeprägtem Platzmangel und ungünstiger Achsenstellung entfernt worden sind.

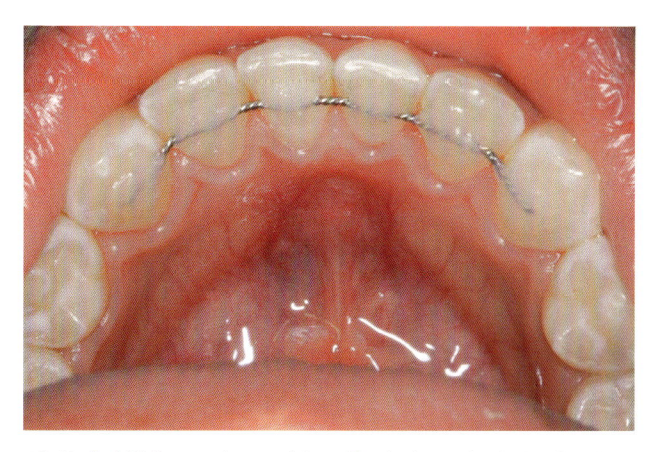

16.10 Stabilisierung des erreichten Ergebnisses durch den Retainer (dauerhaft fest aufgeklebter Spezialdraht)

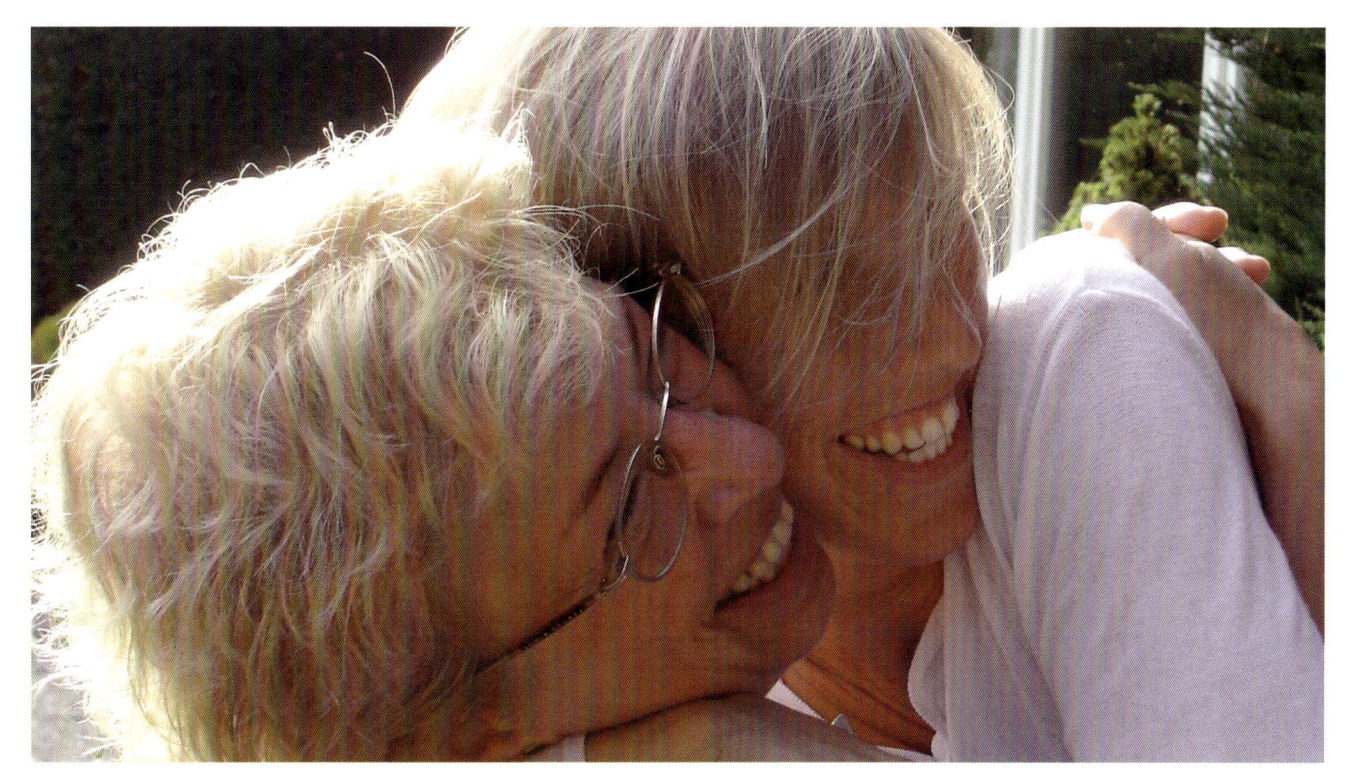

16.11 Gesunde Zähne ein Leben lang

Ästhetische Risiken

Für einen Friseur kann es hilfreich sein, von seinem Kunden ein Bild aus einer Zeitschrift mit der Lieblingsfrisur zu erhalten. Es liegt nun an dem Friseur, zu entscheiden und den Kunden davon zu überzeugen, was für ihn das individuelle Optimum ist. Die Idealfrisur für den Kunden ist abhängig von dem Gesicht, von der Haarbeschaffenheit, der Haarlänge, der -menge und natürlich auch von der Fähigkeit des Friseurs.
So gibt es auch in der Kieferorthopädie ein für den Patienten individuelles Optimum. Dieses Optimum ist von vielen Faktoren abhängig. Der Gesichts- und Schädelaufbau, die Kieferlage, das Platzangebot der Zähne, die Anzahl der Zähne, die Zahngröße und -form, Zahnachsenstellung, Knochenbeschaffenheit, Zahnfleisch- und Zahnbettbeschaffenheit, Alter des Patienten und vieles mehr entscheiden über das Behandlungsergebnis. Auch das Können des Kieferorthopäden, das Vertrauen und die Mitarbeit des Patienten und die gewählten Behandlungstechniken entscheiden über das spätere Ergebnis.

Ziel der meisten kieferorthopädischen Behandlungen ist es, das ästhetische Erscheinungsbild der Zähne zu verbessern. Der erfahrene Kieferorthopäde kennt die ästhetischen und funktionellen Stolperfallen. Um vor bösen Überraschungen geschützt zu werden, sollte der Patient vor der Behandlung auf jeweilige Probleme hingewiesen werden.

Der folgende Abschnitt „Zahnform und Zahngröße" illustriert beispielhaft, welche vorhersehbaren Probleme es bei atypischer Zahnform geben kann und welche Möglichkeiten es gibt, um diese ästhetische Unzulänglichkeit zu beheben.

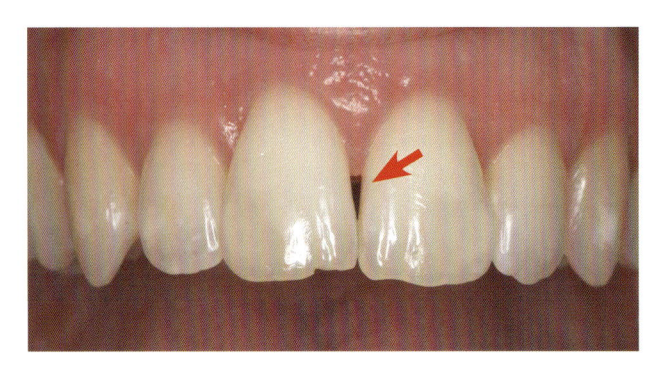

16.12 Bei der Dreiecksform gibt es unschöne „Löcher", die Zahnfleischpapillen füllen diesen Zwischenraum nicht immer aus.

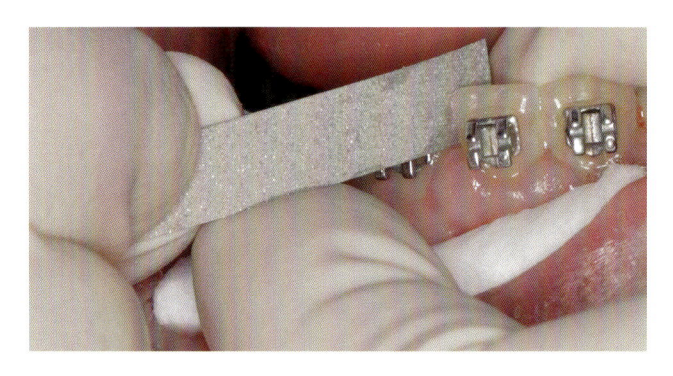

16.13 Geringfügiges Abtragen des Zahnschmelzes (interproximales Polishing, Strippen) durch einen diamantierten Finierstreifen

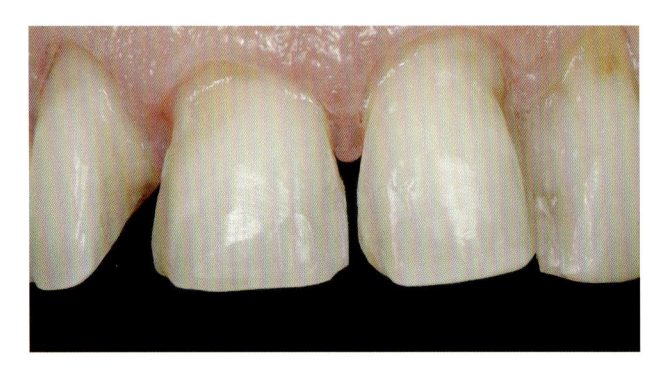

16.14 Dezenter Zahnhartsubstanzabtrag für Veneerpräparation

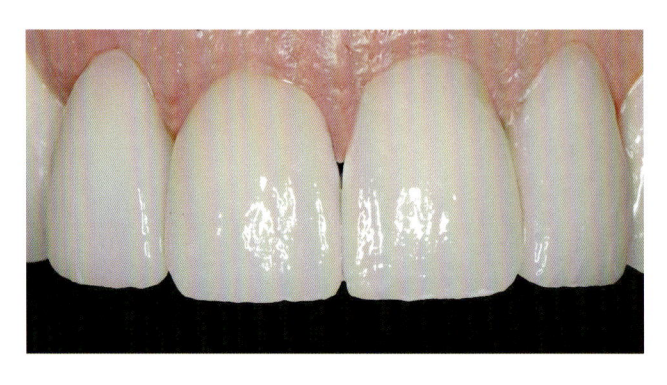

16.15 Versorgung der Zähne mit Veneers durch den Hauszahnarzt

Zahnform und Zahngröße

Die Kronenform der Schneidezähne weist erhebliche individuelle Unterschiede auf und ist für das ästhetische Ergebnis von großer Bedeutung. Eher rechteckige Formen ermöglichen ansprechende Ergebnisse. Im Gegensatz dazu ist es oft nicht möglich, dreieckige oder tonnenförmige Schneidezähne so zu positionieren, dass keine Lücken zwischen den Zähnen sichtbar werden. Da Zähne zu Beginn der Behandlung oft aufgrund eines Platzmangels verschachtelt stehen, wird dieses Problem erst im Laufe der Behandlung wahrgenommen.

Eine Möglichkeit, dieses Problem zu umgehen, ist die Rekonturierung dieser Zähne. Ungünstige Zahnformen können durch geringfügiges Abtragen mit einem Schleifkörper umgestaltet werden, „interproximales Polishing" oder auch „Strippen" genannt. Eine andere Möglichkeit stellt das zusätzliche Auftragen von zahnfarbenem Füllmaterial aus organisch modifizierter Keramik dar. Durch die sogenannte Schmelz-Dentin-Klebetechnik lassen sich Zahnformen additiv umgestalten, um das ästhetische Erscheinungsbild zu verbessern. Diese Techniken verlangen großes künstlerisches Einfühlungsvermögen seitens des Hauszahnarztes und modernste Materialien und Techniken, um ein langfristig attraktives Ergebnis zu erzielen. Wesentliche Verbesserungen ungünstiger Zahnformen sind mit hauchdünnen Keramikverblendschalen (Veneers) möglich. Mit diesen aufgeklebten Schalen können gleichzeitig dunkle oder verfärbte Zähne kosmetisch hervorragend aufgewertet werden. Für diese Leistung wird der Kieferorthopäde den Patienten an den Hauszahnarzt verweisen.

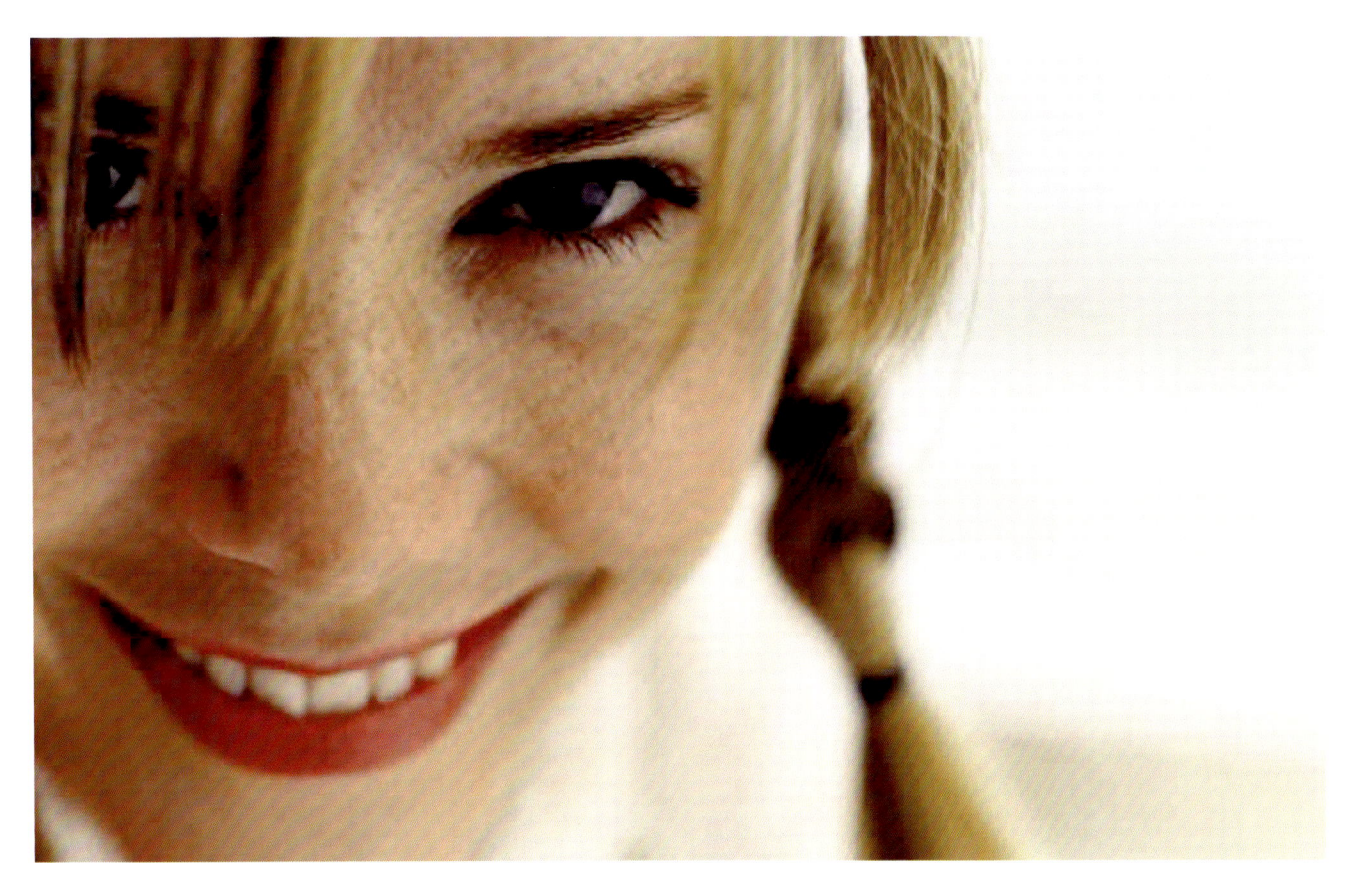

16.16 Ein ästhetisch schönes Lächeln ist das Ziel zahnmedizinischer Bemühungen; kleine, individuelle Abweichungen sind erlaubt.

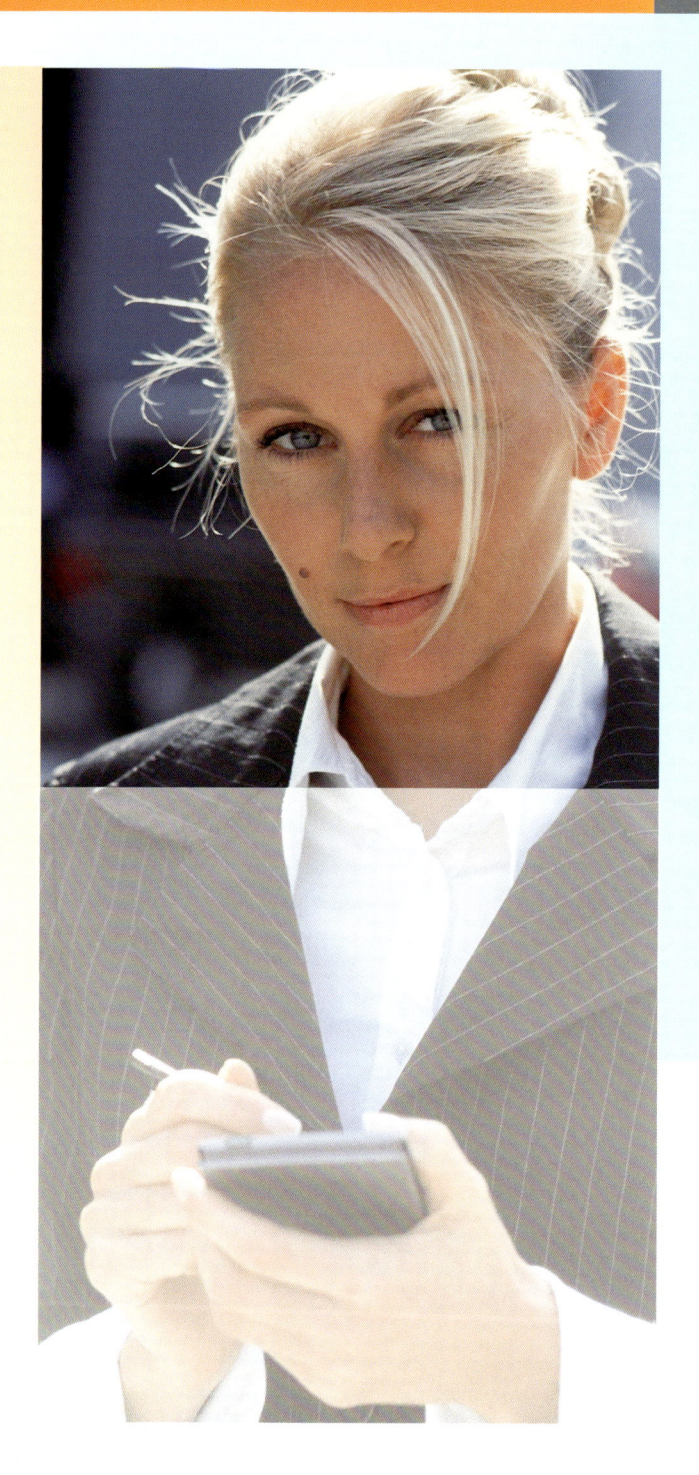

17 Kosten einer kieferorthopädischen Behandlung

- Es existieren unterschiedliche Bezuschussungen durch private oder gesetzliche Krankenkassen.

- Die gesetzliche Krankenkasse zahlt eine kieferorthopädische Behandlung nur bis zum 18. Lebensjahr, die Fehlstellung der Zähne oder des Kiefers muss dabei einen bestimmten Ausprägungsgrad haben.

- Eine kieferorthopädische Korrektur kann durchaus medizinisch notwendig und sinnvoll sein, auch wenn die Krankenkasse keinerlei Kosten übernimmt.

- Die finanzielle Beteiligung der gesetzlichen Krankenkasse gilt für eine „ausreichend, wirtschaftlich, zweckmäßige" Behandlung.

- Die optimale Diagnostik und Behandlung auf hohem Niveau ist mit Zusatzkosten verbunden.

Kosten einer kieferorthopädischen Behandlung

| 17.1 | Kosten einer kieferorthopädischen Behandlung | 116 |
| 17.2 | Kosten, die in der Regel von gesetzlichen Kassen nicht übernommen werden | 119 |

*Ein Mann, der eine ganze Masse
gezahlt hat in die Krankenkasse,
schickt jetzt die nötigen Papiere,
damit auch sie nun tu das ihre.*

*Jedoch kriegt er nach längrer Zeit
statt baren Geldes nur den Bescheid,
nach Paragraphenziffer X
bekomme er vorerst noch nix,
weil, siehe Ziffer Y,
man dies und das gestrichen schon,
so dass er nichts, laut Ziffer Z,
beanzuspruchen weiter hätt.*

Hingegen heißts, nach Ziffer A,
dass er vermutlich übersah,
dass alle Kassen, selbst in Nöten,
den Beitrag leider stark erhöhten,
und dass man sich, mit gleichem Schreiben,
gezwungen seh, ihn einzutreiben.

Besagter Mann denkt krankenkässlich
in Zukunft ausgesprochen hässlich.

Eugen Roth

Kosten einer kieferorthopädischen Behandlung

Nicht jeder, der eine Korrektur seiner Zahnstellung wünscht, kann mit einer Übernahme der Kosten durch seine Krankenkasse rechnen. Die rein kieferorthopädische Behandlung von Personen über 18 Jahren wird von den gesetzlichen Krankenkassen nicht übernommen.

Bei jüngeren Patienten sind Ausmaß der Fehlstellung und das Patientenalter entscheidend für die Frage der Kostenübernahme. Hierzu wird eine Einstufung der Fehlstellung nach „KIG" vorgenommen. „KIG" ist die Abkürzung für Kieferorthopädische Indikationsgruppen.

In diesem vor einiger Zeit neu eingeführten Indikationskatalog „KIG" (für Versicherte der gesetzlichen Krankenversicherung) ist festgelegt, ob der Ausprägungsgrad einer Zahnfehlstellung zu einer Übernahme durch die Krankenkasse führt. Hierbei werden ausschließlich morphologische Kriterien (das Ausmaß der Fehlstellung auf dem Kiefermodell zu sehen) zugrunde gelegt. Der ästhetische Eindruck des Gebisses sowie funktionelle Probleme, eventuelle Folgen für die Kieferentwicklung und auch die Psyche des Patienten bleiben unberücksichtigt.

Ebenfalls ist durch verbindliche Richtlinien der Behandlungszeitpunkt für den Beginn der kieferorthopädischen Korrektur für die einzelnen Zahn- und Kieferfehlstellungen festgelegt.

Eine Fehlstellungskorrektur kann so durchaus aus medizinischer Sicht notwendig sein, jedoch nicht in den Leistungskatalog der gesetzlichen Krankenkasse fallen.

Liegt eine Kieferfehlstellung eines bestimmten Schweregrades vor, die nur durch eine Operation zu korrigieren ist, sind die Grundkosten für die Behandlung, die in der Regel aus einer kieferorthopädisch-kieferchirurgischen Kombinationstherapie besteht, auch für Patienten über 18 Jahren von den gesetzlichen Krankenkassen gedeckt.

Fällt eine Zahn- oder Kieferfehlstellung in den vom Gesetzgeber vorgeschriebenen Indikationskatalog, so wird ein individueller Behandlungsplan erstellt, aus dem die voraussichtlichen

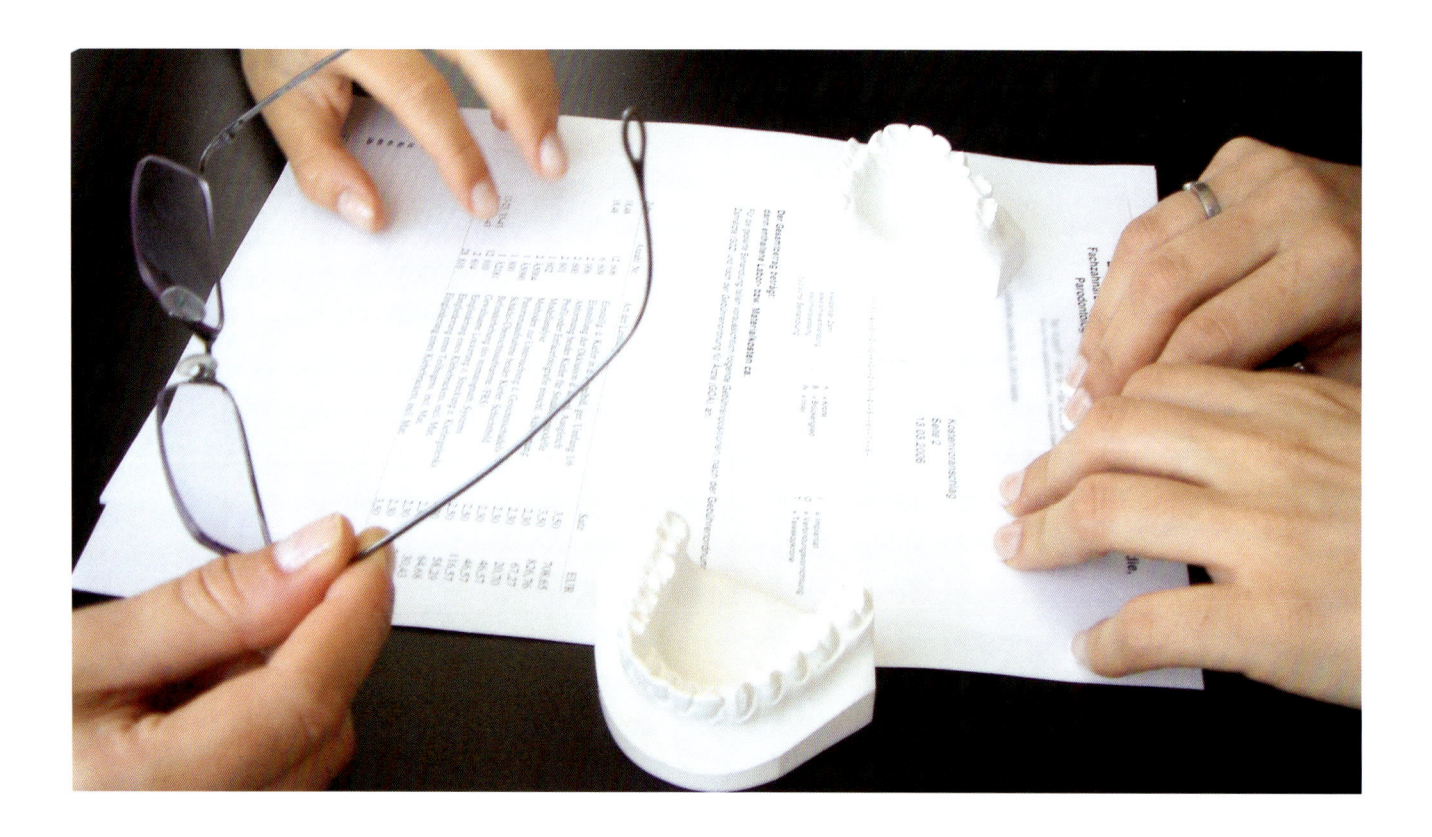

Behandlungsmaßnahmen und deren Kosten hervorgehen. Dieser wird an die Krankenkasse gesendet, dort bearbeitet, gegebenenfalls begutachtet und anschließend genehmigt. Die Krankenkasse übernimmt 80% der Behandlungskosten. Der Patient hat einen 20%-igen Anteil an diesen Kosten an den Kieferorthopäden zu bezahlen, der ihm im Falle eines erfolgreichen Behandlungsabschlusses von der Krankenkasse erstattet wird.

Für jedes weitere gleichzeitig behandelte Kind wird nur ein 10%-iger Anteil der Kosten fällig, da die Krankenkasse hier 90% der Kosten übernimmt.

Neben dem verbindlich vorgeschriebenen Indikationssystem sind auch die Behandlungsmaßnahmen bei den gesetzlichen Krankenkassen gemäß der Vorgabe „ausreichend, zweckmäßig, wirtschaftlich" deutlich eingeschränkt.

Aufwändige Therapie- und Retentionsformen (siehe Kapitel „Verbesserte Behandlungsmöglichkeiten") im Sinne einer optimalen Behandlung bedürfen einer privaten Liquidation. Die Variation möglicher Behandlungsmethoden und -mittel ist zu groß, um hier eingehend beschrieben zu werden. Der Kieferorthopäde des Vertrauens wird den Patienten gerne individuell beraten und ihm sinnvolle Therapiealternativen und deren Kosten darlegen.

Die Gesetze im Bereich der Gesundheitspolitik ändern sich in immer kürzeren Abständen, so dass auch die hier aufgezeigten Konstellationen gegebenenfalls schon bald keine Gültigkeit mehr haben. Die Patienten bzw. Eltern sollten daher den Kieferorthopäden vor Behandlungsbeginn auch zum Thema Kosten konsultieren.

Bei den privaten Krankenversicherungen oder Zusatzversicherungen ist die Kostenübernahme jeweils vom abgeschlossenen Versicherungsvertrag abhängig.

Da es für Patienten einer privaten Krankenversicherung ein kieferorthopädisches Indikationssystem mit den einschränkenden Richtlinien nicht gibt, werden in der Regel die medizinisch notwendigen kieferorthopädischen Behandlungen bei Kindern und Jugendlichen unter 18 Jahren übernommen.

80% der Kosten übernehmen die Kassen direkt	20% werden zunächst von dem Patienten übernommen und nach erfolgreichem Behandlungsabschluss von der Krankenkasse erstattet	private Zusatzkosten für die über die „ausreichend, wirtschaftlich, zweckmäßige ,,Kassenleistung" hinausgehenden Leistungen
Basisbehandlung		**Optimalbehandlung** →

Grafisch dargestellte Kostenverteilung des gesetzlich versicherten Patienten

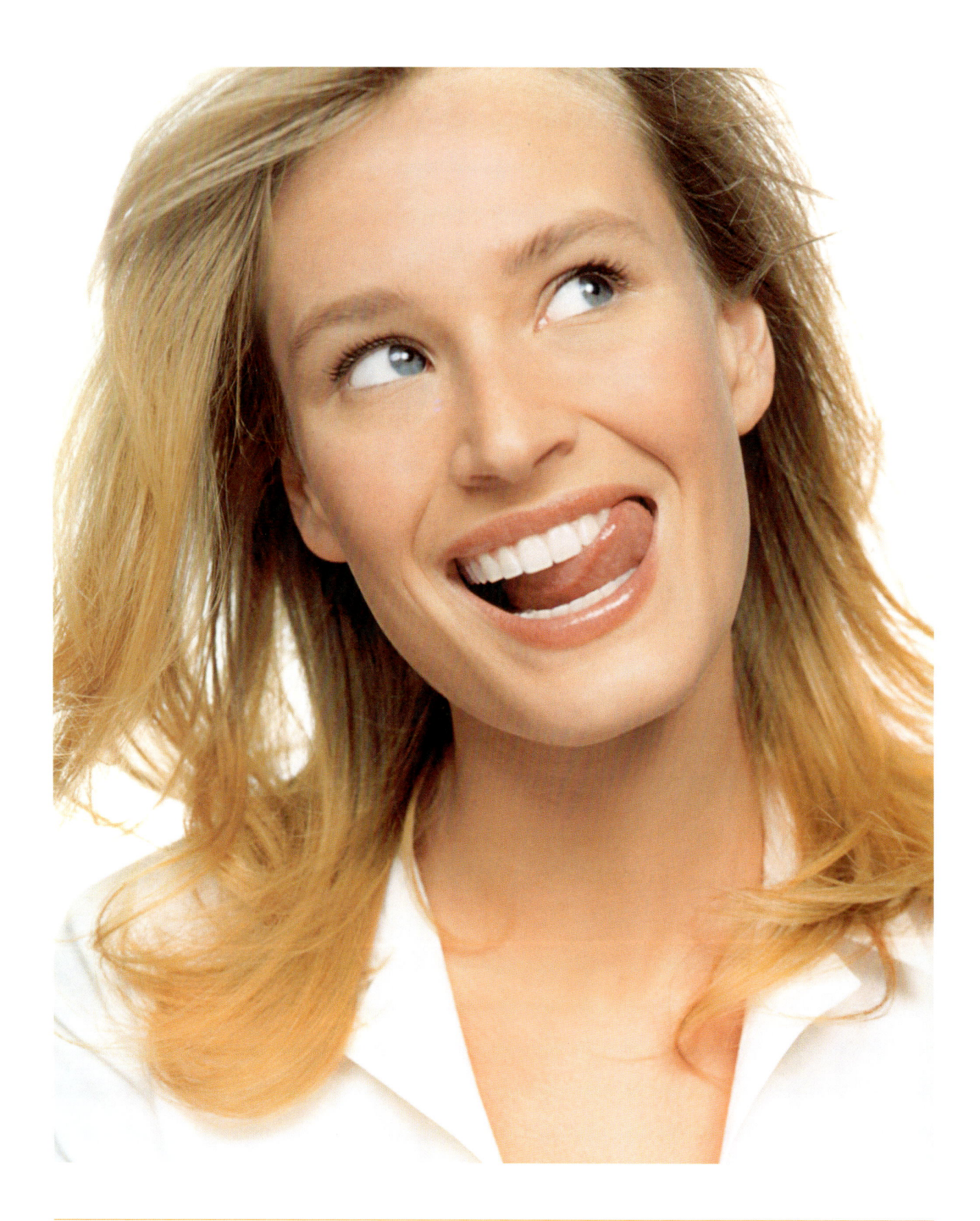

Kosten, die in der Regel von gesetzlichen Krankenkassen nicht übernommen werden

Frühbehandlung

- früher Behandlungsbeginn (Richtlinieneinschränkung)
- konfektionierte Mundvorhofplatte
- festsitzender Lückenhalter

Regelbehandlung

Diagnostik
- Funktionsanalyse
- Weichteilanalyse
- Kiefermodellanalyse (Richtlinieneinschränkung)
- Mundinnenfotos zur Verlaufskontrolle
- Bestimmung des Skelettalters
- Berechnung der voraussichtlichen Körpergröße (basierend auf einer Röntgenaufnahme der Hand)

Festsitzende Behandlung
- „High-Tech-Brackets" für verkürzte Behandlungszeiten
- Zahnfarbene Brackets, Titanbrackets (Allergiker-geeignet)
- Lingualtechnik
- superelastische Bögen oder Drähte zur schonenden Therapie und Verkürzung der Behandlungszeit
- zahnfarbene Behandlungsbögen
- fluoridhaltiger Spezialkleber und Befestigungsmittel
- Bracketumfeldbehandlung/Zahnversiegelung

Platzbeschaffung
- ASR approximale Schmelzreduktion
- moderne, grazile, festsitzende Behandlungsgeräte als Ersatz für Außenspangen (Pendulum, Distal Jet etc.)
- kieferorthopädische Implantate
- kieferorthopädische Minischraubensysteme

Rückbisskorrektur
- moderne festsitzende Geräte als Ersatz für herausnehmbare Geräte oder Außenspange (Herbst-Scharnier, Forsus-Feder, Jasper Jumper etc.)

Feineinstellung/Retention
- Positioner
- festsitzende Langzeitretainer
- durchsichtige Retentionsschienen

Alternative Behandlungen
- unsichtbare Zahnspangen (invisalign®)
- ganzheitliche Behandlung (Bionator-Therapie, Crozat-Technik)
- myofunktionelle Begleitmaßnahmen als Unterstützungstherapie (je nach Befund)

Sonstige Maßnahmen

- Zweitbehandlung bei vorherigem Behandlungsabbruch bedingt durch unzureichende Mitarbeit
- Verlust bzw. mutwillige Zerstörung von Behandlungsgeräten

Erwachsenenbehandlung

- die rein kieferorthopädische Behandlung wird ab dem 18. Lebensjahr nicht übernommen

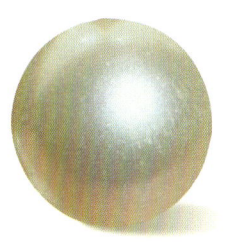

18 Termine und Notfälle

- Bei Druckstellen, Störstellen oder Lockerung der kieferorthopädischen Apparaturen ist zunächst ein Telefonat mit der kieferorthopädischen Praxis zu empfehlen.

- Bei einem telefonisch vereinbarten SOS-Termin kann das Problem in der Regel schnell behoben werden.

- Herausnehmbare Apparaturen werden auf einem Gipsmodell gefertigt. Daher können auf der flexiblen Schleimhaut des Patienten Druckstellen entstehen; durch gezieltes Beschleifen der Apparatur durch den Kieferorthopäden wird das Problem schnell gelöst.

- Bei der festsitzenden Apparatur sind in der Eingewöhnungszeit häufig Störstellen zu beobachten.

- Eine kleine entzündliche Wunde kann eine große Beeinträchtigung für den Patienten bedeuten.

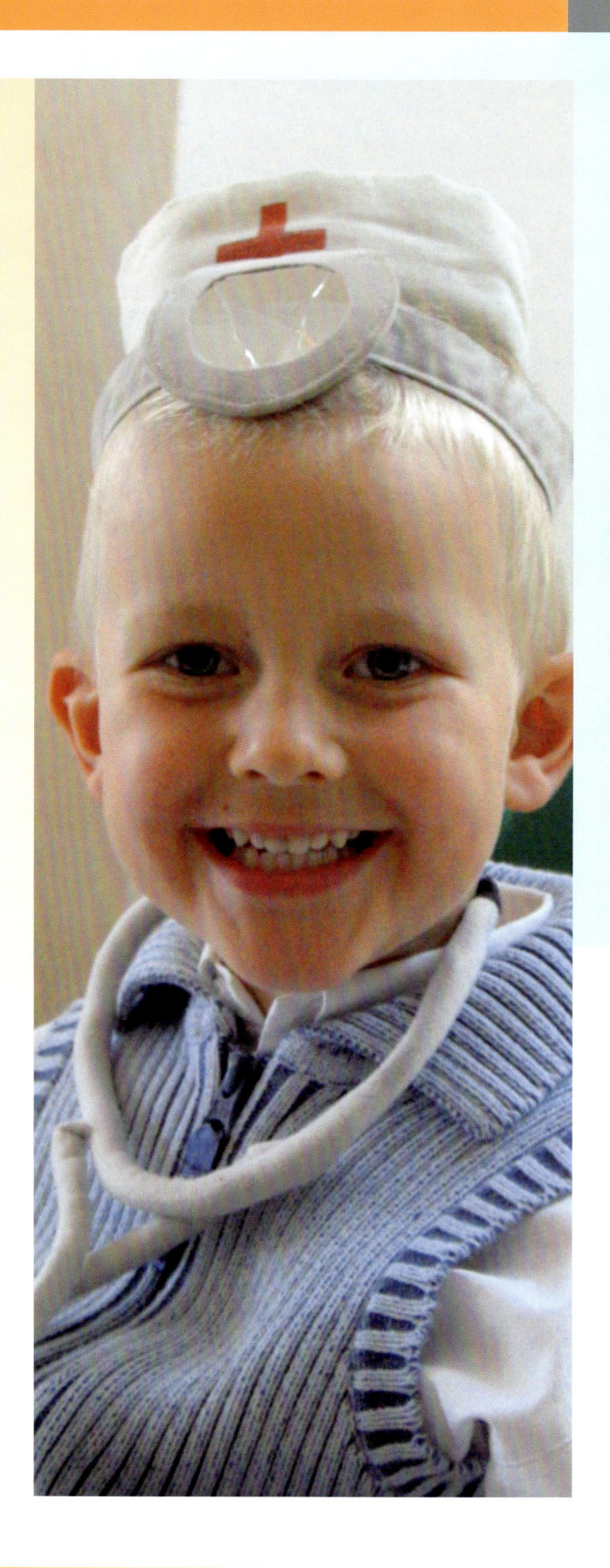

Termine und Notfälle

18.1	Der Notfalltermin (SOS-Termin)	222
18.2	Erste Hilfe bei einer festsitzenden Apparatur	223
18.3	Erste Hilfe bei einer herausnehmbaren Apparatur	224
18.4	Notfälle vermeiden	225

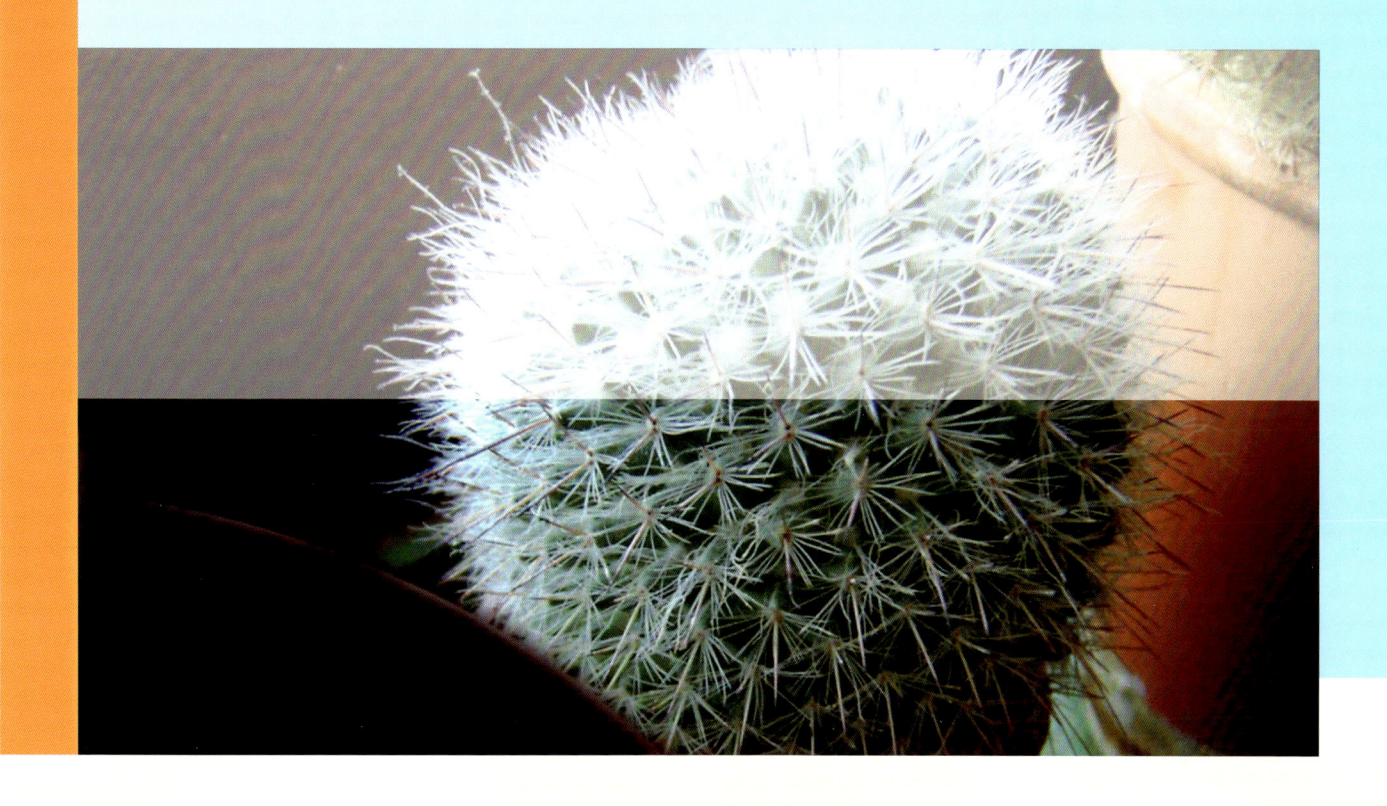

Der Notfalltermin (SOS-Termin)

Sollten sich Umstände ergeben, die die normale Funktion der Behandlungsapparatur beeinträchtigen, sollte sich der Patient sofort um einen Termin zu bemühen und nicht bis zum nächsten vergebenen Termin warten. Um diesen „Nottermin" so effizient wie möglich im Tagesablauf des Kieferorthopäden einbinden zu können, ist es wichtig, dass der Patient das Problem so gut wie möglich telefonisch beschreiben kann.

Einhaltung von Terminen

Für eine schnelle und schonende Behandlung ist es wichtig, die gegebenen Termine einzuhalten, da Richtung und Ausmaß der Zahnbewegungen regelmäßig kontrolliert und aktiviert werden müssen. Fällt ein Termin aus, so ist es nicht immer möglich, einen zeitnahen Alternativtermin zu finden, was zu erheblichen Zeitverlusten führen kann. Sollte es dennoch zu einer unvermeidbaren Nichteinhaltung eines Termins kommen, werden die Patienten gebeten, so schnell wie möglich Bescheid zu geben, damit der Zeitverlust in Grenzen gehalten werden kann.

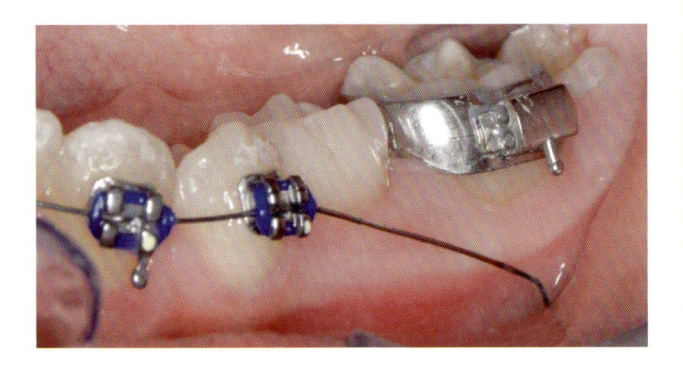

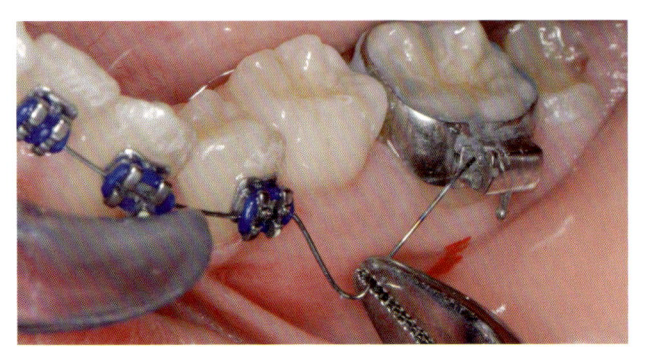

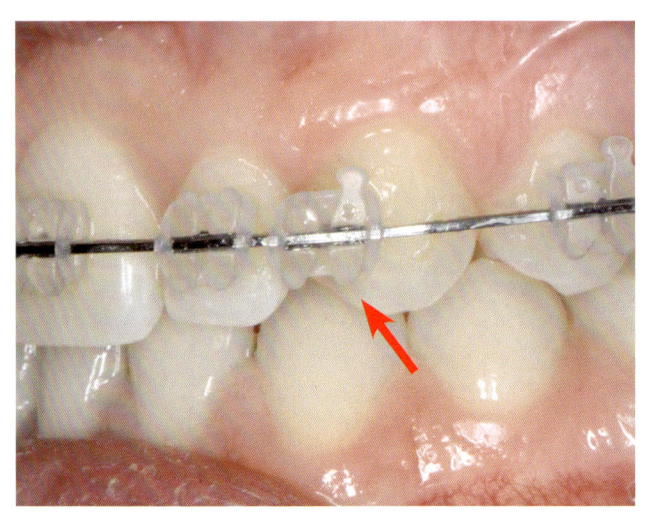

18.2 Gelöste Brackets (Pfeil)

Folgende Komplikationen treten am häufigsten auf:

Herausnehmbare Apparatur:

- drückt
- passt nicht richtig
- Apparatur ist defekt

Festsitzende Apparatur:

- ein Draht „piekt"
- ein oder mehrere Brackets haben sich gelöst
- ein oder mehrere Bänder sind locker
- ein im Gaumen oder Mundboden befestigtes Teil ist aus der Halterung gerutscht oder hat sich ganz gelöst

Viele professionelle Praxen haben für solche Fälle kurzfristige SOS-Termine reserviert, und stellen auch über das Internet entsprechende Informationen zur Verfügung.

18.1 Draht, der in Wange sticht - schnell beim Kieferorthopäden behoben

Erste Hilfe bei einer festsitzenden Apparatur

Bei Lockerung eines Bandes oder Brackets oder bei der Beschädigung der Apparatur sollte umgehend ein Termin mit der Praxis vereinbart werden. Nicht selten geschehen solche Lockerungen oder Beschädigungen jedoch außerhalb der Sprechstundenzeiten, insbesondere am Anfang des Wochenendes. Folgende Notversorgung wird bis zu dem vereinbarten SOS-Termin empfohlen:

Gelöstes Bracket oder Band

Hat sich das Bracket oder Band (Metallring) vom Zahn gelöst und hängt aber noch am Bogen, so belassen Sie alles wie es ist.

Hat sich das Band (Metallring) etwas vom Zahn gelöst, versuchen Sie den Zahn mit der Zahnbürste zu reinigen und das Band wieder auf den Zahn zurück zu schieben.

Hat sich ein Bracket oder Band ganz gelöst und keine Verbindung mehr zu einem Bogen, so versuchen Sie das Teil vorsichtig zu entfernen. Bewahren Sie es bitte auf und bringen Sie es zum nächsten Termin mit.

Gelöster Bogen

Versuchen Sie, den Bogen mit einer Pinzette wieder in das Bracket oder Band einzusetzen. Sollte dies nicht möglich sein, versuchen Sie, das Bogenende mit etwas Wachs zu verkleben.

> **ACHTUNG!**
>
> Von der Benutzung von Seitenschneidern oder anderem Werkzeug in der Mundhöhle wird dringend abgeraten! Ein abspringendes Drahtende könnte zu Weichteilverletzungen führen.

Störende Bogenenden

Versuchen Sie vorsichtig, das Bogenende mit einem Löffelstiel oder einem Radiergummi eines Bleistiftendes umzubiegen bzw. anzudrücken. Sollte dies nicht möglich sein, kleben Sie etwas Schutz-Wachs, das Sie vom Kieferorthopäden erhalten haben, bis zum vereinbarten SOS-Termin auf das Bogenende. Steht Ihnen Wachs nicht mehr zur Verfügung, können Sie auch zuckerfreies Kaugummi zum Abdecken benutzen.

Festsitzende Apparatur im Bereich des Gaumens oder im Bereich der Zunge hat sich gelöst

Hat sich ein Band gelöst, versuchen Sie, das Band wieder auf den Zahn zurück zu schieben. Die Apparatur dürfte dann nicht mehr stören. Hat das gelöste Objekt keine Verbindung mehr zur festsitzenden Apparatur, so versuchen Sie dieses zu entfernen und zum vereinbarten SOS-Termin mitzubringen.

Verloren gegangene Drahtligaturen bzw. Gummiringe

Bei verloren gegangenen Gummiringen oder Drahtligaturen reicht es aus, dies dem Kieferorthopäden beim nächsten Termin mitzuteilen, solange die Apparatur fest sitzt. Bei verloren gegangenen Federn oder anderen aktiven Elementen sollte der Kieferorthopäde umgehend aufgesucht werden.

Schmerzen

Wurde die Apparatur oder ein Multibandbogen neu eingesetzt, können vorübergehend Schmerzen auftreten. Nehmen Sie eventuell eine Schmerztablette. Tritt keine Besserung ein, vereinbaren Sie einen SOS-Termin beim Kieferorthopäden.

Wunde Stellen

Bei wunden Stellen kann mit Kamillosan oder anderen Spüllösungen gespült werden. Tritt keine Besserung ein, vereinbaren Sie einen SOS-Termin beim Kieferorthopäden.

Außenbogen (Headgear)

Sollte der Außenbogen Probleme bereiten, defekt sein oder sollte er schon vor die oberen Zähne bzw. Brackets drücken, sollte er nicht weiter getragen und ein baldiger Termin beim Kieferorthopäden vereinbart werden.

Erste Hilfe bei einer herausnehmbaren Apparatur

Druckstellen

Sollte das Gerät am Zahnfleisch drücken oder stören, dann vereinbaren Sie kurzfristig einen Termin beim Kieferorthopäden. Bis dahin sollte die Zahnspange nicht getragen werden.

Bruch der Kunststoffbasis oder des Drahtes

Eine beschädigte lose Spange kann in vielen Fällen vom Kieferorthopäden repariert werden.
Sollte die herausnehmbare Zahnspange oder ein Draht der Zahnspange zerbrochen sein, so sollte ein SOS-Termin mit dem Kieferorthopäden vereinbart werden.
Eine scharfe Kante am Kunststoff kann vorübergehend mit Hilfe einer Nagelfeile selbst geglättet werden.

HINWEIS!

Passt das Gerät noch und entstehen durch das Tragen keine Druckstellen, bitte die Apparatur unbedingt bis zum SOS-Termin weiter tragen!

**Verlust der Zahnspange /
die Spange passt nicht mehr**

Es besteht eine große Gefahr, dass sich das bisher erreichte Behandlungsergebnis wieder verschiebt. Vereinbaren Sie einen SOS-Termin beim Kieferorthopäden.

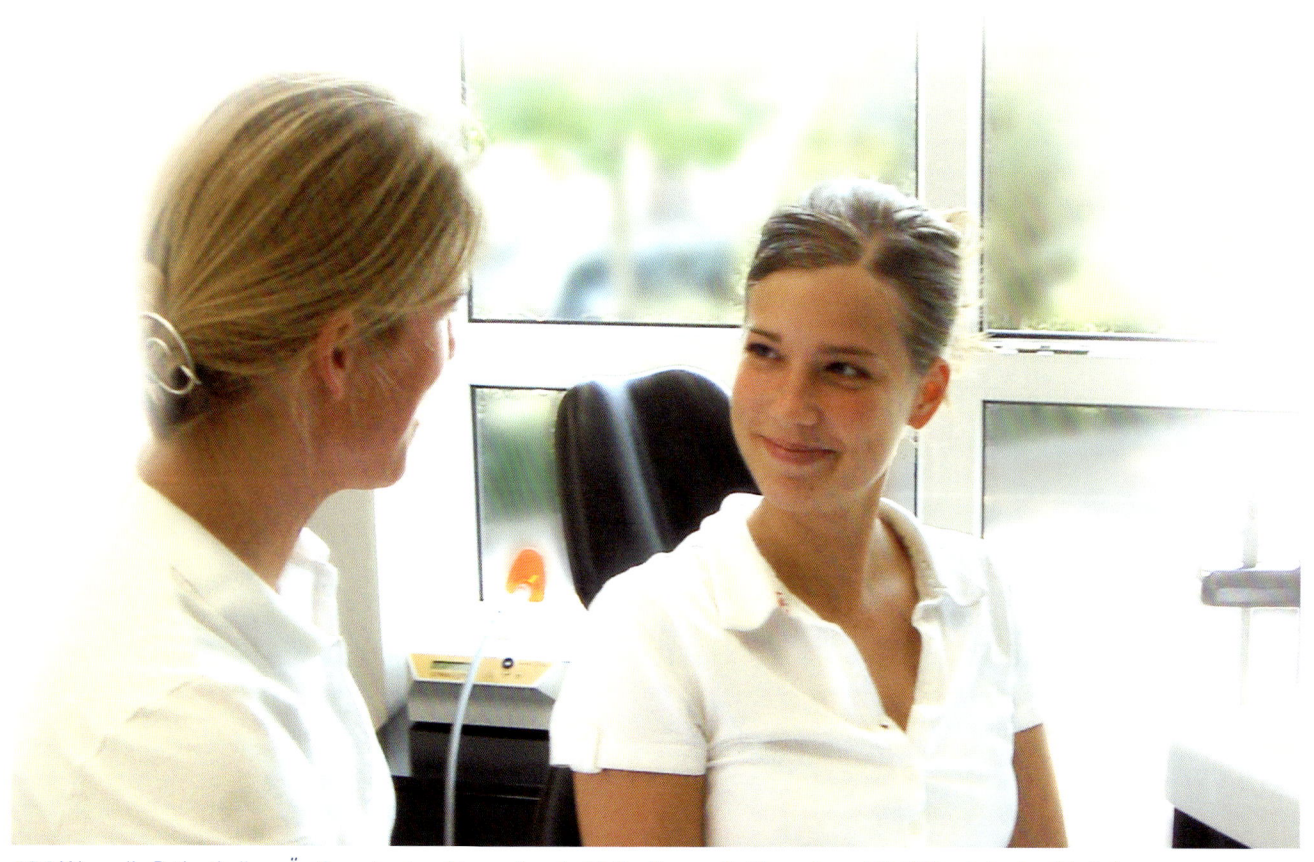

18.3 Wenn die Patientin Ihrer Ärztin vertraut, geht es mit mehr Motivation an die Therapie und Notfälle sind schnell behoben.

Notfälle vermeiden

Was man während einer kieferorthopädischen Therapie nicht machen sollte:

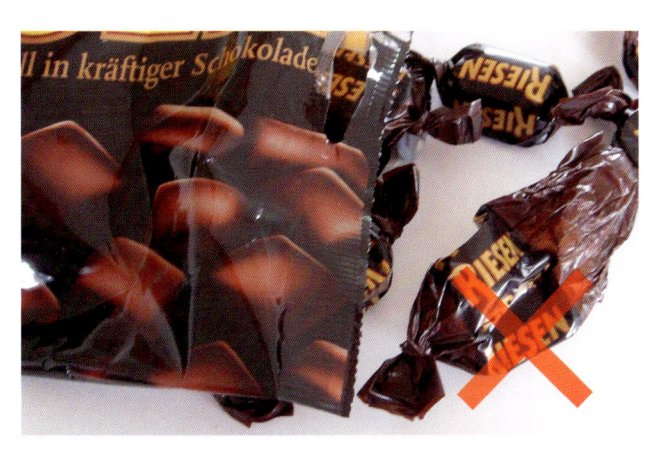

18.4 Klebrige Speisen können die grazilen Elemente leicht verbiegen oder lösen.

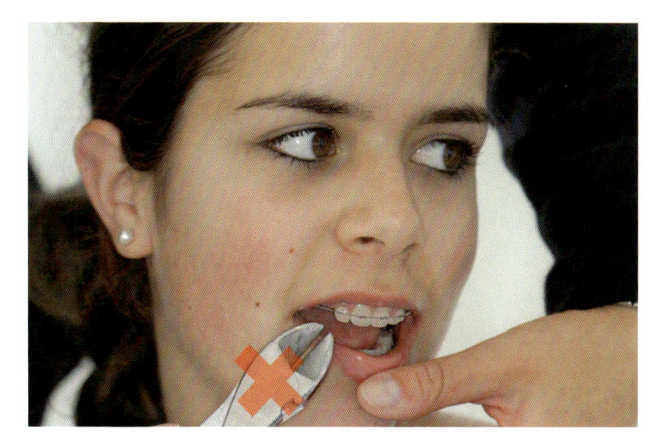

18.5 Nicht mit Seitenschneidern oder anderem Werkzeug in der Mundhöhle arbeiten.

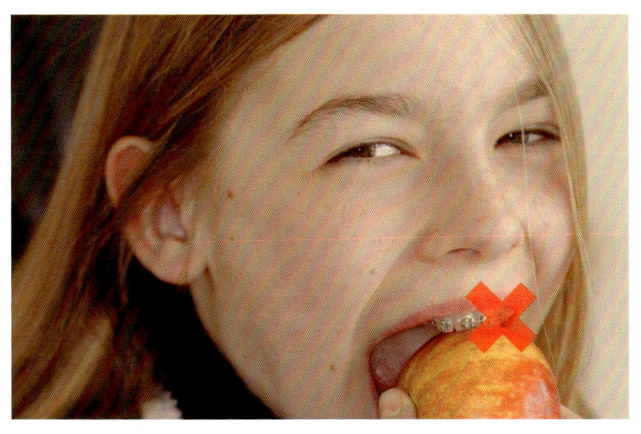

18.6 Harte Lebensmittel nicht mit der Front abbeißen, sondern in kleine Stücke schneiden.

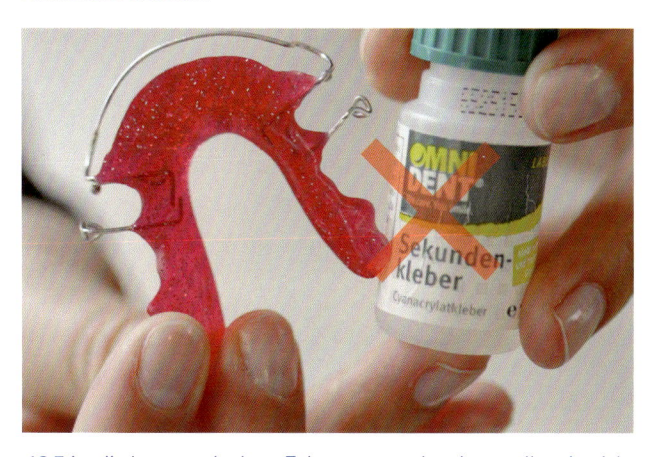

18.7 Ist die herausnehmbare Zahnspange gebrochen, sollte sie nicht mit Kleber geflickt werden. Die Reparatur gehört in die professionellen Hände eines Zahntechnikers.

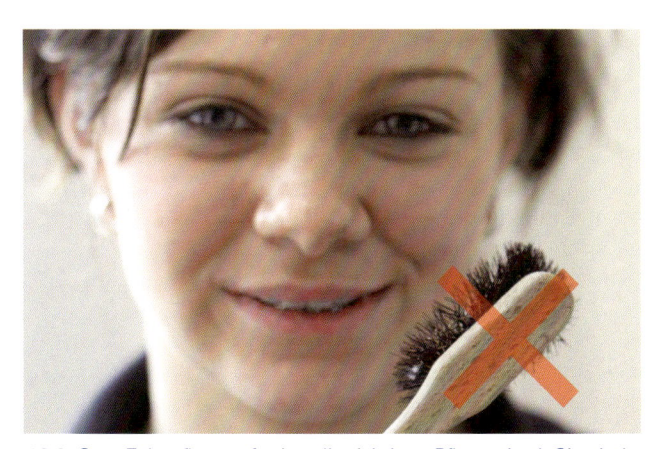

18.8 Gute Zahnpflege erfordert die richtigen Pflegemittel. Sie sind wichtig zur schonenden und einfachen Reinigung der Zähne.

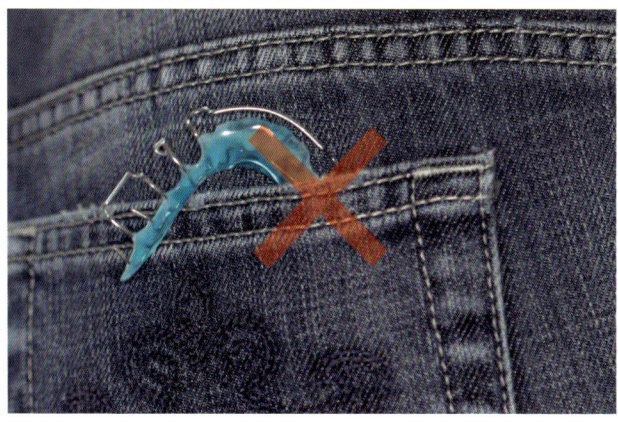

18.9 Unsachgemäßer Transport kann die herausnehmbare Zahnspange beschädigen. Es gibt spezielle Zahnspangendosen.

19 Prophylaxe

- Prophylaxe rechnet sich: Ein Leben lang Prophylaxe ist kostengünstiger als ein aufwändiger Zahnersatz.

- Regelmäßige, professionelle Zahnreinigung durch den Hauszahnarzt ist empfehlenswert.

- Fluoride schützen vor Karies.

- Durch die Optimierung der Ernährung sinkt die Zahl der Karies und Parodontose verursachenden Keime.

- Bei einer festsitzenden Zahnspange ist die Reinigung deutlich zeitaufwändiger; der Kieferorthopäde weiß Tipps und Tricks zur sorgfältigen und einfachen Pflege.

- Die tägliche Anwendung von Zahnseide hilft, Zahnzwischenraumkaries zu verhindern.

- Zahnbelag kann mit Hilfe von Färbemitteln sichtbar gemacht werden.

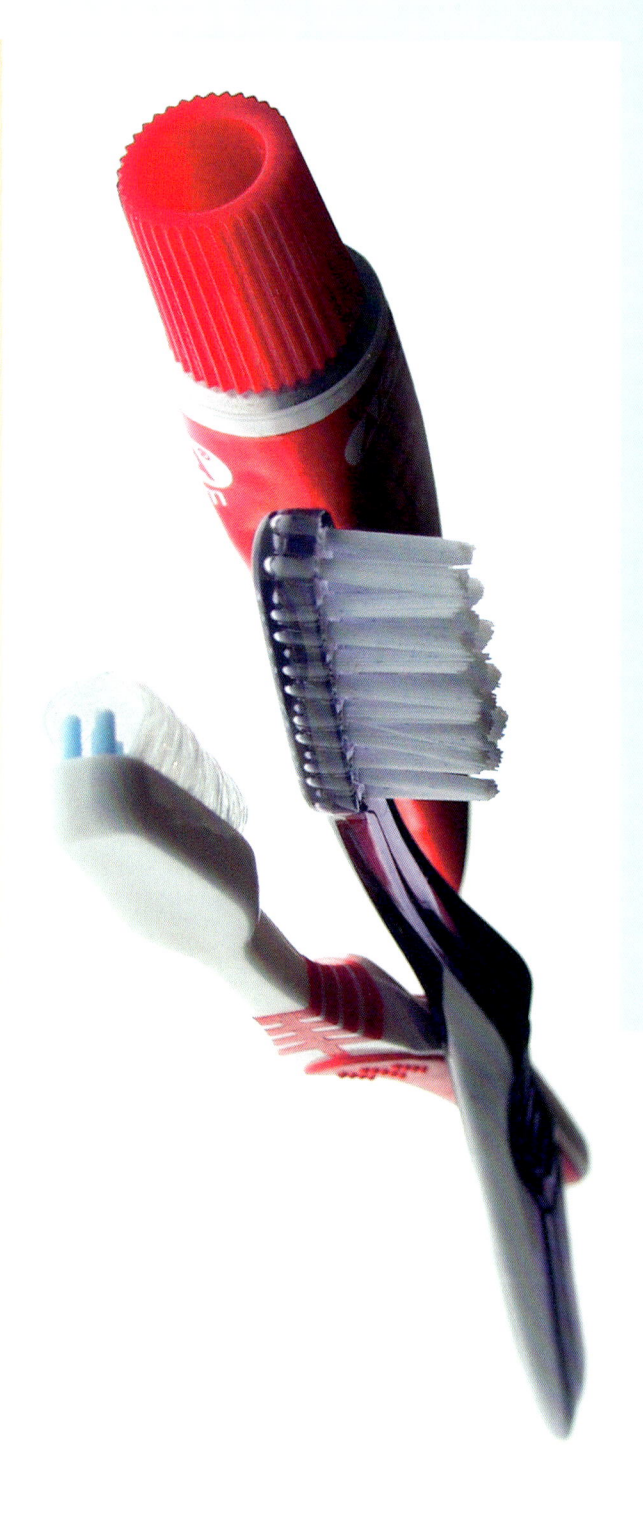

Prophylaxe

19.1	Gesunde Zähne – ein Zufall?	228
19.2	Zahnpflege während der kieferorthopädischen Therapie	231

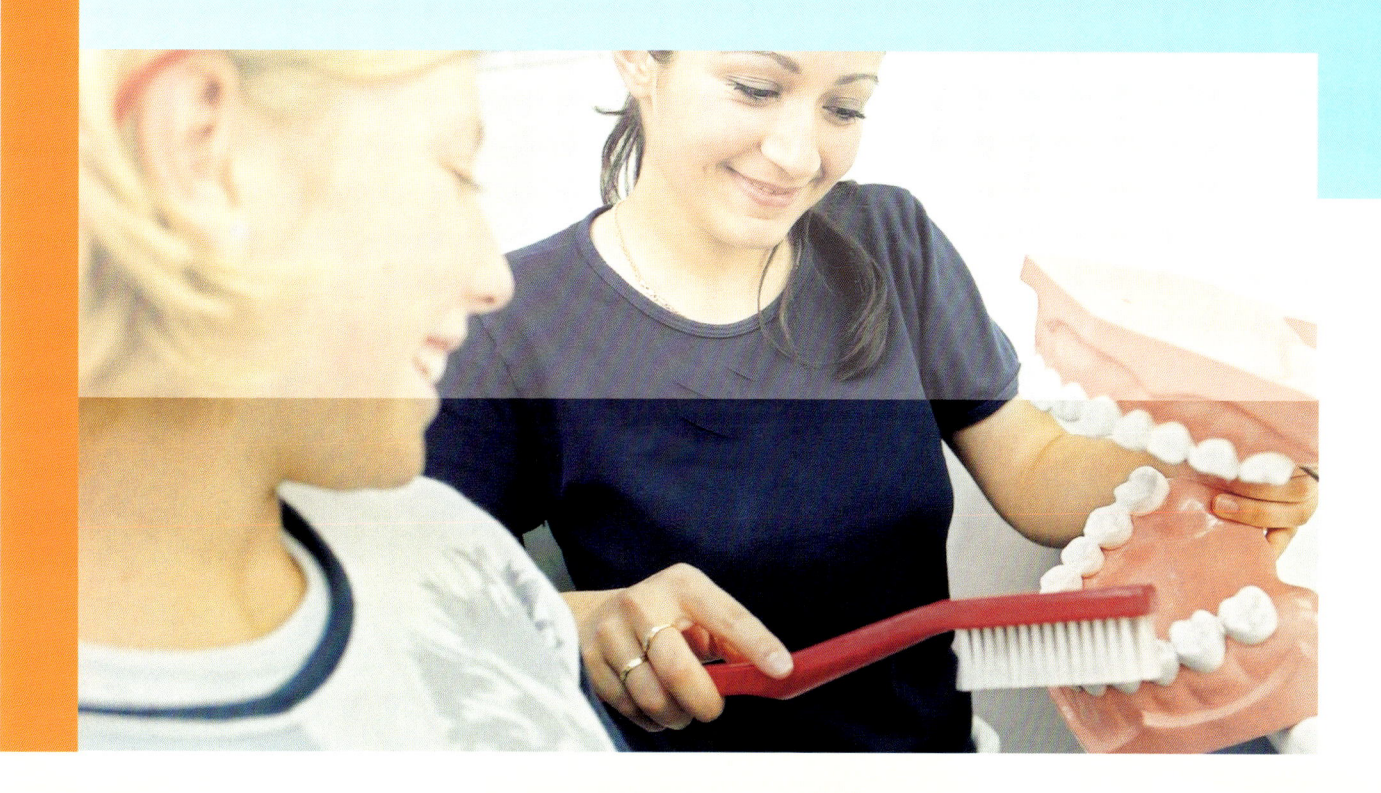

Gesunde Zähne – ein Zufall?

Nein, Zufall oder eine Laune der Natur sind gesunde Zähne nicht. Nur relativ wenige Menschen haben völlig gesunde Zähne. Zähne sind ständig von zwei Gefahren bedroht: Karies (Zahnfäule) und Parodontose (Zahnfleischschwund). Beide Erkrankungen können nicht nur sehr schmerzhaft sein, sie führen auch früher oder später zu Zahnverlusten. Glücklicherweise gibt es heute Möglichkeiten, Karies und Parodontose wirksam zu bekämpfen bzw. zu verhüten.

Wie entsteht Karies?

Es beginnt ganz harmlos: Speisereste vermischen sich mit bestimmten Bestandteilen des Mundspeichels und bilden auf den Zähnen einen fast unsichtbaren, aber zäh haftenden Belag, die „Plaque", wie sie der Zahnarzt nennt.
Dieser Schmutzfilm, den man durch Farbstoffe sichtbar machen kann, ist ein idealer Tummelplatz für die im Mund ständig vorhandenen Bakterien. Sie setzen sich auf dem Zahn fest, vermehren sich dort und sind immer „hungrig". Als Nahrung bevorzugen sie alles Süße. Und während sie den Zucker verarbeiten, produzieren sie eine Säure, die den Schutzmantel des Zahnes, den Schmelz, angreift. Diese Säure frisst langsam Löcher in den Zahn.

Ist der Zahnschmelz erst einmal geschädigt, gibt es für die Bakterien kein Halten mehr: Sie dringen immer weiter vor, es entstehen große Löcher, die von außen oft kaum zu erkennen sind und schon bald ist der Nerv erreicht. Der Zahn reagiert zuerst empfindlich auf Wärme und Kälte, später schmerzt er.

Regelmäßige Zahnpflege und regelmäßiger Besuch beim Zahnarzt verhindern die Entstehung und Ausbreitung der Karieserkrankung. Deshalb sollte auch bei fehlenden Beschwerden mindestens zweimal jährlich der Hauszahnarzt aufgesucht werden.

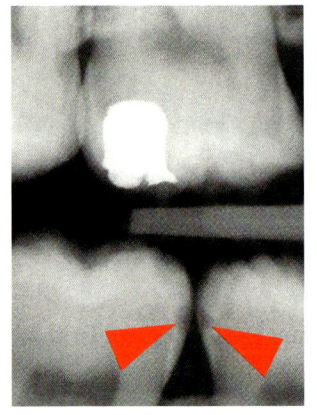

19.2 Bissflügelaufnahme: Approximalkaries im Röntgenbild

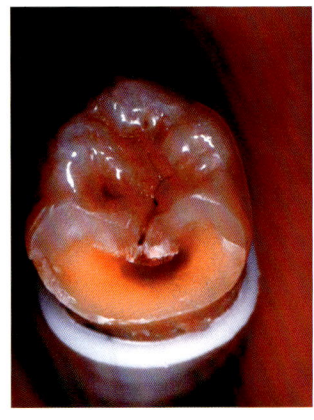

19.3 Zahn mit verfärbter Oberfläche und Schnitt durch Karies

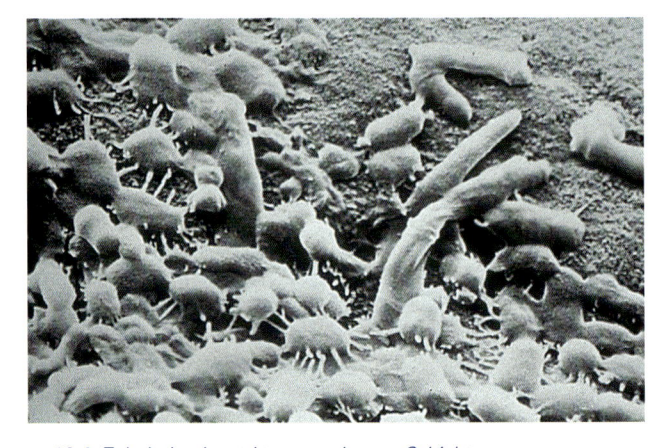

19.1 Querschnitt des Zahnes

19.4 Zahnbelag besteht aus mehreren Schichten:
- *aus Speiseresten, die man leicht entfernen kann,*
- *aus einem gelblich-weißen Belag mit abgestorbenen Bakterien und Zellresten und*
- *aus einem festen, fast unsichtbaren Belag aus Millionen von Bakterien (Plaque), den man nur durch intensive Zahnpflege entfernen kann.*

Die allgemeine Zahnpflege

Es empfiehlt sich eine systematische Putztechnik, damit keine Zahnflächen vergessen oder vernachlässigt werden.

Um schon Kindern eine Systematik beim Putzen zur Gewohnheit zu machen, kann ihnen die KAI-Regel leicht erklärt werden. KAI ist die Abkürzung für Kauflächen - Außenflächen - Innenflächen. In dieser Reihenfolge werden die Zähne 2-3 Minuten mit kleinen kreisenden Bürstenbewegungen gesäubert.

Eine wesentliche Verbesserung der Putztechnik und die meist empfohlene Technik ist die so genannte „modifizierte Basstechnik". Die Zahnbürste wird in einem Winkel von 45 Grad zur Zahnlängsachse gleichzeitig auf Zahn und Zahnfleisch gesetzt. Das Borstenfeld zeigt dabei immer zum Zahnfleisch. 10-15 rüttelnde bzw. leicht kreisende Bewegungen pro Zahn sorgen für eine gründliche Entfernung der Plaque.

Mit Plaquefärbemitteln können die Erfolge der Zahnpflege sowohl vom Patienten zu Hause, als auch in der Praxis überprüft werden. Die dabei verwendeten Farbstoffe sind ungiftig und biologisch abbaubar. Es handelt sich in der Regel um den Farbstoff „Erytrosin". Auf einem sauberen, glatten Zahn haben die Bakterien kaum eine Vermehrungschance.

Zahnseide/Zahnzwischenraumbürsten

Der Gebrauch von Zahnseide muss für den Patienten einen besonderen Platz einnehmen. Es gibt verschiedene Arten der Zahnseide: gewachste Zahnseide, ungewachste Zahnseide oder solche mit einem speziellen flauschigen Anteil wie bei einem Pfeifenreiniger. Letztere ist besonders geeignet bei der festen Zahnspange und ist im Handel unter der Bezeichnung „Superfloss" erhältlich.

Besonders geeignet für die Zwischenräume sind spezielle Bürsten, die in unterschiedlichen Größen auch enge Nischen erreichen können.

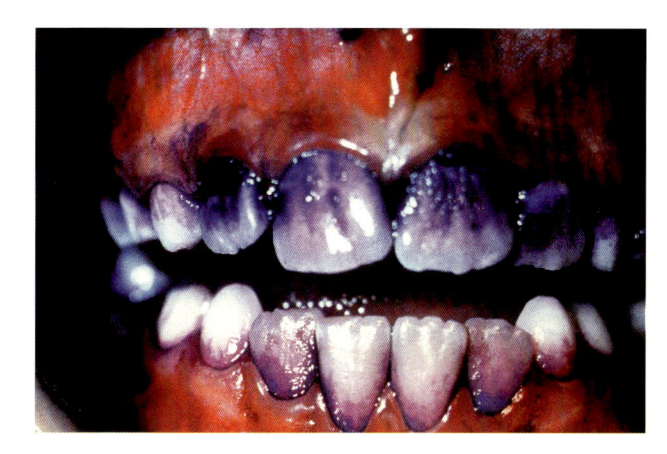

19.5 Plaquefärbemittel sind ungiftig.

Der Gebrauch von Zahnseide

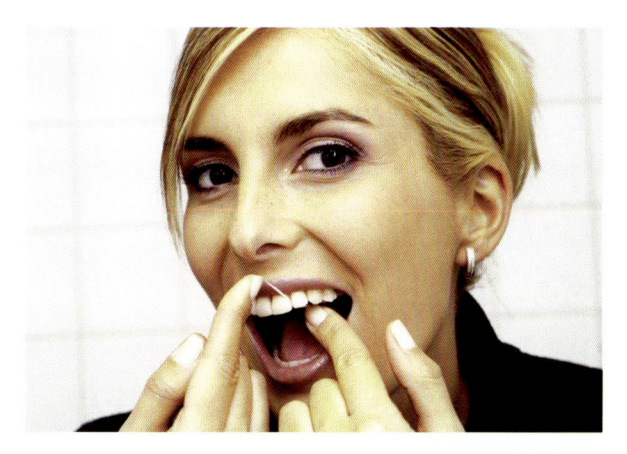

19.6 Die tägliche Anwendung von Zahnseide hift, Zahnzwischenraumkaries zu vermeiden.

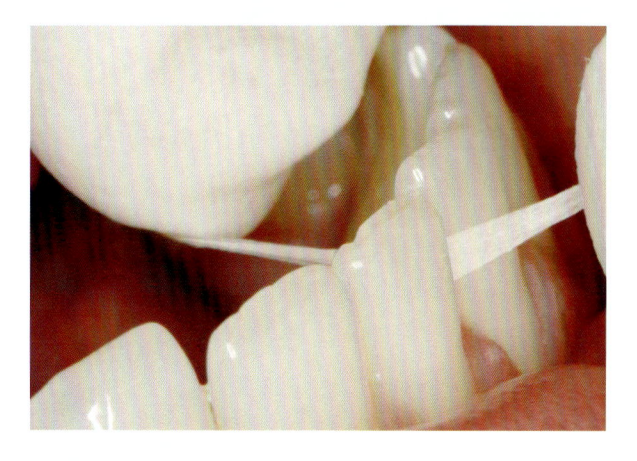

19.7 Auffächern der Zahnseide unterstützt die Reinigungswirkung.

Ernährungsgewohnheiten

Die Anzahl der karies- und parodontoseverursachenden Keime kann allein durch Ernährungsumstellung erheblich vermindert werden. Durch die Einschränkung des Konsums zuckerhaltiger Produkte kann die Entstehung von Karies deutlich reduziert werden. Jeder Kontakt zwischen Zucker und bereits vorhandenem Zahnbelag (Plaque) führt durch die daraufhin folgende Säurebildung zu einer pH-Wert-Absenkung und zu einer Entkalkung des Zahnschmelzes. Es kommt also in erster Linie darauf an, die Häufigkeit der Zuckerzufuhr zu bestimmen.

Oft sind es die Zwischenmahlzeiten, die besonders Zahn schädigend sind. Es sollte die Häufigkeit einer Zwischenmahlzeit gesenkt werden. Empfohlene „Snacks" sind Milchprodukte, Obst und Gemüse, Vollkornbrot oder ähnliches. Eher schädigende Produkte sind dagegen alle Süßigkeiten, Eiscremes, Kartoffelchips, zuckerhaltige Milchshakes, Honig, Marmelade, Nougatcremes und Obst mit hohem Zuckergehalt wie Trockenobst und Obstkonserven. Besonders schädlich sind klebrige Süßwaren, da sie dem Zahn lange anhaften und so eine lange Nahrungsreserve für die Bakterien bilden.

Zuckerersatz und Zuckeraustauschstoffe sollten verwendet werden. Zur Verbesserung der Speichelfließrate und der Pufferkapazität des Speichels ist eine kauaktive Ernährung zu bevorzugen. Zuckerfreie Kaugummis können dabei hilfreich sein.

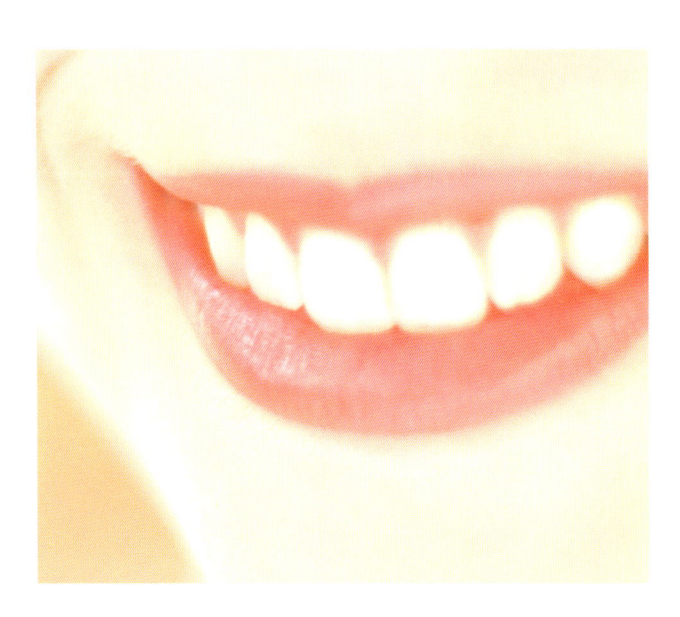

Fluoride

Fluoridpräparate mit unterschiedlicher Konzentration in Form von Zahnpasten, Spülungen, Gelen und als Lack stehen zur Verfügung, um den Zahnschmelz zu härten und damit resistenter gegen Säureangriffe zu machen. Ebenso ist es möglich, fluoridiertes Speisesalz oder fluoridiertes Wasser zu benutzen. Sprechen Sie mit Ihrem Hauszahnarzt, um eine Überdosierung von Fluoriden zu vermeiden. Chlorhexidinhaltige Spülungen, Gele oder Lacke wirken antibakteriell und hemmen die Plaquebildung. Sie können gerade bei der festsitzenden kieferorthopädischen Therapie eine hilfreiche Unterstützung darstellen, um die Keimzahl in der Mundhöhle effektiv zu reduzieren.

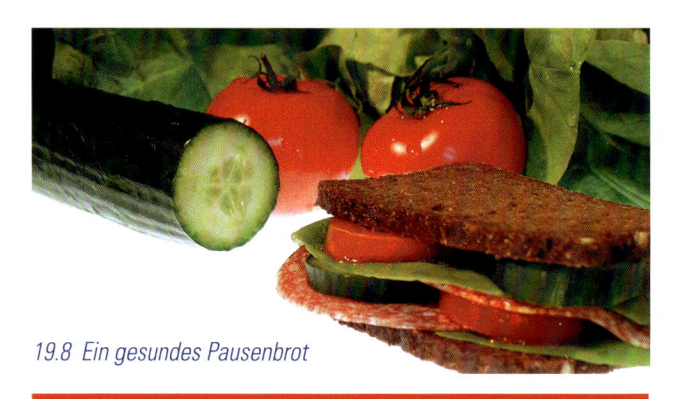

19.8 Ein gesundes Pausenbrot

Zucker - wo er sich überall versteckt

	Zuckergehalt in Würfelzucker
1 Glas Nussnougat-Creme	67
100 g Honig	27-29
100 g Marmelade	22-23
1 Milchschnitte (30 g)	5
1 Flasche Ketchup (500 ml)	50
100 g Joghurt mit 20 % Fruchtanteil	4-5
1 Glas Natursaft 0,2 *l*	8
1 Glas Limonade 0,2 *l*	8
1 Glas Cola 0,2 *l*	7
1 Glas Fruchtnektar 0,2 *l*	bis 13
100 g Instant Kindertee mit Granulat	31

Zahnpflege während der kieferorthopädischen Therapie

Eine plaquefreie Mundhöhle ist die Voraussetzung für gesunde Zähne und gesundes Zahnfleisch. Selbst ohne kieferorthopädische Apparaturen ist diese Forderung nicht einfach zu erfüllen.

Pflege der herausnehmbaren Zahnspange

Die lose Zahnspange besteht aus Kunststoff und Metall und ist eigens für den Patienten angefertigt und sehr wertvoll. Aus diesem Grunde ist eine sorgfältige Pflege und Reinigung wichtig.

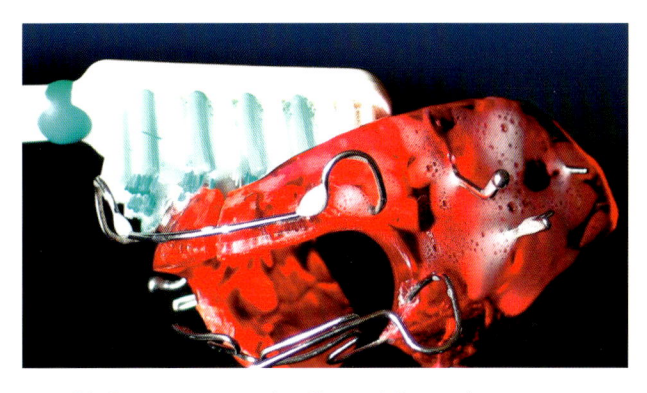

19.9 Die Spange muss regelmäßig gereinigt werden.

Pflege:

- Spange mit einer Zahnbürste (es eignen sich dafür besonders gut Prothesenreinigungsbürsten), Wasser und Zahnpasta reinigen.

- Dabei Spalten, Einziehungen und Schrauben gut reinigen, da sich gerade hier schnell unhygienische Ablagerungen bilden.

- Bei hartnäckigen Ablagerungen kann es Sinn machen, die Zahnspange eine halbe Stunde in 5%igen Essig zu legen oder extra für die Zahnspangenreinigung entwickelte Reinigungstabletten zu nutzen.

- Wird die Zahnspange nicht im Mund getragen, sollte diese nicht in Tüchern/Servietten verwahrt werden.

- Die Zahnspange sollte immer in einer speziellen Spangendose aufbewahrt werden. Plastikdosen ohne Luftlöcher eignen sich nicht, da die Zahnspange trocken gelagert werden muss. Bei feuchter Lagerung können sich schneller gesundheitsschädigende Pilze entwickeln.

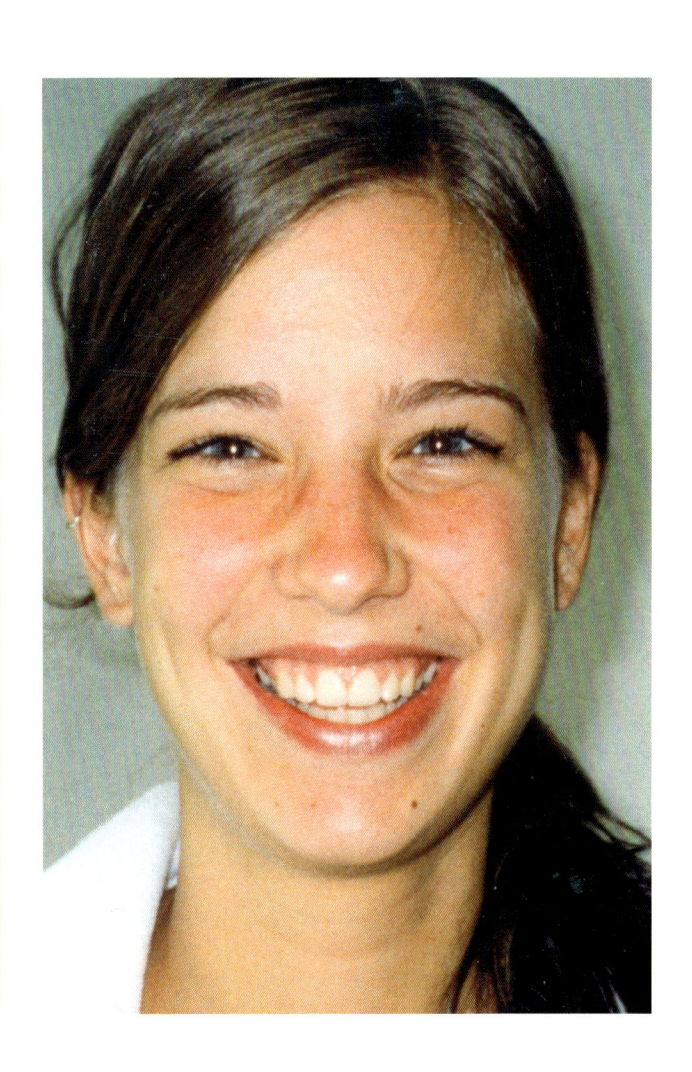

Festsitzende Zahnspange

Die festsitzende Zahnspange besteht aus Metallringen, Brackets und dem Bogen, an dem die Zähne in die richtige Position geführt werden. Diese fest eingesetzten Mittel erschweren die Reinigung, es bleiben mehr Essensreste hängen. Besonders hinter den Drähten und im Umfeld der Bakterien bildet sich verstärkt Zahnbelag – ein idealer Nährboden für die schädigenden Bakterien. Aus diesem Grunde müssen alte Zahnputzgewohnheiten umgestellt werden, eine Reinigung nur mit Zahnbürste und Zahnpasta reicht dabei nicht aus.

Der Patient muss mehr Zeit für die Zahnpflege investieren. Die morgendliche und abendliche Zahnpflege dauert ca. 10 Minuten und nach jeder Mahlzeit sollten die Zähne gereinigt werden.

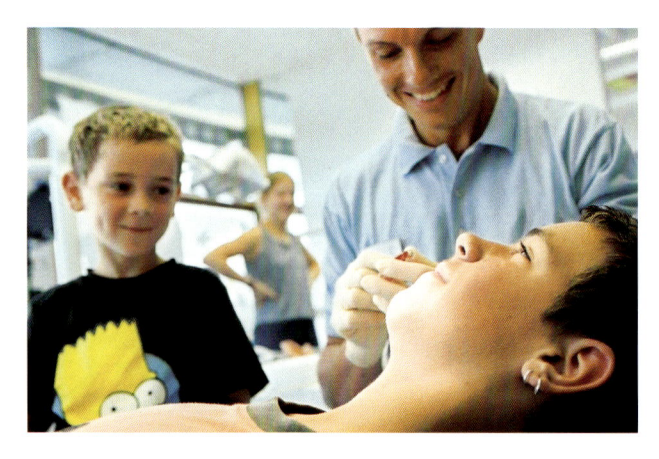

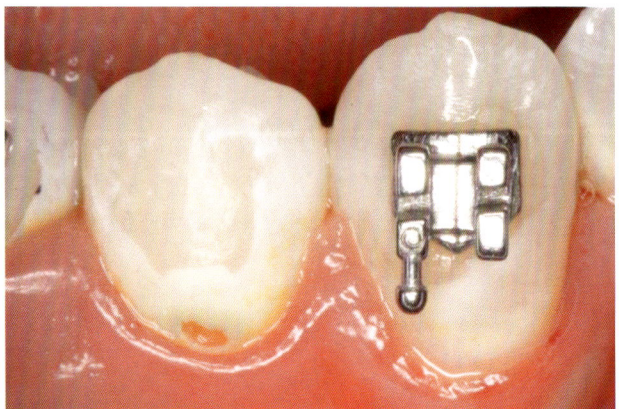

19.10 Karies am Zahnhals und deutliche Entkalkungen durch schlechte Zahnpflege. Diese Patientin mit unzureichender Mundhygiene war nach dem Einsetzen der Apparatur 9 Monate nicht zur Kontrolle erschienen.

1. allgemeine Reinigung der Zähne:
- 3 Minuten Zahninnenflächen, Zahnaußenflächen und Kauflächen putzen.
- Bei den Außenflächen muss beachtet werden, dass um die Brackets herum gereinigt werden muss.

2. Reinigung der Zwischenräume:
- Mit der Interdentalbürste wird zwischen den Brackets gereinigt.

3. Zahnseide:
- Sie wird unter den Bogen der Zahnspange gefädelt und vorsichtig in die Zwischenräume gezogen.
- Durch sorgfältiges Hin- und Herbewegen an jeder Zahnseite kann der Zahnbelag entfernt werden.

4. Mundspülung
- Mit einer antibakteriellen Mundspüllösung sollte nun ca. 30 Sekunden gespült werden.

5. Fluoride
- Einmal wöchentlich macht es Sinn, die Zähne mit einem speziellen Fluoridgel zu stärken.
Hierbei wird das Gel auf die Zähne aufgetragen und nach einer Einwirkzeit ausgespuckt. Dies erfolgt direkt vor dem Schlafengehen, da so das restlich verbliebene Gel im Mund besser wirken kann.

6. ist keine Zahnbürste zu Hand, so können zahnpflegende, zuckerfreie Kaugummis gekaut werden.

Saubere Zähne mit fester Zahnspange

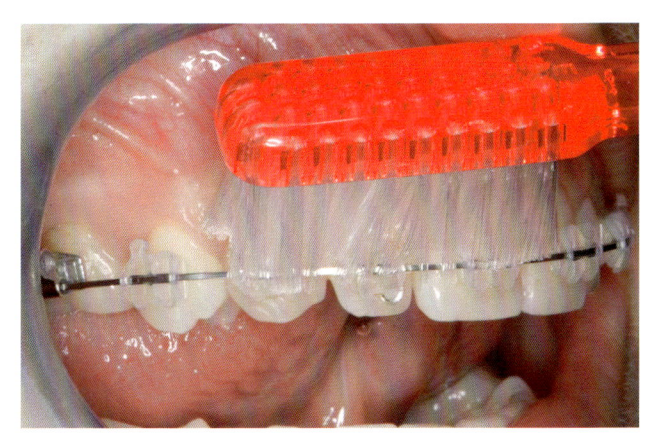

19.11 Zunächst werden die Zähne mit einer Zahnbürste über der festen Zahnspange gereinigt…

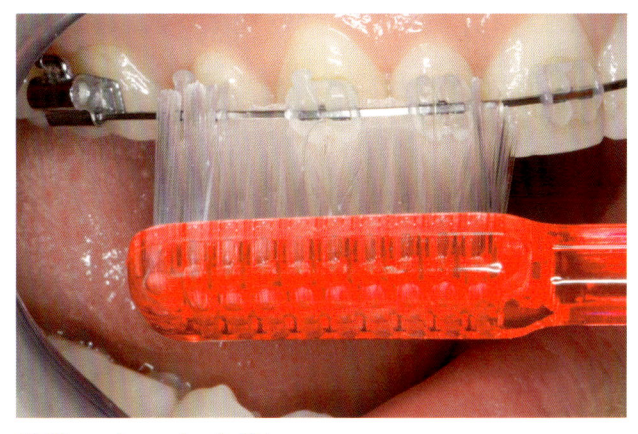

19.12 … dann unter der Zahnspange.

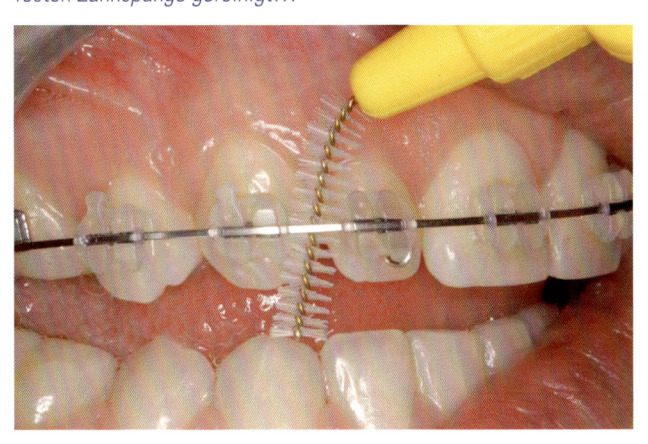

19.13 Mit einer Zahnzwischenraumbürste kann unter dem Bogen der Zahnspange zwischen den Brackets gereinigt werden. Hierbei empfiehlt sich die Reinigung vom Zahnfleisch Richtung Kaufläche. Der Bürstenaufsatz ist biegbar und somit leicht einzusetzen.

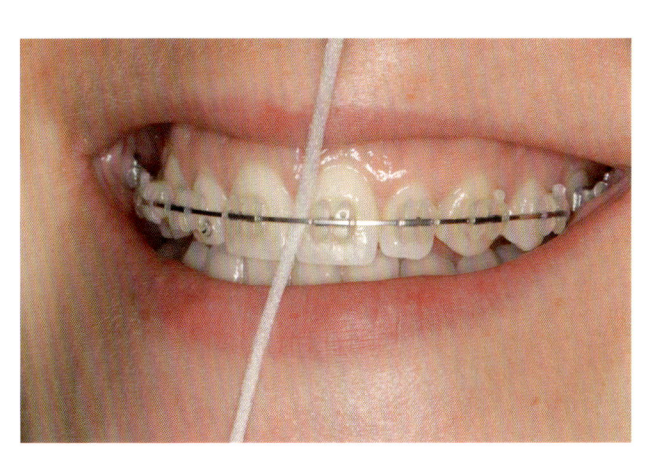

19.14 Benutzen der Zahnseide: Zunächst wird die Zahnseide unter den Bogen gefädelt.

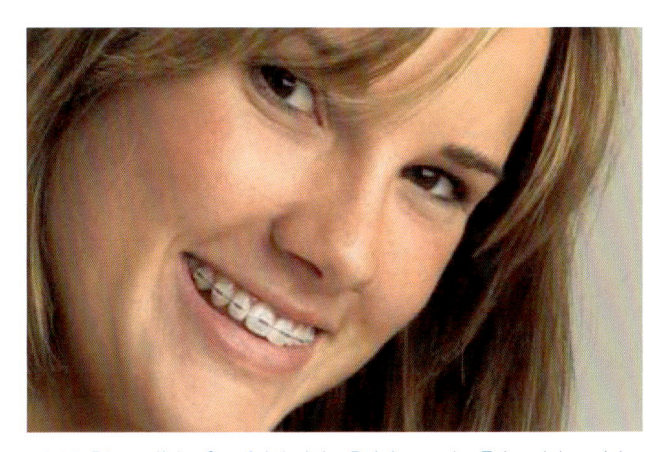

19.15 Die tägliche Sorgfalt bei der Reinigung der Zähne lohnt sich.

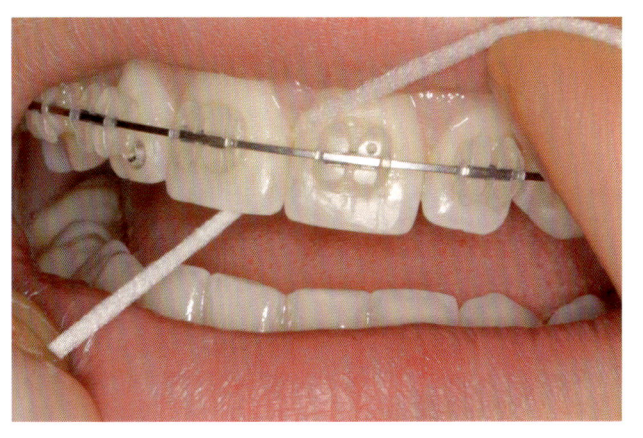

19.16 Die Zahnseide wird vorsichtig zwischen die Zähne und unter den Zahnfleischrand geführt. Durch sanftes Hin- und Herbewegen kann die Plaque entfernt werden.

Bildnachweis

Bildquelle **Bildnummer/Seite**

Prof. Dr. Axel Bumann, Berlin .... S. 138

Dr. Thomas Drechsler, Wiesbaden .... S. 154, 155, 167, 168, 172, 175

Prof. Dr. Dieter Drescher, Düsseldorf .... 1.4, 1.5, S. 16, 1.9, 2.2, 2.3, S. 28, 2.13 - 2.15, 2.17, 3.2, 3.3., S. 39, 4.1,
.... S. 47, 51, 54-55, 5.7, 5.22, 6.3, S. 77-79, 84-85, 89, 91-95, 8.30, 8.32, S. 97, 8.39,
.... S. 99-103, 105-110, 115, 119, 9.6, 9.18, 10.3, 10.9, S. 165, 210

Markus Fröhls, Jette Fröhls, Emsdetten .... S. 11, 48, 50, 61-63, 87, 88, 8.40, S. 124, 134, 135, 9.19, S. 139, 9.31, S. 147
.... 12.6 - 12.8, S. 184, 12.14, S. 194, 15.2, 15.7.

Anne-Kathrin Golinsky, Fotografin, Berlin S.118

Dr. Leif Johannessen, Gummersbach .... 8.93, 8.94, S. 169, 11.36

Dr. Michael Konik, Weinstadt .... S. 22, 4.13, 5.1, 8.68, S. 120, 9.1, 13.3, S. 227, 232

Dr. Torsten Krey, Dr. Michael Schön, Herborn 9.20, 9.21, 14.4

Dr. Ellen Lensing, Emsdetten 9.14

Dr. Rainer Schütt, Stade 9.26

Dr. Anne Seichter-Wolf, Osnabrück 3.5, 5.18, 9.30

American Orthodontics 19.15

3M Unitek .... S. 121, 126

Discus Dental .... S. 170

Dr. Berndsen, Unna .... S. 53

EMS .... S. 9, 56, 127, 141, 183, 218

Forestadent .... 9.25, S. 156, 213

GAC .... S. 122

invisalign .... S. 163, 166

KaVo .... S. 33

Nobel Biocare .... S. 72, S. 114

Ormco .... S. 57, 73, 130, 131, 201

Promedia, Siegen 10.4, 10.5, 10.8

Q-Med .... S. 157, S. 196

TePe .... S. 20

Bildnachweis

Rainer Cossu (S. 37), Carina Drehkopf (S. 164), Stefanie Dresbach (16.4), Christian Fröhls (12.14), Gisela Heisig (S. 70), Yvonne Iskra (S. 200), Hildegard Kronlage (16.11), Sigrid Kronlage (2.1, S. 34, 224, 231), Felix u. Angela Kronlage (S. 191, 14.5, 15.3), Heidrun Middendorf (1.1, 2.1, 6.1, 16.11), Franka, Dorit u. Rieke Oldiges (2.4., S. 41, 42), Kerstin Schubert (15.4), Julia Schweizer (S. 65, 9.29), Kerstin Sieper (13.2), Kim Sieper (Titel, 1.15), Ben Sieper (S. 220), Peter Sturm (9.28)

Literaturnachweis: Dr. Michael Konik, Prof. Hans Pancherz, Prof. Ken Hansen: The mechanism of Class II correction in the late Herbst treatment. American Journal of Orthodontics and Dentofacial Orthopedics. 7/1997.

Alle weiteren hier nicht aufgeführten Bilder ©: Dr. med. dent. Monika Kronlage und ALL-DENTE Verlag GmbH, Kamen

Danksagung

In der griechischen Minotaurussage legte bekanntlich Ariadne den Faden für Theseus, um ihm den Weg aus dem Labyrinth zu weisen. Vielleicht lässt sich mit diesem Bild die Situation illustrieren, die beim Schaffen dieses Buches zu meistern war. Ohne die wertvolle Hilfe derjenigen, deren Arbeit üblicherweise im Verborgenen bleibt, hätten die Autoren nicht den Weg aus den vielen labyrinthischen Verzweigungen finden können, die im Laufe eines Buchprojektes entstehen.

Einen dieser wertvollen und wegweisenden Fäden hat der Kollege Professor Dr. Dieter Drescher, Düsseldorf, gelegt. Der fachliche Austausch mit ihm und seine freundliche Bereitschaft, anschauliche Bilder für die Darstellung von Behandlungsfällen bereitzustellen, haben dieses Buch besonders bereichert. Auch Herrn Dr. Thomas Drechsler, Dr. Leif Johannessen, Dr. Torsten Krey, Michael Schön, Dr. Anne Seichter-Wolf, Dr. Rainer Schütt und Professor Dr. Axel Bumann gebührt für solchen Austausch der herzliche Dank der Autoren.

In gleicher Weise möchten die Autoren sich herzlich bei den Patienten bedanken, die sich dazu bereit erklärt haben, dass Ihre Behandlungsverläufe fotografisch dokumentiert und hier wiedergegeben werden. Diese Bereitschaft hat einen ganz wesentlichen Anteil an der Anschaulichkeit der Darstellung und hilft hoffentlich, anderen Patienten Mut zu machen.

Besonderer Dank gilt schließlich auch Antje Trümper, die sich um die grafische Gestaltung dieses Buches verdient gemacht und einen unermüdlichen Beitrag zur Bewältigung der Korrekturarbeiten geleistet hat.

Die Autoren